Frauengesundheit

Band 9

Herausgegeben von Beate A. Schücking

Nicola H. Bauer

# Der Hebammenkreißsaal

Ein Versorgungskonzept zur Förderung
der physiologischen Geburt

Mit 7 Abbildungen

V&R unipress

Universitätsverlag Osnabrück

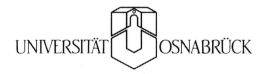

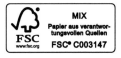

Bibliografische Information der Deutschen Nationalbibliothek

Die Deutsche Nationalbibliothek verzeichnet diese Publikation in der Deutschen
Nationalbibliografie; detaillierte bibliografische Daten sind im Internet über
http://dnb.d-nb.de abrufbar.

ISBN 978-3-89971-796-9
ISBN 978-3-86234-796-4 (E-Book)

**Veröffentlichungen des Universitätsverlags Osnabrück
erscheinen im Verlag V&R unipress GmbH.**

Meinem Vater Heinz W. Bauer gewidmet,
dem ich diese Arbeit so gerne zum Lesen gegeben hätte.

# Inhalt

## Einführung

## Theoretischer Hintergrund

**Empirischer Teil**

## Schluss

# Dank

Danken möchte ich an dieser Stelle Frau Prof. Dr. Beate Schücking für die Bereitschaft, mich in meinem Promotionsvorhaben zu unterstützen, und für die verlässliche und kompetente Betreuung sowie für ihre wertvolle Unterstützung in den verschiedenen Phasen dieser Arbeit. Frau Prof. Dr. Friederike zu Sayn-Wittgenstein danke ich für die Möglichkeit, das Forschungsprojekt in dieser Form unter ihrer Leitung durchführen zu können. Ihr Entgegenkommen und ihr Verständnis waren für mich ein wichtiger Rückhalt bei der Realisierung dieser Arbeit. Herrn Dr. Hermann Pohlabeln möchte ich für die Beratung in statistischen Fragen danken.

Ohne die Bereitschaft der Frauen, an dieser Studie teilzunehmen und mich an ihren Erfahrungen teilhaben zu lassen, wäre diese nicht zustande gekommen. Herzlichen Dank!

Mein Dank gebührt außerdem den Hebammen der Klinik, die mich durch das Ausfüllen der Dokumentation während der Geburt und in vielen anderen Dingen rund um die Studie tatkräftig unterstützt und zum Gelingen der Studie beigetragen haben. Ebenso danke ich dem Chefarzt und dem gesamten ärztlichen Team der geburtshilflichen Abteilung.

Für das Lesen und Feedbackgeben danke ich Dr. Christine Loytved, Guntram Fink und Patrick Bauer sehr herzlich. Vielen Dank an Jörg Hassmann für die Hilfe bei der Formatierung.

Für mich war der Austausch im Doktorandenkolloquium unter der Leitung von Frau Prof. Dr. Beate Schücking immer wieder hilfreich. Vielen Dank an alle teilnehmenden Promovierenden.

Auch den Austausch mit meinen Kolleginnen im Verbund Hebammenforschung habe ich als unterstützend erlebt. Besonders herzlich danke ich meiner Kollegin Rainhild Schäfers für die Unterstützung.

Ganz herzlicher Dank gebührt meinem Lebensgefährten Guntram Fink für seine Geduld, seine unerschütterliche Zuversicht und seine wunderbare Unterstützung in allen Belangen. Meinem Sohn Patrick Bauer danke ich für die vielen Gespräche über das Schreiben und über die Blockaden. Und dafür, dass er mir eine große Zuversicht vermitteln konnte.

Danken möchte ich meiner Mutter Mary-Anne Bauer und meiner gesamten Familie, die über eine lange Zeit immer wieder dasselbe von mir zu hören bekamen – und trotzdem zugewandt und freundlich blieben.

Auch danke ich meinen Freundinnen und Freunden für ihre Geduld und die mentale Unterstützung.

# Abkürzungsverzeichnis

| | |
|---|---|
| ADLE | The Attitudes About Labour and Delivery Experience |
| AKS | Ärztlich geleiteter Kreißsaal (Arztkreißsaal) |
| AP | Austreibungsphase |
| AQUA | Institut für angewandte Qualitätsförderung und Forschung im Gesundheitswesen |
| AT | As-Treated Analyse |
| AWMF | Arbeitsgemeinschaft der Wissenschaftlichen Medizinischen Fachgesellschaften e. V. |
| BBiG | Berufsbildungsgesetz |
| BDH | Bund Deutscher Hebammen e. V. (seit Juli 2008 Deutscher Hebammenverband e. V.) |
| BFHI | Babyfriendly Hospital Initiative |
| BGW | Berufsgenossenschaft für Gesundheitsdienst und Wohlfahrtspflege |
| BMBF | Bundesministerium für Bildung und Forschung |
| BMFSFJ | Bundesministerium für Familie, Senioren, Frauen und Jugend |
| BQS | Bundesgeschäftsstelle Qualitätssicherung gGmbH |
| BZgA | Bundeszentrale für gesundheitliche Aufklärung |
| CAM | Komplementäre und alternative Behandlungsmethoden |
| CI | Konfidenzintervall |
| CINAHL | Cumulative Index of Nursing and Allied Health Literature |
| CLU | Consultant-led Unit |
| CTG | Kardiotokographie |
| DFH | Deutscher Fachverband für Hausgeburtshilfe e. V. |
| DGGG | Deutsche Gesellschaft für Gynäkologie und Geburtshilfe e. V. |
| DGHWi | Deutsche Gesellschaft für Hebammenwissenschaft e. V. |
| DHV | Deutscher Hebammenverband e. V. (bis Juli 2008 Bund Deutscher Hebammen e. V.) |
| DIMDI | Deutsches Institut für Medizinische Dokumentation und Information |
| DJI | Deutsches Jugendinstitut e. V. |
| DNQP | Deutsches Netzwerk für Qualitätsentwicklung in der Pflege |
| ECG | Direkte fetale Elektrokardiographie |
| EP | Eröffnungsphase |
| EPDS | Edinburgh Postnatal Depression Scale |

| | |
|---|---|
| FBA | Fetale Blutgasanalyse, auch Mikroblutuntersuchung |
| FW | Fruchtwasser |
| G-BA | Gemeinsamer Bundesausschuss |
| GKV | Gesetzliche Krankenversicherung |
| HebAPrV | Ausbildungs- und Prüfungsverordnung für Hebammen und Entbindungspfleger |
| HebG | Gesetz über den Beruf der Hebamme und des Entbindungspflegers (Hebammengesetz) |
| HKS | Hebammenkreißsaal |
| HSFG | Hamburger Sozialforschungsgesellschaft e. V. |
| ICD | International Statistical Classification of Diseases and Related Health Problems der WHO |
| ICH-GCP | ICH Harmonised Tripartite Guideline |
| IQWIG | Institut für Qualität und Wirtschaftlichkeit im Gesundheitswesen |
| ITT | Intention-to-Treat Analyse |
| KH | Krankenhaus |
| KI | Konfidenzintervall |
| KSE | Kopfschwartenelektrode |
| KTQ® | Kooperation für Transparenz und Qualität im Gesundheitswesen |
| LADSI | The Labour and Delivery Satisfaction Index |
| LAS | Labour Agentry Scale |
| MAIN | Morbidity Assessment Index for Newborns |
| MBU | Mikroblutuntersuchung, auch Fetale Blutgasanalyse |
| MIDIRS | Midwives' Information and Resource Service |
| MLU | Midwife-led Unit |
| MuSchG | Gesetz zum Schutz der erwerbstätigen Mutter (Mutterschutzgesetz) |
| NCC-WCH | National Collaborating Centre for Women's and Children's Health |
| NICE | National Institute for Health and Clinical Excellence |
| NTISS | Neonatal Therapeutic Intervention Scoring System |
| NZFH | Nationales Zentrum Frühe Hilfen |
| NPE | Niedersächsische Perinatalerhebung |
| OR | Odds Ratio |
| p | p-Wert |
| PDA | Periduralanästhesie |
| PERISTAT | European Perinatal Health Report |
| PFB | Pädagogischer Fachbeirat |
| p.p. | postpartum |
| PP | Per-Protokoll Analyse |
| PPD | Postpartale Depression |
| QUAG | Gesellschaft für Qualitätssicherung in der außerklinischen Geburtshilfe e. V. |
| RCM | Royal College of Midwives |
| RCT | Randomisierte kontrollierte Studie |
| RKI | Robert-Koch-Institut |
| RR | Relative Risk |
| RVO | Reichsversicherungsordnung |
| SD | Standardabweichung |

| SGB | Sozialgesetzbuch |
|---|---|
| SHQ | Self-rated Health Question |
| SIDS | Sudden Infant Death Syndrome |
| SNAP | Score for Neonatal Acute Physiology |
| SNAPPE-II | Score for Neonatal Acute Physiology Perinatal Extension II |
| SSQ | Six Simple Questions |
| SSW | Schwangerschaftswoche |
| STOMP | St. George Outreach Maternity Projects |
| TENS, TNS | Transcutaneous Electrical Nerve Stimulation |
| UNICEF | United Nations International Children's Emergency Fund |
| VE | Vakuumextraktion |
| WHO | World Health Organization |
| WHO-RHL | World Health Organization Reproductive Health Library |
| ZQ | Zentrum für Qualität und Management im Gesundheitswesen, Einrichtung der Ärztekammer Niedersachsen in Hannover |

# Abbildungsverzeichnis

# Tabellenverzeichnis

Bitte beachten

Zu diesem Buch gibt es eine digitale Anlage. Darin sind die Studien aus Kapitel 5, die Ein- und Ausschlusskriterien der Studie sowie zwei Tabellen des Ergebnis-teils aufgeführt:

http://www.v-r.de/data/files/389971796/Anlagen_Hebammenkreisssaal.pdf

# Abstract (deutsch)

Nach den Kriterien der World Health Organization (WHO 1996) sollten circa 70 bis 80 % aller Schwangeren bei Geburtsbeginn als ›Low-Risk‹ einzustufen sein, das heißt, ihre Geburten bedürfen keiner medizinischen Intervention. Faktisch steigen die Raten der geburtshilflichen Interventionen und der Kaiserschnitte weltweit aber kontinuierlich. In Deutschland erfahren nur 8,2 % aller Low-Risk-Frauen in der Klinik keine invasiven Interventionen während der Geburt (Schwarz 2008). Im Jahr 2008 betrug die Kaiserschnittrate 30,8 % (BQS 2009b). In Deutschland bringen circa 98 % der Frauen ihr Kind im Krankenhaus zur Welt.

Hebammengeleitete klinische Versorgungskonzepte existieren international in verschiedenen Formen. Auf der Grundlage einer Analyse der zwischen 1980 und 2008 erschienenen Studien zu den unterschiedlichen Versorgungskonzepten zur hebammengeleiteten Geburtshilfe werden die Faktoren benannt, die sich positiv auf die Unterstützung der physiologischen Geburt und die Gesundheit und das Wohlbefinden von Mutter und Kind auswirken. Förderliche Faktoren sind unter anderem die Kontinuität der Betreuung in der Lebensphase von Schwangerschaft, Geburt und Wochenbett, die individualisierte, frauenzentrierte Betreuung und die Vermeidung unnötiger medizinischer Interventionen.

Die vorliegende Arbeit untersucht das – in Deutschland neue – Versorgungskonzept Hebammenkreißsaal anhand einer prospektiv kontrollierten Studie. Ziel der Studie ist es, für Deutschland Aufschluss über die Auswirkungen des Versorgungskonzeptes Hebammenkreißsaal im Vergleich zum üblichen, ärztlich geleiteten Kreißsaalmodell zu erhalten. Gesunde Schwangere werden im klinischen Setting in der Schwangerschaft und während der Geburt ausschließlich von Hebammen betreut.

Primäre Endpunkte der Studie sind das maternale und kindliche Outcome, medizinische und hebammengeburtshilfliche Interventionen, das Stillverhalten sowie das physische und das psychische mütterliche Wohlbefinden nach der Geburt. Ferner wird die Einstellung der Frauen zu relevanten Aspekten der erfahrenen Betreuung während der Geburt explorativ untersucht. Die Auswertung erfolgt nach Intention-to-Treat.

Die Geburtsverläufe von 238 gesunden Schwangeren, die entweder den Hebammenkreißsaal oder das übliche Kreißsaalmodell einer Klinik in der Zeit von Januar 2005 bis Juli 2006 gewählt und der Studienteilnahme zugestimmt haben, wurden dokumentiert. Acht Wochen nach der Geburt wurden die Studienteilnehmerinnen mittels eines Fragebogens mit validierten und selbstkonstruierten Instrumenten schriftlich befragt (Rücklaufquote 83,2 %).

Es zeigen sich signifikante Ergebnisse hinsichtlich einer höheren Rate an Spontangeburten, einer niedrigeren Rate an Kaiserschnitten, weniger medizinischen Interventionen sowie häufiger eingesetzten hebammengeburtshilflichen Maßnahmen. Es wurde eine größere Mobilität der Gebärenden und eine höhere Stillrate nach sieben Tagen und acht Wochen postpartum in der hebammengeleiteten Gruppe gemessen. Insgesamt 50 % der Frauen der Interventionsgruppe erfahren eine interventionsfreie Geburt, gegenüber 22,6 % in der Kontrollgruppe. Das mütterliche und kindliche Outcome ist in beiden Gruppen vergleichbar gut.

Hebammen, die im klinischen Setting gesunde Schwangere und Gebärende eigenverantwortlich betreuen, fördern damit die Möglichkeiten einer physiologischen Geburt. Ihre Betreuung besitzt positive Auswirkungen auf die Gesundheit und das Wohlbefinden von Mutter und Kind.

*Schlagworte:* Hebammengeleitete Geburtshilfe, Hebammenkreißsaal, physiologische Geburt, interventionsfreie Geburt, medizinische Interventionen, mütterliches und kindliches Outcome, Gesundheit und Wohlbefinden von Mutter und Kind, Geburtserleben

# Abstract (english)

According to the definition of the World Health Organization (WHO 1996) between 70 and 80 percent of all pregnant women should be considered low-risk at the set-in of labour, requiring no medical intervention. However, the rates of medical interventions and caesarean sections are rising continuously. In Germany the birth process is strongly medically controlled. Only 8.2 percent of all hospital childbirths by low-risk women occur without any medical interventions (Schwarz 2008). The C-section rate in Germany was up to 30.8 percent in 2008 (BQS 2009b). In Germany, the majority of women give birth in a hospital (approximately 98 percent).

Midwife-led concepts of care in hospitals exist in different organizational forms. Based on a review of international literature (1980 until 2008) the current state of research on midwife-led antenatal, intrapartum and postnatal care is described and the factors which promote physiological birth and influence the health and the wellbeing of mother and child positively, are considered. Beneficial factors include among other continuity of care, individualized woman-centred care and minimising unnecessary technological interventions.

The thesis on hand examines the new model of midwife-led care in Germany. The purpose of the prospective study was to determine the outcomes of low-risk women and their children in the midwife-led unit compared to the obstetrician-managed delivery unit.

The main outcome variables were maternal and neonatal morbidity, mode of delivery, medical interventions, complementary and alternative therapies, postnatal physical symptoms, postnatal wellbeing and breastfeeding. Women's views on the care they experienced during labour and birth relating to choice, control, continuity of care and relationship to caregivers as well as birth experience are assessed. Scores were developed and groups were compared using an intention-to-treat analysis.

A convenience sample of 238 women was obtained. Documentation was designed, comparable to the patient record used during delivery and completed by the midwives. A self-reported questionnaire using established instruments and self-designed scales was designed. Participants received the questionnaire about eight weeks after birth (response rate 83.2 percent).

Results demonstrate significant differences. Women in the midwife-led care group were more likely to experience a spontaneous vaginal delivery, complementary and alternative therapies, mobility during labour and breastfeeding one week respectively eight weeks postpartum. There was a reduced likelihood of medical interventions and caesarean birth. 50 percent of the women in the midwife-led care experienced a birth without interventions, compared to 22.6 percent of the women in the control group. All in all the women rated the care they had received positively, however the women in midwife-led care did so to a higher percentage.

Midwife-led care offers real benefits to low-risk women and their children during labour and birth and an increased likelihood of a physiological birth. Positive effects on the health and wellbeing of women and children are evident.

*Keywords:* midwife-led care, midwife-led unit, normal birth, physiological birth, medical interventions, maternal and fetal outcome, health and wellbeing of women and children, birth experience

# Einführung

# 1 Einleitung

> »Everything that can be counted does not necessarily count;
> and everything that counts, cannot necessarily be counted.«
> Albert Einstein

Die Geburt ist ein bedeutendes Ereignis im Leben einer Frau und hat kurz- und langfristige Auswirkungen auf ihre körperliche, emotionale und psychische Gesundheit und ihr Wohlbefinden. Die Geburt hat aber auch Auswirkungen auf ihren Partner, ihr Kind und ihre gesamte Familie (Gloger-Tippelt 1988: 11 ff.; Waldenström 1996: 165 ff.; Schücking et al. 2008b: 212 f.).

Schwangerschaft, Geburt und Wochenbett werden heute nicht mehr als physiologische Prozesse wahrgenommen, sondern vor allem als risikobehaftete Vorgänge, die kontrolliert werden müssen. In den letzten 50 Jahren hat sich weltweit ein Wandel zur Technisierung und Medikalisierung dieser reproduktiven Phase vollzogen (Schücking 2003a: 25 ff.; Wagner 2003: 48 ff.; Sayn-Wittgenstein 2007: 19 ff.; Zwelling 2008: 85).

Werden die westlichen Industrieländer betrachtet, befindet sich – provokativ ausgedrückt – die Geburtshilfe in einer Krise. Die Gebärenden sind in der Regel gesund und die maternale sowie perinatale Mortalität ist niedrig. Dennoch erleben Frauen die Geburt ihres Kindes immer seltener ohne technische und medizinische Interventionen, die mit – zum Teil schwerwiegenden – Nebenwirkungen und keinem besseren Outcome für Mutter und Kind einhergehen (Johanson et al. 2002: 892; Walsh 2006: 89).

1985 sprach die World Health Organization (WHO) die Empfehlung aus, dass die Sectiorate weltweit nicht 10 bis 15 % übersteigen solle (WHO 1985: 437). Diese Grenze wurde inzwischen in den meisten Industrieländern, auch in Deutschland[1], überschritten (Anderson 2004; Declercq et al. 2005; Schneider et al. 2005: Braun 2006; Lutz & Kolip 2006; Menacker et al. 2006; MacDorman et al. 2008; Schwarz 2008).

Nach den Kriterien der World Health Organization (WHO 1996: 4) sollten circa 70 bis 80 % aller Schwangeren bei Geburtsbeginn als ›Low-Risk‹ einzustufen sein, so dass ihre Geburten eigentlich keiner medizinischen Intervention bedürfen. Faktisch erfahren in Deutschland aber nur 8,2 % aller Low-Risk-

---

1 Im Jahr 2008 betrug die Kaiserschnittrate bundesweit 30,8 % (BQS 2009b).

Frauen in der Klinik keine invasiven Interventionen während der Geburt (Schwarz 2008: 121).

Gibt es Lösungen, die Interventionsraten zu senken und die physiologische Geburt zu fördern?

Die World Health Organization (WHO) sieht Hebammen als jene Berufsgruppe an, die Frauen und ihre Familien in der Lebensphase von Schwangerschaft, Geburt und Wochenbett am besten betreuen kann (WHO 1996: 5 ff.). In etlichen Ländern ist die Hebamme auch die primäre Betreuungsperson für Frauen in dieser Lebensphase. Gleichwohl bestehen erhebliche Unterschiede zwischen den Ländern bezüglich der Organisation dieser Betreuung, der Hebammenausbildung und der Rolle, die die Hebamme im Gesundheitssystem und der Versorgung einnimmt (Hatem et al. 2008: o. S.). In Deutschland sind Hebammen laut Hebammengesetz (HebG)[2] befugt, physiologisch verlaufende Schwangerschaften, Geburten und Wochenbetten in eigener Verantwortung zu betreuen. Zudem ist im § 4 des Hebammengesetzes die Hinzuziehung einer Hebamme zu jeder Geburt – unabhängig davon, wie sie verläuft – vorgeschrieben. Bisher konnte eine kontinuierliche hebammengeleitete Versorgung in Deutschland vornehmlich in der außerklinischen Geburtshilfe umgesetzt werden.

Seit den 1980er Jahren wurden unterschiedlich organisierte hebammengeleitete Versorgungskonzepte in Großbritannien, Irland, Schweden, Dänemark, Norwegen, Australien, Österreich und der Schweiz im klinischen Setting implementiert (MacVicar et al. 1993: 316; Waldenström & Nilsson 1993a: 181 und 1993b: 3 f.; Hundley et al. 1994: 1400; Turnbull et al. 1996: 213; Waldenström & Lawson 1998: 42; Ellerbrock & Rahden 1999: 634; Habben 2001: 100 ff.; Schuster 2001: 54; Cignacco & Büchi 2003: 4; Bodner-Adler et al. 2004: 379 f.; Cignacco & Büchi 2004: 85; Cignacco et al. 2004: 253 ff.). Der hebammengeleiteten Betreuung liegt eine Betrachtungsweise zugrunde, bei der prospektiv Schwangerschaft, Geburt und Wochenbett als physiologische und psychosozial bedeutsame Vorgänge angesehen werden. Das hebammengeleitete Modell beinhaltet die Kontinuität der individuellen Betreuung der Frau und ihrer Familie in der gesamten Lebensphase. Die Frau steht in der Begleitung und Betreuung im Mittelpunkt des Geschehens und kann Entscheidungen selbstbestimmt – gegebenenfalls mit Unterstützung – treffen. (Department of Health 1993: 5 ff.; Waldenström & Turnbull 1998: 1160 f.; Byrne et al. 2000: 268; Homer et al. 2000: 8; Bryar 2003: 139 ff.; Hatem et al. 2008: o. S.).

In Deutschland wurde der erste Hebammenkreißsaal im Jahr 2003 eröffnet

---

2  Gesetz über den Beruf der Hebamme und des Entbindungspflegers (Hebammengesetz –
   HebG) vom 4. Juni 1985 (BGBl. I S. 902), zuletzt geändert durch Artikel 2 des Gesetzes vom
   30. September 2008 (BGBl. I S. 1910).

(Rahden 2005: 333). Heute bestehen bundesweit zehn Hebammenkreißsäle (Stand Januar 2010). Das hebammengeleitete Modell sieht verschiedene Angebote in der Schwangerschaft vor sowie die eigenverantwortliche Betreuung durch Hebammen während der Geburt, die als Eins-zu-eins-Betreuung stattfindet. Unnötige Interventionen sollen vermieden werden und bei sich anbahnenden Komplikationen wird ärztliche Hilfe hinzugezogen (Verbund Hebammenforschung 2007: 11).

In Anbetracht der Tatsache, dass circa 98 % der Frauen zur Geburt ihres Kindes eine Klinik aufsuchen, bietet das Versorgungskonzept Hebammenkreißsaal einen neuen Ansatz der hebammengeleiteten Versorgung im klinischen Rahmen.

## Zielsetzung der Arbeit

Hebammengeleitete Versorgungskonzepte wurden international bereits erforscht, die Ergebnisse der Studien sind aber nicht unmittelbar auf das deutsche Versorgungssystem übertragbar, da unterschiedliche organisatorische, finanzielle und rechtliche Strukturen vorherrschen. In der vorliegenden Arbeit wurde eine Analyse der zwischen 1980 und 2008 erschienenen Studien zu den unterschiedlichen Versorgungskonzepten zur hebammengeleiteten Geburtshilfe vorgenommen.

Im Mittelpunkt dieser Arbeit steht das in Deutschland neue Versorgungskonzept Hebammenkreißsaal. Mittels einer prospektiven Studie wird der Frage nachgegangen, welche Auswirkungen die eigenverantwortliche Betreuung von gesunden Schwangeren und Gebärenden durch Hebammen im klinischen Setting zeigt. Die zentrale Frage lautet, ob durch die Anwendung des Versorgungskonzeptes Hebammenkreißsaal eine Förderung der physiologischen Geburt und eine Senkung der Zahl von medizinischen Interventionen zu erreichen ist. Hierbei interessieren das maternale und kindliche geburtshilfliche Outcome sowie die Gesundheit und das Wohlbefinden von Mutter und Kind nach der Geburt im Vergleich zum üblichen Kreißsaalmodell.

Auf der Grundlage der Literaturanalyse der internationalen Studien werden die Ergebnisse der vorliegenden Studie zu relevanten Outcome-Parametern miteinander verglichen und Faktoren, die sich positiv auf die Unterstützung der physiologischen Geburt und die Gesundheit und das Wohlbefinden von Mutter und Kind auswirken, aufgezeigt.

Ziel dieser Arbeit ist die Evaluation des Versorgungskonzeptes Hebammenkreißsaal hinsichtlich der Frage, ob es als richtungsweisendes Modell der hebammengeleiteten Betreuung, jenseits des gängigen medizinischen Paradigmas, im klinischen Setting in Deutschland fungieren kann.

## Aufbau der Arbeit

Die vorliegende Arbeit besteht aus zwei Teilen – einem theoretischen und einem empirischen Teil. Im ersten Teil werden die der Arbeit zugrunde liegenden Themen und Konzepte beschrieben. Im zweiten Teil werden die konkrete Planung, Organisation und Durchführung der Studie sowie die Auswertung und die Interpretation der Ergebnisse dargestellt.

Im nun folgenden Kapitel wird das Konzept der physiologischen Geburt diskutiert und relevante Outcome-Parameter sowie förderliche Maßnahmen der physiologischen Geburt dargestellt. Im dritten Kapitel wird die geburtshilfliche Versorgung – klinisch sowie außerklinisch – in Deutschland, insbesondere die Rolle der Hebammen und ihre Tätigkeitsbereiche, kritisch beleuchtet. Auch die außerklinische Geburtshilfe wird dabei als hebammengeleitetes Modell näher betrachtet. Die Prinzipien und Konzepte der hebammengeleiteten Betreuung, die Entwicklung der hebammengeleiteten Geburtshilfe weltweit und die verschiedenen umgesetzten Modelle werden im vierten Kapitel beschrieben. Zudem wird das in Deutschland neue Versorgungskonzept Hebammenkreißsaal vorgestellt. Im fünften Kapitel werden auf der Grundlage einer Analyse der zwischen 1980 und 2008 international erschienenen Studien zu Versorgungskonzepten der hebammengeleiteten Geburtshilfe die Ergebnisse zu relevanten Outcome-Parametern dargestellt. Zudem werden Faktoren aufgezeigt, die sich positiv auf die Unterstützung der physiologischen Geburt und die Gesundheit und das Wohlbefinden von Mutter und Kind auswirken können.

Im empirischen Teil der Arbeit werden zu Beginn die aus dem theoretischen Teil abgeleiteten Hypothesen und Fragestellungen beschrieben. Im siebten Kapitel werden die Referenzklinik und die Umsetzung des Versorgungskonzeptes Hebammenkreißsaal in der Praxis geschildert. Dem Studiendesign und der Durchführung der Studie sowie den Erhebungsinstrumenten widmet sich das achte Kapitel. Im neunten Kapitel werden die Ergebnisse der Studie dargestellt und im anschließenden Kapitel im Vergleich mit den in Kapitel 5 betrachteten Ergebnissen der internationalen Studien diskutiert. Abschließend folgen in den beiden letzten Kapiteln die Zusammenfassung und der Ausblick.

## Anmerkungen zum Sprachgebrauch

Die vorliegende Arbeit ist nach den Vorgaben des *Leitfadens zur sprachlichen Gleichbehandlung von Frau und Mann* (Universität Zürich 2006) erstellt worden.

In allen Fällen, in denen Frauen und Männer gemeint oder möglich sind, werden beide Formen verwendet. Häufig werden die neutrale Form oder der

Plural und in seltenen Fällen das grammatikalische Genus gebraucht, um eine gute Lesbarkeit zu erlangen. Werden ausschließlich Frauen gemeint oder angesprochen, wird die weibliche Form gewählt.

Bei der Bezeichnung der Berufsgruppe der Hebammen oder Angehörigen dieser Berufsgruppe wird ausschließlich die Berufsbezeichnung ›Hebamme‹ verwendet. Hierunter werden auch Entbindungspfleger subsumiert.

In dieser Arbeit werden die Begriffe ›Geburtshilfe‹ und ›geburtshilfliche Versorgung‹ im erweiterten Sinne verwendet, angelehnt an die erarbeitete Definition der Arbeits- und Planungsgruppe des Berichts *Geburtshilfe neu denken* (Sayn-Wittgenstein 2007). Hierbei wird die Geburtshilfe nicht auf die Leistungen und das Handeln während der Geburt begrenzt, sondern umfasst die professionelle Begleitung und Betreuung in der gesamten Lebensphase von Schwangerschaft, Geburt, Wochenbett und Stillzeit in Bezug auf die Frau, ihr Kind und ihre Familie.

Für das bisher in Deutschland vorherrschende Kreißsaalmodell, in dem Hebammen und Ärztinnen/Ärzte gemeinsam Gebärende betreuen, werden in dieser Arbeit die Begriffe ›üblicher Kreißsaal‹, ›ärztlich geleiteter Kreißsaal‹ oder ›Arztkreißsaal‹ verwandt. Für das neue hebammengeleitete Kreißsaalmodell werden die Begriffe ›Hebammenkreißsaal‹ oder ›hebammengeleitetes Versorgungskonzept‹ oder ›hebammengeleitetes Modell‹ gebraucht.

In der Beschreibung der Ergebnisse wird oftmals der Begriff ›Interventionsgruppe‹ für die Gruppe der Frauen, die im Hebammenkreißsaal betreut werden, und der Begriff ›Kontrollgruppe‹ für die Frauen, die im üblichen Kreißsaalmodell betreut werden, verwandt.

In internationalen Studien werden gesunde Schwangere und Gebärende überwiegend als ›Low-Risk-Frauen‹ bezeichnet. Dieser Begriff wird zum Teil in der vorliegenden Arbeit übernommen, soll aber nicht als Ausdruck einer Risikobewertung verstanden werden.

# Theoretischer Hintergrund

# 2 Die physiologische Geburt

In diesem Kapitel wird der Begriff ›physiologische Geburt‹ und die dazu geführte Diskussion hinsichtlich der Begrifflichkeiten, der Einflussfaktoren und der Outcome-Parameter näher betrachtet. Dies geschieht zum einen, da der hebammengeleiteten Versorgung die Förderung der normalen bzw. physiologischen Geburt zugeschrieben wird. Und zum anderen ist es für Hebammen wichtig, explizit zu klären, was sie unter physiologischen Prozessen in der Schwangerschaft, während der Geburt und im Wochenbett verstehen, um ihre eigenständige Arbeit zu definieren.

## 2.1 Geburt als komplexes Geschehen

Die Lebensphase von Schwangerschaft und Geburt und darüber hinaus ist ein bedeutungsvoller Übergang von einem Lebensabschnitt zum anderen und kann einer biographisch-normativen Krise gleichkommen. Solche kritischen Lebensereignisse stellen Ereignisse im Leben einer Person dar, die durch Veränderungen der (sozialen) Lebenssituation gekennzeichnet sind. Sie erfordern von der Person entsprechende Anpassungsleistungen. Kritisch werden solche Lebensereignisse durch die Notwendigkeit einer qualitativ-strukturellen Veränderung der Person-Umwelt-Beziehung (Filipp 1995: 20 ff.).

Es wäre zu kurz gegriffen, wenn Schwangerschaft und Geburt nur anhand eines medizinischen Modells definiert würden, das technologie-ideologisch geprägt ist und diese Lebensphase als potenziell pathologischen Zustand sieht (Bryar 2003: 139 f.). Die reproduktive Lebensphase einer Frau ist ein komplexes Geschehen und es können unterschiedliche Perspektiven zur Betrachtung eingenommen werden. Aus der psychologischen Sicht haben Schwangerschaft und Geburt Auswirkungen auf die Identität der Frau, ihren Übergang in die Rolle als Mutter und auf die Beziehung zu ihrem Kind (Gloger-Tippelt 1988: 11 ff.). Die psychosoziale Perspektive schließt Auswirkungen hinsichtlich ihrer Beziehungen zu anderen Menschen, zum Vater des Kindes und zu ihren eigenen Eltern mit

ein. Aus der sozialen Perspektive wird die Adaption in die neue Rolle der
Mutterschaft, die Auswirkungen auf andere Rollen in ihrem Leben hat, be-
trachtet. Die Geburt eines Kindes hat auch ökonomische Auswirkungen auf die
Familie und die Gesellschaft. Zudem wird die Bedeutung, die der Geburt zu-
geschrieben wird, vom kulturellen Hintergrund, ethischen Sichtweisen und dem
Glauben geprägt (Waldenström 1996: 165 f.).

Oft wird argumentiert, dass im Vordergrund der geburtshilflichen Versorgung die Gesundheit von Mutter und Kind steht. Die Unterstützung in emotionaler, psychischer oder psychosozialer Hinsicht müsste von Familie oder
Gesellschaft übernommen werden (Waldenström 1996: 165). Die Geburt als ein
multifaktorielles und komplexes Geschehen unterliegt verschiedenen Einflüs-
sen. Bedeutsam ist bei dieser Diskussion, dass es nicht nur darum geht, den
Geburtsmechanismus und den Ablauf einer Geburt zu beschreiben. Die Geburt
kann nicht nur aus medizinischer und Outcome-Sicht betrachtet werden, sondern auch die emotionalen Besonderheiten der einmaligen psychologischen
Situation aus Sicht der Frau und ihrer Familie müssen berücksichtigt werden
(Helms & Perl 2004: 1250).

Dabei muss zudem einbezogen werden, dass Frauen die Geburt ihres Kindes
nicht nur als ›normal‹ empfinden, sondern eher als ›außergewöhnlich‹ und als
etwas ›ganz Besonderes‹. Ob eine Frau gute oder schlechte Erfahrungen bei der
Geburt macht, hat kurz- und langfristige Auswirkungen auf ihr psychisches und
emotionales Wohlbefinden und auf die Beziehung zu ihrem Kind und zu ihrer
Familie (Simkin 1991: 205 ff.; 1992: 65 ff.; Brown & Lumley 1994: 6 ff.; Waldenström et al.: 20 ff.). Zudem kann sich eine schlechte oder traumatisch
empfundene Geburtserfahrung auf die nächste Geburt auswirken und sich in
Ängsten äußern, die eventuell dazu führen, dass betroffene Frauen eine elektive
Sectio wünschen (Hildingsson et al. 2002: 619 ff.; Waldenström et al. 2006:
641 ff.). In einer schwedischen prospektiven Kohortenstudie haben Frauen mit
einer negativen Erfahrung bei der Geburt ihres ersten Kindes seltener weitere
Kinder bekommen – und es wurde bei diesen Frauen ein größerer zeitlicher
Abstand zur zweiten Geburt festgestellt als bei Frauen mit positiver Geburts-
erfahrung (Gottvall & Waldenstöm 2002b: 259).

## 2.2  Definitionen der physiologischen Geburt

Wird in der vorliegenden Arbeit der Begriff ›physiologische Geburt‹ verwendet,
so ist damit eine Geburt gemeint, die spontan beginnt, physiologisch verläuft,
nur wenige, begründete Interventionen erfordert und bei der das Kind spontan
vaginal geboren wird. Die Gesundheit und das Wohlbefinden von Mutter und
Kind sind, auch nach der Geburt, gut.

International wie auch in Deutschland werden unterschiedliche Begriffe benutzt, um eine ›physiologische Geburt‹ zu benennen. Weitere Bezeichnungen sind ›normal birth‹, ›natural birth‹, ›straightforward vaginal birth‹, ›physiological birth‹, ›ideal birth‹, ›optimal birth‹, ›normale Geburt‹, ›natürliche Geburt‹, ›humanisierte Geburt‹ oder ›interventionsfreie Geburt‹.

Hauptsächlich wird in Publikationen, Vorträgen und Präsentationen von ›normal birth‹ oder ›normaler Geburt‹ gesprochen. Laut DUDEN (2007) findet sich unter dem Begriff »nor|mal: 1. a) der Norm entsprechend; vorschriftsmäßig; b) so [beschaffen, geartet], wie es sich die allgemeine Meinung als das Übliche, Richtige vorstellt; c) (ugs.) normalerweise.« (710).

Den Begriff ›normal‹ für die Klassifikation einer Geburt zu verwenden ist nicht unproblematisch, denn der Gegenbegriff ist ›unnormal‹ oder ›abnormal‹. Das kann gegenüber Frauen, die keine ›normale Geburt‹ erlebt haben, ausgrenzend wirken und unter Umständen Schuldgefühle auslösen (Hanson 2002: 3; Beech & Phipps 2006: 61). Der Begriff wirkt zudem polarisierend (Phipps 2002: 23) und es kann der Eindruck entstehen, dass nur eine ›normale Geburt‹ oder eine ›natürliche Geburt‹ eine gute Geburt ist (Sandall 2004: S5).

Aber was heißt ›normal‹? Normalität ist gesellschaftlichen und kulturellen Normen unterworfen und verändert sich über die Zeit (Downe 2004: 91; Lavender & Kindon 2006: 333). Was vor 100 Jahren in der Geburtshilfe noch als normal angesehen wurde – unter anderem Hausgeburten, eine längere Geburtsdauer oder keine Anwesenheit von Vätern, wird heute ganz anders eingeschätzt. Gesellschaftlich ist heute eine andere Sicht von ›Normalität‹ in Bezug auf Schwangerschaft und Geburt vorherrschend. Da Normalität immer kulturell geprägt ist, misst sie sich an Normen und Werten des heute aktuellen medizinisch-technischen Modells (Luyben 2001: 72).

Waldenström (1997: 14 f.) äußert die Befürchtung, dass die Veränderung dessen, was als normal angesehen wird, auch Auswirkungen auf den Umfang der Tätigkeiten von Hebammen haben könnte, da die eigenständige Arbeit von Hebammen – auch gesetzlich – auf das Normale beschränkt ist. Sie sieht ein Problem bei der zu engen Definition von ›normaler Geburt‹. Wenn häufige Interventionen, wie z.B. die Periduralanästhesie (PDA), nicht mehr unter die Definition ›normale Geburt‹ fallen, dann besteht die Gefahr, dass nur noch wenige Frauen von Hebammen eigenständig betreut werden können. Andererseits – und hier besteht das Dilemma – können übliche und häufig durchgeführte Interventionen wie Kaiserschnitte oder Ultraschalluntersuchungen im Sinne einer ganzheitlichen Sichtweise nicht als normal akzeptiert werden.

Gould (2000: 418 ff.) konstatiert in ihrer Analyse *Normal labour: a concept analysis*, dass Hebammen noch nicht definiert haben, welche Faktoren eine ›normale Geburt‹ begründen, obwohl es ihrer Meinung nach wichtig wäre, eine klare Definition zu haben, die anwendungsbezogen ist und in der täglichen Hebammenarbeit umgesetzt werden kann.

Die rasante Entwicklung der Geburtshilfe und die damit einhergehende Medikalisierung und Technisierung der Lebensphase von Schwangerschaft, Geburt und Wochenbett haben zu einer Identitätskrise der Hebammen geführt. Viele Hebammen haben das Gefühl, dass die emotionalen, psychosozialen und kulturellen Aspekte dieser Lebensphase vernachlässigt werden und Outcomes wie Morbidität und Mortalität im Vordergrund stehen (Waldenström 1997: 14). Aber angesichts der hohen Rate an Interventionen, die zum Teil auch von Hebammen initiiert und durchgeführt werden, kann die These, dass Hebammen generell das Modell der ›normalen Geburt‹ präferieren, nicht aufrechterhalten werden. Es scheint heutzutage unvereinbar, einerseits die normale Geburt zu fördern und zu verteidigen und andererseits sich den Herausforderungen der Kultur und den Zwängen der geburtshilflichen Versorgung in den klinischen Organisationen zu stellen (Downe 2001: 10 f.).

Die existierenden Definitionen der ›normalen Geburt‹ fokussieren meist das Outcome einer ›natürlichen‹ oder ›physiologischen‹ Geburt und nicht den Prozess der Geburt, bei dem die Selbst- und Mitbestimmung, die Unterstützung der Frau und das Wohlbefinden eine Rolle spielen (Downe 2004: 103 ff.). Im Folgenden werden vier Definitionen vorgestellt, die sich in grundlegenden Punkten ähneln, dennoch Unterschiede aufweisen.

Im Jahr 1996 hat die World Health Organization (WHO) einen praktischen Leitfaden zur Betreuung der normalen Geburt veröffentlicht, der von einer internationalen Arbeitsgruppe erarbeitet wurde. Die Definition der ›normalen Geburt‹ lautet hier:

> »Spontaner Geburtsbeginn bei niedrigem Ausgangsrisiko und gleich bleibend wenig Auffälligkeiten während des Geburtsverlaufes. Das Neugeborene wird aus Schädellage spontan mit einem Gestationsalter von 37 bis 42 vollendeten Wochen geboren. Post partum befinden sich Mutter und Kind in gutem Allgemeinzustand.« (WHO 1996: 4).

Gemäß der Definition der WHO ist es erst retrospektiv möglich zu beurteilen, ob eine Geburt als normal zu bezeichnen bzw. normal verlaufen ist. Zudem werden keine Aussagen hinsichtlich möglicher Interventionen wie Schmerzmedikation, Wehenmittelgabe oder Episiotomie gemacht.

Das Royal College of Midwives (RCM) (1997) definiert Vorgänge und Interventionen, die einer normalen Geburt zuzurechnen sind. Dabei werden diese entweder der Kategorie ›Normalität beinhaltet‹ oder ›Normalität schließt aus‹ zugeordnet. Interventionen wie Geburtseinleitung, Wehenverstärkung intrapartal, medikamentöse Schmerzerleichterung, Amniotomie, kontinuierliche Überwachung mittels Kariotokographie (CTG), routinemäßige vaginale Untersuchungen, Episiotomien, Flüssigkeits- und Nahrungskarenz und keine Bewegungsfreiheit widersprechen der Definition der ›normalen Geburt‹. Betont wird die symbiotische Verbindung zwischen Mutter und Kind und die Veränderungen, die mit dem Geburtsprozess einhergehen (Bates 1997: 10; Beech & Phipps 2006: 61 f.; Brailey 2006: 202).

Im *Normal Birth Consensus Statement* (2007) aus Großbritannien wird versucht, den Prozess der Geburt und nicht das Outcome der Geburt zu definieren. Eine möglichst genaue Definition wird als wichtig erachtet, um Geburten, die in unterschiedlichen Settings und geburtshilflichen Modellen stattgefunden haben, zu vergleichen. An der Erarbeitung waren unter anderem die Berufsverbände der Gynäkologinnen und Gynäkologen sowie der Hebammen, Wissenschaftler/-innen und Verbraucherverbände beteiligt (Maternity Care Working Party 2007: 1). Hierbei werden Einschlusskriterien gelistet, die eine ›normale Geburt‹ definieren, sowie Ausschlusskriterien. Grundvoraussetzung ist ein spontaner Geburtsbeginn sowie eine Spontangeburt. Zudem können folgende Interventionen erfolgen oder Komplikationen auftreten: Wehenmittelgabe sub partu, Amniotomie (wenn nicht als Einleitung gebraucht), Gabe von Lachgas oder Opioiden, CTG, aktives Management der Plazentaperiode und Komplikationen in der Schwangerschaft, während und nach der Geburt (z. B. Geburtsverletzungen, Verlegung in die Kinderklinik, etc.). Ausschlusskriterien sind Geburtseinleitung, PDA, Vollnarkose, vaginaloperative Geburt, Sectio oder Episiotomie. Einige Mitglieder der Arbeitsgruppe plädieren dafür, Interventionen wie Opioid-Gabe oder Amniotomie auszuschließen. Dies würde aber voraussetzen, dass diese Interventionen routinemäßig erhoben werden. Befürchtet wird, dass strengere Kriterien zu der Notwendigkeit einer zusätzlichen Definition einer ›physiologischen‹ oder ›natürlichen Geburt‹ führen könnten (Werkmeister et al. 2008: 258).

Ähnlich wurde in Kanada bezüglich des *Joint Policy Statement on Normal Childbirth* (2008) verfahren. Auch hier wurden von verschiedenen medizinischen Fachgesellschaften und Hebammenverbänden Kriterien für eine ›normale Geburt‹ definiert.[3] Die Kriterien in beiden Ländern ähneln sich, dennoch bestehen Unterschiede. In Kanada ist im Gegensatz zu der Definition aus Großbritannien die CTG-Überwachung kein Einschlusskriterium für eine ›normale Geburt‹, wiederum aber die PDA (Society of Obstetricians and Gynaecologists of Canada et al. 2008: 1163 f.). Diese Unterschiede können länderspezifisch begründet sein und die geburtshilfliche Kultur des jeweiligen Landes widerspiegeln. Positiv anzumerken ist, dass in beiden Erklärungen Empfehlungen hinsichtlich psychosozialer und psychischer Aspekte der geburtshilflichen Ver-

---

3 In Kanada wurden keine Verbraucherorganisationen oder Organisationen, die die Förderung der normalen Geburt zum Ziel haben, in die Erarbeitung der Kriterien mit einbezogen (Young 2009: 3).

sorgung gegeben werden. Betont werden unter anderem eine respektvolle Betreuung, informierte Entscheidungen, alternative Möglichkeiten der Schmerzerleichterung, die Vermeidung von Routine-Interventionen, eine Eins-zu-eins-Betreuung und die freie Wahl des Geburtsortes. Dennoch werden durch die beiden Statements medizinische Definitionen der ›normalen Geburt‹ eingeführt, indem Einschlusskriterien bezüglich medizinischer und geburtshilflicher Interventionen, die als ›normal‹ einzustufen sind, definiert werden. Das Outcome ›Gesunde Mutter und gesundes Kind‹ ist in beiden Definitionen keine Voraussetzung einer ›normalen Geburt‹ (Young 2009: 2 f.).

Definitionen der ›physiologischen Geburt‹ finden sich in Deutschland selten, obwohl in geburtshilflichen Lehrbüchern Schilderungen des Geburtsablaufs, der Komplikationen und der Interventionsmöglichkeiten zu finden sind (Schücking 2002: 232). Eine der wenigen Definitionen stammt von den Ärztinnen Helms & Perl (2004): »Eine normale Geburt ist eine Geburt ohne Interventionen, an deren Ende eine gesunde Mutter und ein gesundes Kind stehen.« (1252). Die Autorinnen betonen, dass die Normalität, bezogen auf das Outcome von Mutter und Kind, eine retrospektive Definition ist. Um prospektive Beurteilungen im klinischen Alltag im Geburtsverlauf zu ermöglichen, werden ergänzende Unterdefinitionen benötigt. Eine kontinuierliche Bewertung wird anhand von Unterteilungen des Geburtsverlaufs in Abschnitte und Teilaspekte möglich. Hierzu werden jedoch Begriffe benötigt, die einen internationalen Konsens haben. Begriffe wie Geburtsbeginn und die einzelnen Geburtsperioden sollten einheitlich definiert werden (Helms & Perl 2004: 1252 f.).

Der Bund Deutscher Hebammen e. V. (BDH, heute Deutscher Hebammenverband) hat 2001 ein *Plädoyer für eine normale Geburt* veröffentlicht. Grundsatz ist die Betreuung nach neuesten Erkenntnissen der Hebammenforschung, der Gesundheitswissenschaften, der Medizin, der Psychologie und angrenzender Wissenschaften und ein begründeter Einsatz von Interventionen. Die Autorinnen betonen, dass es keine einheitliche Definition einer ›normalen Geburt‹ für alle Frauen geben kann, sondern die Individualität, die Lebenserfahrung und das soziale und kulturelle Eingebundensein jeder Frau bestimmt, was für sie persönlich ›normal‹ bedeutet. Hebammen sollen diesen individuellen Prozess mit Intuition, Wissen und Erfahrung sensibel begleiten und die Frau dabei keiner Norm unterwerfen (BDH o. J.: 1 f.).

Die Sicht der Frau wird in den Definitionen zur ›normalen Geburt‹ nicht explizit thematisiert, da es nahezu unmöglich ist, die individuelle Erfahrung des Geburtsgeschehens zu definieren.

Nach Ansicht von Downe (2001: 12) könnte ein neuer philosophischer Zugang der Hebammenforschung und -arbeit dazu beitragen, einen Wissensfundus hinsichtlich der physiologischen Prozesse der Geburt für Mutter, Kind und Familie als auch der Gesellschaft zu generieren. Hierzu eignet sich das Konzept der Salutogenese[4] (Antonovsky 1997). Das Modell der salutogenetischen Geburt hat kurz- und langfristig positive Effekte auf die Gesundheit und das Wohlbefinden von Mutter, Kind, Familie und Versorger/-innen (Lavender & Kingdon 2006: 334). Es stellt sich die Frage, ob eine pauschale Definition oder Erklärung der ›normalen Geburt‹ unmöglich ist, da die Geburt für die Frau und ihr Kind ein einzigartiges Geschehen mit eigener Deutung und Sinngebung hinsichtlich ihrer Geschichte ist. Wie aber kann die physiologische Geburt ›gemessen‹ und bewertet werden, wenn alles relativ zu sehen ist? Hier setzt der Ansatz der salutogenetischen Geburt an – das Wohlbefinden und das Kohärenzgefühl von Mutter und Kind werden durch die physiologisch verlaufende Geburt, mit wenigen, gut begründeten Interventionen, gestärkt. Um die unterstützenden Bedingungen der physiologischen Geburt fördern zu können, ist eine flexible Definition von Normalität im Kontext von Ungewissheit, Komplexität und Nonlinearität vonnöten. Das Anerkennen der ›einmaligen Normalität‹ jeder Frau und ihrer Geburt sollte eine grundlegende Hebammenfertigkeit darstellen (Downe & McCourt 2006: 20 f.).

Sandall (2004: S4) argumentiert, dass die geburtshilfliche Versorgung primär ein Public-Health-Thema ist, da die Versorgung Auswirkungen auf die Gesundheit und das Wohlbefinden von Mutter, Kind, Familie und Gesellschaft hat. Dieser Zugang ermöglicht einen Fokus hinsichtlich der Prävention anstatt auf die Konsequenzen der Versorgung und erlaubt Forschung und Interventionen, die auf Strategien und Einsichten diverser Disziplinen abzielt.

Kritisch zu hinterfragen ist, ob die Vielzahl der Erklärungen bzw. Definitionen dazu beiträgt, den Begriff ›normale Geburt‹ zu erklären. Jede dieser Erklärungen fügt zwar weitere Aspekte hinzu, trägt aber nicht zu einem internationalen Konsens bei (Young 2009: 2 f.). Duff (2002: 4) bevorzugt die Definition der WHO, da sie zwei Faktoren – den Risikostatus der Frau vor der Geburt und den Geburtsverlauf – klar benennt. Die Definition ist exakt und beinhaltet keine langen Listen mit Faktoren, die als ›nicht normal‹ einzustufen sind. Darüber hinaus wird von der WHO betont, dass auch Frauen mit einer nicht physiologisch verlaufenden Schwangerschaft einen unkomplizierten Geburtsverlauf erleben können. So kann eine Vielzahl der Empfehlungen zur Betreuung der ›normalen Geburt‹ auch für diese Geburten übernommen werden.

Vielleicht wäre es hilfreich, das Konzept der ›normalen Geburt‹ im Kontinuum zwischen den beiden unterschiedlichen Perspektiven des physiologischen und des medikalisierten Zugangs zu verorten. Die beiden Modelle treffen sich in

---

4 Der Begriff Salutogenese setzt sich aus *Salus* (lateinisch: Unverletztheit, Heil, Glück) und *Genese* (griechisch: Entstehung) zusammen (Bengel et al. 2001: 24) und bezeichnet die Gesamtheit von gesundheitsfördernden und - erhaltenden Faktoren (DUDEN 2007: 928). Salutogenese fragt – im Gegensatz zur pathogenetisch orientierten Sichtweise – was einen Menschen gesund erhält (Bengel et al. 2001: 24).

der Mitte im Bereich der evidenzbasierten Betreuung. Das physiologische Modell muss erklären, wie die optimale Sicherheit für Mutter und Kind gewährleistet werden kann. Und das medizin-technische Modell muss jede Intervention, die die physiologische Geburt stören könnte, begründen. Mead (2006) fasst dies folgendermaßen zusammen: Jede gesunde Frau, die hebammengeleitet betreut werden könnte, sollte als *innocent until proved guilty*[5] angesehen werden (78). Unter dieser Betrachtungsweise müssten Interventionen gerechtfertigt und Vorgehen, die zu steigenden Interventionsraten führen, neu überdacht werden. Dies benötigt eine gute interdisziplinäre Zusammenarbeit der beteiligten Berufsgruppen auf allen Ebenen in der Geburtshilfe, aber auch Verbraucherorganisationen und Unterstützergruppen sollten mit einbezogen werden (Mead 2006: 78).

## 2.3    Maßnahmen zur Förderung der physiologischen Geburt

In Anbetracht hoher Interventionsraten und selten ungestört verlaufender Geburten stellt sich die Frage nach Maßnahmen, die eine physiologische Geburt fördern können.

### Hebammen

Die WHO sieht Hebammen als die am besten geeignete und kostengünstigste Berufsgruppe an, um die Betreuung in der normal verlaufenden Schwangerschaft und Geburt zu leisten sowie die Erkennung von Risiken und Komplikationen zu übernehmen (WHO 1996: 5 ff.). Die WHO lehnt sich hierbei an die ›Definition of the Midwife‹ der International Confederation of Midwives (ICM) an (ICM 2005). Wagner (2003: 59 f.) sieht vier Hauptvorteile in der Betreuung von Low-Risk-Frauen durch Hebammen. Durch Studien ist belegt, dass Hebammen die sicherste Betreuung von Geburten mit geringem Risiko bieten. Darüber hinaus findet durch die Hebammenbetreuung eine signifikante Reduzierung unnötiger Interventionen statt. Als dritten Vorteil sieht Wagner die Kostenersparnis. Dazu tragen die niedrigeren Gehälter der Hebammen (im Gegensatz zu der ärztlichen Gruppe), aber auch die Ersparnis durch die geringeren Interventionsraten bei. Weiterhin ist die größere Zufriedenheit der Frauen mit der hebammengeleiteten Betreuung von Vorteil.

---

5 Übersetzung: Im Zweifel für den Angeklagten. Oder: *In dubio pro reo.*

Evidenzbasierte Geburtshilfe und Hebammenarbeit

Diskussionen um Definitionen der ›physiologischen Geburt‹ können auf Praktiker/-innen oftmals abgehoben und realitätsfremd wirken. Für die praktische Arbeit kann es hilfreich sein, Maßnahmen zu bestimmen, die erwiesenermaßen nützlich sind (Waldenström 1997: 15).

Die WHO kritisierte 1994, dass 90 % der eingesetzten Interventionen in der Geburtshilfe nicht wissenschaftlich abgesichert sind (Wagner 1994: 18 ff.). Geburtshilfliche und neonatologische Literatur beruht hauptsächlich auf Beobachtungen von medikalisierten Geburten. Viele Hebammen und Ärztinnen/ Ärzte wissen nicht, wie physiologische Geburten verlaufen, da sie keine unbeeinflussten Geburten erleben (Wagner 2003: 48). Viele der Routinemaßnahmen in der geburtshilflichen Versorgung sind nicht evidenzbasiert. Erstaunlich ist, dass – trotz unklarer Forschungslage – so häufig in den meist physiologisch verlaufenden Geburtsprozess eingegriffen wird (Schücking 2002: 233).

Chalmers, Enkin und Keirse publizierten 1989 das zweibändige Werk *Effective Care in Pregnancy and Childbirth*, in dem sie anhand wissenschaftlicher Kriterien die Wirksamkeit geburtshilflicher Interventionen überprüften. Das zusammenfassende Buch *A Guide to Effective Care in Pregnancy and Childbirth* ist inzwischen im Jahr 2000 in dritter Auflage erschienen (Enkin et al. 2000).[6] Die ehemalige *Oxford Database of Perinatal Trials* ist in die Cochrane Library integriert und erscheint viermal im Jahr in aktualisierter Form (Groß 2001: 41).

Das Credo von Chalmers et al. (1989) kann wie folgt zusammengefasst werden: »Don't intervene in physiology unless the intervention is known to be more effective than nature. Ensure the intervention has no side effects that outweigh benefit.«

Enkin et al. (2006: 411) fassen die wesentlichen Ergebnisse der Betreuung in Schwangerschaft und Geburt in sechs Tabellen zusammen. Diese Ergebnisse werden in wirksame, wahrscheinlich wirksame, gleichermaßen erwünschte und unerwünschte Auswirkungen, Effektivität unbekannt, wahrscheinlich nicht sinnvolle sowie ineffektive oder schädliche Maßnahmen unterteilt.

Auch die WHO (1996: 34 ff.) versucht mittels einer Unterteilung der Betreuungsmaßnahmen in vier Kategorien eine evidenzbasierte Betreuung zu unterstützen.

In Großbritannien wurden die *Evidence-based guidelines for midwifery-led care in labour* vom Royal College of Midwives (RCM) (RCM 2008) entwickelt, um Hebammen ein Spektrum an Forschungsergebnissen bereitzustellen und so die Implementierung von hebammengeleiteten Konzepten zu unterstützen. Durch

---

6 In deutscher Übersetzung ist die dritte Auflage *Effektive Betreuung während Schwangerschaft und Geburt* im Jahr 2006 erschienen.

die evidenzbasierte Betreuung in diesen Versorgungskonzepten soll die Förderung der physiologischen Geburt aktiv betrieben werden (Spiby 2009: 164).

Die Clinical Guideline *Intrapartum care – care of healthy women and their babies during childbirth* wurden von Hebammen und Ärztinnen/Ärzten gemeinsam erarbeitet. Auch hier steht die Betreuung von normal verlaufenden Schwangerschaften und Geburten anhand von evidenzbasierten Empfehlungen im Vordergrund (National Collaborating Centre for Women's and Children's Health (NCC-WCH) 2007).

Waldenström ist überzeugt, dass eine evidenzbasierte Geburtshilfe die ›normale Geburt‹ fördern kann (2007: 180). Es müssen Wege und Möglichkeiten gefunden werden, die Empfehlungen, Guidelines und Leitlinien in die Praxis umzusetzen. Hier müssen tradierte Werte, Hierarchien, Vorbehalte und Überzeugungen überwunden werden, so dass die evidenzbasierten Erkenntnisse im Sinne einer effektiven Betreuung eingesetzt werden können (Walsh 2007: 2 ff.).

## Empfehlungen zur Förderung der ›normalen Geburt‹

Verschiedene Organisationen haben praktische Empfehlungen zur Förderung der ›normalen Geburt‹ veröffentlicht. Exemplarisch werden in diesem Kapitel zwei Empfehlungen vorgestellt. Diese Empfehlungen können Frauen befähigen, eine selbstbestimmte Entscheidung hinsichtlich ihrer geburtshilflichen Betreuung zu treffen.

The Coalition for Improving Maternity Services (CIMS)[7] (1996: 3) hat *Ten Steps for Mother-Friendly Care* erarbeitet, die von Kliniken, Geburtshäusern oder Hausgeburtshebammen umgesetzt werden können. Diese Schritte umfassen die Themen Geburtsbegleitung, Informationsgabe, kulturspezifische Betreuung, Bewegungsfreiheit, Betreuungskontinuität, Routine-Interventionen, alternative Methoden der Schmerzerleichterung, Stillen, Beschneidung von Neugeborenen und die *Zehn Schritte zum erfolgreichen Stillen* der WHO/UNICEF. Zudem wird vermittelt, dass gesunde Schwangere außerklinisch gebären können (Lothian 2007: 2S ff.). Bezüglich der *Ten Steps for Mother-Friendly Care* wurden systematische Reviews mehrerer Autorinnen und Autoren durchgeführt. Dabei wurden diese Schritte reflektiert und erweitert (Goer 2007: 5S).

Um Nutzerinnen Zugang zu den Empfehlungen und Informationen zu geben, wurden von der CIMS Materialien erarbeitet. Die Informationsbroschüre *Hav-*

---

7  CIMS ist ein Zusammenschluss von Organisationen und Personen, deren Anliegen ein evidenzbasiertes Modell der geburtshilflichen Versorgung von Frauen, ihren Kindern und Familien ist, das die Outcomes verbessert und die Kosten senkt (CIMS 1996: 1).

*ing A Baby? 10 Questions To Ask* (CIMS 2000) und weitere Informationen zum Downloaden sind über die Website der CIMS erhältlich.[8]

Das Lamaze Institute for Normal Birth hat sechs evidenzbasierte Empfehlungen für die Förderung der ›normalen Geburt‹ (*Care Practices that Promote Normal Birth*) erarbeitet (Romano & Lothian 2008: 95 ff.). Diese und weitere Informationen für Nutzerinnen und Fachleute werden auf der Website der Organisation zur Verfügung gestellt.[9] Die evidenzbasierten Empfehlungen umfassen die Themen spontaner Geburtsbeginn, Bewegungsfreiheit, Betreuungskontinuität, Routine-Interventionen, aufrechte Geburtspositionen und Mutter-Kind-Bindung. Die WHO hat vier Maßnahmen identifiziert, die eine ›normale Geburt‹ fördern und unterstützen (Chalmers & Porter 2001: 80 f.). Lamaze International hat zwei weitere Maßnahmen hinzugefügt. Diese Maßnahmen werden durch Forschungsergebnisse und systematische Reviews der Cochrane Library und der CIMS gestützt (Romano & Lothian 2008: 94 ff.; Zwelling 2008: 86).

In Deutschland existieren bisher noch keine Zusammenschlüsse von Nutzerinnen/Nutzern bzw. Verbraucherorganisationen im Bereich der Geburtshilfe. Im Bericht *Geburtshilfe neu denken* wurde von den Autorinnen angeregt, einen Runden Tisch mit allen Berufsgruppen und Betroffenen (repräsentative Klientengruppen) zu installieren mit dem Ziel, eine ›Mutterschafts-Charta‹ zu entwickeln. Anhand dieser Charta soll eine Neubewertung des Bedarfs und der Bedürfnisse von Frauen und Familien in der Lebensphase von Schwangerschaft, Geburt und Wochenbett vorgenommen werden (Sayn-Wittgenstein 2007: 185 f.).

## Neue Konzepte der geburtshilflichen Versorgung

Neue Konzepte der geburtshilflichen Versorgung sind eine weitere Maßnahme, die nachgewiesenermaßen Erfolg hinsichtlich der Förderung einer ›physiologischen Geburt‹ verspricht. Diese Konzepte können im außerklinischen oder klinischen Setting verankert sein und zeichnen sich meist durch eine frauzentrierte, kontinuierliche, personen- und zeitintensive Betreuung aus. Weltweit ist in diesen Konzepten meist die Hebamme die primäre Betreuungsperson für die physiologisch verlaufende Geburt. Im Kapitel 4 werden verschiedene Versorgungskonzepte vorgestellt.

---

8 www.motherfriendly.org
9 www.lamaze.org

In der vorliegenden Arbeit werden im Kapitel 5 die Ergebnisse und Auswirkungen hebammengeleiteter Versorgungskonzepte auf die Gesundheit und das Wohlbefinden von Mutter und Kind präsentiert.

## 2.4 Outcome-Parameter der physiologischen Geburt

Folgend werden international anerkannte Outcome-Parameter der physiologischen Geburt vorgestellt. Die zentrale Frage ist, wie anhand von Outcomes bzw. Ergebnissen dargestellt werden kann, inwiefern eine Geburt physiologisch verlaufen ist oder nicht. Hierbei muss unterschieden werden, ob geburtshilfliche Outcomes bezüglich maternaler und neonataler Morbidität und Mortalität sowie Interventionen oder Outcomes in Bezug auf gesundheitsförderliche Apekte und Wohlbefinden im Sinne der Salutogenese dargestellt werden.

### Gesundheitsstatus der Mutter

### Maternale Mortalität

Die Höhe der Müttersterblichkeit gilt als wesentlicher Indikator der geburtshilflichen Leistungsfähigkeit und ist ein traditioneller Wert zum Vergleich von Gesundheitssystemen (Welsch & Wischnik 2006: 1050). Jährlich sterben weltweit circa 536.000 Frauen an Komplikationen im Zusammenhang mit Schwangerschaft, Geburt und Wochenbett. 99 % der Todesfälle ereignen sich in Entwicklungsländern (WHO 2007: 15).

Die Vergleichbarkeit und Aussagekraft der weltweit verfügbaren amtlichen Daten ist schwierig, da zum einen der Grad der Erfassung und zum anderen die ICD-Signierung[10] der mütterlichen Sterbefälle bisher nicht flächendeckend realisiert werden können (Welsch & Wischnik 2006: 1053 f.).

Alexander et al. (2003: 581 f.) merken an, dass die maternale Mortalität in den westlichen Industrieländern unter Fachleuten heutzutage kein Thema mehr zu sein scheint, vermutlich da die Rate sehr viel geringer als in den Entwicklungsländern ist. Dennoch plädieren sie dafür, dass die maternale Mortalität ein Outcome-Parameter – auch im Rahmen von PERISTAT[11] – sein sollte, insbe-

---

10 International Statistical Classification of Diseases and Related Health Problems der WHO.
11 Das europäische PERISTAT-Projekt überprüft bestehende Indikatoren, versucht angemessene Indikatoren für das Monitoring der perinatalen Gesundheit zu entwickeln und einen Konsens darüber zwischen 25 teilnehmenden Ländern und Norwegen zu erzielen. Im Rahmen dessen ist auch die maternale Mortalität ein Themenbereich (EURO-PERISTAT 2008).

sondere da das Problem des Nichtberichtens von Todesfällen in vielen Ländern üblich zu sein scheint. Darüber hinaus zeigt die Rate der maternalen Mortalität abhängig vom Geburtsmodus große Unterschiede. Frauen, die sectioniert werden, haben ein vier Mal so großes Risiko im Vergleich zu Frauen, die vaginal gebären, zu sterben.

## Morbidität

Die Vermeidung von Geburtsverletzungen ist von großer Bedeutung, um Wundheilungsstörungen und Schmerzen postpartal zu minimieren. Studien zeigen, dass viele Frauen postpartal noch lange Zeit unter Schmerzen im Dammbereich durch eine Geburtsverletzung oder Episiotomie leiden (Brown & Lumley 1998: 158; Thompson et al. 2002: 87 f.; Schytt et al. 2005: 213 f.; Williams et al. 2007b: 552 ff.). Weitere Folgen von Geburtsverletzungen sowie Episiotomien können eine Harninkontinenz (Schytt et al. 2004: 930 ff.), eine Stuhlinkontinenz (Saurel-Cubizolles et al. 2000: 1206 f.; Williams et al. 2007a: 398 ff.) oder Schmerzen bei sexuellen Aktivitäten sein (Glazener et al 1997: 332 f.; Brown & Lumley 2000: 1197 ff.; Ansara et al. 2005: 120; Schytt et al. 2005: 215).

Die Episiotomie ist eine der häufigsten geburtshilflichen Operationen (Zahn et al. 2006: 2), obwohl keine überzeugenden Evidenzen für ihre Effektivität vorliegen (Enkin et al. 2006: 263). Der routinemäßige und großzügige Einsatz der Episiotomie wird als ineffektive oder schädliche Betreuungsmaßnahme eingestuft (Enkin et al. 2006: 431). Die WHO empfiehlt, dass die Episiotomie nicht routinemäßig angewendet wird und die Rate unter 20 % liegen sollte (WHO 1985: 437; Chalmers 1992: 709 f.; Chalmers et al. 2001: 206). In Europa zeigt sich eine große Spannbreite zwischen den Dammschnittraten der einzelnen Länder zwischen 8 % und 90 %. Auch innerhalb Deutschlands zeigen sich große Differenzen (Chalubinski & Husslein 2006: 606 f.). Die Empfehlung der WHO zur Episiotomierate kann in Deutschland nur in der außerklinischen Geburtshilfe eingehalten werden (Schücking 2003b: 1035).

Postpartale Blutungen sind eine der Hauptursachen für die maternale Morbidität und Mortalität. Ziel der Maßnahmen in der Nachgeburtsperiode ist die Minimierung des Blutverlustes und die Vermeidung einer Plazentaretention. Zugleich steht die Entscheidung an, inwieweit in physiologische Prozesse eingegriffen werden soll und möglichst keine Störung des Bondings stattfindet (Enkin et al. 2006: 267).

Geburtsmodus

Eine Spontangeburt wird als physiologische Geburt eingestuft. Sollte eine vorzeitige Geburtsbeendigung notwendig sein, kann entweder eine vaginaloperative Geburt per Vakuumextraktion bzw. Forzeps oder ein Kaiserschnitt durchgeführt werden.

Welche Form der vaginaloperativen Geburt – Vakuumextraktion oder Forzeps – vorteilhafter ist, kann nicht eindeutig beantwortet werden und hängt von
Faktoren wie Indikationsstellung, Höhenstand und Einstellung des kindlichen
Kopfes sowie Erfahrung der Ärztin/des Arztes ab (Enkin et al. 2006: 341). Vaginaloperative Geburten gehen mit der Gefahr von kindlichen (Hautabschür-
fungen, Kephalhämatome, Retinalblutungen, zerebrale und intrakranielle Blutungen, passagere Paresen und Schädelfakturen) und mütterlichen Verletzungen
(Damm-, Scheiden- und Zervixrisse, Dammrisse III. und IV. Grades) einher
(Hopp & Weitzel 2006: 757 f.).

Die Sectio caesarea abdominalis stellt einen großen operativen Eingriff dar,
der Gesundheit und Leben von Mutter und Kind bewahren kann, aber auch
erhebliche Risiken birgt (Enkin et al. 2006: 349 f.). Das maternale Mortalität-
risiko ist zwar gering, aber dennoch höher als nach einer Spontangeburt, bedingt durch Thromboembolien und Infektionen (Schücking 2004: 28 f.; Groß
2006: 688 f.; Huch & Chaoui 2006: 785; Mander 2007: 130 ff.). Nachteile des
Kaiserschnitts sind ein erhöhter Blutverlust, postpartale Schmerzen, ein län-
gerer Krankenhausaufenthalt und eine eventuelle Wiederaufnahme nach Entlassung (Schücking 2004: 29; Schneider et al. 2005: 50; Huch & Chaoui 2006:
789; Mander 2007: 114 ff.; Declercq et al. 2008: 20 f.). Zudem fehlt Frauen das
Geburtserlebnis, die Kontaktaufnahme zwischen Mutter und Kind ist erschwert,
es findet ein verzögertes Bonding statt und Stillprobleme können auftreten
(Schücking 2004: 29; Groß 2006: 695; Schücking et al. 2008b: 217; Taschner
2009: 24 ff.).

Für die Neugeborenen ergeben sich Risiken hinsichtlich des ›Wet Lung
Syndrom‹[12], das eventuell eine Verlegung auf die Kinderintensivstation erfor-
derlich macht, Adaptionsschwierigkeiten sowie Schnittverletzungen (Haenggi-
Bally & Heinzl 2004: 1248; Schneider et al. 2005: 50 f.; Roth-Kleiner 2007: 45).
Eine aktuelle Studie berichtet über die Veränderung der DNA von Kindern, die
per Sectio geboren wurden und dadurch ein geringfügig erhöhtes Risiko für
Krebs, Asthma und Diabetes haben (Schlinzig et al. 2009: 1097 f.).

Der Kaiserschnitt hat Auswirkungen auf weitere Schwangerschaften und
Geburten der Frau, zudem werden Frauen seltener schwanger. Jede weitere

---

12 Transitorische Neugeborenentachypnoe, Atemnotsyndrom infolge von »Wet Lungs« (Roth-
   Kleiner 2007: 45).

Schwangerschaft ist eine Risikoschwangerschaft. Mögliche Risiken sind eine vorzeitige Plazentalösung, der intrauterine Fruchttod, eine Placenta praevia, eine Uterusruptur und postpartale Plazentalösungsstörungen. Die Chance, eine vaginale Geburt zu erleben, sinkt (Schücking 2004: 29; Schneider et al. 2005: 51; Huch & Chaoui 2006: 793 f.; Mander 2007: 144 ff.).

Die WHO hat 1985 die Empfehlung ausgesprochen, dass die Sectiorate weltweit 10 bis 15 % nicht übersteigen sollte (WHO 1985: 437; Chalmers 1992: 710). Kritik wird geäußert, ob die Empfehlung der WHO wegen der erheblichen Unterschiede zwischen den Gesundheitssystemen als global gelten kann. Die im Jahr 1985 der Empfehlung zugrunde gelegten maternalen und neonatalen Morbiditäts- und Mortalitätsraten sind heute nicht mehr gültig. Zudem wird die Frage aufgeworfen, ob es eine ideale Sectiorate geben kann. Obwohl eine theoretische Abschätzung der erforderlichen Rate zur Minimierung der maternalen und neonatalen Risiken sicherlich möglich wäre, müssen die Einflussfaktoren, die die Sectiorate in jedem Land beeinflussen, näher betrachtet werden (Schneider et al. 2005: 51; David 2006: 231; Waldenström 2007: 176).

Als Outcome-Parameter für Studien im Bereich hebammengeleiteter Versorgungskonzepte, in denen Low-Risk-Frauen betreut werden, ist der Geburtsmodus gut verwendbar, kann er doch – unter Berücksichtigung der Indikationen – Hinweise zur erfolgreichen Umsetzung des Konzeptes geben.

## Physisches Wohlbefinden

Das Wochenbett beginnt unmittelbar nach der Plazentageburt und dauert sechs bis acht Wochen. Die vollständige Rückbildung der schwangerschafts- und geburtsbedingten Veränderungen dauert circa sechs bis neun Monate und somit deutlich länger als das medizinisch definierte Wochenbett (Harder 2005: 2).

Körperliche Beschwerden nach der Geburt treten häufig auf und können zum Teil lange anhalten und das Gesamtbefinden der Frau beeinträchtigen. Häufig angegebene Probleme sind Müdigkeit, Kopfschmerzen, Rückenschmerzen, Hämorrhoiden, Verstopfung, Harn- oder Stuhlinkontinenz und Beschwerden der Brust. In internationalen Studien wurden Frauen zu verschiedenen Zeitpunkten, zum Teil ein Jahr nach der Geburt, befragt (Glazener et al. 1995; Brown & Lumley 2000; Saurel-Cubizolles et al. 2000; Thompson et al. 2002; Hellmers 2005; Schytt et al. 2005).

Darüber hinaus berichten Frauen, die ihr Kind per primärer oder sekundärer Sectio geboren haben, nach zwei Monaten, aber auch noch nach sechs Monaten von Beschwerden an der Kaiserschnittnarbe. Frauen, die vaginal oder vaginaloperativ geboren und einen Dammschnitt erhalten haben, geben Schmerzen im Dammbereich nach zwei Monaten sowie nach sechs Monaten an (Williams 2007: 397; Declercq et al. 2008: 19 ff.).

94 % der Studienteilnehmerinnen einer australischen Studie berichten in den ersten sechs Monaten nach der Geburt von einem oder mehreren körperlichen Problemen (Brown & Lumley 1998b: 157). In der Studie von Schytt et al. (2005: 212 f.) wurden 2.413 Frauen zwei Monate und ein Jahr nach der Geburt zu ihren physischen Beschwerden befragt. 90 % der Frauen gaben acht Wochen postpartum eine oder mehr Beschwerden an, nach einem Jahr gaben 87 % der Frauen Beschwerden an.

### Psychisches Wohlbefinden

Die Geburt stellt ein sogenanntes kritisches Lebensereignis dar und die postpartale Zeit eine Phase des Umbruchs (Gloger-Tippelt 1988; Filipp 1995). In der postpartalen Phase können drei unterschiedliche postpartale Störungen auftreten.

Ungefähr 26 bis 80 % aller Wöchnerinnen[13] leiden in der ersten Woche nach der Geburt unter einer milden Form einer kurzfristigen depressiven Verstimmung. Diese wird ›postpartaler Blues‹ oder ›postpartale Dysphorie‹ genannt, die meist keine Therapie benötigt (Riecher-Rössler 1997: 97; Riecher-Rössler & Hofecker Fallahpour 2003: 52).

Eine Puerperalpsychose tritt bei circa 0,1 bis 0,3 % der Wöchnerinnen auf und kann durch ihren dramatischen Verlauf bedrohlich für Mutter und Kind sein. Erkrankte Frauen benötigen umgehend psychiatrische Betreuung (Bergant & Tran 2000: 165; Ebeling 2007: 56 f.).

An einer postpartalen Depression innerhalb des ersten Jahres nach der Geburt leiden circa 10 bis 15 % der Frauen (Cox & Holden 2003: 2). Das Risiko zu erkranken ist in den ersten drei Monaten nach der Geburt höher. Auch hier schwanken die Angaben zur Häufigkeit je nach diagnostischen Kriterien und Erhebungszeitraum zwischen 6 und 22 % (Riecher-Rössler 1997: 100 ff.; Riecher-Rössler & Hofecker Fallahpour 2003: 52 ff.). Die postpartale Depression ist eine ernstzunehmende Erkrankung, die nicht nur Auswirkungen auf die Frau, sondern auch auf ihr Baby, ihren Partner und ihre gesamte Familie hat (Riecher-Rössler 1997: 101; Cox & Holden 2003: 1). Durch die Erkrankung wird das Bonding erschwert, und sie beeinträchtigt das Verhältnis zum Kind und die spätere emotionale und kognitive Entwicklung des Kindes (Riecher-Rössler & Hofecker Fallahpour 2003: 53; Moehler et al. 2006: 276).

Therapiert wird eine postpartale Depression wie andere depressive Erkrankungen, aber unter Berücksichtigung der Gegebenheiten der postpartalen Phase und des Kindes. Wichtig sind eine Aufklärung über die Erkrankung und un-

---

13 Die Angaben zur Häufigkeit schwanken je nach Studie, diagnostischen Kriterien und Messinstrumenten.

terstützende Maßnahmen zur Entlastung sowie eine Psychotherapie. Schwere Depressionen sollten medikamentös behandelt werden und manchmal ist eine stationäre Aufnahme erforderlich (Riecher-Rössler 1997: 102).

Postpartale Depressionen sind multifaktoriell bedingt, es können biologische, psychische, hormonelle, geburtshilfliche und soziale Faktoren eine Rolle spielen (Riecher-Rössler & Hofecker Fallahpour 2003: 57). Ein Faktor, der in etlichen Studien bestätigt wurde, ist eine Prädisposition der erkrankten Frau für eine psychische Störung oder Erkrankung (Riecher-Rössler 1997: 105; Kurstjens & Wolke 2001: 38; Nielsen Forman et al. 2000: 1212 f.). Aber auch mangelnde soziale Unterstützung, eine schlechte Partnerbeziehung und Stress können Auslöser sein (Beck 1996: 298 f.; Nielsen Forman et al. 2000: 1212 f.). Zudem werden hormonelle Ursachen diskutiert, wie der postpartale Östrogen- und Progesteronspiegel (Riecher-Rössler 1997: 101), der Geburtsmodus (Bergant et al. 1998a: 81; Breese McCoy et al. 2006: 196; Posmontier 2008: 314) und psychsosoziale Faktoren (O'Hara & Swain 1996: 39; Bergant et al. 1998a: 77). Weitere Studien haben untersucht, ob die Schreidauer des Kindes und der unterbrochene Nachtschlaf Auswirkungen auf die postpartale Depression haben könnten (Posmontier 2008: 314).

Das psychische Wohlbefinden nach der Geburt wird in der Regel mittels der Edinburgh Postnatal Depression Scale ermittelt (Cox, Holden & Sagovsky 1987). Im Kapitel 8.9.2 wird dieses Instrument dargestellt. International werden in Studien und als Screening-Instrument aber auch andere Instrumente eingesetzt. Zu nennen sind hier z. B. die Postpartum Depression Screening Scale (PDSS) (Kennedy 2002; Postmontier 2008), die Postpartum Depression Predictors Inventory (PDPI) (Kennedy 2002; Beck et al. 2006) oder die Impact-of-Event-Scale (IES) nach Horowitz (Stadlmayr et al. 2006; Stadlmayr et al. 2007; Stadlmayr et al. 2009).

## Stillverhalten

Vorteile des Stillens für Mutter und Kind sind unbestritten. Muttermilch ist die natürliche und ideale Nahrung für den Säugling in den ersten sechs Lebensmonaten. Die Muttermilch ist optimal auf den Bedarf des Kindes abgestimmt und enthält Vitamine, Mineralien und Spurenelemente sowie antiinfektiöse Substanzen in gut verfügbarer Form (Geist et al. 2007: 450; Rebhan 2008: 1). Die WHO empfiehlt das ausschließliche Stillen in den ersten sechs Monaten sowie Stillen nach der Beikosteinführung bis zum zweiten Geburtstag (WHO 2009: 5).

Stillen fördert den emotionalen Kontakt und die Bindung zwischen Mutter und Kind (Schücking et al. 2008b: 222). Vorteile für das Kind sind unter anderem eine bessere Infektabwehr, eine Allergieprophylaxe und positive Effekte auf die neurologische, sprachliche und intellektuelle Entwicklung (Borrmann 2005:

3; Geist et al. 2007: 454). Für die Mutter bestehen die Vorteile in einer verbesserten Uterusinvolution im Frühwochenbett durch die Ausschüttung von Oxytocin, einem geringeren Depressionsrisiko, einem Anti-Stress-Effekt und einem verminderten Risiko, an Brustkrebs oder Ovarial- und Zervixkrebs zu erkranken (Borrmann 2005: 41 ff.; Geist et al. 2007: 453 f.; Schücking et al. 2008b: 221 f.).

International bestehen große Unterschiede zwischen den Stillraten der einzelnen Länder. Aufgrund weltweit niedriger Stillraten wurde 1991 die Babyfriendly Hospital Initiative (BFHI) der World Health Organization (WHO) und der United Nations International Children's Emergency Fund (UNICEF) gegründet. Sie möchte durch verbesserte Rahmenbedingungen in Geburtskliniken das Stillen fördern. Kliniken, die die *Zehn Schritte zum erfolgreichen Stillen* umsetzen, erhalten das Qualitätssiegel ›Babyfriendly Hospital‹ (BFHI 2009c).

## Gesundheitsstatus des Neugeborenen

Die perinatale Mortalität oder schwerwiegende Morbidität ist heutzutage in den westlichen Industriestaaten relativ gering. Noch geringer ist sie, wenn Geburten von gesunden Schwangeren mit termingerecht geborenen Neugeborenen betrachtet werden (Wiegers et al. 1996: 319).

Unterschieden werden bei der Betrachtung der perinatalen Sterblichkeit folgende Definitionen. Als ›Fehlgeburt‹ wird die Geburt eines Kindes ohne Lebenszeichen und einem Gewicht von unter 500 g bezeichnet. Von einer ›Totgeburt‹ wird gesprochen, wenn ein Kind ohne Lebenszeichen und einem Gewicht von mindestens 500 g zur Welt kommt. Zur perinatalen Mortalität werden alle totgeborenen Kinder und alle innerhalb von sieben Tagen nach der Geburt verstorbenen Neugeborenen gerechnet. Die frühe neonatale Mortalität beinhaltet alle Neugeborenen, die innerhalb der ersten sieben Tage nach der Geburt versterben, und die neonatale Mortalität beinhaltet alle Neugeborenen, die innerhalb von vier Wochen nach der Geburt versterben (Lack 2006: 1044).

Schwierigkeiten bestehen in der internationalen Vergleichbarkeit der perinatalen Mortalitätsraten, auch im europäischen Raum. Dies liegt unter anderem an Unterschieden bezüglich Indikatoren, Definitionen, Bestimmung des Schwangerschaftsalters, Gewichtsgrenzen sowie Unterschieden bezüglich der soziodemographischen Merkmale der Schwangeren, den sozialen Bedingungen und den Ausgaben im Gesundheitsbereich in den jeweiligen Ländern (Lack et al. 2003: S33; Loytved et al. 2009: 103 f.). Im Rahmen des europäischen PERISTAT-Projektes sind beträchtliche Differenzen zwischen den Ländern aufgedeckt worden, dennoch scheint das Ziel eines einheitlichen Indikatorensets (Minimum Dataset) erreichbar. Ziel ist eine Darstellung der perinatalen Morbidität und Mortalität in Europa, um die Gesundheitsprobleme zu identifizieren und Vorgehen sowie Standards zu entwickeln, diesen zu begegnen. Dringliche Probleme sind die Bereiche Frühgeburtlichkeit, wachstumsretardierte Kinder und Kinder mit angeborenen Fehlbildungen (Buitendijk et al. 2003: S73; Macfarlane et al. 2003: S26 f.; Zeitlin et al. 2003: S2 f.).

Im PERISTAT-Bericht wird darauf verwiesen, dass die neonatale Mortalität – die frühe wie auch die späte neonatale Mortalität – ein sensibler Messwert ist. Wenn nach Gestationsalter und Geburtsgewicht analysiert wird, ergeben sich gute vergleichbare Outcome-Messgrößen, die mit dem Umfang der frühen neonatalen Versorgung verbunden ist. Die meisten neonatalen Todesfälle gehen mit Frühgeburtlichkeit und angeborenen Anomalien einher (EURO-PERISTAT 2008: 117).

Konventionelle Messungen der kindlichen Morbidität sind das Geburtsgewicht, die Frühgeburtlichkeit, die Apgar-Werte und der stationäre Aufenthalt auf einer Neugeborenenintensivstation. Diese Daten sind in der Regel einfach zu erhalten, da diese in der üblichen Geburtendokumentation erfasst werden. Dennoch stellen sie nicht die gesamte Bandbreite an möglichen Komplikationen in der Neugeborenenphase dar, da hierbei lediglich die Morbidität unmittelbar nach der Geburt des Kindes abgebildet wird (Strobino & Baruffi 1984: 818; Strobino 2006: 4 ff.).

International werden die üblicherweise erhobenen Apgar-Werte kontrovers diskutiert, da ihre Aussagekraft in Bezug auf Hypoxien sowie Asphyxien und auf die Entstehung von neurologischen Auffälligkeiten nicht evident ist (Strobino 2006: 10 ff.). Das Apgar-Schema dient in erster Linie zur schnellen Erfassung von Adaptionsstörungen und der sich daraus ergebenden Maßnahmen. Das 1953 von Virginia Apgar entwickelte Schema erfasst fünf Vitalparameter des Neugeborenen nach einer Minute, nach fünf und nach zehn Minuten. Bewertet werden der Herzschlag, die Atmung, die Hautfarbe, Reaktion auf Reize und der Muskeltonus mit jeweils null bis zwei Punkten (Zimmermann 2006: 923 f.). Ein erniedrigter Apgar-Wert muss nicht immer die Folge eines Sauerstoffmangels sein, sondern kann vielfältige andere Gründe wie Gestationsalter, Nebenwirkung von Medikamenten oder fetale Pathologien haben. Der singuläre Apgar-Wert darf nicht als prognostischer Parameter für die spätere Entwicklung des Neugeborenen verwendet werden (Schneider & Gnirs 2006: 662).

Die routinemäßige Bestimmung des Nabelarterien-pH-Wertes wird im deutschsprachigen Raum bei jeder Geburt gefordert und ist als ein objektiver Indikator des kindlichen Zustandes zu sehen (Chalubinski & Husslein 2006: 610). In der Bundesauswertung der Perinataldaten in Deutschland lautet der Qualitätsindikator 3 ›Bestimmung Nabelarterien-pH-Wert‹. Das Qualitätsziel ist, dass bei jedem lebendgeborenen Einling der pH-Wert bestimmt wird (BQS 2009b: 2.5).

Durch entsprechende Assessmentinstrumente und Scores wird versucht, die neonatale Morbidität darzustellen und zu bewerten, um damit ein umfassendes Bild zu zeichnen und Vorhersagen zur Entwicklung des Neugeborenen zu treffen. Diese quantitativen Instrumente werden zumindest im geburtshilflichen Bereich in den USA und Kanada genutzt, in der Pädiatrie aber nur sehr selten (Strobino & Baruffi 1984: 818).

Hobel et al. (1973: 4 ff.) entwickelten den Neonatal Risk Score, der 35 klinisch signifikante Zustände der Neonatalzeit sowie der Phase unmittelbar nach der Geburt umfasst. Jeder Risikofaktor wird mit 1, 5 oder 10 gewichtet; tritt ein Faktor nicht auf, wird er mit 0 bewertet. Der Wert für jedes Neugeborene wird durch die Errechnung der Gesamtpunktzahl erzielt. Strobino & Baruffi (1984: 820 ff.) evaluieren den modifizierten Neonatal Risk Score von Hobel (1973) in einer Studie mit 1.600 Lebendgeborenen in zwei Institutionen. Die Forscherinnen empfehlen, die Anzahl der Risikofaktoren zu addieren, anstatt die einzelnen Faktoren zu gewichten und daraus die Summe zu bilden. Sie kommen zu dem Schluss, dass sich der Neonatal Risk Score zur Messung der neonatalen Morbidität in Low-Risk- als auch High-Risk-Populationen eignet.

Der Morbidity Assessment Index for Newborns (MAIN Score) ist ein validiertes Instrument, um die neonatale Morbidität von Neugeborenen, die nach der 28. Schwangerschaftswoche (SSW) geboren werden, zu messen, und umfasst 47 Items. Je nach Gesamtpunktzahl wird in vier Gruppen von Morbidität unterteilt: ›sehr leicht bis leicht‹, ›leicht‹, ›leicht bis mäßig‹ und ›mäßig bis schwer‹ (Verma et al. 1999: 704 ff.). Der MAIN Score ist einfach, universell einzusetzen, aber dennoch ein sensitives sowie robustes Instrument, um mittels eines Index die Einflüsse der perinatalen Betreuung auf die neonatale Morbidität darzustellen (Verma et al. 2005: 425).

Weitere Scores und Assessmentinstrumente wie das Neonatal Therapeutic Intervention Scoring System (NTISS), der Score for Neonatal Acute Physiology (SNAP) und der Score for Neonatal Acute Physiology Perinatal Extension II (SNAPPE-II) für Früh- und zum Teil auch für Neugeborene werden vornehmlich im Bereich der Intensivmedizin eingesetzt und dienen der Einschätzung der klinischen Outcomes des Kindes sowie der Mortalität während des Klinikaufenthaltes (Gray et al. 1992; Escobar et al. 1995; Richardson et al. 2001).

In Deutschland wird in der Geburtshilfe bisher kein Score eingesetzt, um das neonatale Outcome bzw. die kindliche Morbidität darzustellen. In der bundesweiten Perinatalerhebung wird der 5-Minuten-Apgar-Wert $< 7$, der pH-Wert des Nabelschnurblutes $< 7,1$ und die Anzahl der reanimierten Kinder dargestellt (BQS 2009b: 1.11). Der Qualitätsindikator 4 der Perinatalerhebung heißt ›Azidose bei reifen Einlingen mit Nabelarterien-pH-Bestimmung‹. Die Grenzwerte werden bei $< 7,1$ und $< 7,0$ festgelegt (BQS 2009b: 2.7). Anhand des Qualitätsindikators 5 ›Kritisches Outcome bei Reifgeborenen‹ werden die Fälle abgebildet, in denen der 5-Minuten-Apgar $< 5$ und der pH-Wert $< 7,0$ oder der 5-Minuten-Apgar $< 5$ und der Base Excess $\leq 16$ war (BQS 2009b: 2.9).

In der außerklinischen Perinatalerhebung wird das Fetal Outcome mittels der folgenden sechs Angaben dargestellt: reif geboren, Apgar-Werte, kindliche Morbiditäten, kindliche Verlegung in Kinderklinik, Reanimationsmaßnahmen und kindliche Mortalität. Es werden Klassifizierungen gebildet und zwischen ›guter bis sehr guter Zustand‹ und ›befriedigender Zustand‹ unterschieden (Loytved 2009b: 59 f.).

Internationale Studien im Bereich der hebammengeleiteten Geburtshilfe stellen üblicherweise das neonatale Outcome mittels des Apgar-Wertes nach einer Minute und nach fünf Minuten[14] dar. Die Vergleichbarkeit zwischen den Studien ist trotzdem schwierig, da zum Teil unterschiedliche Cut-off-Werte gewählt werden. Weiterhin werden in einigen der Studien die Reanimationsmaßnahmen, die kindliche Verlegungsrate, die Länge des stationären Aufenthaltes, die Hinzuziehung eines Pädiaters, die Morbidität und das Geburtsgewicht dargestellt. Keine der in dieser Arbeit betrachteten Studien (siehe Kapitel 5) setzt einen Score zur Beurteilung des neonatalen Outcomes ein.

## Interventionen während der Geburt

### Medizinische Interventionen

Medizinische und geburtshilfliche Interventionen werden in Deutschland häufig, auch bei gesunden Schwangeren mit physiologisch verlaufenden Geburten eingesetzt (Schwarz 2009a: 262). Bei etlichen der eingesetzten Interventionen besteht keine gesicherte Evidenz bzw. sie werden als schädlich eingestuft (Enkin et al. 2006: 411 ff.). Manche Interventionen werden inzwischen nicht unmittelbar als Interventionen wahrgenommen, da sie mittlerweile fast routinemäßig angewandt werden. Hier seien das Aufnahme-CTG, die externe CTG-Aufzeichnung oder Analgetika genannt (Schwarz 2008: 111).

In der vorliegenden Studie haben die Hebammen während der Geburt die eingesetzten medizinischen Interventionen im Dokumentationsbogen dokumentiert. Diese werden anhand des Scores ›Medizinische Interventionen‹, der insgesamt zehn geburtshilfliche bzw. medizinische Interventionen umfasst, ausgewertet (siehe Kapitel 8.10). Im internationalen Forschungskontext wurden

---

14 Zu diskutieren ist, ob der Apgar-Wert nach einer Minute eine Aussagekraft besitzt. Der Fünf- und der Zehn-Minuten-Apgar scheinen eine gewisse Aussage über die Prognose treffen zu können. Diese beiden Werte werden in Deutschland im Neugeborenen-Untersuchungsheft vermerkt (Zimmermann: 2006: 923).

bereits Scores zur Erfassung medizinischer Interventionen verwendet (Oakley 1980; Elliott et al. 1984; Brown et al. 1994; Oakley et al. 1995).

Nachfolgend werden sieben Interventionen, die im Score der vorliegenden Studie enthalten sind, dargestellt. Die Interventionen ›Episiotomie‹, ›vaginaloperative Geburt‹ und ›Sectio‹ wurden bereits in diesem Kapitel unter der Zwischenüberschrift ›Gesundheitsstatus der Mutter‹ beschrieben.

### Kontinuierliches CTG

Das CTG hat sich seit seiner Einführung in den 1970er Jahren zu einem Standardverfahren für die fetale Überwachung vor und während der Geburt entwickelt, das bei nahezu jeder Schwangeren eingesetzt wird. Die intermittierende Auskultation der kindlichen Herztöne mittels Pinard-Hörrohr oder Dopton[15] wird in der klinischen Geburtshilfe in Deutschland aufgrund forensischer Gründe und der Standardempfehlung einer engmaschigen Überwachung[16] eigentlich nicht mehr angewandt (Gnirs & Schneider 2006: 618 f.).

Durch den Einsatz der Kardiotokographie wurde die Rate der Zerebralparesen, die nach wie vor bei 2 bis 3 % liegt, nicht wie erhofft wesentlich beeinflusst, da die meisten kindlichen Hirnschäden bereits vor der Geburt entstehen (Gnirs & Schneider 2006: 618). In der Cochrane Review von Alfirevic et al. mit zwölf eingeschlossenen Studien und über 37.000 Studienteilnehmerinnen wurden die kontinuierliche CTG-Überwachung und die intermittierende Auskultation miteinander verglichen. Es zeigten sich keine Unterschiede bezüglich der neonatalen Mortalität und der zerebralen Paresen, aber beim CTG-Einsatz halbierte sich die Anzahl der Kinder mit Krampfanfällen. Frauen der CTG-Gruppe haben signifikant häufiger ihr Kind per Sectio oder vaginaloperativ geboren (2008: o. S.).

Alfirevic et al. (2008: o. S.) merken an, dass das CTG oft die Aufmerksamkeit der betreuenden Personen auf das Gerät lenkt und die Gefahr besteht, die Mutter nicht mehr im vollen Umfang wahrzunehmen. Zudem besteht die Unsicherheit der kontinuierlichen Überwachung nicht bezüglich der technischen Möglichkeiten, sondern durch die Variabilität in der Interpretation der Ergebnisse (Wunsch 2005: 824; Enkin et al. 2006: 244).

Bei Low-Risk-Frauen ist der Nutzen eines Aufnahme-CTGs sowie die kontinuierliche Überwachung während der Geburt nicht erwiesen (Albers 2001: 370 ff.; Gourounti & Sandall 2007: 1033; Walsh 2007: 75 f.).

Durch das kontinuierlich eingesetzte CTG kann die Mobilität der Frau ein-

---

15 Doptongeräte oder Fetalpulsdetektoren sind handliche, batteriebetriebene Geräte zur kurzfristigen Kontrolle des fetalen Herzschlages, die mit Ultraschall-Doppler-Verfahren arbeiten (Stiefel et al. 2007: 642).

16 Aktuelle Leitlinie der DGGG ›Anwendung des CTG während Schwangerschaft und Geburt‹ (2008b).

geschränkt werden, wenn nicht die Möglichkeit besteht, das CTG mit Hilfe von Telemetrieeinheiten auch ohne Verbindungskabel über Funk zu übertragen.

*Oxytocin zur Wehenverstärkung während der Geburt*
Bei 30,9 % aller Geburten in Deutschland im Jahr 2008 fand eine Oxytocingabe intrapartal statt (BQS 2009b: 5.30). Es sind wenige Evidenzen bezüglich der intravenösen Gabe von Oxytocin während der Geburt vorhanden.

Wichtig ist hierbei, die genaue Diagnose eines protrahierten Geburtsverlaufs bzw. eines Geburtsstillstands in der Eröffnungs- oder Austreibungsphase zu stellen, um die Notwendigkeit einer Oxytocingabe zu begründen. Andere Unterstützungsmöglichkeiten zur Verstärkung der Wehen sollten erwogen werden, wie etwa Bewegung, Positionswechsel oder Hydrotherapie (Walsh 2007: 39 ff.).

Bei der intravenösen Oxytocingabe ist eine intensive Überwachung der Gebärenden notwendig, da eine Überstimulation zu Dauerkontraktionen mit der Gefahr eines intrauterinen Sauerstoffmangels oder einer Uterusruptur sowie einer verstärkten postpartalen Blutung führen kann. Die Möglichkeit zur sofortigen Durchführung einer Sectio sollte gegeben sein (Drack & Schneider 2006: 713 f.).

*Amniotomie*
Unter Amniotomie wird die künstliche Eröffnung der Fruchtblase mit einem Instrument verstanden (Harder & Hauser 2007: 322). Das Ziel der Amniotomie ist es, Wehen zu verstärken und somit die Geburtsdauer zu verkürzen. Die Amniotomie zählt heutzutage zu den häufigsten praktizierten Prozeduren in der Geburtshilfe (Smyth et al. 2008: o. S.).

Unterschieden wird zwischen der Amniotomie zur Geburtseinleitung und der Amniotomie als Mittel der Wehenunterstützung. Belegt ist die Effizienz der Amniotomie zur Geburtseinleitung bei reifer Cervix. Zur Wehenunterstützung während der Geburt gibt es unterschiedliche Ansichten. Unter Umständen kann eine Amniotomie die Geburtsdauer verkürzen und die Oxytocingabe verringern (Chalubinski & Husslein 2006: 606).

Eine eröffnete Fruchtblase birgt bei einem langsamen Geburtsverlauf die Gefahr einer Infektion. Nebenwirkungen der Amniotomie sind schmerzhaft empfundene Wehen, das frühzeitige Auftreten von fetalen Herztondezelerationen und der Nabelschnurvorfall (Enkin et al. 2006: 293 f. und 333 f.). Studien vergleichen die alleinige Amniotomie mit der Amniotomie plus Oxytocingabe und kommen zum Schluss, dass die kombinierte Amniotomie gewisse Vorteile hat. Die Geburtsdauer ist kürzer, die Geburt wird häufiger spontan beendet und die Apgar-Werte des Neugeborenen sind besser. Dennoch wird in der Clinical Guideline *Intrapartum care of healthy women and their babies during childbirth* der Schluss gezogen: »In normally processing labour, amniotomy should not be performed routinely.« (NCC-WCH 2007: 153).

*Geburtseinleitung*

Im Jahr 2008 wurden bundesweit 18,3 % der Geburten eingeleitet. Die hauptsächlichen Gründe für die Einleitung stellen die Überschreitung des Geburtstermins (30,3 %) und der vorzeitige Blasensprung (25,0 %) dar (BQS 2009b: 1.3).

Uneinigkeit besteht, ab wann bei Überschreitung des Geburtstermins eine Einleitung durchgeführt werden soll. Es gibt keine konsistenten Ergebnisse hinsichtlich der elektiven Geburtseinleitung versus dem abwartenden Verhalten und dem Warten auf einen spontanen Wehenbeginn (Schneider 2006: 699). Bisher sind keine Evidenzen für einen positiven Effekt einer Geburtseinleitung vor der vollendeten 41. SSW ersichtlich (Enkin et al. 2006: 217). Bodner-Adler et al. (2005: 289 ff.) berichten, dass in ihrer retrospektiven Fall-Kontroll-Studie in der Gruppe der Frauen, die zehn Tage nach dem errechneten Geburtstermin eingeleitet wurden, signifikant häufiger Oxytocin eingesetzt wurde, signifikant häufiger eine Periduralanästhesie gelegt wurde und eine signifikant höhere Rate an vaginaloperativen Geburten und Sectios zu verzeichnen war. Auch bezüglich des Vorgehens nach einem spontanen Blasensprung am Termin – zeitnahe Einleitung oder abwartendes Verhalten – besteht kein Konsens (Reisenberger & Husslein 2006: 686 f.).

Zur Einleitung der Geburt werden die wehenauslösenden Hormone Oxytocin oder Prostanglandin eingesetzt (Husslein & Egarter 2006: 673). Prostaglandine sind effektive Substanzen zur Einleitung und unabhängig vom Reifegrad der Zervix bei Erst- und Mehrgebärenden mit intakter Fruchtblase einsetzbar. Vaginale Applikationsformen sind zu bevorzugen, da sie effizient, aber weniger invasiv wirken.[17] Als Nebenwirkung kann eine uterine Überstimulation auftreten (Husslein & Egarter 2006: 677).

Schwarz & Schücking (2004b: 93) stellen im Rahmen ihres Forschungsprojekts ›Technisierung der ›normalen‹ Geburt – Interventionen im Kreißsaal‹ fest, dass der Einsatz geburtseinleitender Maßnahmen Auswirkungen auf weitere geburtshilfliche Interventionen und das Auftreten von Komplikationen hat. Zum Beispiel ist nach einer Geburtseinleitung die Wahrscheinlichkeit um 90 % erhöht, eine PDA zu erhalten, und um 30 % erhöht, dass die Geburt vaginal-

---

17 Misoprostol (Cytotec®) ist ein oral wirksames PGE1-Analogon, das in Deutschland nicht für die Geburtseinleitung zugelassen ist. Vorteile sind außer der guten Wirksamkeit die Unempfindlichkeit sowie die niedrigen Kosten (Rath & Zahradnik 2004: 247 f.). Es besteht ein Off-Label-Use, bei dem der Einsatz der Therapiefreiheit jeden Arztes unterliegt (DGGG 2008c). Ergebnisse aus randomisiert kontrollierten Studien (RCTs) liegen hierzu noch nicht vor.

operativ beendet wird. Beobachtete Komplikationen sind ein protrahierter Geburtsverlauf in der Eröffnungsperiode (90 %ige Wahrscheinlichkeit) und eine postpartale Blutung > 1.000 ml (90 %ige Wahrscheinlichkeit).

*Opioide*

In deutschen Kliniken werden Opioide – Dolantin® oder Meptid® – als häufigste Methode zur Schmerzerleichterung eingesetzt (Meuser et al. 2008: 185). Durch Opioide kann eine gewisse Schmerzlinderung intrapartal erreicht werden, dennoch ist ihre Wirksamkeit in der Geburtshilfe relativ gering. Die Gefahr ist, eine starke Sedierung der Mutter ohne eine wirklich analgetische Wirkung zu erzielen (Gogarten 2008a: 8).

In der schwedischen Studie von Olofsson et al. (1996: 971) wird die Gabe von Dolantin® bzw. Pethidin® während der Geburt kritisiert, da sie stark sedierend, aber nicht schmerzerleichternd wirkt. Die Forscherinnen und Forscher sehen es als unethisch und medizinisch nicht korrekt an, Gebärende bei Wunsch nach Schmerzerleichterung zu sedieren und die schweren Nebenwirkungen auf das Neugeborene in Kauf zu nehmen, insbesondere da andere adäquate Möglichkeiten der Schmerzerleichterung verfügbar sind.

Opiode haben unerwünschte Nebenwirkungen bei Mutter und Kind. Mütterliche Nebenwirkungen bei der Verabreichung von Dolantin® sind Übelkeit, Erbrechen, Benommenheit, Tachykardien und Mundtrockenheit. Beim Neugeborenen kann es zu Atemdepressionen führen, da die Halbwertzeit etwa 20 Stunden beträgt. Inzwischen wird in Deutschland häufiger Meptid® eingesetzt. Die Nebenwirkungen bei der Frau umfassen hierbei Übelkeit, Erbrechen, Müdigkeit, Benommenheit, Cephalgien und Magen-Darm-Alterationen. Bei der Gabe von Meptid® treten Atemdepressionen beim Neugeborenen seltener auf, die Halbwertszeit ist zudem kürzer. Beide Medikamente sollten nicht in der letzten Phase der Geburt gegeben werden (Yerby 2003: 155 f.; Enkin et al. 2006: 287 f.; Friebe-Hoffmann & Beck 2007: 190; Gogarten 2008a: 8).

Um Nebenwirkungen der Opioide wie Übelkeit und Erbrechen zu mildern, wird eine kombinierte Gabe mit Buscopan® empfohlen (Friebe-Hoffmann & Beck 2007: 190).

*Periduralanästhesie (PDA)*

Die PDA bewirkt eine zuverlässige Schmerzlinderung und -ausschaltung und ist die effektivste Form der Schmerzbekämpfung in der Geburtshilfe. Enkin et al. (2006: 289) stellen fest, dass dennoch nur wenig über mütterliche und kindliche Kurzzeit- und Langzeitfolgen der PDA bekannt ist.

Bei der Durchführung der PDA kann es zu Komplikationen kommen. Es kann eine arterielle maternale Hypotension, Fieber oder systemtoxische Reaktionen auf eine versehentlich intravasal verabreichte Injektion oder durch eine Überdosierung auftreten. Die Folgen einer Duraperforation sind schwerste post-punktionelle Kopfschmerzen, die ein bis zwei Wochen und länger anhalten können (Hundelshausen & Hänel 2006: 898).

Studien und Reviews berichten von einer verlängerten Austreibungsphase, einer signifikant höheren Rate an vaginaloperativen Geburten, signifikant mehr Episiotomien und einer häufigeren Gabe von Oxytocin intrapartal (Leighton & Halpern 2002: S70 ff.; Mayberry et al. 2002: S81 ff.; Bodner-Adler et al. 2003: 131 ff.; Anim-Somuah et al. 2005: o. S.; Enkin et al. 2006: 289). Weitere Aus-wirkungen der PDA sind die eingeschränkte Mobilität der Gebärenden und die Notwendigkeit der Uringewinnung mittels Katheter (Leeman et al. 2003b: 1118). Neuere Studien zeigen, dass durch die Medikation der PDA die Oxytocinaus-schüttung in die Blutzirkulation sowie in das Gehirn der Frau während der Geburt unterbunden wird. Dies kann Auswirkungen auf das Stillverhalten haben (Jonas et al. 2008: 343 f.).

*Fetale Blutgasanalyse (FBA)*
Zur Abklärung suspekter oder pathologischer fetaler Herztonmuster wird sub partu eine fetale Blutgasanalyse empfohlen. Ausnahme stellt eine fetale Notsi-tuation dar, die eine sofortige Geburtsbeendigung erfordert (Gnirs & Schneider 2006: 639; NCC-WCH 2007: 227). Aus der Kopfhaut des Ungeborenen wird Blut gewonnen, um die Blutgase zu bestimmen (Enkin et al. 2006: 243). Vorausset-zung für die Durchführung einer FBA ist ein mindestens 2 bis 3 cm eröffneter Muttermund, eine eröffnete oder gesprungene Fruchtblase sowie die Erreich-barkeit des kindlichen Kopfes (Gnirs & Schneider 2006: 639). Die Prozedur ist zeitintensiv, beschwerlich, unangenehm für die Gebärende und verlangt eine erfahrene Ärztin/einen erfahrenen Arzt (Enkin et al. 2006: 243).

## Hebammengeburtshilfliche Maßnahmen

In der Geburtshilfe werden verstärkt komplementärmedizinische und alterna-tive Methoden (CAM), meist von Hebammen eingesetzt, da sie als sanfte und natürliche Medizin gelten. Unter CAM-Methoden fallen Homöopathie, Aku-punktur, Moxibustion, Phytotherapie, Entspannungsübungen und intrakutane Wasserinjektionen (Münstedt et al. 2006: 1124 ff.). Weitere Maßnahmen, die eingesetzt werden, sind Rizinus, Massagen, Wärme-/Kälteanwendungen, Ein-läufe, Akupressur, Bäder und Aromatherapie (Leeman et al. 2003a; Huntley et al. 2004; Simkin & Bolding 2004; Smith et al. 2006; Harding & Foureur 2009). Diese verschiedenen Methoden werden traditionell von Hebammen weltweit eingesetzt und schwangere Frauen scheinen dies zu erwarten und zu verlangen. Obwohl diese Maßnahmen als ›harmlos‹ gelten, ist ein verantwortlicher und korrekter Einsatz durch Hebammen entscheidend (Tiran 2006: 79 f.; Harding & Foureur 2009: 344). In Deutschland wird darüber diskutiert, inwiefern der Einsatz von alternativen Methoden durch Hebammen sinnvoll ist oder ob dadurch nicht die Kompetenz der Frau zum eigenständigen Gebären beeinflusst wird (Kirchner 2004: 326 f.). Die Hebammenverbände sehen den Einsatz von homöopathischen Medikamenten und sonstigen Maßnahmen wie z.B. Bachblüten oder Hypnose kritisch (Wiemer 2009: 14).

Studien zu CAM und anderen begleitenden Maßnahmen sind rar, manche Maßnahmen wurden bisher noch nicht systematisch untersucht. Die Ergebnisse der existierenden Studien sind aufgrund methodischer Defizite zum Teil mit Vorsicht zu interpretieren (Huntley et al. 2004: 36; Smith et al. 2006: o. S.).

Der Einsatz von Akupunktur zur Schmerzlinderung während der Geburt zeigt gute Effekte (Römer & Seybold 2003: 278 f.; Lee & Ernst 2004: 1576 ff.; Smith et al. 2006: o. S.). Ramnerö et al. (2002: 641) berichten in ihrer randomisierten kontrollierten Studie (RCT) von einem signifikant niedrigeren Einsatz der PDA in der Interventionsgruppe. Hantoushzadeh et al. (2007: 29) berichten von positiven Effekten der Akupunktur hinsichtlich des Schmerzerlebens, der Dauer der Austreibungsphase und des Oxytocineinsatzes intrapartal. Auch Borup et al. (2009: 10 f.) stellen in ihrer RCT fest, dass in der Akupunktur-Gruppe seltener weitere Schmerzmittel eingesetzt wurden.

Das Bad während der Geburt hat unterschiedliche Auswirkungen: Es wirkt entspannend (Cammu et al. 1994: 469), schmerzlindernd (Cluett et al. 2008: o. S.; Eberhard et al. 2005: 130 f.), wehenfördernd (Cluett et al. 2004: o. S.), verkürzt die Eröffnungsphase (Thöni & Mussner 2002: 979), ermöglicht den Gebärenden ein erhöhtes Gefühl der Kontrolle und Zufriedenheit (Rush et al. 1996: 142; Hall & Holloway 1998: 32 ff.) und senkt die Episiotomierate sowie den postpartalen Blutverlust (Geissbühler et al. 2001: 874).

Rizinus wird verwendet, um die Wehen anzuregen, vornehmlich bei Überschreitung des Geburtstermins oder nach einem vorzeitigen Blasensprung. Studien zum Einsatz von Rizinus sind selten. In einer prospektiven Studie mit 297 Schwangeren in Deutschland, die die Geburtseinleitung mittels Prostaglandinen mit der Einleitung durch Rizinusöl vergleicht, zeigte sich, dass der Abstand zwischen Geburtseinleitung und Geburtsbeginn bei Rizinusgabe signifikant verkürzt war, die Frauen der Rizinus-Gruppe signifikant seltener Schmerzmittel benötigten und signifikant seltener Oxytocin zur Wehenunterstützung bekamen. Weitere maternale und neonatale Outcomes zeigten keine Unterschiede (Kartmann 2001: 152 f.). Eindeutige Evidenzen zum Einsatz von Rizinus liegen nicht vor, da bisherige Studien meist zu klein und die Indikationen zur Rizinusgabe uneinheitlich waren. Diskutiert werden Nebenwirkungen wie Übelkeit und Erbrechen der Frau, uterine Hyperaktivität und Plazentagängigkeit (Kelly et al. 2009: o.S.).

In der hebammengeleiteten Geburtshilfe werden verschiedene Maßnahmen eingesetzt, um den physiologischen Geburtsverlauf und die Gebärende mit nicht-pharmakologischen Maßnahmen zu unterstützen, um so ihr Wohlbefinden – trotz Wehentätigkeit – und ihre persönliche Kontrolle zu stärken. Wehen bzw. Schmerzen werden als ein Teil des normalen Geburtsprozesses angesehen und Hebammen helfen Frauen, mit der Wehenarbeit umzugehen (Simkin & Bolding 2004: 489). Eventuell kann durch die Anwendung hebammengeburtshilflicher Maßnahmen der Einsatz von medizinischen Interventionen verringert und eventuell eine Weiterleitung in den üblichen Kreißsaal vermieden werden.

## Mobilität während der Geburt

### Mobilität und Geburtspositionen

Etliche Studien zur Bewegung während der Geburt und zu aufrechten Gebärpositionen, teilweise auch Studien, die neue Gebärhocker bzw. -hilfsmittel evaluierten, wurden von den 1960ern bis zum Beginn der 1990er Jahre durchgeführt (unter anderem Chan 1963; Flynn et al. 1978; McManus & Calder 1978; Caldeyro-Barcia 1979; Díaz et al. 1980; Williams et al. 1980; Andrews & Andrews 1983; Hemminki & Saarikoski 1983; Roberts et al. 1983; Chen et al. 1987; Johnstone et al. 1987; Roberts et al. 1987; Gardosi et al. 1989; Stewart & Spiby 1989; Crowley et al. 1991; Melzack et al. 1991; Waldenström & Gottvall 1991).

Während in den 1960er Jahren die positiven Auswirkungen der aufrechten Positionen evaluiert wurden, wurde in den 1980er Jahren der Zusammenhang der Positionen bzw. der Mobilität und dem geburtshilflichen Outcome untersucht. In den 1990er Jahren wurde verstärkt das Schmerzempfinden der Gebärenden in verschiedenen Positionen evaluiert. Zwischenzeitlich schienen dann die Themenbereiche Mobilität und Geburtspositionen nur noch marginal zu interessieren, sie standen aber in den letzten Jahren wieder vermehrt im Mittelpunkt des Interesses. Mehrere Cochrane Reviews (unter anderem Gupta et al. 2008; Hunter et al. 2008; Lewis et al. 2008; Lawrence et al. 2009) sowie Studien (unter anderem Bloom et al. 1998; Bodner-Adler et al. 2001; Ragnar et al. 2006; Miqueletti et al. 2007; Nasir et al. 2007) wurden veröffentlicht. Es ist zu vermuten, dass durch Interventionen wie die kontinuierliche CTG-Überwachung oder den Einsatz von Periduralanästhesien die Mobilität der Gebärenden eingeschränkt wurde und somit das Thema lange nicht präsent war.

Positive Auswirkungen der Mobilität in der Eröffnungsphase sind eine Verkürzung der Eröffnungsperiode und signifikant seltener vaginaloperative Geburten (Díaz et al. 1980: 2). Des Weiteren wird von signifikant weniger Kreuz- und Rückenschmerzen (Melzack et al. 1991: 477 f.) und einer größeren Zufriedenheit der Frauen (Williams et al. 1980: 123 ff.; Miquelutti et al. 2007: 556) berichtet. Andere Studien sehen keine Unterschiede hinsichtlich geburtshilflicher und medizinischer Interventionen, dem Geburtsmodus und dem neonatalen Outcome (Hemminki & Saarikoski 1983: 132 ff.; Miquelutti et al. 2007: 556). Bloom et al. (1998: 78 f.) kommen in ihrer Studie mit 1.067 Frauen zu dem Schluss, dass Gehen in der Eröffnungsphase keinen Effekt auf den Geburtsfortschritt, die Gabe von Oxytocin oder Schmerzmittel hat. Frauen kann empfohlen werden zu gehen, wenn sie es wünschen. In der Cochrane Review von Lawrence et al. (2009: o. S.), die 21 Studien mit insgesamt 3.706 Frauen einbezogen haben, in denen die Mobilität in der Eröffnungsphase untersucht wurde, zeigen sich signifikante Unterschiede bezüglich der Länge der Eröffnungsphase (Verkürzung um durchschnittlich eine Stunde) und des selteneren Einsatzes einer PDA.

Bewegung und das Einnehmen verschiedener Positionen, wie die Knie-Ellbogen-Position oder die Hocke, zeigen eine deutliche Beckenerweiterung und können den Eintritt des kindlichen Köpfchens in das Becken und die Rotation unterstützen (Michel et al. 2002: 5; Simkin & Bolding 2004: 495; Ahner 2006: 612).

In den Studien ist die Trennung zwischen aufrechten Positionen in der Austreibungsphase und der aufrechten Position zur eigentlichen Geburt des Kindes oft nicht eindeutig ersichtlich. Albers et al. (1996: 274) berichten von signifikant selteneren Geburtsverletzungen bei einer aufrechten Position zur Geburt. Bodner-Adler et al. (2001: 768 ff.) stellen eine signifikant niedrigere Episiotomierate, signifikant weniger Oxytocingaben und eine signifikant seltenere Anwendung von Periduralanästhesien durch aufrechte Positionen in der Austreibungsphase fest. Chen et al. (1987: 70 f.) berichten von einer verkürzten Austreibungsperiode, stärkeren Wehen und einem effektiveren Druck nach ›unten‹ bei vertikaler Haltung der Frau in der Austreibungsphase. Gupta et al. (2008: o. S.) berichten in ihrer Cochrane Review zu aufrechten Positionen in der Austreibungsphase bei Frauen ohne PDA (20 Studien, 6.135 Studienteilnehmerinnen) von einer kürzeren Austreibungsphase, weniger Episiotomien, weniger vaginaloperativen Geburten, weniger pathologischen fetalen Herztonmustern, verminderten Schmerzen, aber mehr Dammrissen II. Grades und einem häufigeren Auftreten eines Blutverlustes von über 500 ml.

In der Studie von Nasir et al. mit 200 Frauen werden die Geburtspositionen Hocken und Liegen miteinander verglichen. Studienteilnehmerinnen der Interventionsgruppe haben signifikant seltener eine Episiotomie erhalten und signifikant seltener ihr Kind vaginaloperativ geboren (2007: 20). Ragnar et al. (2006: 168 f.) haben die Geburten von 271 Frauen miteinander verglichen. Die Frauen der Interventionsgruppe haben zur Geburt ihres Kindes die kniende Position eingenommen, die Kontrollgruppe die sitzende Position. Die Frauen der Interventionsgruppe beurteilen diese Position signifikant besser und geben weniger Schmerzen an.

Drei Studien haben die Auswirkungen der Geburt auf einem Birth Chair oder Geburtshocker untersucht (Stewart & Spiby 1989; Crowley et al. 1991; Waldenström & Gottvall 1991). Die Ergebnisse der Studien sind ähnlich: Es werden keine signifikanten Unterschiede bezüglich der vaginaloperativen Geburten und der Geburtsverletzungen (Crowley et al. 1991: 670) sowie des Geburtsmodus, des Einsatzes von Oxytocin, der Länge der Austreibungsphase und der Apgar-Werte (Waldenström & Gottvall 1991: 7 ff.) festgestellt. Alle drei Studien berichten von einem höheren Blutverlust der Frauen in der Geburtshocker-Gruppe (Stewart & Spiby 1989: 329 ff.; Crowley et al. 1991: 670; Waldenström & Gottvall 1991: 7 ff.). In der Studie von Waldenström & Gottvall geben die Frauen der Interventionsgruppe weniger Schmerzen an und ihre Partner sind zufriedener mit dem Geburtserlebnis (1991: 7 ff.).

In vielen Studien und RCTs sind keine signifikanten oder nur geringe Unterschiede bezüglich der Outcomes zu sehen. Das bedeutet nicht, dass es keine Vorteile der Bewegung und der aufrechten Geburtspositionen gibt, sondern dass unter Umständen die Durchführung der Studien schwierig ist. Mehrere Autorinnen und Autoren berichten von dem Problem, dass Studienteilnehmerinnen nicht in ihrer zugeteilten Gruppe verbleiben wollten oder sich nicht protokollkonform verhielten. Das heißt, dass z. B. Frauen, die in die Gruppe der Bewegung randomisiert wurden, lieber liegen wollten (Chan 1963: 101; Albers et al. 1997: 7 f.). In der Studie von Hemminiki & Saarikoski (1983: 132) waren zu Beginn der Studie nur 51 % der Frauen der Interventionsgruppe mobil, am Ende der Studie waren 64 % in Bewegung. Das zeigt auch die Unsicherheit der Betreuungspersonen mit dem Studienprotokoll. Ähnlich war es bei Gardosi et al. (1989: 1290), hier haben zumindest 74 % der Frauen der Interventionsgruppe die aufrechte Position beibehalten. In der Studie von Bloom et al. (1998: 78) mit 1.067 Studienteilnehmerinnen sind 78 % der Studienteilnehmerinnen der Interventionsgruppe (n = 536) umhergegangen. 50 % der Frauen der Interventionsgruppe sind weniger als eine halbe Stunde und nur 15 % der Frauen sind mehr als $1\frac{3}{4}$ Stunden der Gesamtgeburtsdauer in Bewegung gewesen. Da die Auswertung in diesen Studien mittels Intention-to-Treat-Analyse stattgefunden hat, bedeutet dies, dass eine Intervention bewertet wird, die nur zu einem geringen Prozentsatz stattgefunden hat. Ein anderes Problem tauchte in der Studie von Gardosi et al. (1989: 1295) auf. Diese musste beendet werden, da ersichtlich wurde, dass Hebammen Frauen der Kontrollgruppe zur Mobilität animierten, da sie die positiven Effekte in der Interventionsgruppe sahen.

Trotz der Limitationen kommen alle Studien, die bisher die Mobilität während der Geburt untersucht haben, zu dem Schluss, dass diese keine negativen Auswirkungen auf Mutter und Kind hat (Goer 1999: 128). The National Collaborating Centre for Women's and Children's Health konstatiert in der Clinical Guideline *Intrapartum care* (2007), dass Frauen ermutigt und unterstützt werden sollen, sich während der Geburt zu bewegen und die Positionen einzunehmen, die für sie bequem sind (73). In der Austreibungsphase sollten Frauen nicht auf dem Rücken liegen oder halbsitzende Positionen einnehmen. Sie sollen bestärkt werden, eine Position einzunehmen, die für sie bequem ist (162).

Gould (1999: 422 f.) definiert in *Normal labour: a concept analysis* Bewegung als wesentlich für die normale Geburt und beschreibt die den Frauen innewohnende Rastlosigkeit bei nicht-medikalisierten Geburten. Sie kritisiert, dass Mobilität und aufrechte Geburtspositionen inzwischen als Interventionen definiert werden. Dies wird als perverse Logik des nicht-intuitiven Vertrauens in die medizinische Betreuung von Geburten gesehen. Walsh (2007: 80 f.) beklagt die Umkehrung der ›Beweislast‹. Die frühen Studien, z. B. von Caldeyro-Barcia (1979), sahen die aufrechten Positionen und die Mobilität als üblich an. Die Intervention war die horizontale Geburtsposition und die Auswirkungen hiervon sollten mittels der Studien untersucht werden.

## Weiterleitungen während und nach der Geburt

Internationale Studien betrachten die Weiterleitungsraten aus hebammengeleiteten Versorgungskonzepten in ärztlich geleitete Abteilungen vor, während und nach der Geburt. Je nach Studie werden Weiterleitungsraten während der Geburt zwischen 6 % und 64 % berichtet (unter anderem Klein et al. 1984; Chapman et al. 1986; Chambliss et al. 1992; Mac Vicar et al. 1993; Hundley et al. 1994; Turnbull et al. 1996; Waldenström et al. 1997; Law & Lam 1999; Byrne et al. 2000; Homer et al. 2000; Gottvall et al. 2004; Ryan & Roberts 2005).

Zu diskutieren ist, inwiefern Weiterleitungsraten als Outcome-Parameter zu verwenden sind, da es keine Referenzwerte diesbezüglich gibt. Welche Anzahl von Weiterleitungen zeigt eine vorausschauende und sichere Hebammengeburtshilfe an? Impliziert eine hohe Verlegungsrate während der Geburt eine nicht ausreichende Selektion der für das Hebammenmodell geeigneten Low-Risk-Frauen? Oder zeigt eine hohe Verlegungsrate eventuell an, dass Hebammen unsicher und unerfahren sind? Könnte eine hohe Verlegungsrate auch bedeuten, dass Frauen nicht ausreichend über das hebammengeleitete Modell aufgeklärt wurden und während der Geburt eine medikamentöse Schmerzerleichterung benötigen?

Sinnvoll ist sicherlich eine Betrachtung und Evaluation der Weiterleitungen während und nach der Geburt und der Gründe hierfür. Um zu beurteilen, ob eine Weiterleitungsrate adäquat erscheint, sollte eine Analyse der einzelnen Fälle erfolgen.

Retrospektive Sicht der Frauen auf die Betreuung während der Geburt

Eine retrospektive Befragung der Frauen zu ihrer Betreuung in der Lebensphase von Schwangerschaft, Geburt und Wochenbett und der Bewertung des Geburtserlebens und der -erfahrung stellt eine Herausforderung dar.

International existieren bisher nur wenige validierte Instrumente, die die Sicht der Frauen auf Aspekte ihrer Betreuung erfragen. Zum einen ist es methodisch schwierig, ›Zufriedenheit‹ zu messen, und zum anderen ist noch nicht ausreichend erforscht, welche Faktoren in welchem Ausmaß zu einem gelungenen Geburtserleben beitragen. Obwohl bereits etliche Studien zu unterschiedlichen Faktoren, die das Geburtserleben beeinflussen können, durchgeführt wurden, fehlen Informationen zu sich gegenseitig bedingenden Prädiktoren (Bryanton et al. 2008: 25; Waldenström & Rudman 2008: 212 f.).

Hier stellt sich die Frage, ob die retrospektiv erfragte Zufriedenheit der Frau als Ausdruck der Geburtserfahrung genutzt werden kann. Zufriedenheit mit der Geburt ist komplex, subtil und ändert sich, da Gedanken, Annahmen und Überzeugungen sich mit der Erinnerung an die erlebte Geburt vermischen (Bryanton et al. 2008: 24). Zum Teil ist die Befragung hinsichtlich der Geburtserfahrung ungenau und es wird nicht differenziert zwischen der Zufriedenheit mit ›Dienstleistungen‹, der allgemeinen Geburtserfahrung und der postpartalen Erfülltheit (Groß 2003: 322). Da Zufriedenheit multidimensional ist, können Frauen mit manchen Aspekten ihrer Betreuung zufrieden sein, mit anderen wiederum nicht. Dabei können positive und negative Gefühle gleichzeitig vorhanden sein (Waldenström 1999: 480). Der Begriff ›Erfahrung‹ wird oftmals durch ›Zufriedenheit‹ oder ›Zufriedenheit mit der Betreuung‹ ersetzt. ›Zufriedenheit‹ ist ein bisher nicht exakt definierter Begriff, der kontrovers diskutiert, aber in Ermangelung passenderer Begriffe weiterhin in der Forschung verwendet wird (Larkin et al. 2009: e54).

Trotz der Limitationen bezüglich der Befragung von Frauen können die Ergebnisse wertvolle Hinweise auf die Effekte der hebammengeleiteten Konzepte liefern, wenn sie nicht unkritisch verwendet werden (Teijlingen et al. 2003: 80). Durch die Beurteilung z. B. der Konzepte ›Kontinuität‹, ›Wahlmöglichkeiten‹ und ›Kontrolle‹ können Rückschlüsse auf die wirksame Umsetzung gezogen werden und Erkenntnisse hinsichtlich der Bedürfnisse und Erwartungen der Frauen gewonnen werden.

## Universelle Instrumente

Wie in diesem Kapitel aufgezeigt, werden Qualität und Outcomes der Hebammenbetreuung in der Regel indirekt durch übliche Outcome-Parameter wie maternale und neonatale Morbidität und Mortalität und eventuell durch Zufriedenheitsbefragungen der betreuten Frauen erfasst (Reime 2004: 19). Herkömmliche Messungen umfassen aber nicht das gesamte Spektrum der Geburtserfahrung bzw. des Geburtserlebens und fokussieren nicht das optimale Wohlbefinden von Mutter und Kind. Zudem sind Mortalität sowie schwerwiegende Morbidität in Industrieländern inzwischen seltene Ereignisse. Bedingt durch das Fehlen von geeigneten Messinstrumenten ist es nicht möglich, Betreuungspraktiken, die das optimale Wohlbefinden von Mutter und Kind fördern, zu messen (Sandin-Bojö et al. 2004: 76; Kane Low & Miller 2006: 786). Ein Merkmal der Hebammenbetreuung ist die Zurückhaltung in Bezug auf unbegründete Interventionen. Um den Prozess und die Outcomes der Hebammenbetreuung zu evaluieren, werden Instrumente benötigt, die die Auswirkungen dieser Betreuung als einen unabhängigen Faktor, der die Outcomes beeinflusst, messen (Wiegers et al. 1996: 319; Murphy & Fullerton 2001: 274; Sandin-Bojö 2008: 322). Eine Evaluation und Darstellung der Interventionen, die von Hebammen eingesetzt werden, um eine physiologische Geburt zu fördern, kann helfen, den Prozess darzustellen und zu messen.

Wiegers et al. (1996) entwickelten auf der Basis des Konzepts der Optimalität (Prechtl 1980) den Perinatal Background Index und den Perinatal Outcome Index. Damit wurde das Problem umgangen, zu definieren, was normal und was pathologisch ist, sondern es wurde definiert, was als optimal gelten sollte. Außerdem werden in diesen beiden Indexen mäßig ungünstige Outcomes erfasst, da in einer Stichprobe von gesunden Frauen nur wenige schwerwiegende Komplikationen zu erwarten sind. Das Ziel ist, »das beste Outcome mit einem Minimum an Interventionen« (1996: 322) zu erhalten.

In den USA wurde der Optimality Index-US entwickelt; er baut auf dem Instrument von Wiegers et al. (1996) auf, ist aber an US-amerikanische Verhältnisse angepasst worden (Murphy & Fullerton 2001). Der Optimality Index-US wurde bisher in mehreren Studien zur hebammengeleiteten Geburtshilfe in unterschiedlichen Settings eingesetzt (Murphy & Fullerton 2001; Seng et al. 2005; Cragin & Kennedy 2006; Kane Low & Miller 2006; Kane Low et al. 2008; Seng et al. 2008).

Der Bologna Score ist ein Evaluationsinstrument und wurde auf Basis der WHO-Empfehlungen zur normalen Geburt (1996) entwickelt. Der Score unterteilt sich in drei Indikatoren. Indikator A erfasst den Prozentsatz an Frauen, deren Geburt eingeleitet wurde oder die eine primäre Sectio erhalten haben. Indikator B erhebt den Prozentsatz an Geburten, die von einer ausgebildeten

Hebamme bzw. Geburtshelfer/-in betreut wurden. Indikator C stellt den eigentlichen Bologna Score dar und erfasst fünf Maßnahmen, die mit ja (1) oder nein (0) bewertet werden. Bewertet werden die Anwesenheit einer vertrauten Begleitperson, die Benutzung eines Partogramms, Verzicht auf den Einsatz von Wehenmitteln intrapartal bzw. Kristellerhilfe oder eines Notkaiserschnitts, eine aufrechte Geburtsposition und ein direkter Hautkontakt von Mutter und Kind für mindestens 30 Minuten innerhalb der ersten Stunde nach der Geburt. Die Höchstpunktzahl von 5 zeigt eine effektive Betreuung der normalen Geburt an. Je niedriger die Punktzahl ausfällt, umso ineffektiver war die Betreuung bzw. die Geburt an sich nicht physiologisch. Ersichtlich wird dabei, wie viele Geburten normal beginnen und wie diese Betreuung gehandhabt wird (Chalmers & Porter 2001: 79 ff.). Es wird kritisiert, dass wichtige Aspekte der normalen Geburt aus Sicht von Hebammen in diesem Score nicht erfasst werden (Sandall 2006: 165 f.).

Sandin-Bojö et al. (2004: 75 ff.) haben auch auf der Grundlage der WHO-Empfehlungen ein Instrument zur Messung von Hebammengeburtshilfe mittels der Delphi-Methode mit sechs Expertinnen entwickelt. Eingesetzt wurde das Instrument zur retrospektiven Analyse von 212 aufeinanderfolgenden Geburten einer geburtshilflichen Abteilung in Schweden. Dabei wurde festgestellt, dass viele nicht sinnvolle oder ineffektive Maßnahmen eingesetzt wurden und keine Indikation für den Einsatz dokumentiert wurde. In der Betreuung unterschieden Hebammen nicht zwischen Low- und High-Risk-Frauen. Medizinische Aspekte waren zwar adäquat dokumentiert, aber psychosoziale und emotionale Aspekte seltener (Sandin-Bojö et al. 2006: 212 f.). Zwei Monate nach der Implementierung des Instrumentes wurden weitere 240 Geburtendokumentationen überprüft. Es zeigte sich eine positive Veränderung hinsichtlich des Einsatzes von Interventionen gemäß den WHO-Empfehlungen (Sandin-Bojö et al. 2007: 113 ff.).

Devane et al. (2007: 165 ff.) haben eine elektronische Delphi-Studie (insgesamt drei Runden) mit 218 Teilnehmerinnen und Teilnehmern (unter anderem Nutzerinnen, Hebammen, Gynäkologinnen/Gynäkologen, Pädiater, Forscherinnen und Forscher, Gesundheitspolitikerinnen und -politiker) aus 28 Ländern durchgeführt. Ziel war es, ein Minimum Data Set mit Outcome-Parametern zu erhalten, um verschiedene geburtshilfliche Modelle evaluieren zu können. Das Data Set enthält 48 Outcome-Parameter, um die Betreuung von Frauen und ihren Kindern in Schwangerschaft und Geburt darzustellen. Die Mehrzahl davon stellen ungünstige Outcomes dar. Die Autorinnen und Autoren geben zu bedenken, dass dies an der vorgegebenen Auswahl der Outcomes in der ersten Runde liegen könnte, obwohl die Möglichkeit bestand, andere Outcomes vorzuschlagen.

Die physiologische Geburt und die Möglichkeit, die Auswirkungen dieser anhand bestimmter Instrumente und Outcomes darzustellen, spielt in dieser Arbeit eine wichtige Rolle. Im Kapitel 5 werden Ergebnisse internationaler Studien hinsichtlich verschiedener Outcome-Parameter dargestellt. Diese Outcome-Parameter werden auch in der Ergebnisdarstellung der durchgeführten Studie verwendet, um sie anschließend mit den Ergebnissen der internationalen Studien zu vergleichen.

# 3 Geburtshilfe in Deutschland

Um ein umfassendes Bild der geburtshilflichen Versorgung in Deutschland zu zeichnen, werden in dem nun folgenden Kapitel die Situation sowie die Herausforderungen dargestellt. Dabei liegt der Fokus primär auf der geburtshilflichen Versorgung durch die Berufsgruppe der Hebammen.

In Deutschland sind überwiegend zwei Berufsgruppen in die Betreuung der gesamten Lebensphase im Übergang zur Mutterschaft bzw. Elternschaft involviert. Zum einen ist dies die Berufsgruppe der Gynäkologinnen/Gynäkologen und Geburtshelfer/-innen, zum anderen die Berufsgruppe der Hebammen.

10.066 niedergelassene Ärztinnen und Ärzte mit der Bezeichnung ›Frauenheilkunde und Geburtshilfe‹ waren im Jahr 2008 in Deutschland registriert (Gesundheitsberichterstattung des Bundes 2009a). Insgesamt sind 16.134 Ärztinnen und Ärzte dieser Fachrichtung im ambulanten und stationären Bereich tätig, darunter 8.874 Frauen (55 %) (Bundesministerium für Gesundheit 2009b).

Im Jahr 2007 waren laut Statistischem Bundesamt 19.000 Hebammen im ambulanten und stationären Versorgungsbereich tätig (Statistisches Bundesamt 2008b).

Im Folgenden sollen die geburtshilfliche Versorgung in Deutschland, die Berufsgruppe der Hebammen, die Rahmenbedingungen, die Voraussetzungen sowie die damit einhergehenden Herausforderungen beschrieben werden.

## 3.1 Geburtshilfliche Versorgung

### Geburtenraten

Die Geburt eines Kindes ist für eine Frau bzw. ein Paar in Deutschland ein besonderes Ereignis geworden. Die Geburtenzahl für das Jahr 2008 liegt als vorläufiges Ergebnis bei 682.524 Lebendgeborenen (Statistisches Bundesamt

2009a). Im Jahr 2006 ergab die zusammengefasste Geburtenziffer[18] 1,4 Kinder pro Frau (2006: 1,331 und 2007: 1,370) (Statistisches Bundesamt 2007: 16). 2006 betrug das durchschnittliche Alter der Mutter bei ihrem ersten Kind 26 Jahre. Dies bezieht sich auf die Gruppe der zu diesem Zeitpunkt 35- bis 44-jährigen Frauen (Statistisches Bundesamt 2007: 30).

Ergebnisse des Mikrozensus 2008 besagen, dass eine steigende Anzahl von Frauen kinderlos bleibt, das sind insbesondere westdeutsche Akademikerinnen und Frauen, die in Großstädten leben. Insgesamt sei vor allem der gestiegene Anteil der kinderlosen Frauen für die niedrige Geburtenrate in Deutschland verantwortlich. 21 % der Frauen zwischen 40 und 44 Jahren haben keine Kinder, bei den 60 bis 64 Jahre alten Frauen sind es 12 %. Ebenso ist der Anteil der kinderlosen Frauen bei den jüngeren Kohorten gestiegen. Zu bedenken ist aber, dass diese Frauen noch Mutter werden können (Öchsner 2009: 5).

## Klinische Geburtshilfe

Die Mehrzahl der Kinder in Deutschland wird in der Klinik geboren. Circa 1,65 % der Frauen haben in den Jahren 2006 und 2007 außerklinisch geboren – zu Hause, in einem Geburtshaus oder einer Hebammenpraxis (Gesellschaft für Qualität in der außerklinischen Geburtshilfe e. V. (QUAG) 2009).

Insgesamt verfügte Deutschland im Jahr 2006 über 994 Kliniken mit einer Fachabteilung Frauenheilkunde und Geburtshilfe (Statistisches Bundesamt 2008c). Diese werden gemäß dem neonatologischen Versorgungskonzept der ›Vereinbarung über Maßnahmen zur Qualitätssicherung der Versorgung von Früh- und Neugeborenen‹ in vier Stufen der Versorgung unterteilt.[19] Diese Maßnahme soll als Qualitätssicherung auf der Grundlage des § 137 Abs. 1 Satz 3 Nr. 2 SGB V dienen und eine Sicherung der Struktur-, Prozess- und Ergebnisqualität der Versorgung von Früh- und Neugeborenen bewirken. Zudem soll eine flächendeckende Versorgung eine nach dem Risikoprofil des Früh- und Neugeborenen differenzierte Zuweisung und damit einhergehende optimierte neonatologische Versorgung sowie die Verringerung der Säuglingssterblichkeit und frühkindlicher Behinderungen begünstigen (Gemeinsamer Bundesausschuss 2006: 2).

---

18 Bei der Berechnung der Geburtenziffer wird die Zahl der Geburten im Verhältnis zur weiblichen Bevölkerung im Alter von 15 bis 49 Jahren betrachtet (Statistisches Bundesamt 2007: 5).

19 Die vier Stufen lauten wie folgt: Perinatalzentrum LEVEL 1, Perinatalzentrum LEVEL 2, Perinataler Schwerpunkt und Geburtsklinik (ohne angeschlosses Kinderklinik) (Gemeinsamer Bundesausschuss 2006: 2).

Deutschlandweit wurden zwischen Januar 2005 und Oktober 2008 circa 52 geburtshilfliche Abteilungen geschlossen (Wolber 2009: 221). Die Bettenkapazität im Bereich Frauenheilkunde und Geburtshilfe sank in den Jahren 2003 bis 2006 um 27,1 %. Dieser Bereich steht an dritter Stelle der Kapazitätssenkungen nach der Kinderchirurgie (34 %) und der Augenheilkunde (27,5 %) (Gesundheitsberichterstattung des Bundes 2009b). Verschiedene Gründe spielen bei den Schließungen eine Rolle: Neustrukturierungen der Krankenhäuser, Kündigungen der Verträge durch Krankenkassen, mangelnde Rentabilität durch strengere Leitlinien der Fachgesellschaft für Gynäkologie und Geburtshilfe (DGGG) und ein Mangel von Geburtshelferinnen und Geburtshelfern sowie Pädiaterinnen und Pädiatern durch die Kündigung von Belegarztverträgen. Durch die Schließung der Abteilungen für Geburtshilfe müssen Schwangere teilweise Entfernungen von mehr als 40 Kilometern zurücklegen, um ein Krankenhaus zu erreichen (Wolber 2009: 221).

## Qualitätssicherung

### Klinische Perinatalerhebung

Seit 1986 ist die Perinatalerhebung flächendeckend in den alten Bundesländern und seit 1992 in den neuen Bundesländern eingeführt. Vorausgegangen war eine modellhafte Münchener Perinatalstudie von 1975 bis 1977. Seit 1998 besteht eine Verpflichtung der Krankenhäuser zur Qualitätssicherung gemäß SGB V §§ 135 bis 139. Die Bundesgeschäftsstelle für Qualitätssicherung (BQS) wurde als Dachorganisation zur Koordinierung und Zusammenführung der Daten in eine bundesweite Auswertung eingesetzt (Pateisky et al. 2004: 977 f.; Schwarz 2008: 42 f.).[20]

Die Vollständigkeit der Datensätze (Verhältnis von gelieferten zu erwarteten Datensätzen) lag im Jahr 2008 bei 99,1 %. Insgesamt haben sich 858 Krankenhäuser an der Perinatalerhebung beteiligt (BQS 2009a: 0.3). Erhoben werden in anonymisierter Form soziodemographische Daten der Frau, Angaben zur Schwangerschaft, zur Geburt und zum perinatalen Ergebnis von Mutter und Kind (Pateisky et al. 2004: 978).

In den Jahren zwischen 2002 und 2006 galten bundeseinheitlich elf Qualitätsindikatoren (Schwarz 2008: 42). Diese wurden hinsichtlich ihrer methodi-

---

20 Das Institut für angewandte Qualitätsförderung und Forschung im Gesundheitswesen (AQUA) wird ab 1. Januar 2010 die Umsetzung der externen stationären Qualitätssicherung, die bisher von der Bundesgeschäftsstelle Qualitätssicherung (BQS) durchgeführt wurde, übernehmen (Gemeinsamer Bundesausschuss 2009a).

schen Güte im Auftrag der BQS evaluiert (Geraedts & Neumann 2004: 376). Seit 2008 werden acht Qualitätsindikatoren[21] verwandt (BQS 2009b).

## Außerklinische Perinatalerhebung

Die Diskussion um die außerklinische Geburtshilfe wurde in Deutschland in den 1990er Jahren zum Teil kontrovers, unsachlich und vehement geführt. Berg kam durch eine eigene Analyse von 85.000 Hausgeburten zum Schluss, dass die perinatale Mortalität in der Hausgeburtshilfe im Gegensatz zur klinischen Geburtshilfe um mindestens das Vierfache erhöht sei (Berg & Süss 1994: 136 ff.; Berg 1995: 22). Neumeyer & Korporal (1996: 281 ff.) wiesen in ihrer Replik methodische, definitorische und inhaltliche Schwächen der Analyse nach (Neumeyer & Korporal 1996: 281 ff.).

Um die Ergebnisse und die Qualität der außerklinischen Geburtshilfe darstellen zu können, arbeitete seit 1995 eine Arbeitsgruppe von freiberuflichen Hebammen, Ärztinnen/Ärzte und Sozialwissenschaftler/-innen an einer Dokumentation für die außerklinische Geburtshilfe. Die Hebammenverbände übernahmen Mitte 1996 die Verantwortung für die Implementierung und veröffentlichten zwei bundesweite Vorlaufstudien der Jahre 1996 bis 1998 (Dangel-Vogelsang & Korporal 1998: 343; Wiemer & Krause 2005:89; Sayn-Wittgenstein 2007: 113). 1999 wurde die Gesellschaft für Qualität in der außerklinischen Geburtshilfe e. V. (QUAG) von beiden Hebammenverbänden gegründet und ab 01.01.1999 eine bundesweite Erhebung der außerklinischen Geburten in verschiedenen Settings (Geburtshäuser, Hausgeburten, Hebammenpraxen, Entbindungsheime, Arztpraxen) eingeführt. Regelmäßig erscheinen Jahresberichte, Herausgeberin ist QUAG. 2002 wurde ein wissenschaftlicher Beirat eingerichtet, um den interdisziplinären Dialog zu gewährleisten (Wiemer & Krause 2005: 89).

Fast zeitgleich mit der Implementierung der außerklinischen Perinatalerhebung wurde 1999 die Publikation *Leitlinien für Geburtshäuser* der Hebammenverbände und des Netzwerks der Geburtshäuser[22] veröffentlicht. Hierin sind

---

21 Im Jahr 2008 wurden folgende acht Qualitätsindikatoren verwandt:
 QI 1:E-E-Zeit bei Notfallkaiserschnitt
 QI 2:Anwesenheit eines Pädiaters bei Frühgeborenen
 QI 3:Bestimmung Nabelarterien-pH-Wert
 QI 4:Azidose bei reifen Einlingen mit Nabelarterien-pH-Wert
 QI 5:Kritisches Outcome bei Reifgeborenen
 QI 6:Dammriss Grad III oder IV
 QI 7:Antenatale Kortikosteroidtherapie
 QI 8:Mütterliche Todesfälle (BQS 2009b)
22 Der Verein zur Förderung der Idee der Geburtshäuser in Deutschland e. V. wurde 1999 gegründet. Hervorgegangen ist der Verein aus dem Netzwerk zur Förderung der Idee der

Empfehlungen zu den Anforderungen der Struktur- und Prozessqualität sowie zur Teilnahme an der Perinatalerhebung (Ergebnisqualität) formuliert (BDH et al. 1999). Außerdem erarbeitete eine Arbeitsgruppe von Hebammen der Berufsverbände sowie des Netzwerks der Geburtshäuser im Rahmen der Qualitätssicherung Empfehlungen und Auswahlkriterien für die Wahl des Geburtsortes. Diese Kriterien sind für die Hebammengeburtshilfe an unterschiedlichen Orten anwendbar und berücksichtigen die Vorgaben des Hebammengesetzes hinsichtlich der beruflichen Eigenständigkeit der Hebamme (BDH et al. 2002). Der Dokumentationsbogen der Perinatalerhebung erfasst nicht nur fachliche, sondern auch bestimmte soziodemographische Merkmale und Kategorien zu Informationsquellen und Motivationslagen der Frauen. Die zentralen geburtsmedizinischen Merkmale des klinischen Perinatalbogens sowie die Befundkataloge A bis D wurden übernommen. Des Weiteren wurde der Befundkatalog E, *Verlegung der Mutter sub partu und postpartum*, eingefügt und modifiziert, um der besonderen Situation der Weiterleitung nach der Geburt in der außerklinischen Geburtshilfe Rechnung zu tragen (Loytved 2008: 7).

In den Berufsordnungen bzw. Landeshebammengesetzen der einzelnen Bundesländer werden die Pflichten der freiberuflich tätigen Hebammen geregelt. Die Verpflichtung zur Teilnahme an Perinatalerhebungen im Rahmen von landes- bzw. bundesweiten Qualitätssicherungsmaßnahmen wird in sieben Bundesländern vorgeschrieben.

## Mortalität

### Perinatale Mortalität

Die perinatale Mortalität in der klinischen Geburtshilfe betrug im Jahr 2006 4,54 ‰ (2.990 Kinder), davon wurden 2.110 Kinder tot geboren (3,21 ‰) und 880 Neugeborene verstarben innerhalb der ersten sieben Lebenstage[23] (1,34 ‰) (BQS 2007: 1.13).

Die perinatale Mortalität in der außerklinischen Geburtshilfe betrug im Jahr 2006 1,2 ‰ (12 Kinder). Neun Kinder (0,9 ‰) wurden tot geboren, davon verstarben sechs Kinder antepartal und drei Kinder subpartal. Drei Neugeborene (0,3 ‰) verstarben innerhalb der ersten sieben Lebenstage. Ein Neugeborenes

---

Geburtshäuser in Europa e. V., das 1993 in Halle gegründet wurde (Geburtshaus Hamburg 2009).

23 Die Auswertung bezieht sich auf Todesfälle, die im Krankenhaus bis zur Entlassung aus dem stationären Aufenthalt der Mutter erfasst werden. Es handelt sich, bezogen auf die Definition ›Perinatale Mortalität‹, nicht um eine vollständige Erfassung, da die Datenerhebung nach dem Krankenhausaufenthalt der Mutter freiwillig erfolgt und deshalb unvollständig sein kann (BQS 2009b).

verstarb nach dem siebten Lebenstag und bei einem Neugeborenen ist keine Zeitangabe bezüglich des Todes postpartum angegeben worden (Loytved 2009a: 49 f.).

Der Grund für die gesunkene perinatale Mortalität in den letzten Jahrzehnten kann nicht nur im Zusammenhang mit den verbesserten Überwachungsmöglichkeiten und der Intensivierung der Schwangerenvorsorge gesehen werden. Auch eine methodische Isolierung der ausschließlich den Perinatalerhebungen zuschreibbaren Effekten wäre nicht angemessen. Es sollte bedacht werden, dass der verbesserte Zugang zur medizinischen Vorsorge, eine bessere Schulbildung, gestiegene hygienische Standards, bessere Ernährung und der allgemeine Wohlstand mit zur Senkung beigetragen haben (Schücking 2003a: 25; Lack 2006: 1040 f.). Es stellt sich die Frage, ob eine biologisch maximal erreichbare Untergrenze der Mortalität erreicht ist, die auch mit verstärktem Einsatz nicht mehr zu senken ist. Zu beobachten ist eine Verschiebung von der Mortalität zur Morbidität Neugeborener, bedingt durch die Erfolge der Intensivmedizin. Diese intensivmedizinischen Behandlungen können Kindern unter 1.000 g eine Überlebenszeit von mehr als sieben Tagen ermöglichen, zum Teil aber mit nicht einschätzbaren Langzeitfolgen (Lack 2006: 1047).

Maternale Mortalität

Anfang der 1960er Jahre wies Westdeutschland im internationalen Vergleich eine sehr hohe Müttersterblichkeit auf. Im Zeitraum von 1960 bis 1990 sank die Müttersterblichkeit um 93 %. 1960 betrug sie 106,3/100.000 Lebendgeborene und 1990 5,4/100.000 Lebendgeborene (Gesundheitsberichterstattung des Bundes 1998).

In der Tabelle sind die mütterlichen Todesfälle der Jahre 2005 bis 2008 aufgeführt. Die Daten wurden den BQS-Bundesauswertungen entnommen. Als Qualitätsindikator 8 ist in der BQS-Bundesauswertung Geburtshilfe ›Mütterliche Todesfälle‹ verzeichnet (BQS 2006: 2.30, 2007: 2.31, 2008: 2.31, 2009b: 2.22).

Tab. 3.1.1: Mütterliche Todesfälle in Deutschland (2005 bis 2008)

| Jahr | Lebendgeburten | Mütterliche Todesfälle | Pro 100.000 Lebendgeborene |
|------|----------------|------------------------|----------------------------|
| 2005 | 657.364 | 34 | 5,2 |
| 2006 | 647.392 | 28 | 4,3 |
| 2007 | 658.272 | 27 | 4,1 |
| 2008 | 658.200 | 26 | 4,0 |

In Industrieländern sind mütterliche Todesfälle ›Sentinel Events‹.[24] Die BQS erfasst mittels Sentinel-Events-Indikatoren sehr seltene, schwerwiegende Ereignisse. Jeder Einzelfall stellt dabei eine Auffälligkeit dar, der in einer differenzierten Analyse nachgegangen wird.

Mütterliche Sterbefälle während Schwangerschaft, Geburt und Wochenbett werden in der ICD-10[25] mit dem Oberbegriff ›Sterbefall während der Geburt (pregnancy-related death)‹[26] eingeordnet. Die Sterbefälle während der Gestation werden nochmals unterteilt in gestationsbedingte Sterbefälle (Müttersterbefälle), direkte[27] bzw. indirekte[28] Müttersterbefälle sowie nicht gestationsbedingte[29] Sterbefälle (DIMDI 2009).

Als Müttersterbefall (gestationsbedingter Sterbefall) wird der Tod jeder Frau während der Schwangerschaft oder innerhalb von 42 Tagen nach Beendigung der Schwangerschaft, unabhängig von Dauer und Sitz der Schwangerschaft bezeichnet. Jede Ursache, die in Beziehung zur Schwangerschaft oder deren Behandlung steht oder durch diese verschlechtert wird, zählt hierzu. Zufällige Ereignisse oder Unfälle werden nicht gezählt (DIMDI 2009).

Hauptursachen der direkten Müttersterblichkeit sind Thromboembolien, inklusive Fruchtwasserembolien, Hämorrhagien, hypertensive Erkrankungen und genitale Sepsis. Ursachen indirekter Müttersterblichkeit sind in der Regel Herz-Kreislauf-Erkrankungen, die vielerorts noch nicht registriert werden, da die Vorschriften je nach Bundesland verschieden sind (Welsch 2004: 1058).

---

24 ›Sentinel Events‹ sind unerwartete Ereignisse, die mit Tod oder schwerwiegender physischer oder psychischer Morbidität einhergehen. Der Begriff ›sentinel‹ verdeutlicht, dass diesen Ereignissen unverzüglich nachgegangen werden muss (The Joint Commission 2010).
25 Aktuelle Ausgabe der ICD, zehnte Revision der ICD.
26 Tod der Frau, der während der Schwangerschaft oder innerhalb von 42 Tagen nach dem Ende der Schwangerschaft eintritt, hierbei spielt die Todesursache keine Rolle (DIMDI 2009).
27 Sterbefälle, die als Folge von Komplikationen der Gestation, als Folge von Eingriffen, Unterlassungen, unsachgemäßer Behandlung oder als Folge einer Kausalkette, die von einem dieser Zustände ausgeht, auftreten (DIMDI 2009).
28 Sterbefälle, die sich aus einer bereits bestehenden Krankheit oder aufgrund einer Krankheit, die sich während der Gestationsperiode entwickelt hat, nicht auf direkt gestationsbedingte Ursachen zurückgeht, aber durch physiologische Auswirkungen von Schwangerschaft, Geburt und Wochenbett verschlechtert wird (DIMDI 2009).
29 Sterbefälle im Verlauf der Gestation durch äußere Gewalt, zufällige Ereignisse sowie Sterbefälle ohne Angaben zur Todesursache (DIMDI 2009).

Interventionen

Steigende Sectioraten

Steigende Kaiserschnittraten sind weltweit (Anderson 2004; Declercq et al. 2005; Menacker et al. 2006; Mukherjee 2006; Liu et al. 2007; MacDorman et al. 2008; Chong & Kwek 2010; WHO Global Survey on Maternal and Perinatal Health Research Group 2010) und auch in Deutschland zu verzeichnen (Schücking 2004; Schneider et al. 2005; Braun 2006; Lutz & Kolip 2006; Schwarz 2008). Im Jahr 2007 wurden 29,3 % der Kinder per Kaiserschnitt geboren. 1997 hatte die Sectiorate noch 18,5 % betragen. Regional differieren die Raten erheblich. Im Saarland wurden im Jahr 2007 35,5 %, in Hessen 31,8 % und in Nordrhein-Westfalen 31,6 % Kaiserschnitte durchgeführt, dagegen in Sachsen nur 20 % (Statistisches Bundesamt 2009b).

Im Jahr 2008 wurden insgesamt 6 % der Einlingsgeburten vaginaloperativ beendet (5,3 % Vakuumextraktionen und 0,7 % Zangengeburten) durchgeführt (BQS 2009b: 1.5). Die Rate von vaginaloperativen Geburten ist seit den 1990er Jahren gesunken. Im Land Berlin betrug die Rate in den 1990er Jahren noch circa 10 % (Hopp & Weitzel 2006: 746).

Die Ursachen für die steigenden Sectioraten werden in Fachkreisen zum Teil kontrovers diskutiert. Dabei werden verschiedene Faktoren erörtert, die für die zum Teil erhebliche Erhöhung verantwortlich sein könnten, wie veränderte Indikationsstellungen (Schneider et al. 2005: 52; Huch & Chaoui 2006: 782 f.; Mander 2007: 87), forensische Gründe (Schneider et al. 2005: 52; Mukherjee 2006: 299), Fähigkeiten und Einstellungen der Geburtshelfer (Huch & Chaoui 2006: 783; Mander 2007: 107; Kolip et al. 2009: 61 f.), das Risikoprofil der Gebärenden (David 2006: 232; Huch & Chaoui 2006: 783; Menacker et al. 2006: 237), der gesellschaftliche Wandel und der damit einhergehende maternale Wunsch (Hildingsson et al. 2002; Schücking 2004; Hellmers 2005; Baumgärtner 2006; David 2006: 232 f.; Declercq et al. 2006; Lutz & Kolip 2006) sowie organisatorische und ökonomische Gründe (Schücking 2004; Lerchl 2005; Hornemann et al. 2008)

Einige Krankenkassenverbände kommentieren die ökonomische Entwicklung und weisen auf die erheblich höheren Kosten für eine Geburt per Kaiserschnitt hin. Es wird an schwangere Frauen appelliert, sich nicht leichtfertig für einen Kaiserschnitt zu entscheiden (Deutsche BKK 2008).

Im Januar 2009 wurde die Informationsbroschüre für werdende Mütter und Eltern *Kaiserschnitt: Ja! Nein! Vielleicht?* veröffentlicht. Die umfangreiche, übersichtlich gestaltete Broschüre[30] soll Frauen umfassend und verständlich über die Thematik informieren, um eine informierte Entscheidung zu ermöglichen (Berliner Hebammenverband et al. 2009). Weitere Landesverbände des Deutschen Hebammenverbandes haben diese Idee aufgegriffen und verbreiten die Informationsbroschüre, zum Teil in Kooperation mit Krankenkassen (Techniker Krankenkasse Baden-Württemberg 2008; Techniker Krankenkasse Bayern 2009).

## Medizinische und geburtshilfliche Interventionen

Die Interventionsraten während der Geburt sind in den letzten Jahren auch bei gesunden Schwangeren und Gebärenden gestiegen (Schwarz & Schücking 2002; Schwarz 2004; Schwarz & Schücking 2004a; Schwarz & Schücking 2004b; Schwarz 2006; Schwarz 2008; Schwarz 2009a). Schwarz (2008: 121) führt in ihrer Dissertation eine retrospektive Analyse der niedersächsischen Perinataldaten der Jahrgänge von 1984 bis 1999 (über eine Millionen Fälle) durch. Die Interventionsraten bezüglich intrapartaler kindlicher Überwachung (CTG), Geburtseinleitung, Wehenmittel sub partu, Schmerzmittel, Episiotomie und Kaiserschnitt steigen in den 16 beobachteten Jahren. Dabei ist die Zuwachsrate in der Gruppe der Schwangeren ohne Risiko höher. Im Jahr 1999 haben in Niedersachsen 20,6 % der Frauen einen Kaiserschnitt erhalten, bei 23,4 % wurde die Geburt eingeleitet, bei 36,5 % Wehenmittel während der Geburt verabreicht, bei 19,2 % eine Periduralanästhesie eingesetzt und bei 52,1 % eine Episiotomie[31] durchgeführt. Nur 6,7 % der aller Frauen haben eine interventionsfreie Geburt[32] erlebt. Im Low-Risk-Kollektiv haben 8,2 % der Frauen eine interventionsfreie Geburt erlebt.

Ein eindeutiger statistischer Zusammenhang zwischen der perinatalen sowie maternalen Mortalität und der Höhe der Interventionsraten ist nicht nachweisbar. Länder mit höheren Interventionsraten weisen keine niedrigeren Mortalitätsraten auf (Schwarz 2009a: 262 f.).

---

30 Herausgegeben vom Berliner Hebammenverband, Pro Familia (Landesverband Berlin), Verein Selbstbestimmte Geburt und Familie e. V. und der Senatsverwaltung Berlin.

31 Nur bezogen auf vaginale Geburten.

32 Geburt ohne eine invasive Intervention. Unter invasive Interventionen fallen: internes Geburts-CTG, Fetalblutuntersuchung, medikamentöse Zervixreifung, Geburtseinleitung, Wehenmittel sub partu, Anästhesien, Episiotomie, Forzeps, Vakuumextraktion, primäre oder sekundäre Sectio (Schwarz 2008: 111).

Schwangerenvorsorge und Risikoorientierung

Im Rahmen der Schwangerenbetreuung spielen Vorsorgeuntersuchungen eine wichtige Rolle (Schild et al. 2008: 52). Ziel ist das Erkennen von Faktoren, die ein erhöhtes Risiko für die Frau und/oder das Kind bedeuten und die möglichst durch Interventionen verhindert oder abgemildert werden können (Enkin et al. 2006: 67). Die Einführung der gesetzlichen Schwangerenvorsorge hat neben anderen Faktoren wie medizinischen Innovationen und einer verbesserten Betreuung während der Geburt zu einer Senkung der perinatalen und maternalen Morbidität und Mortalität geführt (Vetter & Goeckenjan 2006: 185 f.; Goeckenjan & Vetter 2009: 36).

Seit 1966 ist die Schwangerenvorsorge eine gesetzliche Krankenkassenleistung und die rechtlich bindenden Mutterschaftsrichtlinien[33] wurden eingeführt (Vetter & Goeckenjan 2006: 185). Von Beginn an war die Schwangerenvorsorge sekundärpräventiv ausgerichtet. 1975 wurde durch die Neufassung das ›Risikokonzept‹ offiziell in die Schwangerenvorsorge eingeführt. Die Präambel wurde dahingehend geändert, dass das vorrangige Ziel der ärztlichen Schwangerenvorsorge das Erkennen von Risikoschwangerschaften und -geburten und deren adäquate Behandlung ist (Baumgärtner & Stahl 2005: 55; Sayn-Wittgenstein 2007: 59 f.).

Nur eine relativ geringe Zahl an Frauen nimmt überhaupt keine Schwangerenvorsorge in Anspruch. Zu vermuten ist, dass dies insbesondere Frauen aus sozialen Risikogruppen sind. Valide Zahlen gibt es hierzu aber nicht (Schücking 2003a: 22; Schücking 2003b: 1025; Goeckenjan & Vetter 2009: 43). Unklar sind zudem das Optimum an Vorsorgeuntersuchungen und der zeitliche Abstand zwischen den Terminen. Einige Studien kommen zu dem Schluss, dass weniger Vorsorgetermine bei Low-Risk-Schwangeren das maternale und perinatale Outcome nicht verschlechtern, aber die Zufriedenheit der Schwangeren mit der Versorgung abnimmt (Goeckenjan & Vetter 2009: 37). Mangels eindeutiger Evidenzen werden bei normal verlaufenden Schwangerschaften von Low-Risk-Frauen mindestens vier Vorsorgetermine empfohlen (Enkin et al. 2006: 41).

Der Mutterpass[34], der seit 1968 verwendet wird, enthält einen Katalog A ›Anamnese und allgemeine Befunde‹ mit 26 Kriterien sowie einen Katalog B ›Besondere Befunde im Schwangerschaftsverlauf‹ mit weiteren 26 Kriterien, aufgrund dieser Kataloge soll eine Risikoschwangerschaft definiert werden. Die

---

33 Richtlinien der Ärzte und Krankenkassen über die ärztliche Betreuung während der Schwangerschaft und nach der Entbindung (»Mutterschaftsrichtlinien«). In der Fassung vom 10. Dezember 1985 (veröffentlicht im Bundesanzeiger Nr. 60a vom 27. März 1986), zuletzt geändert am 13. März 2008, veröffentlicht im Bundesanzeiger Nr. 95: S. 2261 vom 27. Juni 2008, in Kraft getreten am 28. Juni 2008
34 Der Mutterpass befindet sich im Besitz der Schwangeren und wird von ihr verwahrt.

Kriterien des Katalogs A bedürfen dringend einer wissenschaftlichen Überprüfung, da sie größtenteils nicht evidenzbasiert sind (Schild et al. 2008: 52; Schild & Schling 2009: 87). Aber auch die Interpretation der einzelnen Risikofaktoren ist schwierig, da sie zum Teil unzureichend definiert sind. Die Aussagekraft von Risikofaktoren-Katalogen ist hinsichtlich der Sensitivität, der Spezifität und des prädiktiven Wertes umstritten (David et al. 2002: 223 f.; Stahl 2003: 86 f.). Die Vorhersagekraft von formalen Risikoeinschätzungen ist gering. Nur circa 10 bis 30 % der Schwangeren, die als risikobehaftet eingestuft werden, erfahren das prognostizierte negative Outcome. Umgekehrt werden 20 bis 50 % der Frauen, die eine Frühgeburt erleben oder ein Baby mit niedrigem Geburtsgewicht zur Welt bringen, im Vorfeld nicht als Risikoschwangere eingestuft. Eine Einordnung in eine Risikogruppe kann zudem zu unnötigen Interventionen und zur Verunsicherung und Beängstigung der Schwangeren führen (Urbschat 2001: 158; Enkin et al. 2006: 68 ff.; Petersen & Jahn 2008: 46).

Bei lediglich 28,4 % der Schwangeren wurde in der bundesweiten Perinatalerhebung im Jahr 2007 kein Schwangerschaftsrisiko dokumentiert (BQS 2009b: 1.15). Die WHO schätzt, dass weltweit 70 bis 80 % aller Schwangeren ein niedriges Risiko aufweisen sollten (WHO 1996: 4).

In der hebammengeleiteten Geburtshilfe – klinisch wie außerklinisch – werden Risiko- bzw. Kriterienkataloge zur Einschätzung, ob Schwangere alleinverantwortlich von Hebammen betreut werden können oder nicht, eingesetzt (David et al. 2002: 224; Verbund Hebammenforschung 2007: 15). Den Katalogen sind die Befundkataloge des Mutterpasses unterlegt, bestimmte Befunde werden aber anders bewertet (z. B. ›Allergie gegen Nahrungsmittel‹ oder ›Alter der Frau über 35 Jahre‹) und führen nicht zum Ausschluss aus der hebammengeleiteten Betreuung, da die betreffenden Befunde keinen Einfluss auf den Geburtsverlauf haben (Loytved 2003: 80).

## Nutzerinnenorientierung

### Wettbewerb zwischen den Kliniken bzw. Wünsche und Vorstellungen der Schwangeren zur Geburtsbetreuung

Durch den Geburtenrückgang bzw. aufgrund stagnierender Geburtenzahlen herrscht ein stärkerer Wettbewerb der geburtshilflichen Kliniken untereinander, insbesondere in Ballungsgebieten und Großstädten. Um wettbewerbsfähig zu bleiben, ist es für Kliniken wichtig zu erfahren, was Frauen und Paare von einer Geburtsbetreuung erwarten. Studien zeigen, dass Schwangere neben dem Wunsch nach einer möglichst natürlichen und schmerzarmen Geburt erwarten, ausreichend Informationen im Geburtsverlauf zu erhalten und in Entscheidungen mit einbezogen zu werden. Außerdem spielt das geburtshilfliche Team eine große Rolle. Eine gute Beziehung zwischen Ärztinnen/Ärzten, Hebammen und Gebärender sowie eine gute Kooperation zwischen Hebammen und Ärztinnen/Ärzten und eine möglichst kontinuierliche Geburtsbetreuung scheint das Geburtserleben positiv zu beeinflussen (David & Kentenich 2008: 23 ff.).

In einer repräsentativen Studie aus Deutschland wurden zwischen Oktober und November 1997 Schwangere und Wöchnerinnen in insgesamt 109 geburtshilflichen Kliniken befragt. 5.900 Fragebögen wurden ausgewertet, davon hatten 75,3 % der Frauen bereits geboren, 24,7 % beantworteten den Fragebogen vor der Geburt. Gründe für die Wahl der Geburtsklinik waren hohe medizinische Standards, Stillen, Mutter-Kind-Kontakt unmittelbar nach der Geburt, Rooming-in und die Nähe zur Neugeborenen-Intensivstation, aber auch die Einstellung der Klinik zur Schmerzbekämpfung, zum Kaiserschnitt und zum Dammschnitt. Wichtig war den Befragten zudem ausgeruhtes Personal und eine möglichst kleine Anzahl von Beteiligten bei der Geburt. Als wichtigste Informationsquellen für die Klinikwahl wurden Bekannte und Verwandte, Geburtsvorbereitungskurse, Frauenärztinnen und -ärzte und Klinik-Informationsveranstaltungen genannt, seltener Broschüren, Zeitschriften und Fernsehen. Frauen mit höherem Bildungsniveau nutzten eher Informationsveranstaltungen und Geburtsvorbereitungskurse, Frauen mit niedrigerem Bildungsniveau bzw. ohne Schulabschluss erhielten die Informationen fast ausschließlich von ihrer Gynäkologin oder ihrem Gynäkologen (Bergmann et al. 2000: 577 ff.).

Im Rahmen einer deutschlandweiten postalischen Befragung von insgesamt 3.073 Wöchnerinnen aus 38 Kliniken unterschiedlicher Größe im Jahr 2007[35] wurde die Zufriedenheit der Frauen mit ihrer Geburtsklinik ermittelt. Insgesamt ist die Zufriedenheit der befragten Frauen mit der Behandlung und der Betreuung hoch. Die Problemhäufigkeit wird mit 10 % angegeben. Dennoch sehen die Befragten in unterschiedlichen Bereichen Verbesserungsbedarf. 22 % der Frauen kritisieren die Beziehung zum Pflegepersonal und den Ärztinnen und Ärzten, 15 % zu den Hebammen im Kreißsaal. Den größten Einfluss auf die Bereitschaft, die Geburtsklinik weiterzuempfehlen, hat die Beziehung zum Betreuungspersonal. Hier stehen die Faktoren Kommunikation, menschliche Interaktion und emotionale Unterstützung im Mittelpunkt. Kritisiert werden ein nicht adäquates Eingehen auf Befürchtungen und Sorgen durch alle drei Berufsgruppen und ein mangelnder Einbezug in Entscheidungen während der Geburt durch die Hebammen. Beim letzteren Punkt äußern sich Erstgebärende signifikant unzufriedener als Mehrgebärende (Stahl 2009: 12 ff.).

Ergebnisse anderer Untersuchungen deuten zudem darauf hin, dass die persönliche Weiterempfehlung, Mundpropaganda, Geburtsvorbereitungskurse

---

35 Die Befragung wurde vom Picker Institut Deutschland durchgeführt.

und Informationsveranstaltungen einen hohen Stellenwert bei Schwangeren bei der Wahl der Geburtsklinik haben. Hierbei spielt heute das Internet eine große Rolle (Riegl 2005: 991 f.; Riegl 2008: 31; Wöckel et al. 2008: 437 f.).

Eine in Berlin im Jahr 2006 durchgeführte Befragung von 152 Schwangeren zeigt, dass die Erwartungen an die Geburtsklinik hinsichtlich der Zusammensetzung des Personals, der räumlichen Gegebenheiten und des schulmedizinischen Angebots in der Regel erfüllt werden können. Das wichtigste Kriterium der Frauen zur Entscheidung für eine Klinik ist freundliches, vertrautes und kompetentes Personal, aber auch Angebote im Rahmen evidenzbasierter schulmedizinischer und alternativmedizinischer Angebote werden als wichtig erachtet. Weitere relevante Faktoren sind die Umsetzung individueller Bedürfnisse und der Wunsch nach mehr Selbstbestimmung (Wöckel et al. 2008: 433 ff.).

Etliche Kliniken implementieren neue Betreuungsformen und versuchen so, neue oder andere Klientinnen zu gewinnen, um in der Wettbewerbssituation zwischen Geburtshilfekliniken zu bestehen. Dies geschieht verstärkt im Bereich der Betreuung der Frauen und ihrer Kinder nach der Geburt. Die Konzepte heißen ›Ganzheitliche Wochenbettbetreuung‹ oder ›Integratives oder integriertes Wochenbettkonzept‹ (Hasseler 2002b: 106).

Es gibt – wie schon oben erwähnt – nur wenige Informationen bzw. Studien darüber, welche Form der Geburt und der Geburtsbetreuung Frauen in Deutschland wünschen. Oftmals scheint die Alternative nur zwischen natürlicher Geburt und Wunschkaiserschnitt zu liegen. Die steigenden Sectioraten lassen einige Fachleute vermuten, dass dies an der zunehmenden Anzahl an Wunschkaiserschnitten liegen könnte. Studien zeigen jedoch, dass nur ein kleiner Anteil Schwangerer einen Kaiserschnitt wünscht. In der Studie von Hellmers (2005: 147 ff.) präferieren prospektiv 3,8 % und retrospektiv 6,7 % der befragten Erstgebärenden einen Kaiserschnitt. Lutz & Kolip (2006: 135 f.) schätzen anhand ihrer Daten aus einer retrospektiven Befragung von 1.339 Versicherten der Gmünder Ersatzkasse, die im Jahr 2004 per Kaiserschnitt geboren haben, dass nur circa 2 % der Frauen ihr Kind per Wunschkaiserschnitt zur Welt brachten.

Internationale prospektive Studien zum Thema des gewünschten Kaiserschnittes zeigen zum Teil höhere Raten zwischen 6,4 % (Gamble & Creedy 2001), 8,2 % (Hildingsson et al. 2002) und 14,5 % (Edwards & Davies 2001) bei Erst- und Mehrgebärenden. Die Gründe für einen Kaiserschnitt ohne medizinische Indikation sind vielfältig und es kann davon ausgegangen werden, dass bei der Entscheidung hierzu oft Ängste, Depressionen, Missbrauchserfahrungen oder eine traumatisch erlebte vorangegangene Geburt zugrunde liegen (Hildingsson et al. 2002; Nerum et al. 2006; Waldenström et al. 2006; Schücking 2009: 4).

Informationen für Frauen und Paare

Unabhängige, evidenzbasierte Informationen bzw. Informationsmaterial für werdende Mütter und Paare bezüglich Fragen rund um Schwangerschaft, Geburt und Wochenbett sind in Deutschland nicht auf breiter Basis erhältlich.

Informationen zur Pränataldiagnostik werden von verschiedenen Beratungsstellen und Institutionen bereitgestellt (unter anderem ProFamilia 2006; BZgA o. J.). Bezüglich der Wahl des Geburtsortes erhalten Interessierte zum Teil Informationen auf Internetseiten der Krankenkassen, der Hebammenverbände, der Bundeszentrale für gesundheitliche Aufklärung (BZgA) oder gewerblicher Anbieter, die aber in der Regel lediglich in Form von Checklisten oder Fragenkatalogen dargestellt werden.

Auf der Website des Instituts für Qualität und Wirtschaftlichkeit im Gesundheitswesens (IQWIG) finden sich unter ›Gesundheitsinformation – Fortpflanzung‹ Informationen zu Themen rund um Schwangerschaft, Geburt und die Zeit danach[36]. Es wird versucht, Ergebnisse und Erkenntnisse internationaler Studien allgemein verständlich darzustellen, um daraus Empfehlungen für die Entscheidungsfindung von Nutzerinnen abzuleiten (IQWIG 2009).

In Großbritannien werden evidenzbasierte Informationen werdenden Müttern und Eltern, aber auch professionell in der Geburtshilfe Tätigen in Form von Broschüren zur Verfügung gestellt. Inzwischen sind 25 Broschüren (circa 10 Seiten) zu den unterschiedlichsten Themen[37] erhältlich – jeweils in einer verständlichen und ansprechend gestalteten Version für die Frau bzw. das Paar und in einer etwas wissenschaftlicheren Form, aber dennoch verständlichen Version für Hebammen und Ärztinnen/Ärzte. Die Broschüren werden interdisziplinär (Wissenschaftler/-innen, leitende Hebammen und Ärztinnen/Ärzte) erarbeitet und alle zwei Jahre überprüft (O'Cathain 2004: 72 f.; MIDIRS 2008; MIDIRS 2009).

---

36 Themen sind unter anderem Frühgeburt, HIV-Test in der Schwangerschaft, Überschreitung des Geburtstermins, Umgang mit Geburtsschmerzen, Periduralanästhesie und Geburt, Periduralanästhesie und Kaiserschnitt und Depressionen nach der Geburt. Diese Informationen finden sich auf der Website www.gesundheitsinformation.de (IQWIG 2009).

37 Die Themen sind unter anderem Ultraschalluntersuchungen, Pränataldiagnostik, Ernährung in der Schwangerschaft, Infektionen, Wahl des Geburtsortes, Geburtsmodus, Kaiserschnitt, Schmerzmittel, Periduralanästhesie, Mobilität und Geburtspositionen, Beckenendlage, Vitamin K etc. Einen Überblick über das gesamte Angebot gibt die Website http://www.infochoice.org (Midwives' Information and Resource Service (MIDIRS) 2009).

## Stillförderung

In der ersten bundesweiten Studie zum Stillen in den Jahren 1997/1998 (SuSe-Studie) gaben circa 90 % der Frauen an, in der Klinik mit dem Stillen begonnen zu haben. Bei der Entlassung aus der Klinik (circa fünf Tage postpartum) stillten noch 86 %. Nach zwei Monaten stillten 58 % der Frauen noch voll (Kersting & Dulon 2001: 273).

Eine aktuelle prospektive Kohortenstudie zum Stillen in Bayern befragte 3.822 Mütter, die im April 2005 geboren haben, zu fünf Zeitpunkten nach der Geburt. Der Fragebogen war in deutscher und türkischer Sprache verfügbar. Einbezogen wurden alle Kliniken in Bayern sowie Geburtshäuser und Hebammen, die Hausgeburten betreuen. Das einzige Ausschlusskriterium war das Alter der Mutter unter 18 Jahren. In dieser Studie geben 90 % der Befragten an, mit dem Stillen begonnen zu haben, nach zwei Monaten stillten 60,2 % der Mütter ausschließlich bzw. voll (Kohlhuber et al. 2008a: 1127 ff.; Kohlhuber et al. 2008b: S5).

Im Rahmen des Kinder- und Jugendgesundheitssurveys (KiGGS) liegen erstmals repräsentative Daten zur Häufigkeit und Stilldauer für die Geburtsjahrgänge von 1986 bis 2005 in Deutschland vor. Die Studie wurde von Mai 2003 bis Mai 2006 durch das Robert-Koch-Institut (RKI) mit 17.641 Kindern und Jugendlichen durchgeführt. Durchschnittlich wurden die Kinder aller Jahrgänge 4,6 Monate voll gestillt. 37,4 % der Mütter stillten ihr Kind mindestens sechs Monate voll (Lange et al. 2007: 625 ff.).

Im August 2009 waren bundesweit 46 geburtshilfliche Kliniken und ein Kinderkrankenhaus als ›Babyfriendly Hospital‹ zertifiziert, 44 Krankenhäuser befinden sich in der Vorbereitung dazu (BFHI 2009b).

Die Kriterien für die Anerkennung als babyfreundliches Krankenhaus umfassen die *Zehn Schritte zum erfolgreichen Stillen*[38] sowie die Bestimmungen des Internationalen Kodex zur Vermarktung von Muttermilchersatzprodukten und die sich darauf beziehende WHA-Folgeresolution (Initiative Babyfreundliches Krankenhaus 2009c). Internationale Studien zeigen eine signifikante Erhöhung der Zahl der Frauen, die mit dem Stillen beginnt, und der Raten des ausschließlichen Stillens nach Implementierung der *Zehn Schritte zum erfolgreichen Stillen* in geburtshilflichen Kiniken (Kramer et al. 2001; Philipp et al. 2001; Braun et al. 2003).

---

38 Die *Zehn Schritte zum erfolgreichen Stillen* beinhalten unter anderem die Schulung der Mitarbeiterinnen zu den Stillrichtlinien, die Bereitstellung von Informationsmaterial für Schwangere, ununterbrochenen Hautkontakt von Mutter und Kind nach der Geburt, 24-Stunden-Rooming-in, Stillen nach Bedarf, kein zusätzliches Angebot von Flüssigkeiten oder Nahrung – außer bei medizinischer Indikation – und keine Gabe von künstlichen Saugern an gestillte Kinder (BFHI 2009a).

## 3.2    Die Berufsgruppe der Hebammen

Gesetzliche Grundlagen

Die gesetzlichen Grundlagen für den Hebammenberuf bilden verschiedene Gesetze, Richtlinien, Verordnungen und Bestimmungen.

Im § 179 und den §§ 195 bis 200 der Reichsversicherungsordnung (RVO)[39] und im § 15 des Mutterschutzgesetzes (MuSchG)[40] wird der Leistungsumfang bei Schwangerschaft und Mutterschaft sowie der Anspruch der sozialversicherten Frauen auf Hebammenhilfe geregelt. Die Reichsversicherungsordnung von 1911 regelt heute nur noch die Leistungen bei Schwangerschaft und Mutterschaft sowie die Rechtsverhältnisse der Beamten und Dienstordnungsangestellten bei Krankenkassen und das Recht der sogenannten Kassenverbände. Seit 1975 wurde sukzessive das Sozialgesetzbuch (SGB) erarbeitet und beispielsweise 1988 durch das Gesundheitsreformgesetz die gesetzliche Krankenversicherung als Fünftes Buch des SGB[41] ausgegliedert (Hofemann & Naegele 2000: 219 ff.; AOK Bundesverband 2009).

Auf europäischer Ebene wurden 1980 drei Richtlinien erlassen: Dies ist zunächst die Richtlinie 80/155/EWG[42], die die gegenseitige Anerkennung des Hebammenexamens regelt (Zoege 2004: 42). Die Richtlinie 80/156/EWG wiederum regelt den Einsatz eines ›Beratenden Ausschusses‹ für die Ausbildung von Hebammen, der die Umsetzung der Richtlinien begleitet, koordiniert und überwacht (Diefenbacher 2004: 18; Zoege 2004: 42 f.). Und im Artikel 4, 80/155/ EWG[43] werden der eigenverantwortliche Tätigkeitsbereich und die Aufgaben von Hebammen dargestellt. Diese EU-Richtlinie gilt maßgeblich für den Umfang der erlaubten Tätigkeiten einer Hebamme, die Berufsordnungen und Landeshebammengesetze beruhen auf dieser Richtlinie (Diefenbacher 2004: 17; Sayn-Wittgenstein & Schäfers 2009: 19 f.).

Artikel 42 (2) der EU-Richtlinie 2005/36/EG lautet:

---

39 Reichsversicherungsordnung in der im Bundesgesetzblatt Teil III, Gliederungsnummer 820–1, veröffentlichten bereinigten Fassung, das zuletzt durch Artikel 15a des Gesetzes vom 17. März 2009 (BGBl. I S. 550) geändert worden ist

40 Gesetz zum Schutz der erwerbstätigen Mutter (Mutterschutzgesetz – MuSchG) in der Fassung der Bekanntmachung vom 20. Juni 2002 (BGBl. I S. 2318), zuletzt geändert durch Artikel 14 des Gesetzes vom 17. März 2009 (BGBl. I S. 550)

41 Fünftes Buch Sozialgesetzbuch – Gesetzliche Krankenversicherung – (Artikel 1 des Gesetzes vom 20. Dezember 1988, BGBl. I S. 2477), das zuletzt durch Artikel 1 des Gesetzes vom 30. Juli 2009 (BGBl. I S. 2495) geändert worden ist

42 Seit 2005: Artikel 4 der Richtlinie 2005/36/EG des Europäischen Parlaments und des Rates vom 7. September 2005 über die Anerkennung von Berufsqualifikationen

43 Seit 2005: Artikel 42 der Richtlinie 2005/36/EG des Europäischen Parlaments und des Rates vom 7. September 2005 über die Anerkennung von Berufsqualifikationen

»Die Mitgliedsstaaten sorgen dafür, dass Hebammen zumindest die Aufnahme und Ausübung folgender Tätigkeiten gestattet wird:

a) angemessene Aufklärung und Beratung in Fragen der Familienplanung;

b) Feststellung der Schwangerschaft und Beobachtung der normal verlaufenden Schwangerschaft. Durchführung der zur Beobachtung eines normalen Schwangerschaftsverlaufs notwendigen Untersuchungen;

c) Verschreibung der Untersuchungen, die für eine möglichst frühzeitige Feststellung einer Risikoschwangerschaft notwendig sind, oder Aufklärung über diese Untersuchungen;

d) Vorbereitung auf die Elternschaft, umfassende Vorbereitung auf die Niederkunft und Beratung in Fragen der Hygiene und Ernährung;

e) Betreuung der Gebärenden während der Geburt und Überwachung des Fötus in der Gebärmutter mit Hilfe geeigneter klinischer und technischer Mittel;

f) Durchführung von Normalgeburten bei Kopflage, einschließlich - sofern erforderlich - des Scheidendammschnitts sowie im Dringlichkeitsfall Durchführung von Steißgeburten;

g) Erkennung der Anzeichen von Anomalien bei der Mutter oder beim Kind, die das Eingreifen eines Arztes erforderlich machen, sowie Hilfeleistung bei etwaigen ärztlichen Maßnahmen; Ergreifen der notwendigen Maßnahmen bei Abwesenheit des Arztes, insbesondere manuelle Ablösung der Plazenta, an die sich gegebenenfalls eine manuelle Nachuntersuchung der Gebärmutter anschließt;

h) Untersuchung und Pflege des Neugeborenen; Einleitung und Durchführung der erforderlichen Maßnahmen in Notfällen und, wenn erforderlich, Durchführung der sofortigen Wiederbelebung des Neugeborenen;

i) Pflege der Wöchnerin, Überwachung des Zustandes der Mutter nach der Niederkunft und zweckdienliche Beratung über die bestmögliche Pflege des Neugeborenen;

j) Durchführung der vom Arzt verordneten Behandlung;

k) Abfassen der erforderlichen schriftlichen Berichte.«

Auf Bundesebene sind im Hebammengesetz (HebG) die zentralen Gesichtspunkte des Berufes geregelt. Unter anderem sind dies die Zulassung zum Beruf, der Schutz der Berufsbezeichnung, die vorbehaltenen Tätigkeiten, der rechtliche Rahmen der Ausbildung sowie das Ausbildungsziel.

Bundesrecht sind zudem die Ausbildungs- und Prüfungsordnung (Heb-

APrV)[44] und der Vertrag über die Versorgung mit Hebammenhilfe nach § 134a
SGB V[45].

Bei der Erarbeitung des neuen Hebammengesetzes 1985, das das Hebammengesetz von 1938 ersetzte, wurde hart um die Beibehaltung der berufssi-
chernden Regelungen – der Hinzuziehungspflicht und der vorbehalten Tätigkeiten der Hebamme – gerungen. Es hatte elf Jahre Arbeit gekostet, das Gesetz
den Vorgaben der EU-Richtlinien anzupassen. Die Ausbildung wurde auf drei
Jahre verlängert und Männern wurde es ermöglicht, den Hebammenberuf zu
erlernen. Die bis dahin gültige Niederlassungserlaubnis wurde aufgehoben
(Schumann 2006: 153 ff.).

Im § 4 des Hebammengesetzes (HebG) sind die vorbehalten Tätigkeiten
sowie die Hinzuziehungspflicht geregelt:

>»(1) Zur Leistung von Geburtshilfe sind, abgesehen von Notfällen, außer Ärztinnen und
> Ärzten nur Personen mit einer Erlaubnis zur Führung der Berufsbezeichnung ›Heb-
> amme‹ oder ›Entbindungspfleger‹ sowie Dienstleistungserbringer im Sinne des § 1
> Abs. 2 berechtigt. Die Ärztin und der Arzt sind verpflichtet, dafür Sorge zu tragen, dass
> bei einer Entbindung eine Hebamme oder ein Entbindungspfleger zugezogen wird.
>
> (2) Geburtshilfe im Sinne des Absatzes 1 umfasst Überwachung des Geburtsvorgangs
> von Beginn der Wehen an, Hilfe bei der Geburt und Überwachung des Wochenbetts-
> verlaufs.«

Aufgrund der gesetzlichen Grundlagen sind Hebammen in Deutschland befugt,
physiologisch verlaufende Schwangerschaften, Geburten und Wochenbetten in
eigener Verantwortung zu betreuen. Im § 4 ist die Hinzuziehung der Hebamme
zu jeder Geburt – unabhängig davon, wie sie verläuft – vorgeschrieben. Aber es
besteht für die Hebamme keine Verpflichtung, bei einer normal verlaufenden
Geburt eine Ärztin oder einen Arzt hinzuzuziehen (Horschitz & Kurtenbach
2003: 35). Nach dem Hebammengesetz hat eine Hebamme eine Ärztin/einen
Arzt im Falle des Auftretens von Regelwidrigkeiten hinzuzuziehen. In diesem
Fall leitet der Arzt die Geburt, ist gegenüber der Hebamme weisungsbefugt und
die Hebamme ist Assistentin/Gehilfin des Arztes. Bei physiologisch verlaufenden Geburten sind Hebammen und Ärzte einander nicht über- oder unterge-
ordnet, sondern arbeiten gleichberechtigt (Horschitz 2000; Horschitz & Kurtenbach 2003: 35).

---

44  Ausbildungs- und Prüfungsverordnung für Hebammen und Entbindungspfleger (HebAPrV)
    in der Fassung der Bekanntmachung vom 16. März 1987 (BGBl. I S. in der Fassung der
    Bekanntmachung vom 16. März 1987 (BGBl. I S. 929), zuletzt geändert durch Artikel 11 des
    Gesetzes vom 2. Dezember 2007 (BGBl. I S. 2686)
45  Hebammen-Vergütungsvereinbarung (2007). Vertrag über die Versorgung mit Hebam-
    menhilfe nach § 134a SGB V zwischen den Berufsverbänden der Hebammen und den
    Spitzenverbänden der Krankenkassen

Auf Länderebene wird die berufliche Ausübung des Hebammenberufs durch Berufsordnungen bzw. Landeshebammengesetze detailliert geregelt. In den Berufsordnungen werden die Befugnisse sowie die Pflichten und Grenzen der Hebammen in Bezug auf die Berufsausübung festgeschrieben. Die Themen Hinzuziehungspflicht bei Komplikationen, Abgrenzung zur ärztlichen Tätigkeit, Arzneimittel, die von Hebammen verwendet werden dürfen, Pflichten bei freiberuflicher Tätigkeit und Verpflichtung zur Teilnahme an qualitätssichernden Maßnahmen, Schweige- und Meldepflichten und Aufsicht durch das Gesundheitsamt werden geregelt (Zoege 2004: 47 ff.). Auf Ebene der Länder gelten auch die Privatgebührenverordnungen (Horschitz & Kurtenbach 2003: 291 ff.).

## Hebammenausbildung

Bundesweit werden zukünftige Hebammen an 57 staatlich anerkannten Hebammenschulen ausgebildet. Eine weitere Hebammenschule bietet ausschließlich Anpassungslehrgänge für Hebammen aus Nicht-EU-Ländern an. Es stehen insgesamt circa 2.000 Ausbildungsplätze zur Verfügung (DHV 2009a). Jährlich schließen etwa 500 Hebammen die Ausbildung ab und erhalten die Erlaubnis zur Führung der Berufsbezeichnung ›Hebamme‹ (Dachs 2009a).

Die Hebammenausbildung, ebenso wie die Pflegeausbildung, nimmt eine Sonderstellung zwischen dualem und schulischem System ein. Auf diese Ausbildungen findet das Berufsbildungsgesetz (BBiG) keine Anwendung. Träger der Hebammenschulen sind Krankenhausbetriebe, somit ist die Schule Bestandteil des Betriebes, die Lehrerinnen und Lehrer sowie die Auszubildenden sind Arbeitnehmer/-innen. Finanziert wird die Hebammenausbildung über den Pflegesatz bzw. über Budgetverhandlungen und ist eine Leistung der Krankenversicherungen (Zoege 2004: 70 ff.; Sayn-Wittgenstein 2007: 162 ff.).

Die Hebammenausbildung in der jetzigen Form bietet den Absolventinnen, bedingt durch die Sonderstellung der Ausbildung, keine anschlussfähigen Bildungsabschlüsse (Sayn-Wittgenstein 2007: 172). Bisher findet in Deutschland nur eine unvollständige Umsetzung der Europäischen Richtlinie 2005/36/EG in Bezug auf die Anhebung des Bildungsniveaus statt. Da das deutsche Hebammengesetz nur einen mittleren Bildungsabschluss als Voraussetzung zur Zulassung zur Ausbildung vorschreibt, kann die Berufsanerkennung im Ausland erst nach einer zweijährigen Berufstätigkeit erfolgen (Zoege 2004: 43; Sayn-Wittgenstein 2007: 172 ff.).

Gesetzlich geregelt wird die Hebammenausbildung durch das bundeseinheitliche Hebammengesetz (HebG) sowie die Ausbildungs- und Prüfungsverordnung für Hebammen und Entbindungspfleger (HebAPrV).

Ausbildungsziel laut § 5 des Hebammengesetzes (HebG) ist:

»Die Ausbildung soll insbesondere dazu befähigen, Frauen während der Schwanger-schaft, der Geburt und dem Wochenbett Rat zu erteilen und die notwendige Fürsorge zu gewährleisten, normale Geburten zu leiten, Komplikationen des Geburtsverlaufs frühzeitig zu erkennen, Neugeborene zu versorgen, den Wochenbettverlauf zu über-wachen und eine Dokumentation über den Geburtsverlauf anzufertigen.«

In der Ausbildungs- und Prüfungsverordnung für Hebammen und Entbin-dungspfleger[46] (HebAPrV) wird der Mindeststundenumfang für den theoreti-schen Unterricht (1.600 Stunden) und für die praktische Ausbildung (3.000 Stunden) geregelt. Für die inhaltliche Gestaltung der Ausbildung in Theorie und Praxis existieren keine verbindlichen Vorgaben, so dass die Qualität der Aus-bildung erheblich differiert (Sayn-Wittgenstein 2007: 168).

Der Pädagogische Fachbeirat[47] (PFB) des Deutschen Hebammenverbandes hat 2008 ein modularisiertes Curriculum veröffentlicht, das in der Hebam-menausbildung in der heutigen Form als auch in einem grundständigen Ba-chelorstudiengang Anwendung finden soll (PFB 2008). Zuvor wurde im No-vember 2004 vom PFB ein ›Kriterienkatalog für die Praxisorte in der Hebam-menausbildung im klinischen Bereich‹ erarbeitet. Da im Zuge der angestrebten Verlagerung der Hebammenausbildung an die Fachhochschulen Veränderungen anstehen, soll ein Grundstein zur Gewährleistung der Qualität der praktischen Ausbildung gelegt werden (PFB 2004).

Das Tätigkeitsspektrum sowie die Anforderungen an den Beruf der Heb-amme haben sich verändert und sind komplexer geworden. Gefordert wird ein selbstständiges, wissenschaftlich begründetes, reflektiertes Handeln der Heb-ammen in einem breiten Tätigkeitsfeld. In der reproduktiven Lebensphase – von der Familienplanung über Schwangerschaft, Geburt, Wochenbett, Stillzeit und teilweise bis zum ersten Geburtstag des Kindes – stellt die Arbeit von Hebammen einen wichtigen Faktor in der Gesundheitsversorgung, besonders hinsichtlich der Gesundheitsförderung und der Prävention, dar (PFB 2008: 2). Ein Bachelor-Studium auf Fachhochschulniveau[48] könnte durch seine Inhalte, die Struktur

---

46  Die Ausbildungs- und Prüfungsverordnung für Hebammen und Entbindungspfleger wird momentan überarbeitet. Über den Stand und die geplanten Modifizierungen waren keine Informationen verfügbar (Stand: 07.12.2009).

47  Der Pädagogische Fachbeirat (PFB) setzt sich aus sieben Diplom-Berufspädagoginnen, einer Lehrerin für Hebammenwesen und der Beirätin für den Bildungsbereich zusammen. Nahezu alle Mitglieder sind als Lehrerinnen für Hebammenwesen tätig. Ins Leben gerufen wurde der Fachbeirat als beratendes Gremium für die Beirätin für den Bildungsbereich im Jahr 2000. Der PFB soll bildungspolitische Konzepte sowie Lösungsmöglichkeiten zu aktuellen Pro-blemen in der Hebammenausbildung finden (Deutscher Hebammenverband 2009c).

48  In Österreich wird die Hebammenausbildung seit 2006 als Bachelor-Studium an fünf Fachhochschulen durchgeführt (Österreichisches Hebammengremium 2009). In der Schweiz ist die grundständige Hebammenausbildung seit 2002 in der Romandie bzw. seit 2008 in der Deutschschweiz an Fachhochschulen als Bachelor-Studiengang verankert (Schweizerischer Hebammenverband 2009).

und die methodisch-didaktische Vorgehensweise die Entwicklung einer wissenschaftsfundierten, interdisziplinär vernetzenden Lernkompetenz fördern (Zoege 2004: 287; Sayn-Wittgenstein 2007: 199 ff.).[49]

## Anzahl der Hebammen

Wie viele Hebammen und Entbindungspfleger in Deutschland im klinischen und außerklinischen Bereich tätig sind, ist nicht exakt zu beantworten, da kein zentrales Melderegister für diese Berufsgruppe existiert und somit keine vollständige Erfassung möglich ist.

Laut Statistischem Bundesamt waren im Jahr 2007 19.000 Hebammen im ambulanten und stationären Versorgungsbereich tätig (Statistisches Bundesamt 2008b). Das Statistische Bundesamt erhält die Daten für die Darstellung der Anzahl der Hebammen von zwei verschiedenen Datenhaltern. Zum einen sind dies Daten aus dem stationären Versorgungsbereich aus der Krankenhausstatistik Teil I und zum anderen werden die Daten aus dem ambulanten Versorgungsbereich von der Berufsgenossenschaft für Gesundheitsdienst und Wohlfahrtspflege (BGW) übermittelt. Da die Datenerhebung im stationären und ambulanten Versorgungsbereich getrennt erfolgt, kommt es teilweise zur doppelten Datenerfassung (Sayn-Wittgenstein 2007: 138 f.).

Im ambulanten Bereich bezieht sich die Zahl nur auf das Unternehmen bzw. die selbstständige Tätigkeit ›Hebamme‹. Da bei der Erhebung nicht nach einzelnen Personaltätigkeiten unterschieden wird, wird eine in einem Unternehmen angestellte Hebamme nicht separat aufgeführt. Diese Hebammen werden weder von der Berufsgenossenschaft noch von der Krankenhausstatistik erfasst. In der Krankenhausstatistik werden alle Hebammen erfasst, die im Funktionsdienst[50] fest angestellt sind oder als fremde Hebammen (Beleghebammen) aufgeführt werden. Hebammen, die stationär in der Wochenbett- und Neuge-

---

49 Aktuell hat am 25. September 2009 der Bundestag das Gesetz zur Einführung einer Modellklausel in die Berufsgesetze der Hebammen, Logopäden, Physiotherapeuten und Ergotherapeuten beschlossen, die es den Bundesländern erlaubt, eine akademische Ausbildung modellhaft zu erproben. Es tritt ab 3. Oktober 2009 in Kraft. Artikel 2 sieht vor, dass Modellvorhaben zeitlich begrenzt umgesetzt, evaluiert und wissenschaftlich begleitet werden (Dachs 2009b: 916 f.). Am 1. November 2009 wurde die erste staatliche Hochschule für Gesundheit in Bochum gegründet. Die Hochschule ist Teil des Gesundheitscampus Nordrhein-Westfalen. Ab dem Wintersemester 2010/2011 werden grundständige Studiengänge in den Bereichen Ergotherapie, Hebammenwissenschaft, Logopädie, Pflege und Physiotherapie angeboten (Hochschule für Gesundheit 2009; Dachs 2010: 42).

50 Der Personalgruppe ›Funktionsdienst‹ gehören z. B. Krankenpflegepersonal im Operationsdienst, in der Anästhesie, in der Ambulanz und in Polikliniken sowie Hebammen und Entbindungspfleger, Beschäftigungstherapeuten und Krankentransportdienst an (Niedersächsisches Landesamt für Statistik 2007: 5).

borenenpflege tätig sind, werden in dieser Statistik als Pflegedienst eingestuft und sind nicht in der Gruppe der Hebammen ersichtlich (Sayn-Wittgenstein 2007: 138 f.; Sayn-Wittgenstein & Schäfers 2009: 37 ff.).

Nach Mitteilung des Statistischen Bundesamtes im August 2008 waren im Jahr 2006 50,2 % der Hebammen und Entbindungspfleger in der ambulanten Gesundheitsversorgung tätig. Da es sich hierbei um Beschäftigungsfälle handelt, wurden Personen mit mehreren Arbeitsverhältnissen mehrfach gezählt (Statistisches Bundesamt 2008a). Bekannt ist, dass ein Großteil der im Krankenhaus angestellten Hebammen zusätzlich freiberuflich tätig ist. Die Hamburger Sozialforschungsgesellschaft (HSFG) stellt in ihrer Erhebung *Bestandsaufnahme von Hebammentätigkeiten in den Kliniken* fest, dass etwa 77 % der angestellten Hebammen auch freiberuflich arbeiten (HSFG 2001a: 8).

Eine zentrale Erfassung der Hebammen und ihrer Versorgungsleistungen könnte fest- und sicherstellen, in welchen Versorgungsbereichen Hebammen tätig sind und ob eine adäquate Versorgung der Frauen in der Lebensphase von Schwangerschaft, Geburt und Wochenbett gewährleistet werden kann (Sayn-Wittgenstein & Schäfers 2009: 104 ff.).

## Arbeitsformen

Es werden zwei Arbeitsformen für Hebammen unterschieden: das Angestelltenverhältnis und die Freiberuflichkeit. Innerhalb dieser Arbeitsformen gibt es eine große Bandbreite an Tätigkeiten bzw. Tätigkeitsbereichen.

Angestellte Hebammen arbeiten überwiegend in der Klinik. Dies geschieht hauptsächlich im Kreißsaal, aber auch auf der Wochenbettstation oder der präpartalen Station (Schwangerenstation) sowie in der Schwangerenambulanz oder im Eltern- bzw. Familienzentrum. Hebammen können aber auch angestellt in Gesundheitsämtern (hier vorwiegend als Familienhebammen), in gynäkologischen Praxen, in Familien- und Schwangerenberatungsstellen oder anderen Institutionen tätig sein (Sayn-Wittgenstein 2007: 137 ff.; Sayn-Wittgenstein & Schäfers 2009: 22 f.).

Tätigkeitsfelder freiberuflicher Hebammen sind die Betreuung in der Lebensphase von Schwangerschaft, Geburt, Wochenbett und Stillzeit. Diese Tätigkeiten werden in Geburtshäusern, Hebammenpraxen und zu Hause durchgeführt. Einige Hebammen schließen Kooperationen mit gynäkologischen Praxen und führen ihre Schwangerenbetreuung dort durch.

Freiberufliche Hebammen sind auch als Beleghebammen tätig. Beleghebammen schließen einen Vertrag mit einem Krankenhaus und betreuen dort ihnen persönlich bekannte Frauen während der Geburt. Beleghebammen können aber auch als Team im Schichtdienstmodell arbeiten und betreuen die Gebärenden, die das Krankenhaus aufsuchen (Sayn-Wittgenstein 2007: 99 ff.; Sayn-Wittgenstein & Schäfers 2009: 24 ff.). Deutschlandweit nimmt die Umwandlung geburtshilflicher Abteilungen mit angestellten Hebammen auf ein Belegsystem mit freiberuflichen Hebammen aus wirtschaftlichen Gründen zu. Insbesondere kleine Abteilungen profitieren aus finanziellen Gründen von einer Umwandlung (Selow 2007: 6).

Eine große Anzahl angestellter Hebammen arbeitet nebenberuflich auf freiberuflicher Basis in der Geburtsvorbereitung und in der Schwangeren- und Wochenbettbetreuung. Sayn-Wittgenstein & Schäfers (2009: 73) berichten in ihrer *Analyse der Datenlage zu den Versorgungsleistungen durch Hebammen* im Bundesland Niedersachsen über folgende Beschäftigungsverhältnisse von 1.370 Hebammen: 751 Hebammen geben eine freiberufliche Tätigkeit an, 184 Hebammen arbeiten rein angestellt und 435 Hebammen arbeiten angestellt und freiberuflich.

## Berufsständische Interessenvertretungen

Im Deutschen Hebammenverband e. V. (DHV) waren im August 2008 im Mitgliedsregister insgesamt 15.553 Mitglieder verzeichnet, davon 13.985 aktive Hebammen und 1.568 passive Mitglieder (Sayn-Wittgenstein & Schäfers 2009: 47). Der Verband verfügt über 16 Landesverbände und sieht sich als Interessensvertretung für alle Hebammen – angestellte und freiberuflich tätige Hebammen, Lehrerinnen für Hebammenwesen, Familienhebammen und Hebammenschülerinnen (DHV 2009b).

Der Bund freiberuflicher Hebammen Deutschland e. V. (BfHD) gibt an, circa 700 Mitglieder zu haben. Sie sehen sich als Vertretung für freiberufliche Hebammen, Hebammenschülerinnen und Hebammen, die eine natürliche und selbstbestimmte Geburtshilfe praktizieren (BfHD 2009).

Die Mitgliedschaft in den Berufsverbänden ist freiwillig. Es wird aber angenommen, dass 85 % der Hebammen im Deutschen Hebammenverband organisiert sind, da die Möglichkeit zum Beitritt in eine Gruppenberufshaftpflichtversicherung besteht (Sayn-Wittgenstein & Schäfers 2009: 48).

Im Februar 2008 gründete sich der Deutsche Fachverband für Hausgeburtshilfe e. V. (DFH) (Müller-Markfort 2009: 22). Er verzeichnet im Juli 2009 insgesamt 25 Mitglieder (Baumgarten 2009: 39).

Deutsche Gesellschaft für Hebammenwissenschaft (DGHWi)

Am 19. Juni 2008 wurde die Deutsche Gesellschaft für Hebammenwissenschaft (DGHWi) gegründet. Gründungsmitglieder waren Praktikerinnen, Forschende und Lehrende aus Berufs- und Themenfeldern des Hebammenwesens, der Geburtshilfe und der Gesundheit sowie Sozial- und Geisteswissenschaftlerinnen. Die Fachgesellschaft möchte als Forum für interdisziplinäre Zusammenarbeit dienen, wissenschaftlich abgeleitete Empfehlungen und Ergebnisse verschiedener Wissenschaftsbereiche vernetzen und veröffentlichen. Die Kommunikation mit Politik und Gesellschaft ist neben dem wissenschaftlichen Diskurs ein wichtiges Anliegen (Lohe 2008: 637 f.). Mittelfristig ist eine Aufnahme in die Arbeitsgemeinschaft der Wissenschaftlichen Medizinischen Fachgesellschaft e. V. (AWMF) geplant (Salis 2009: 458).

## 3.3 Geburtshilfliche Versorgung durch Hebammen

In der reproduktiven Lebensphase von Schwangerschaft, Geburt und Wochenbett sind verschiedene Professionen an der Betreuung der werdenden Mutter bzw. Eltern beteiligt.

Anhand des abgebildeten Betreuungsbogens (Sayn-Wittgenstein 2007: 24) (Abb. 3.3.1) werden im Folgenden die einzelnen Stationen und die damit einhergehenden Aufgaben und Tätigkeitsfelder von Hebammen in Deutschland beschrieben.

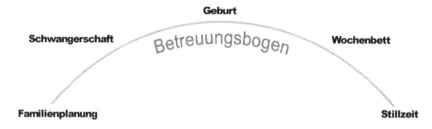

Abb. 3.3.1: Betreuungsbogen (Sayn-Wittgenstein 2007: 24)

Familienplanung

Die angemessene Aufklärung und Beratung in Fragen der Familienplanung, die im Artikel 42 der Richtlinie 2005/36/EG genannt wird, findet sich nicht in der Hebammen-Vergütungsordnung im Rahmen des Vertrages über die Versorgung mit Hebammenhilfe nach § 134 a SGB V wieder. Das bedeutet, dass Hebammen befugt sind, Beratung zur Familienplanung im Vorfeld einer Schwangerschaft und nach der Geburt durchzuführen, diese Leistung aber nicht vergütet wird (Sayn-Wittgenstein & Schäfers 2009: 20). Das Beratungsangebot der Familienplanung vor der Schwangerschaft durch Hebammen wird momentan nicht umfassend umgesetzt.

Im Rahmen der Wochenbettbetreuung stellt die Familienplanung ein wichtiges Thema dar, zu dem Hebammen die Frauen und Paare beraten sollten (Kirchner 2005: 18; Ahrendt & Gorontzy 2007: 50). Eine Studie, die 2008 in Baden-Württemberg und Sachsen-Anhalt durchgeführt wurde, berichtet, dass nur 12 % der Wöchnerinnen mit der betreuenden Hebamme über das Thema Familienplanung gesprochen haben. 81 % der Frauen sprach mit der Gynäkologin oder dem Gynäkologen darüber (Schwarz 2010: 12).

## Schwangerschaft

In der Schwangerschaft werden Frauen in erster Linie von niedergelassenen Gynäkologinnen und Gynäkologen betreut. Aber auch freiberuflich tätige Hebammen bieten Vorsorgeuntersuchungen an. In der Regel nehmen Schwangere die ärztliche Schwangerenvorsorge in Anspruch. Gesicherte Zahlen über die Inanspruchnahme von Vorsorgeuntersuchungen durch Hebammen – eventuell im Wechsel mit einer Ärztin oder einem Arzt – liegen nicht vor (Schücking 2003b: 1027).

Aber auch Pränataldiagnostikerinnen und -diagnostiker sowie in geringerem Maße Humangenetikerinnen und -genetiker sind an der Versorgung beteiligt. Sollte die Schwangere präpartal stationär in einer Klinik aufgenommen werden, wird sie zumeist dort von Gesundheits- und Krankenpflegerinnen und -pflegern betreut.

Geburtsvorbereitungskurse werden von Hebammen und zu einem geringeren Anteil von Geburtsvorbereiterinnen angeboten; dies kann in Hebammen- oder Arztpraxen, in Geburtshäusern, in Familienbildungsstätten oder in Krankenhäusern, hier zumeist in sogenannten Elternschulen, stattfinden.

Bisher sind die Größenordnung der Teilnahme sowie die Auswirkungen der geburtsvorbereitenden Angebote in Deutschland nicht systematisch untersucht worden. International wurden Studien zu unterschiedlichen Aspekten von Geburtsvorbereitungskursen durchgeführt. Studien zeigen, dass Frauen aus sozial schwächeren Verhältnissen, mit einem niedrigeren Bildungsniveau, sehr junge Frauen, alleinstehende Frauen und Migrantinnen selten an Kursen teilnehmen (Lumley & Brown 1993: 123; Nolan 1995: 142 f.; Fabian et al. 2004: 229), Die Effekte der Geburtsvorbereitungskurse auf die Geburt und die Outcomes sind unklar. Studien berichten von inkonsistenten Ergebnissen bezüglich des Schmerzmittelgebrauchs, des Geburtsmodus und der Geburtsdauer (Hetherington 1990: 88; Sturrock & Johnson 1990: 84; Bergström et al. 2009: o. S.). Wöckel et al. (2009: 187 f.) haben in ihrer randomisierten Interventionsstudie in Deutschland gezeigt, dass eine einstündige spezielle Schulung für werdende Erstväter im Rahmen eines Geburtsvorbereitungskurses zu Vorteilen führt. Die Männer fühlten sich besser vorbereitet und während der Geburt als Unterstützer hilfreicher. Die Frauen wiederum fühlten sich besser unterstützt und bewerteten das Geburtserlebnis positiver.

Hebammen können gemäß der Hebammen-Vergütungsvereinbarung (2007) in der Schwangerschaft verschiedene Leistungen erbringen und abrechnen: bis zu zwölf Beratungen (auch per Kommunikationsmedium), ein Vorgespräch über Fragen der Schwangerschaft und Geburt im Umfang von bis zu 90 Minuten, Vorsorgeuntersuchungen, Entnahme von Körpermaterial, Hilfe bei Schwangerschaftsbeschwerden, Überwachung des Kindes per Kardiotokographie, 14 Stunden Geburtsvorbereitung in der Gruppe und Geburtsvorbereitung bei Einzelunterweisung auf ärztliche Anordnung.

## Geburt

Laut Hebammengesetz und den Berufsordnungen der Länder sind Hebammen befugt, physiologisch verlaufende Geburten eigenständig zu betreuen (HebG, Berufsordnungen). Faktisch geschieht dies in der außerklinischen Geburtshilfe. Obwohl nur circa 2 % der Geburten außerklinisch betreut werden, existiert ein dezidiertes Angebot in diesem Bereich. Bei auftretenden Komplikationen bzw. Pathologien in der außerklinischen Geburtshilfe wird die Hebamme eine Ärztin oder einen Arzt hinzuziehen, in der Regel wird sie jedoch die Gebärende in eine Klinik verlegen (Sayn-Wittgenstein 2007: 105; Kolip et al. 2009: 59).

In der klinischen Geburtshilfe ist die primäre Betreuungsperson bei physiologisch verlaufenden Geburten die Hebamme. Aber auch die Betreuung von Frauen mit einem Risikostatus erfolgt durch Hebammen in Zusammenarbeit mit einer Ärztin oder einem Arzt. Bei Aufnahme einer Gebärenden zur Geburt im Krankenhaus erfolgen üblicherweise die Aufnahme- sowie eine Ultraschalluntersuchung durch eine Ärztin oder einen Arzt. Absprachen der Hebamme mit dem ärztlichen Dienst finden bei Gabe von Schmerzmitteln oder Einsatz von Interventionen wie einer Amniotomie oder Wehenmittelgabe statt. Im weiteren Geburtsverlauf wird der ärztliche Dienst regelmäßig über den Geburtsfortschritt informiert und bei sich anbahnenden Komplikationen oder Notfällen hinzugezogen. Je nach Organisationsschema der Klinik kann das Vorgehen unterschiedlich geregelt sein. Zur eigentlichen Geburt des Kindes wird

der ärztliche Dienst hinzugezogen, unabhängig vom Risikostatus der Gebärenden.

Ein Konzept der hebammengeleiteten Geburtshilfe in der Klinik ist der
Hebammenkreißsaal, in dem gesunde Frauen vor und während der Geburt
ausschließlich von Hebammen betreut werden. Bei Komplikationen wird der
ärztliche Dienst hinzugezogen. Die Betreuung findet in diesem Fall im üblichen
Kreißsaalmodell statt, die Hebamme betreut die Gebärende weiterhin, der
hinzugezogene ärztliche Dienst übernimmt aber die Leitung der Geburt (Sayn-
Wittgenstein 2007: 104 f.; Verbund Hebammenforschung 2007: 14; Kolip et
al. 2009: 60 f.; Krahl, Bauer & Sayn-Wittgenstein 2009: 10).

Die Geburtshilfe durch freiberufliche Beleghebammen in der Klinik ist nicht
im eigentlichen Sinne hebammengeleitet. In der Regel wird die hausspezifische,
klinische Geburtshilfe praktiziert und zur Geburt des Kindes eine Ärztin oder
ein Arzt hinzugezogen.

Laut Hebammen-Vergütungsvereinbarung (2007) können freiberuflich tätige
Hebammen folgende Leistungen im Rahmen der Geburtshilfe abrechnen: Hilfe
bei der Geburt eines Kindes im Krankenhaus oder einer außerklinischen Geburt
in einer Einrichtung unter ärztlicher oder in einer von Hebammen geleiteten
Einrichtung, Hilfe bei einer Hausgeburt und Hilfe bei einer Fehlgeburt. Die
Gebühren für die genannten Leistungen umfassen den Zeitraum von bis zu acht
Stunden vor und drei Stunden nach der Geburt. Des Weiteren können auch nicht
vollendete Geburten zu Hause oder in einer außerklinischen Einrichtung abgerechnet werden. Die Erstuntersuchung des Kindes nach der Geburt (U1), die
Versorgung einer Episiotomie oder Rissverletzung und die Hinzuziehung einer
zweiten Hebamme werden vergütet.

## Wochenbett

Nach ambulanten Geburten verlassen die Frauen die Klinik oder das Geburtshaus bzw. die Hebammenpraxis wenige Stunden nach der Geburt. Die durchschnittliche stationäre Verweildauer in der Klinik nach einer Spontangeburt
beträgt drei Tage, nach einem Kaiserschnitt fünf Tage (Geist 2007: 421). Die
anschließende Wochenbettbetreuung zu Hause erfolgt durch freiberuflich tätige
Hebammen. Im günstigsten Fall hat die Wöchnerin die Hebamme bereits in der
Schwangerschaft kennengelernt (Bauer 2007: 487).

Im Grunde genommen kann die ambulante Wochenbettbetreuung in
Deutschland als hebammengeleitet bezeichnet werden. Die Wöchnerin und das
Neugeborene werden nach der Entlassung aus der Klinik bei einem komplika-
tionslosen Verlauf des Wochenbettes in der Regel ausschließlich durch eine
Hebamme betreut. Sechs bis acht Wochen nach der Geburt wird eine ärztliche

Abschlussuntersuchung empfohlen. Sollten Komplikationen auftreten, wird die Hebamme die Wöchnerin oder das Kind zur ärztlichen Konsultation bzw. Behandlung weiter verweisen.

Obwohl die Überwachung des Wochenbettverlaufs eine vorbehaltene Tätigkeit von Hebammen und Ärztinnen/Ärzten darstellt (§ 4 HebG), werden während des Wochenbetts in der Klinik die Wöchnerinnen und ihre Neugeborenen von Gesundheits- und Krankenpfleger/-innen, Gesundheits- und Kinderkrankenpfleger/-innen sowie Laktationsberaterinnen betreut. Viele der Wochenbettabteilungen sind weiterhin ›klassisch‹ organisiert, das heißt, Wöchnerinnen und Neugeborene werden in unterschiedlichen Arbeitseinheiten betreut – der Wochenstation und dem Kinderzimmer. Dies führt in vielen Fällen dazu, dass Wöchnerinnen von einer größeren Anzahl verschiedener Pflegepersonen versorgt werden. Falls keine festgelegten Standards für die Betreuung existieren, werden unter Umständen unterschiedliche Ratschläge erteilt, die Verwirrung bei den neuen Müttern bewirken können (Hasseler 2002a: 29 ff.; Polleit 2005: 193 ff.).

In einigen Kliniken, die eine integrative, ganzheitliche oder integrierte Wochenbettstation oder Familienabteilung implementiert haben, arbeiten inzwischen Hebammen im interdisziplinären Team mit. Diese Abteilungen sind so organisiert, dass die Frau und ihr Neugeborenes gemeinsam nach dem Bezugspflegeprinzip betreut werden. Das bedeutet, dass eine Pflegeperson je Schicht für die Wöchnerin und das Baby zuständig ist und alle anfallenden Tätigkeiten plant und durchführt (Polleit 2005: 193 ff.). Ein weiterer Aspekt dieses integrativen Konzeptes ist das Angebot des Rooming-in, das einen ununterbrochenen Kontakt zwischen Mutter und Kind ermöglicht und die Bondingphase unterstützt (Schiemann 1993: 9; Hasseler 2002a: 36; Polleit 2005: 196; Lang 2009: 70 ff.).

Ein wichtiger Aspekt – gerade im Hinblick auf die kurze Verweildauer der Wöchnerinnen in der Klinik – ist die gut vorbereitete Entlassung nach Hause und das gezielte Anknüpfen an eine ambulante Wochenbettbetreuung. Ein systematisches Entlassungsmanagement wie in der Pflege[51] existiert bisher nicht (Sayn-Wittgenstein 2007: 118).

Über die Inanspruchnahme einer häuslichen Wochenbettbetreuung liegen keine gesicherten Zahlen vor. Sayn-Wittgenstein & Schäfers (2009: 78) berichten, dass 93,7 % der befragten Hebammen in Niedersachsen (n = 1.174) freiberuflich in der Wochenbettbetreuung tätig sind.

Laut Hebammen-Vergütungsordnung im Rahmen des Vertrages über die

---

51 Vom Deutschen Netzwerk für Qualitätsentwicklung in der Pflege (DNQP) wurde 2004 der ›Expertenstandard Entlassungsmanagement in der Pflege‹ erarbeitet. Dieser wurde im Juli 2009 aktualisiert (DNQP 2009).

Versorgung mit Hebammenhilfe nach § 134 a SGB V (2007) wird die Wochenbettbetreuung bis zu acht Wochen nach der Geburt vergütet. In den ersten zehn Tagen ist ein täglicher Besuch vorgesehen, bei Bedarf auch weitere Besuche am selben Tag. Die Besuche können zu Hause, in einem Krankenhaus oder in einer außerklinischen Einrichtung stattfinden. Falls nach acht Wochen weiterhin ein Betreuungsbedarf besteht, kann dies auf ärztliche Anordnung unter Angabe der Indikation stattfinden. Weiterhin können zehn Stunden Rückbildungsgymnastik abgerechnet werden.

Der gesetzlich verankerte Betreuungsrahmen von acht Wochen wird nach vorsichtigen Schätzungen nicht ausgeschöpft. Nur 8 % der Wöchnerinnen wurden laut Forschungsprojekt *Effektivität der Wochenbettbetreuung durch Hebammen – Ergebnisse einer Befragung von Müttern in Sachsen-Anhalt und Baden-Württemberg zwei Monate nach der Geburt* acht Wochen nach der Geburt von der Hebamme betreut. Circa 25 % der Wöchnerinnen wurden ein bis zwei Wochen zu Hause betreut und circa 30 % drei bis vier Wochen (Schwarz 2010: 12).

## Stillzeit

Nach Ablauf von acht Wochen bis zum Ende der Abstillphase und bei Ernährungsproblemen des Säuglings bis zum Ende des 9. Lebensmonats sind vier Beratungen der Mutter bei Stillschwierigkeiten oder Ernährungsproblemen des Säuglings berechnungsfähig (Hebammen-Vergütungsordnung 2007).

Sayn-Wittgenstein & Schäfers (2009: 78) berichten, dass 81,9 % der in Niedersachsen befragten Hebammen angeben, Stillberatungen nach der achten Lebenswoche des Kindes durchzuführen.

## Frühe Elternschaft und erstes Lebensjahr des Kindes

Üblicherweise findet in dieser Phase – nach der achten Lebenswoche des Kindes – selten eine Betreuung durch Hebammen statt. Dies geschieht eher implizit im Rahmen von Rückbildungskursen oder Stillgruppen.

Eine Ausnahme stellt die Betreuung von Frauen und ihren Familien durch Familienhebammen dar. Dieses Konzept sieht die Begleitung von Frauen und Familien mit einem erhöhten Betreuungsbedarf bis zum ersten Geburtstag des Kindes vor (Halves & Nietung 2009: 51 f.).

Familienhebammen

In Deutschland haben 782 Hebammen eine Ausbildung zur Familienhebamme absolviert (Stand Juli 2009) (Nieting 2009a: 526). Das Modell der Familienhebamme ist grundsätzlich nicht neu, sondern wird schon seit den 1980er Jahren in Deutschland umgesetzt.[52] Dennoch war dieses Betreuungsmodell bis 2005 noch nicht weit verbreitet. Infolge von bekannt gewordenen Fällen von vernachlässigten und verstorbenen bzw. getöteten Kindern wurde von Seiten der Politik ein ›Frühwarnsystem‹ gefordert. Hebammen bzw. Familienhebammen wurden als die Berufsgruppe identifiziert, die frühzeitig Kontakt mit Familien mit besonderen Belastungen aufnehmen, sie begleiten und stabilisierend wirken können (BDH 2004: 3; DHV 2008: o. S.; Nieting 2009a: 526 f.; Schneider 2009: 12; Staschek 2009: 536 f.).

Die Familienhebamme wird definiert als

> »eine staatlich examinierte Hebamme mit einer Zusatzqualifikation, deren Tätigkeit die Gesunderhaltung von Mutter und Kind fördert. Dabei liegt der Schwerpunkt der Arbeit auf der psychosozialen, medizinischen Beratung und Betreuung von Risikogruppen durch aufsuchende Tätigkeit. Die Familienhebamme betreut schwangere Frauen, Mütter und Kinder bis zum 1. Geburtstag des Kindes.« (DHV 2008: o. S.).

Da im Rahmen der Regelversorgung jeder Versicherten in Deutschland die Versorgung durch eine Hebamme zusteht, werden Hausbesuche von Familienhebammen von den betroffenen Familien nicht als diskriminierend wahrgenommen (Frey 2009: 551).

Das Bundesministerium für Familie, Senioren, Frauen und Jugend (BMFSFJ) hat im März 2007 das Nationale Zentrum Frühe Hilfen (NZFH) unter Trägerschaft der Bundeszentrale für gesundheitliche Aufklärung (BZgA) und des deutschen Jugendinstituts e. V. (DJI) eingerichtet. Das Zentrum soll den Auf- und Ausbau von Unterstützungssystemen des Gesundheitswesens und der Jugendhilfe für werdende Eltern und Eltern von Säuglingen und Kleinkindern fördern. Aufgaben sind die Errichtung einer Wissensplattform zu Frühen Hilfen, Information und Kommunikation in die Fachöffentlichkeit und Bevölkerung sowie der Transfer von Erfahrungen und Erkenntnissen aus Forschung und Praxis (Nationales Zentrum Frühe Hilfen o. J.; Halves & Nieting 2009: 55).

Studien zur Evaluation des Betreuungsmodells ›Familienhebammen‹ werden

---

52  Von 1980 bis 1983 wurde das Modellprojekt ›Familienhebamme‹ in Bremen durchgeführt. Grund für den Einsatz von 25 Familienhebammen war eine überdurchschnittlich hohe Säuglingssterblichkeit. Die Familienhebammen nahmen an einer einjährigen Vollzeit-Fortbildung teil. Innovativ an diesem Projekt waren die langfristige Betreuung der Frauen und Familien, die Netzwerkarbeit und die enge interdisziplinäre Zusammenarbeit mit unterschiedlichen Berufsgruppen. Das Modellprojekt wurde wissenschaftlich evaluiert (Schneider 2006: 12; Schumann 2006: 158; Schneider 2009: 11).

momentan in verschiedenen Regionen Deutschlands durchgeführt. Darüber hinaus werden die Weiterbildungsangebote zur Qualifizierung von Hebammen in diesem Bereich untersucht[53] (unter anderem Ayerle 2009; Ayerle et al. 2009; Knorz & Sayn-Wittgenstein 2009; Makowsky 2009).

## Weitere Tätigkeitsbereiche

Weitere Tätigkeitsfelder finden sich in den Bereichen Gesundheitsbildung an Schulen (Petrus 2009), Teenagersprechstunden, Beratung und Hilfeleistung in den Wechseljahren, Familienplanung und Internetberatung (Sayn-Wittgenstein & Schäfers 2009: 20 f.).

## 3.4 Außerklinische Geburtshilfe

Hebammengeleitete Geburtshilfe wird in Deutschland in der Regel außerklinisch in Geburtshäusern, Hebammenpraxen und im häuslichen Umfeld praktiziert. Seit 2003 wird die hebammengeleitete Geburtshilfe im Rahmen des Versorgungskonzeptes Hebammenkreißsaal in Kliniken umgesetzt.

## Zahlen und Fakten

Gesicherte Zahlen zu außerklinisch betreuten Geburten sowie zu den Leistungen der Hebammen in diesem Bereich liegen nicht vor, da nicht in allen Bundesländern eine Pflicht der freiberuflich tätigen Hebammen zur Teilnahme an der Qualitätssicherung im Rahmen der Berufsordnungen der Länder besteht. Da die Standesämter die Angaben zum Geburtsort des Kindes bisher nicht kategorisiert erheben und weitergeben, besteht auch hierüber nicht die Möglichkeit, etwas über die tatsächliche Anzahl außerklinisch beendeter Geburten zu erfahren (Gesellschaft für Qualität in der außerklinischen Geburtshilfe e. V. 2009; Loytved 2009b: 5; Sayn-Wittgenstein & Schäfers 2009: 23 f.).

---

53 Auf der Homepage des Nationalen Zentrums Frühe Hilfen (www.fruehehilfen.de) finden sich Informationen zu Modellprojekten und die dazugehörige Begleitforschung.

Tab. 3.4.1: In Deutschland klinisch und außerklinisch geborene Kinder (2004 bis 2007)[54]

| Jahr | Geborene Kinder (inkl. Verlegungen, Zwillinge und Totgeburten)[55] | Davon in Krankenhäusern ge-borene Kinder (inkl. Verlegungen, Zwillinge und Totgeburten)[56] | Differenz aus Spalte 2 und 3 (Annahme: nicht erfasste Klinikgeburten sind außerklinische Geburten) | Dokumentierte, außerklinisch geborene Kinder (inkl. außerklinisch geborene Zwillinge und Totgeburten)[57] |
|---|---|---|---|---|
| 2004 | 708.350 | 695.885 | 12.465 = 1,79 % | 8.715 = 69,9 % |
| 2005 | 688.282 | 675.688 | 12.594 = 1,83 % | 8.640 = 68,6 % |
| 2006 | 675.144 | 663.979 | 11.165 = 1,65 % | 8.351 = 74,8 % |
| 2007 | 687.238 | 675.892 | 11.341 = 1,65 % | 8.221 = 72,5 % |

Die Rate der außerklinisch begonnenen Geburten liegt faktisch bei mehr als 1,65 % außerklinisch geborenen Kindern. Im Jahr 2007 wurden 11.341 Kinder (1,65 %) außerklinisch geboren (siehe Tab. 3.4.1). Zu verzeichnen war im Jahr 2007 eine Verlegungsrate vom außerklinischen Setting in die Klinik von 13,1 % (Loytved 2009b: 11). Wenn die verlegten Frauen bzw. Geburten zur Anzahl der außerklinisch geborenen Kinder dazugerechnet werden, beträgt die Anzahl der außerklinisch begonnenen Geburten 12.827.[58] Das würde bedeuten, dass circa 1,86 % der Geburten in Deutschland außerklinisch begonnen werden (eigene Berechnung).

Die Anzahl der gemeldeten außerklinischen Einrichtungen, die einen Vertrag nach § 134 a SGB mit dem Spitzenverband der Gesetzlichen Krankenversicherungen (GKV) zur Übernahme der Betriebskosten abgeschlossen haben, wird mit bundesweit 134 angegeben (Kötter 2009). Seit 27. Juni 2008 übernehmen die gesetzlichen Krankenkassen die Betriebskosten für hebammengeleitete außerklinische Einrichtungen in Höhe von 550 Euro für ihre Versicherten (Netzwerk der Geburtshäuser e. V. 2008). Durch die Übernahme der Betriebskosten wird nun eventuell eine andere Klientel als bisher angesprochen (Kolip et al. 2009: 59 f.).

Als problematisch wirken sich in der außerklinischen Geburtshilfe die steigenden Prämien der Berufshaftpflichtversicherungen für Hebammen aus (Wiemer 2009: 16). Grund für die weiterhin steigenden Prämien ist die sehr negative Schadensentwicklung, die nicht ursächlich mit der Arbeit und der Anzahl der Meldungen der einzelnen Hebammen zusammenhängt, sondern mit der zu-

---

54 Quellen: Gesellschaft für Qualität in der außerklinischen Geburtshilfe e. V. 2009; Loytved 2009c: 4
55 Quelle: Statistisches Bundesamt.
56 Quelle: Statistisches Bundesamt.
57 Quelle: Datenerhebung QUAG e. V.
58 Leider werden nicht 100 % der Klinikgeburten von den Krankenhäusern gemeldet.

nehmenden Höhe der Schadensersatzzahlungen an Eltern und Krankenkassen
(Klenk & Felchner 2010: 41).

## Entwicklung der hebammengeleiteten Geburtshilfe

Die Frauenbewegung in Deutschland hat ab Ende der 1960er Jahre soziale und
kulturelle Veränderungen bewirkt sowie sich auf die Medizin und das Gesundheitssystem ausgewirkt. Es entwickelte sich eine Frauengesundheitsbewegung,
Selbsthilfegruppen entstanden und Frauengesundheitszentren wurden gegründet, um Frauengesundheit selbstbestimmt in die Hand zu nehmen. Kritikpunkt
war unter anderem die Medikalisierung und Technisierung von Schwangerschaft und Geburt. Mitte der 70er Jahre entstand eine eigenständige Bewegung,
die die Geburt als einen natürlichen Vorgang betrachtete. Die Hausgeburt wurde
wieder als ernstzunehmende Alternative erwogen und propagiert (Brockman &
Reichard 2000: 73; Stolzenberg 2000: 215 ff.).

Das erste Geburtshaus in Deutschland wurde 1987 in Berlin nach dem Vorbild
der amerikanischen Birth Center eröffnet. Vorangegangen war 1982 die Gründung des Vereins ›Geburtshaus für eine selbstbestimmte Geburt‹, der Aufklä-
rungs- und Öffentlichkeitsarbeit leistete und Frauen beriet. Die Angebote
richteten sich an alle Schwangeren, unabhängig vom geplanten Geburtsort
(Zimmermann 1998: 20 f.; Stolzenberg 2000: 229 f.).

In Geburtshäusern werden gesunde Frauen[59] während der Schwangerschaft
und der Geburt und im Wochenbett eigenverantwortlich von Hebammen betreut. Die Betreuungsphilosophie der Geburtshäuser stellt die Frau, das Kind
und die Familie in den Mittelpunkt der Aufmerksamkeit. Frauen wird Raum und
Zeit gegeben, um möglichst ungestört und aus eigener Kraft ihr Kind in einer
vertrauensvollen Atmosphäre zu gebären. Es wird auf Routinemaßnahmen
verzichtet, medizinische Interventionen werden nur bei Bedarf eingesetzt und
eine freie Wahl der Geburtsposition unterstützt. Es findet eine Eins-zu-eins-
Betreuung – möglichst ohne Betreuungswechsel – während der Geburt statt. Zur
eigentlichen Geburt des Kindes wird eine zweite Hebamme dazugerufen. Bei
auftretenden Komplikationen wird die Gebärende in eine Klinik verlegt (Zimmermann 1998: 35 ff.; Bauer 2000: 8; Stolzenberg 2000: 229 ff.; Groh 2003:
184 ff.).

In der außerklinischen Geburtshilfe kann eine kontinuierliche Begleitung in
der Lebensphase von Schwangerschaft, Geburt, Wochenbett und Stillzeit um-

---

59 Mittels eines Kriterienkatalogs wird überprüft, ob die Schwangere der Low-Risk-Gruppe
entspricht und in der außerklinischen Einrichtung alleinverantworlich von Hebammen
betreut werden kann.

gesetzt werden. Die Betreuung kann faktisch ab der frühen Schwangerschaft beginnen und bis zum Ende der Stillzeit andauern (Groh 2003: 184). Laut der außerklinischen Perinatalerhebung haben im Jahr 2007 83,5 % aller Schwangeren, die außerklinisch betreut wurden, bereits zu Beginn der 29. SSW eine Hebamme kontaktiert. 48,7 % der Frauen haben sechs bis zehn Kontakte zu der Hebamme während der Schwangerschaft und 91,3 % der Frauen gehen zu den Vorsorgeuntersuchungen zu einer Hebamme. Aus den Daten wird nicht ersichtlich, wie viele Frauen die Vorsorgeuntersuchungen ausschließlich bei einer Hebamme wahrnehmen (Loytved 2009b: 9).

Die beschriebene Betreuung von Frauen im Geburtshaus trifft im Großen und Ganzen auch auf die Betreuung durch eine Hausgeburtshebamme in der Lebensphase von Schwangerschaft, Geburt, Wochenbett und Stillzeit zu. In diesem Fall wird die Frau ausschließlich von einer Hebamme in ihrem eigenen häuslichen Umfeld betreut (Lippens 2007: 304).


### Ergebnisse der außerklinischen Geburtshilfe

Die dokumentierten Ergebnisse der außerklinischen Geburtshilfe seit 1999 sind hinsichtlich der üblicherweise betrachteten mütterlichen und kindlichen Outcomes gut. Zur folgenden Darstellung werden die Ergebnisse der außerklinischen Perinatalerhebung, die Daten des Qualitätsberichtes des Jahres 2006 mit 9.500 dokumentierten begonnenen außerklinischen Geburten (Einlingen) verwendet[60] (Loytved 2009a).

8.853 Frauen (93,2 %) haben ihr Kind spontan zur Welt gebracht, 205 Frauen (2,2 %) vaginaloperativ und 439 Frauen (4,6 %) per Sectio (Loytved 2009a: 41).

Bezogen auf alle Geburten haben 52,0 % der Frauen eine Geburtsverletzung erlitten. Schwerwiegende Dammrisse III. oder IV. Grades traten bei 91 Frauen (1,15 %) auf (Bezugsgröße: vaginale Geburten, n = 9.058). Bei allen vaginalen Geburten wurde bei 577 Frauen (7,3 %) eine Episiotomie vorgenommen (Loytved 2009a: 44 f.).

Ein Blutverlust von über 1.000 ml trat bei 121 Frauen (1,3 %) auf. Keine Frau verstarb während der Geburt oder in der frühen Wochenbettzeit (Loytved 2009a: 48 f.).

---

60 Im Jahr 2006 haben 504 Hebammen und 109 Geburtshäuser, Hebammenpraxen und Entbindungsheime sowie eine Arztpraxis teilgenommen (Loytved 2009a: 11).

Begleitende Maßnahmen während der Geburt werden im Qualitätsbericht in drei Kategorien unterteilt: ›Keine Interventionen‹, ›Mäßige Interventionen‹ und ›Invasiv‹ (siehe Tab. 3.4.2).

Tab. 3.4.2: Begleitende Maßnahmen während der Geburt[61]

|  | Interventionen |  |
| --- | --- | --- |
| *Keine Interventionen* | Amniotomie | nein |
|  | Alle begleitenden Maßnahmen | nein |
| *Mäßige Interventionen* | Homöopathie | nein |
|  | Analgetika | nein |
|  | Sonstige Maßnahmen | nein |
|  | Amniotomie (30 Minuten und länger vor der Geburt) | nein |
|  | Episiotomie | nein |
|  | Naturheilkunde | ja |
|  | Massagen | ja |
|  | Akupunktur/-pressur | ja |
| *Invasiv* | Amniotomie (30 Minuten und länger vor der Geburt) | ja |
|  | Begleitende Maßnahmen | ja |
|  | Homöopathie | ja |
|  | Analgetika/Spasmolytika | ja |
|  | Episiotomie | ja |
|  | Sonstige Maßnahmen | ja |

Im Jahr 2007 wurden bei 31,6 % der Geburten keine Interventionen eingesetzt. 24,7 % der Geburten fielen unter die Kategorie ›mäßige Interventionen‹ und 43,7 % unter die Kategorie ›invasiv‹ (Loytved 2009a: 46 f.).

Die Frauen nahmen bei den vaginalen Geburten (n = 9.058) überwiegend eine aufrechte Gebärposition ein. 9,9 % der Frauen haben ihr Kind in Rückenlage geboren, in den anderen Fällen wurden stehende, sitzende, hockende und anhängende Positionen sowie der Vierfüßlerstand oder die Wanne gewählt (Loytved 2009a: 43).

1.180 Gebärende (12,4 %) wurden während der Geburt in eine Klinik verlegt. Die hauptsächlichen Verlegungsgründe sind ›protrahierte Geburt/Geburtsstillstand in der Eröffnungsperiode‹, ›pathologisches CTG oder auskultatorisch schlechte kindliche Herztöne‹ und ›verlängerte Austreibungsperiode‹. 91,6 % der Verlegungen fanden in Ruhe statt, 8,1 % wurden als ›Verlegung in Not‹ klassifiziert (Loytved 2009a: 27 f.).

3,4 % der Frauen (n = 325) wurden nach der Geburt in eine Klinik verlegt. Die Grundgesamtheit ist hier die Anzahl aller außerklinisch begonnenen Geburten (n = 9.428). Hauptgründe waren Blutungen > 1.000 ml, Plazentalösungsstörungen oder unvollständige Plazenta sowie komplizierte Geburtsverletzungen bzw. eine Nahtversorgung (Loytved 2009a: 48).

---

61 Loytved 2009a: 46.

99,4 % der Neugeborenen (9.491 Kinder) haben nach fünf Minuten einen Apgar-Wert ≥ 7. 93,0 % aller Kinder wurden 2006 in einem guten bis sehr guten Zustand[62] geboren. Bei 1,5 % der Kinder war ein befriedigender Zustand zu verzeichnen. Nach der Geburt wurden 188 Kinder (2,0 %) in eine Kinderklinik verlegt (Loytved 2009a: 53 ff.).

Die perinatale Mortalität betrug im Jahr 2006 bei allen außerklinisch begonnenen Geburten 1,2 ‰ (n = 12). Ein weiteres Kind verstarb nach dem 7. Lebenstag und bei einem kindlichen Todesfall wurde keine Zeitangabe gemacht. Die perinatale Mortalität in der außerklinischen Geburtshilfe bewegte sich in den Jahren 2003 bis 2006 zwischen 1,2 und 1,7 ‰. Im Jahr 2007 ist die perinatale Mortalität im Gegensatz zu den Vorjahren geringer (Loytved 2009a: 49 f.).

Die Qualitätssicherung in der außerklinischen Geburtshilfe ist – wie die klinische Perinatalerhebung – auf Dauer angelegt. Es kann davon ausgegangen werden, dass der Erfassungsgrad sich in den nächsten Jahren erhöhen wird. Die Anzahl der bisher dokumentierten Geburten in den Jahren 1999 bis 2007 beläuft sich auf 85.018 Geburten und stellt einen guten Fundus dar (Loytved 2009b: 3).

Studien

Über die Qualitätsberichte hinaus sind in Deutschland bisher neun Studien im außerklinischen Bereich durchgeführt worden. Folgende Tabelle gibt einen Überblick über diese Studien.

Tab. 3.4.3: Studien zur außerklinischen Geburtshilfe in Deutschland (1998 bis 2009)

| Autorinnen/ Autoren | Methode | Stichprobe | Fragestellung |
|---|---|---|---|
| David et al. (1998) | Retrospektive, nicht-randomisierte Beobachtungsstudie 1992 bis 1994 | n = 801 Geburtshausgeburten in Berlin n = 14.367 Low-Risk-Klinikgeburten in Berlin | Unterschiede zwischen Geburten im Geburtshaus und Klinikgeburten bei Low-Risk-Frauen hinsichtlich des mütterlichen und kindlichen Outcome |

---

62 Im Qualitätsbericht wird ein positives Fetal Outcome mittels folgender Angaben dargestellt: Lebend geboren, gemäß Tragzeit reif geboren, Apgar-Werte nach fünf und zehn Minuten mindestens 8, keine kindliche Morbidität gemäß Katalog D, keine kindliche Verlegung in die Kinderklinik und keine Reanimationsmaßnahmen (Loyted 2009c: 59).

*(Fortsetzung)*

| David et al. (1999) | Retrospektive, nicht-randomisierte Beob-achtungsstudie 1992 bis 1994 | n = 801 Geburtshaus-geburten in Berlin n = 3.271 Low-Risk-Klinikgeburten in Berlin | Unterschiede zwi-schen Geburten im Geburtshaus und Klinikgeburten bei Low-Risk-Frauen hinsichtlich des mütterlichen und kindlichen Out-come |
|---|---|---|---|
| David et al. (2004) | Retrospektiver Ver-gleich geburtshilfli-cher Parameter aller Geburtshausgeburten in Berlin und Bayern der Jahre 1999 und 2000 | n = 3.060 Geburtsh-ausgeburten in Berlin und Bayern n = 89.696 Low-Risk-Klinikgeburten in Berlin und Bayern | Vergleich der müt-terlichen und kind-lichen Perinataldaten Mütterliche und kindliche Mortalität Einfluss sozioöko-no-mischer Faktoren im Klinikkollektiv |
| David et al. (2006a) | Retrospektive Analyse aller begonnenen und erfolgten Geburten in 80 Geburtshäusern in Deutschland 1999 bis 2002 | n = 14.629 begonnene und erfolgte Ge-burtshausgeburten | Unterschiede beim mütterlichen und kindlichen Out-come in Abhängig-keit der Geburts-hausgröße |
| David et al. (2006b) | Prospektive Studie 1. September 1999 bis 31. August 2001 | n = 360 verlegte Ge-burtshausgeburten in Berlin und Bayern Vergleich mit n = 3.060 Geburtsh-ausgeburten und n = 89.696 Low-Risk-Klinikgeburten in Berlin und Bayern | Untersuchung der Verlegungen, der Gründe und der Modalitäten wäh-rend der Geburt vom Geburtshaus in ein Krankenhaus Geburtsverlauf nach Verlegung Neonatales Out-come |
| David et al. (2009) | Retrospektive Evalua-tion 2000 bis 2004 | n = 364 Geburtshaus-geburten von Zweit-gebärenden mit vor-angegangener Sectio Kontrollgruppe n = 6.448 Geburtsh-ausgeburten von Zweitgebärenden ohne vorangegangene Sectio | Sicherheit einer Geburtshausgeburt für Frauen mit Zu-stand nach Sectio Mütterliches und kindliches Out-come |

*(Fortsetzung)*

| Loytved & Wenzlaff (2007) | Fünf-Jahres-Studie (2000 bis 2004) | n = 42.154 außerklinisch begonnene Geburten | Mütterliches und kindliches Outcome<br>17 formulierte Ziele mit Grenzwerten |
|---|---|---|---|
| Neuhaus et al. (2002) | Prospektive Studie 1995<br>Köln und Umgebung<br>Befragung per Fragebogen zu zwei Zeitpunkten (nach der 30. SSW und im ersten Monat postpartal) | n = 132 Frauen, die eine Hausgeburt oder Geburt im Geburtshaus planten | Gründe für die außerklinische Geburt, Geburtserfahrung, Beurteilung der Betreuung bei Verlegung der Geburt in die Klinik |
| Sayn-Wittgenstein et al. (2004) | Qualitative Studie 2000 bis 2004<br>Problemzentrierte, semistrukturierte Interviews | n = 15 außerklinisch tätige Hebammen<br>n = 30 Frauen, Interviews sechs bis zwölf Wochen nach der Geburt | Bedeutung der Betreuungskontinuität für Frauen und Hebammen<br>Professionelle Selbstsicht der außerklinisch tätigen Hebammen |

Bisher sind überwiegend retrospektive Studien bzw. Analysen bestehender Datensätze durchgeführt worden (David, Kraker von Schwarzenfeld & Kentenich 1998; David et al. 1999; David et al. 2004; David et al. 2006a; Loytved & Wenzlaff 2007; David et al. 2009). Eine Studie mit prospektivem Design analysiert Geburtshausgeburten, die sub partal in Kliniken weitergeleitet werden mussten (David et al. 2006b). Eine weitere prospektive Studie fokussiert die Sicht von Frauen, die eine außerklinische Geburt planten (Neuhaus et al. 2002). In der qualitativen Studie von Sayn-Wittgenstein et al. (2004) werden außerklinisch tätige Hebammen und Frauen, die zu Hause geboren haben, zu ihrer Motivation und ihren Beweggründen befragt.

Der Überblick über die existierenden Studien zeigt, dass bis dato keine prospektiven Untersuchungen durchgeführt wurden, die hebammengeleitete Geburtshilfe an unterschiedlichen Orten miteinander vergleichen. Auch Studien, die Frauen postpartal zu ihrem Wohlbefinden, zur Gesundheit des Kindes, zum Stillen und zum Geburtserleben befragen, um die längerfristigen Auswirkungen der hebammengeleiteten Geburtshilfe zu untersuchen, fehlen bisher.

## 3.5    Herausforderungen

In diesem Kapitel wird ein Bild der geburtshilflichen Versorgung – im klinischen sowie außerklinischen Bereich – in Deutschland gezeichnet. Im Mittelpunkt steht dabei die Versorgung entlang des Betreuungsbogens in der Lebensphase von Schwangerschaft, Geburt, Wochenbett und Stillzeit. Fokussiert werden die Berufsgruppe der Hebammen, die gesetzlichen Grundlagen, die Ausbildung und der sich momentan vollziehende Wandel, das Spektrum und die verschiedenen Formen der Berufsausübung und die Vergütung. Skizziert werden zudem die Organisation und Rahmenbedingungen der Versorgung, steigende Interventions- und Sectioraten, Mortalitätsraten von Mutter und Kind, aber auch die Sichtweise der Nutzerinnen und die Angebote.

In Deutschland herrschen grundsätzlich gute Möglichkeiten der Versorgung in dieser Lebensphase durch Hebammen vor. Dennoch stellt sich die Frage, ob bisher das Potenzial der Hebammen ausreichend genutzt wird.

Die Betreuung in der gesamten Lebensphase findet fragmentiert und durch unterschiedliche Berufsgruppen, Personen und an unterschiedlichen Orten statt. Es existieren selten aufeinander aufbauende, vernetzte Angebote für Schwangere und junge Mütter bzw. Familien. Die Leistungserbringerinnen haben untereinander selten Kontakt (Sayn-Wittgenstein 2007: 184 f.). Zudem existiert kein systematisches Schnittstellenmanagement zwischen ambulanten und stationären Angeboten, die eine gute Übergabe und einen möglichst geringen Informationsverlust zwischen den Bereichen gewährleisten würde.

Eine gute und verlässliche Zusammenarbeit der Berufsgruppen, die in die Versorgung der Frauen und ihrer Familien eingebunden sind, ist von großer Wichtigkeit. Insbesondere die Zusammenarbeit von Hebammen und Ärztinnen/ Ärzten gestaltet sich mitunter schwierig. Hier können verbindliche Absprachen sowie definierte Tätigkeitsbereiche hilfreich sein (BDH 2001; DGGG 2008a). Im Rahmen der hebammengeleiteten Geburtshilfe in der Klinik sind verbindliche Absprachen unabdingbar und sollten schriftlich fixiert werden (Verbund Hebammenforschung 2007: 32 f.).

Die Darstellung der geburtshilflichen Versorgung in Deutschland im Allgemeinen und des Anteils, den Hebammen daran haben, spielt für die Einordnung des neuen Versorgungskonzeptes Hebammenkreißsaal eine große Rolle.

# 4 Hebammengeleitete Versorgungskonzepte

Hebammengeleitete Versorgungskonzepte existieren weltweit. Unterschiede bestehen hinsichtlich der Settings, der Organisationsformen und des Grades der Kontinuität der Betreuung durch Hebammen.

Folgend werden im Kapitel 4.1 die grundlegenden Prinzipien und Konzepte hebammengeleiteter Betreuung beschrieben, um im Kapitel 4.2 auf die internationale Entwicklung hebammengeleiteter Versorgungskonzepte im klinischen Setting einzugehen. Im Kapitel 4.3 werden unterschiedliche Modelle dieser Konzepte dargestellt und anschließend im Kapitel 4.4 die Umsetzung des Hebammenkreißsaals in Deutschland beschrieben.

## 4.1 Prinzipien und Konzepte der hebammengeleiteten Betreuung

Der hebammengeleiteten Betreuung liegt eine Betrachtungsweise zugrunde, bei der prospektiv Schwangerschaft, Geburt und Wochenbett als normale, physiologische und psychosozial bedeutsame Vorgänge und als eine Zeit des inneren Wachstums der Frau betrachtet werden. Diese Lebensphase hat nicht nur Auswirkungen auf die Frau, sondern auch auf ihren Partner, ihr Kind und die Familie. Die Frau sollte in der Begleitung und Betreuung im Mittelpunkt des Geschehens stehen und Entscheidungen selbstbestimmt treffen dürfen. Dabei sollten ihr Fachleute zur Seite stehen, die sie unterstützen, aber nicht kontrollieren[63] (Department of Health 1993: 5 ff.; Bryar 2003: 139 ff.; Walsh 2007: 7 f.).

Von nicht physiologischen bzw. pathologischen Vorgängen wird dann gesprochen, wenn Abweichungen vom physiologischen Verlauf auftreten. Diese Grundgedanken führen zu einer Philosophie des ›Low-Tech‹ und ›High-Touch‹, bei der – neben dem Vermeiden von Interventionen – die Wahrnehmung und Berücksichtigung der individuellen Bedürfnisse von Mutter und Kind eine

---

63 Bryar (2003) nennt dieses Modell ›Normales Lebensereignis‹. Walsh (2007) bezeichnet es als ›Social Model‹.

große Bedeutung haben. Zumindest für die Betreuung von gesunden Schwangeren und ihren Kindern könnte dieses Modell, das vorwiegend in den Niederlanden und Skandinavien praktiziert wird, von Vorteil sein (Schücking 2003b: 1038).

Wichtigstes Ziel der hebammengeleiteten Versorgung ist – wie auch im medizinisch orientierten Modell – eine gesunde Frau und ein gesundes Kind. Aber darüber hinaus sind psychosoziale und emotionale Komponenten und eine gute Geburtserfahrung bzw. ein befriedigendes Geburtserleben von großer Wichtigkeit (Bryar 2003: 141; Lütje 2004: 62; Schücking 2003b: 1033 f.).

Im Gegensatz dazu steht das medizinische Modell, das Schwangerschaft und Geburt als potenziell pathologische Vorgänge sieht, die medizinischer Kontrolle und Interventionen bedürfen. Durch die Fokussierung des Pathologischen bzw. des Nicht-Normalen werden medizinische und Screening-Maßnahmen bei allen Schwangeren, unabhängig von ihrem Risikostatus, eingesetzt (Rooks 1999: 370 f.; Bryar 2003: 139 f.). Die Geburtshilfe hat sich zur Geburtsmedizin gewandelt, die die Geburt zu einem hochtechnisierten Ereignis macht (Schwarz & Schücking 2004a: 22). Der gravierendste Unterschied zwischen dem Hebammenmodell und dem medizinischen Modell stellt die Betonung der Normalität der reproduktiven Lebensphase dar (Pairman 2006: 85).

Das Konzept der hebammengeleiteten Versorgung begünstigt die Gesundheitsförderung auf verschiedenen Ebenen. Auf der Ebene des verhältnisbezogenen Ansatzes wird es durch die veränderten Rahmenbedingungen in der geburtshilflichen Betreuung den Hebammen ermöglicht, verstärkt im Sinne der Frauen zu arbeiten. Prinzipien der Betreuung wie Kontinuität, partnerschaftliche Betreuung und Einbezug in Entscheidungen begünstigen dies. Zudem führt das veränderte geburtshilfliche Handeln der Hebammen im Sinne des verhaltensbezogenen Ansatzes zu einem geringeren Einsatz unnötiger medizinischer Interventionen im Geburtsverlauf und somit zu einer Förderung der physiologischen Geburt unter Einbezug der Ressourcen der Gebärenden (Dunkley 2003: 38 ff.; Kehrbach et al. 2007: 348; Sayn-Wittgenstein et al. 2007: 17).

Ein weiterer wichtiger Punkt in Bezug auf die Gesundheitsförderung ist das Empowerment durch Hebammen und die Förderung der Partizipation der Frauen. Hier besteht der Ansatz darin, dass individuelle Bedenken, Stärken, Fähigkeiten und Erfahrungen erkannt werden, um eine bessere Kontrolle über die persönliche Situation zu bekommen. Hebammen unterstützen Frauen dadurch, dass sie ihnen geeignete und verständliche Informationen geben, ihnen Optionen aufzeigen und sie bei Entscheidungen unterstützen, so dass sie Kontrolle über ihre eigene Lebenssituation behalten (Dunkley 2003: 52 f.; Leap 2009: 14). Zudem werden die Eigenständigkeit und die Selbstbestimmung sowie die Unterstützung bei der Bewältigung der Herausforderung der Geburt und der frühen Elternschaft durch die Hebammen aktiv gefördert (Kehrbach et al. 2007:

348). Das Erleben einer physiologisch verlaufenden Geburt ohne bzw. mit nur wenigen Interventionen hat langfristige Auswirkungen auf das physische und psychische Wohlbefinden der Frauen. Gesundheitsrelevante Ressourcen können dadurch gestärkt werden (Green et al. 1990: 23; Stadlmayr et al. 2006: 223).

Weitere wichtige Ziele der Gesundheitsförderung und der Prävention sind Maßnahmen zur Förderung des Bondings, des Stillens und des Umgangs mit dem Neugeborenen (Kehrbach et al. 2007: 348).

In Großbritannien wurden in den *Standards of care in midwifery* erstmals Prinzipien eines neuen, frau-zentrierten Modells (›woman-centred care‹) beschrieben, die im *Changing-Childbirth*-Bericht veröffentlicht wurden (siehe auch Kapitel 4.2) (Department of Health 1993). Diese Standards wurden im Laufe der letzten Jahre ergänzt und sind heutzutage Arbeitsgrundlage der hebammengeleiteten Abteilungen in Großbritannien (Sayn-Wittgenstein et al. 2005: 8).

Die *Standards of care in midwifery* lassen sich sinngemäß wie folgt zusammenfassen:
- »Schwangerschaft, Geburt und Wochenbett sind physiologische Vorgänge.
- Die Beziehung zwischen Frau und Hebamme ist entscheidend für eine gute und erfolgreiche Betreuung. Die Planung des Betreuungsprozesses geschieht in partnerschaftlicher und gleichberechtigter Zusammenarbeit von Hebamme und Frau.
- Die Gebärende ist die zentrale Person im Betreuungsprozess. Hebammen nehmen die individuellen Bedürfnisse von Mutter und Kind wahr. Sie unterstützen und respektieren individuelle Autonomie, Werte und Überzeugungen und achten darauf, dass die Frau Kontrolle über ihre Situation behält.
- Hebammen bieten Aufklärung, Beratung und Information für die Zeit der Schwangerschaft, der Geburt und des Wochenbettes und unterstützen auf diese Weise eine informierte Entscheidung der Frau bzw. des Paares.
- Hebammen bieten den Frauen die Möglichkeit, zwischen verschiedenen Betreuungsoptionen zu wählen.
- Hebammen gewährleisten Kontinuität im Betreuungsprozess.
- Hebammen verfügen über ein systematisiertes Fachwissen, Sozial-, Selbst- und Methodenkompetenz.« (Department of Health 1993, Übersetzung übernommen aus Sayn-Wittgenstein 2007: 37 f.)

Den Standards zugrunde liegt das international anerkannte Konzept ›Woman-centred care‹ (Royal College of Midwives 2001; Leap 2009: 12; Shields & Candib 2010: 1). Das Konzept wird in der Regel im Deutschen mit frauenzentrierter oder frauenorientierter Betreuung übersetzt. Genau genommen müsste der Begriff mit ›frau-zentrierte Betreuung‹ übersetzt werden. Die frauenorientierte oder frauenzentrierte Betreuung hat eine globalere Bedeutung und hat ihre Berechtigung auf der politischen Versorgungsebene, umschließt sie doch den möglichst niedrigschwelligen Zugang von Frauen zur geburtshilflichen Versorgung, ihr Mitspracherecht und eine evidenzbasierte Betreuung. ›Woman-centred care‹ bezeichnet die individuelle und auf die einzelne Frau zugeschnittene Betreuung, die Anerkennung ihrer Bedürfnisse und Bedarfe und die ihrer Familie. Im frauzentrierten Konzept steht die Frau im Mittelpunkt und bestimmt, wer als ihre Begleitpersonen, Familie oder Bezugspersonen definiert und miteinbezogen werden (Leap 2009: 13 f.; Shields & Candib 2010: 1 ff.).

Leap (2009: 13) kritisiert, dass der Begriff ›frauenzentrierte Betreuung‹ häufig unreflektiert in hebammenwissenschaftlichen Publikationen gebraucht wird. Hierdurch wird das Konzept der ›frau-zentrierten Betreuung‹ verwässert, da die einzelne Frau nicht im Mittelpunkt der Hebammenbetreuung steht[64].

Dem Konzept der frau-zentrierten Hebammenbetreuung gehören verschiedene Komponenten an. Zentral sind hierbei Choice (Wahlmöglichkeiten und informierte Entscheidungen), Control (persönliche Kontrolle, Mit- und Selbstbestimmung) und Continuity (Kontinuität durch eine oder mehrere bekannte Betreuungspersonen) und das Prinzip ›Being with Women‹ (partnerschaftliche Betreuung) (siehe Abbildung 4.1.1).

Wichtig hierbei ist außerdem die Anerkennung der Expertise der Frau, ihre eigenen Entscheidungen treffen zu können, sowie der Einbezug sozialer, emotionaler, körperlicher, psychosozialer, spiritueller und kultureller Bedürfnisse und Erwartungen (Royal College of Midwives 2001; Leap 2009: 12).

## Partnerschaftliche Betreuungsbeziehung

Das Konzept ›Being with women‹ oder ›partnerschaftliche Betreuung‹ bezeichnet die gleichberechtigte Betreuungsbeziehung zwischen der Hebamme und der Frau (Guilliland & Pairman 1994: 6). Im Gegensatz dazu steht die traditionelle, eher hierarchisch geprägte Betreuungsbeziehung zwischen Hebamme bzw. Ärztin/Arzt und Frau, bei der ein Gefälle zwischen Expertin/Experte und Klientin besteht und die Frau wenig Einfluss auf ihre Betreuung hat. Die Arbeit mit Frauen auf einer gleichberechtigten Ebene ist ein komplexer Prozess,

---

64 In Deutschland werben geburtshilfliche Abteilungen und Einrichtungen mit den Konzept bzw. Begriff ›Frauen- und familienorientierte Betreuung‹. Es wird nicht immer ersichtlich, mit welchen Betreuungskriterien dieses Konzept unterlegt ist, so dass vermutet werden kann, dass dies zum Teil aus Werbe- und Marketinggründen geschieht. Eine Internetrecherche über die Suchmaschine Google mit dem eingegebenen Begriff ›Frauen- und familienorientierte Geburtshilfe‹ (Einschränkung: Seiten aus Deutschland) erzielte 10.300 Treffer. Eine stichprobenartig durchgeführte Durchsicht ergab, dass nahezu ausschließlich geburtshilfliche Kliniken diese Begriffe auf ihrer Website verwenden. Im weiterführenden Text wird aber nicht erklärt, worauf sich diese frauen- und familienorientierte Geburtshilfe stützt (Abruf am 1. Dezember 2009).

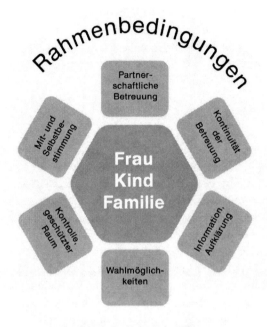

Abb. 4.1.1 Betreuungsprinzipien hebammengeleiteter Geburtshilfe (Bauer, Krahl & Strack 2008)

der gute Kommunikationsfertigkeiten, Ehrlichkeit, Vertrauen, Zeit, Bereitschaft zum gegenseitigen Austausch und eine Einschätzung der eigenen Person der Hebamme voraussetzt (Pairman 2006: 73 f.). Diese Beziehung scheint das Fundament zu sein, um gemeinsam Entscheidungen treffen zu können (Freeman 2004: 3).

In einer Studie von Pairman (1998: 91) bezeichneten die befragten Frauen die Betreuungsbeziehung zwischen Hebamme und Frau als eine ›professionelle Freundschaft‹, die zeitlich begrenzt ist.

Der Fokus der partnerschaftlichen Betreuung liegt nach Guilliland & Pairman (1994) in der Gleichberechtigung dieser Beziehung. Andere Autorinnen und Autoren stellen diese Aussage in Frage, da Beziehungen per se meist nicht gleichberechtigt sind, insbesondere, wenn ein Part über mehr Wissen verfügt (Fleming 1998: 139; Skinner 1999: 15 f.; Leap 2000: 10 ff.). Wichtig hierbei ist, dass Hebammen sich ihrer Macht bewusst sind und diese nicht ausnutzen (Fleming 1998: 140 f.). Freeman (2004: 11) schlussfolgert aus den Ergebnissen ihrer qualitativen Studie mit 30 Hebammen und 26 Frauen, dass die Betreuungsbeziehung zwischen Hebammen und Frauen nicht gleichberechtigt ist. Die Mehrzahl der Hebammen und Frauen gab an, eine partnerschaftliche Betreuungsbeziehung erreicht zu haben, ohne sich jedoch auf die Notwendigkeit der Gleichberechtigung zu fokussieren. Eine Beziehung ohne Machtgefälle wird durch die Aushandlung der Betreuungsinhalte, -aufgaben und -prozesse und der jeweiligen Verantwortlichkeit erreicht.

## Kontinuität

Eine Empfehlung des *Changing-Childbirth*-Berichts (Department of Health 1993: 5) ist, dass jede Frau eine bekannte Hebamme haben sollte, die auf lokaler Ebene arbeitet und die sie während ihrer Schwangerschaft kontaktieren kann. Diese Hebamme kann in einigen Betreuungsmodellen als primäre Betreuungsperson während der Schwangerschaft, der Geburt und des Wochenbetts fungieren. Kontinuität wird unterschiedlich definiert und umgesetzt. Im Englischen wird zwischen ›continuity of care‹ und ›continuity of carer‹ unterschieden, je nachdem, ob die kontinuierliche Betreuung durch mehrere Personen bzw. ein Team oder durchgängig durch eine bestimmte Person stattfindet. Die Form der kontinuierlichen Betreuung hängt von der Institution, den räumlichen Gegebenheiten vor Ort, der Finanzierung und der Organisation der Angebote ab (Saultz 2003: 136; Homer et al. 2008: 3 ff.).

Sinn einer kontinuierlichen Betreuung ist, dass Frauen und Hebammen sich über einen längeren Zeitraum kennenlernen und so Vertrauen zueinander fassen. Das bedeutet nicht nur ein persönliches Kennenlernen, sondern ermöglicht eine gute Grundlage, um komplexe Entscheidungen im Betreuungsprozess gemeinsam zu treffen. Hebammen können so mehr über die Bedürfnisse und Erwartungen der Frau erfahren, ihre persönliche und soziale Situation, die gesundheitliche Anamnese und den aktuellen Gesundheitszustand erfassen. Die kontinuierliche Betreuung begünstigt die Entwicklung einer gegenseitigen und professionellen Partnerschaft und gewährleistet so eine gute Unterstützung in der Lebensphase (Sandall et al. 2008: 27 f.).

Kontinuität in der professionellen Betreuungsbeziehung scheint eine hohe Relevanz zu besitzen, da die sozialen Aspekte der Beziehung zwischen Hebamme und Frau eine wichtige Rolle für die Zufriedenheit und den Gesundheitszustand der Frau spielen. Studien zur Betreuungskontinuität zeigen, dass Frauen weniger ängstlich sind und mehr persönliche Kontrolle erfahren und diese Faktoren positive Auswirkungen auf die physischen und psychischen Outcomes von Mutter und Kind haben (Sandall 1995: 202 f.; Sandall & Kelly 2002: o. S.). Ergebnisse der Cochrane Review *Continuous support for women during childbirth* von Hodnett et al. (2008: o. S.) legen dar, dass Frauen, die eine kontinuierliche Betreuung erfahren haben, sich besser auf die Geburt vorbereitet und sich während der Geburt in Kontrolle der Situation fühlten sowie zufriedener mit ihrer Betreuung vor, während und nach der Geburt waren als Frauen, die die übliche Betreuung erhalten haben.

Einige qualitative Studien berichten von positiven Ergebnissen und der Präferenz der befragten Frauen hinsichtlich der Betreuung durch eine bekannte Hebamme (McCourt et al. 1998; Walsh 1999). Dagegen konstatieren Green et al. (2000), dass Frauen eine kleine Gruppe bekannter Betreuungspersonen gerne akzeptieren. Den Frauen war es wichtiger, eine kompetente und zugewandte Hebamme zu haben, als eine Hebamme, die sie bereits im Vorfeld getroffen hatten. Spurgeon et al. (2001) kommen zu dem gleichen Ergebnis. In einer Studie von Waldenström (1998) räumen die Studienteilnehmerinnen der einheitlichen Philosophie des Hebammenteams einen höheren Stellenwert ein als der kontinuierlichen Betreuung durch eine Hebamme.

Ein weiterer Aspekt der Kontinuität ist eine Eins-zu-eins-Betreuung während der Geburt. Eine Hebamme betreut eine Frau während der Geburt, oder umgekehrt betrachtet: Jede Gebärende hat eine Hebamme, die sie und keine weiteren Frauen betreut. Gagnon et al. (1997: 75 f.) haben in ihrer RCT zwei Gruppen von Low-Risk-Gebärenden verglichen. Die eine Gruppe wurde von einer Hebamme durchgängig betreut, die andere Gruppe wurde von Hebammen betreut, die mehrere Frauen zeitgleich betreuen mussten. In der Interventionsgruppe wurden signifikant seltener Wehenmittel während der Geburt eingesetzt. Bezüglich der Sectiorate war kein Unterschied zwischen den Gruppen ersichtlich.

## Persönliche Kontrolle

Kontrolle[65] ist eines der wichtigsten und komplexesten Konzepte einer frauzentrierten und partnerschaftlichen Betreuung. Kontrolle beeinflusst das Geburtserleben, die Erfülltheit und das psychische Wohlbefinden nach der Geburt (Sandall & Kelly 2002: o. S.; Green et al. 2003: 236 ff.). Der Begriff wird sehr verschieden definiert. Es geht um die Selbstbestimmung der Frau über ihren Körper und das Geschehen im Geburtsprozess. Waldenström (1999) definiert Kontrolle dahingehend, dass die Frau als Subjekt angesehen und behandelt wird und nicht als Objekt. Die erfahrene persönliche Kontrolle ist ein wichtiger Einflussfaktor hinsichtlich eines positiven Geburtserlebens (Waldenström 1999: 478 f.).

---

65 Unterschieden wird zwischen internaler (Kontrolle über den eigenen Körper und das eigene Verhalten) und externaler (Kontrolle über die Situation und andere Menschen, z. B. die betreuende Hebamme) Kontrolle.

Kontrolle ist eng verwoben mit einem erfüllten Geburtserleben und Faktoren wie Einbezug in Entscheidungen, Einfluss haben, Verantwortung übernehmen und Informationen erhalten (Waldenström et al. 1996a: 152). Das Gefühl der Kontrolle wird erfahren, wenn die Frau das Gefühl hat, dass sie weiß, was das Personal mit ihr macht, und sie diesem vertrauen kann (Green et al. 1990: 22). Von grundlegender Bedeutung sind hierbei auch Wahlmöglichkeiten, eine informierte Entscheidung, der Geburtsort, die erfahrene Unterstützung, medizinische Interventionen und das Schmerzerleben (Fowles 1998: 239; McCrea & Wright 1999: 883; Wright et al. 2000: 1172 f.; Cheung et al. 2007: 126 f.).

Kontrolle über die Situation behalten bedeutet aber nicht unbedingt, dass die Gebärende alles selbst entscheiden muss. Wenn sie Vertrauen in die Hebamme hat, dass diese das Richtige in ihrem Sinne tun wird, wird sie sich sicher fühlen (Bluff & Holloway 1994: 161 f.). Die Würde während des Geburtsprozesses zu bewahren und respektvoll behandelt zu werden, wurde von Frauen bezüglich Kontrolle während der Geburt geäußert (Lavender et al. 1999: 42). Für Frauen einer qualitativen Studie von Proctor (1998: 92) äußerte sich ihre persönliche Kontrolle während der Geburt in der Weise, dass sie sich sicher genug fühlten, um die Hebammen oder Ärztinnen/Ärzte nach Unterstützung oder Rat zu fragen.

## Wahlmöglichkeiten und Entscheidungen

Der englische Begriff ›choice‹ wird mit ›Wahlmöglichkeiten‹ und ›Entscheidungen‹ übersetzt. Frauen sollten die Entscheidungsfreiheit über die verschiedenen Aspekte ihrer Betreuung zugestanden bekommen.

Autonomie ist das Recht jedes Einzelnen, über sich und seine Integrität zu entscheiden, und stellt eines der grundlegenden Prinzipien der biomedizinischen Ethik dar (Beauchamp & Childress 2001). Dieses Recht impliziert, dass eine Frau einer Untersuchung oder einer Maßnahme zustimmen, diese aber auch ablehnen kann (O'Boyle 2006: 25 f.).

Entscheidungen können sehr unterschiedliche Bereiche in der geburtshilflichen Betreuung umfassen. Es kann in der Schwangerschaft um die Entscheidung für oder gegen pränatale Untersuchungen, um die Wahl des Geburtsortes sowie des -modus und der Betreuungsperson gehen. Während der Geburt können es Entscheidungen hinsichtlich schmerzerleichternder Methoden, Untersuchungen, Mobilität oder Geburtspositionen sein. Und im Wochenbett sind es oftmals Entscheidungen, die die Versorgung und die Ernährung des Kindes betreffen.

Das Ausmaß der Selbstbestimmung der Frau wird beeinflusst durch das Gefühl, gut informiert zu sein und aktiv Entscheidungen treffen zu können. Voraussetzung dafür ist, Optionen, Informationen und Wahlmöglichkeiten zu erhalten und aufgrund dieser die Vor- und Nachteile abzuwägen und zu einer informierten Entscheidung zu gelangen (McCourt & Page 1996: 27 ff.). Aktiv an der Geburt beteiligt zu sein und sich selbstbestimmt zu fühlen hat Einfluss auf die erfahrene persönliche Kontrolle und auf das gesamte Geburtserleben (Green et al. 1990; 21 f.).

Obwohl Frauen selbst Entscheidungen treffen wollen, möchten sie durch die betreuende Hebamme Zuversicht und Vertrauen vermittelt bekommen und ein Stück weit bei der Entscheidung geleitet werden (Berg et al. 1996: 14 f.). Lavender et al. (1999: 42 f.) berichten, dass 26 % der 412 Frauen in ihrer Studie aktiv in Entscheidungen einbezogen werden wollten. Diese Entscheidungen betrafen die Begleitpersonen, Schmerzerleichterung und Geburtspositionen. In einer australischen Studie von Brown & Lumley (1994: 7 ff.) ist die Unzufriedenheit von Erstgebärenden, die nicht aktiv in Entscheidungen miteinbezogen wurden, um das 6-Fache erhöht, bei den Mehrgebärenden um das 15-Fache. In einer Studie mit 1.336 Studienteilnehmerinnen gaben lediglich 5 % an, dass sie die Entscheidungen dem geburtshilflichen Personal überlassen haben (Brown & Lumley 1998a: 152).

## Die ›Kunst des Nichtstuns‹

Hebammen unterstützen die Normalität der Prozesse während der Geburt durch »the art of doing ›nothing‹ well« (Kennedy 2000: 12). Die Kunst des Nichtstuns (eigene Übersetzung) bedeutet, bei der Frau anwesend und präsent und dabei sehr aufmerksam zu sein, zu beobachten und nur einzugreifen, wenn es notwendig ist (Kennedy 2000: 12).

Das primäre Abwarten in der Geburtshilfe wird als die »gekonnte Nicht-Intervention« bezeichnet und leitete bis zum Ende der 1950er Jahre das Handeln von Hebammen und Ärztinnen/Ärzten, auch in der Klinik (Duden 1998, zitiert nach Schumann 2006: 135).

Loytved (2004b) beschreibt die Geduld in der Geburtshilfe als »ein teilnehmendes Begleiten und ein kontrollierendes Beobachten der Vorgänge« (20). Für die Hebamme bedeutet dies, den Überblick zu bewahren, Warten aushalten zu können und den richtigen Zeitpunkt für das Handeln nicht zu verpassen. Wichtig ist hierbei die Berücksichtigung des Wohlergehens und der Zufriedenheit der Gebärenden (20).

Diese Vorgehensweisen entsprechen der Empfehlung der WHO (1996: 4), dass in einen normal verlaufenden Geburtsprozess nur aus einem triftigen Grund eingegriffen werden sollte. Anhand von vier Kategorien werden sinnvolle, eventuell sinnvolle, ungeeignete und schädliche Betreuungsmaßnahmen gelistet (34 ff.).

Auch die evidenzbasierte Geburtshilfe basiert auf zwei grundlegenden Prinzipien: Es soll nicht in den physiologischen Prozess der Geburt eingegriffen

werden und somit die Autonomie der Frau und ihre Entscheidungsfreiheit beschränkt werden, wenn nicht gesichert ist, dass die Intervention mehr Vor- als
Nachteile bringt. Und zweitens sollen für jede Intervention Evidenzen vorhanden sein, die belegen, dass die unerwünschten Nebenwirkungen der Intervention nicht den Nutzen überwiegen (Enkin et al. 2006: 411 f.).

Zusammenfassung

Das Konzept der frau-zentrierten Betreuung ist vielfältig. Die einzelnen Prinzipien können nicht isoliert, sondern nur zusammen betrachtet werden. Einige
Faktoren, die das Geburtserleben beeinflussen, sind bekannt, aber die Zusammenhänge noch nicht ausreichend erforscht.

   Die von Carolan & Hodnett (2007) geäußerte Kritik, dass das Konzept der
frau-zentrierten Betreuung nur Low-Risk-Frauen zugutekommt und ausschließlich mit dem Ziel der Förderung der normalen Geburt in hebammengeleiteten Versorgungskonzepten einhergeht, weist Leap (2009: 14 f.) zurück.
Ihrer Ansicht nach wird frau-zentrierte Betreuung für alle Frauen angeboten, bei
Frauen, die nicht physiologisch verlaufende Schwangerschaften aufweisen, in
Kooperation mit Ärztinnen und Ärzten. Hebammengeleitete Versorgungskonzepte in Australien versuchen dies mittels neuer Formen der Kooperation umzusetzen, um allen Schwangeren eine kontinuierliche Betreuung durch bekannte
Hebammen zu bieten.

## 4.2   Internationale Entwicklung

Seit Anfang der 1980er Jahre wurden in Großbritannien, Irland[66], Schweden,
Dänemark, Norwegen[67], Australien, Österreich und der Schweiz verschiedene
Formen hebammengeleiteter Versorgungskonzepte – zumeist an Krankenhäu-
sern – entwickelt und implementiert.

   Die Entwicklung der *Oxford Database on Perinatal Trials* und die Arbeiten
von Chalmers, Enkin und Keirse (1989), die anhand wissenschaftlicher Kriterien
die Wirksamkeit des geburtshilflichen Handelns überprüften, führten in den
1990er Jahren europa- und weltweit zu einer Debatte über die Betreuungskri-

---

66  Im Jahr 2004 wurden in Irland zwei Midwife-led Units eröffnet und im Rahmen der MidU-
    Study evaluiert. Der Forschungsbericht wurde im November 2009 veröffentlicht (Begley et
    al. 2009).

67  In Norwegen wurde 1995 ein hebammengeleitetes Versorgungskonzept in einer Klinik in
    Bergen eröffnet. Die erste englischsprachige Veröffentlichung hierzu erschien im Juni 2009
    (Eide et al. 2009).

terien in der Lebensphase von Schwangerschaft, Geburt und Wochenbett und damit zur Initiierung neuer Versorgungsformen.

In Großbritannien entwickelte sich ein Umdenken der Verantwortlichen in der Gesundheitspolitik. 1993 wurde der Bericht *Changing Childbirth* veröffentlicht, der 1994 als politisches Positionspapier übernommen wurde. Empfehlungen zur Gründung von unterstützenden, adäquaten geburtshilflichen Versorgungsoptionen für Frauen mit regelrechten Schwangerschaftsverläufen wurden ausgesprochen. Hierin wurde befürwortet, dass 30 % der Frauen eine hebammengeleitete Betreuung erfahren sollten (Department of Health 1993: 70). Die vier Schlüsselprinzipien des Berichts besagen, dass die geburtshilfliche Versorgung frau-zentriert, leicht zugänglich, bedürfnisorientiert und nachhaltig sein soll. Frauen sollen in die Planung der Versorgung miteinbezogen werden (Spurgeon et al. 2001: 124).

Veränderungen in der Geburtshilfe wurden zudem durch die Berufsgruppe der Hebammen und ihr Bestreben nach professioneller Autonomie angestoßen. Aber auch Frauen forderten umfassendere und vielfältigere Möglichkeiten der Geburtsbetreuung (Campbell et al. 1999: 184). In Großbritannien kam es Anfang der 1990er Jahre zur Gründung sogenannter Midwife-led Units und Freestanding Birth Centres (unabhängige Geburtshäuser). In beiden Modellen werden Frauen während der Geburt ausschließlich und alleinverantwortlich von Hebammen betreut. Die Midwife-led Units sind meist in oder an Krankenhäusern angesiedelt und bestehen neben den üblichen ärztlich geleiteten Abteilungen (MacVicar et al. 1993: 316; Hundley et al. 1994: 1400; Turnbull et al. 1996: 213).

Parallel zu dieser Entwicklung in Großbritannien führte die herrschende Unzufriedenheit mit der klinischen Geburtshilfe auch in Schweden zur Entwicklung alternativer Konzepte. 1989 wurde das erste Birth Centre in Stockholm eröffnet (Waldenström & Nilsson 1993a: 181; 1993b: 3 f.; McKay 1993: 116 ff.). Die geburtshilfliche Versorgung findet in Schweden hauptsächlich im klinischen Setting statt. Das ›Södra BB‹ in der Klinik Södersjukhuset in Stockholm existiert weiterhin als einziges Birth Centre landesweit. Hier finden circa 700 Geburten pro Jahr statt (Hildingsson et al. 2003: 12; Waldenström 2003a: 145; Cronberg-Willman 2009; Södersjukhuset 2009).

Auch in Dänemark entstanden mehrere Hebammenkreißsäle, sogenannte Foeddeklinikken. Die dänische Gesundheitsbehörde sprach die Empfehlung zur Einrichtung dieses Versorgungsmodells aus und machte Vorgaben, wie hoch der Anteil von Geburten, die ausschließlich von Hebammen in einer Klinik betreut werden, sein sollte (Ellerbrock & Rahden 1999: 634; Habben 2001: 100 ff.). Insgesamt wurden in Dänemark zwischen 1983 und 2004 zehn hebammengeleitete Kreißsäle in öffentlichen Krankenhäusern implementiert. Alle Abteilungen wurden zwischen 2002 und 2009 aus finanziellen Gründen geschlossen (Kjaergaard 2009).

In Australien begann die Entwicklung und Gründung von Birth Centres bereits 1979, im Jahr 1998 existierten landesweit 28 Birth Centres innerhalb oder nahe einer Klinik (Waldenström & Lawson 1998: 42).

Ferner wurden Hebammenkreißsäle in Österreich und der Schweiz implementiert (Schuster 2001: 54; Cignacco & Büchi 2003: 4; Bodner-Adler et al. 2004: 379 f.; Cignacco & Büchi 2004: 85; Cignacco et al. 2004: 253 ff.).

In Deutschland wurde der erste Hebammenkreißsaal im Juni 2003 eröffnet. Der Eröffnung ging die Arbeit einer Arbeitsgruppe, die sich 1998/1999 im Berufsverband Bund Deutscher Hebammen gegründet hatte, voraus. Diese Arbeitsgruppe, bestehend aus berufserfahrenen Hebammen mit unterschiedlichen Hintergründen, erarbeitete Eckpfeiler und Kriterien des Versorgungskonzeptes. Weitere Arbeitsschritte waren Besuche in Praxisprojekten in anderen europäischen Ländern, Öffentlichkeitsarbeit und die Herstellung von Kontakten zu geburtshilflichen Abteilungen, um eine Klinik zu finden, die bereit war, das Projekt modellhaft umzusetzen. Die Arbeit wurde wissenschaftlich ausgerichtet, da von Beginn an vorgesehen war, die Konzeptentwicklung, Implementierung sowie Evaluation des Versorgungskonzeptes im Rahmen von Forschungsprojekten durchzuführen (Fuhrmann et al. 2000: 385 ff.; Rahden & Krauss 2002: 132; Verbund Hebammenforschung 2007: 7).

Das Versorgungskonzept Hebammenkreißsaal stellt für die derzeitig in deutschen Kliniken übliche geburtshilfliche Betreuung eine Innovation dar. Etliche Kliniken befinden sich in der Planungs- und Umsetzungsphase (Bauer & Sayn-Wittgenstein 2005: 55; Klenk 2005: 338; Rahden 2005: 333; Salis 2005: 326 ff.; Bauer & Sayn-Wittgenstein 2006: 109). Heute ist das Versorgungskonzept an zehn geburtshilflichen Kliniken[68] bundesweit implementiert (Stand: Januar 2010).

## 4.3   Modelle hebammengeleiteter Versorgungskonzepte

International existieren verschiedene Modelle der hebammengeleiteten Betreuung in der Lebensphase von Schwangerschaft, Geburt und Wochenbett im klinischen Setting.

In der vorliegenden Studie werden im Kapitel 5 nur Studien in die Auswer-

---

68 Asklepios Klinik Hamburg-Barmbek, Asklepios Klinik Hamburg-Harburg, Klinikum Bremerhaven Reinkenheide, Klinikum Niederrhein Velbert, Klinikum Osnabrück, Klinikum Stuttgart/Krankenhaus Bad Cannstatt, Klinikverbund Südwest/Krankenhaus Herrenberg, Krankenhaus Nord-West Frankfurt am Main, Martin-Luther-Kankenhaus Berlin und Universitätsklinikum Bonn.

tung miteinbezogen, in denen Hebammen ausschließlich Low-Risk-Frauen betreuen. International existieren aber auch hebammengeleitete Modelle, in denen Hebammen Low-, Moderate- und High-Risk-Frauen betreuen, die letztgenannten in Zusammenarbeit mit Ärztinnen und Ärzten. Die Hebammen fungieren in diesen Modellen aber als Hauptbetreuungspersonen (Kenny et al. 1994: 14; Rowley et al. 1995: 290; McCourt et al. 1998: 74; Benjamin et al. 2001: 236; Homer et al. 2002: 102; Biró et al. 2003: 2).

Üblicherweise haben das hebammengeleitete und das übliche Versorgungskonzept getrennte Räumlichkeiten, meist im selben Gebäude und nicht weit voneinander entfernt. Oftmals wird berichtet, dass die Räume des hebammengeleiteten Modells gemütlich und ›homelike‹ (wie daheim) eingerichtet und mit breiten Betten und Gebärbadewannen ausgestattet sind. Für die Gebärenden existieren Möglichkeiten, sich zu bewegen, und für aufrechte Gebärpositionen (Flint et al. 1989: 11 f.; Chambliss et al. 1992: 161 f.; MacVicar et al. 1993: 317; Waldenström & Nilsson 1993a: 181 f.; Hundley et al. 1994: 1400; Harvey et al. 1996: 129; Byrne et al. 2000: 268 f.; Homer et al. 2000: 9; Ryan & Roberts 2005: 18; Morano et al. 2007: 334).

In manchen Kliniken arbeiten die Hebammen eines Teams in beiden Versorgungsmodellen, entweder im Rotationsprinzip oder je nach Arbeitsaufkommen nach individueller Absprache (Chapman et al. 1986: 183; Kaufman & McDonald 1988: 95 f.; Hundley et al. 1994: 1400). Häufiger jedoch arbeitet ein separates Hebammenteam im hebammengeleiteten Modell (Flint et al. 1989: 11 f.; Chambliss et al. 1992: 161 f.; MacVicar et al. 1993: 317; Waldenström & Nilsson 1993a: 181 f.; Hundley et al. 1994: 1400; Turnbull et al. 1995: 111; Harvey et al. 1996: 129; Byrne et al. 2000: 268 f.; Homer et al. 2000: 9; Ryan & Roberts 2005: 18; Morano et al. 2007: 334).

Im deutschsprachigen Raum (Schweiz, Österreich und Deutschland) werden die Räumlichkeiten der geburtshilflichen Abteilung von beiden Modellen genutzt und die Hebammen des Teams arbeiten je nach Arbeitsaufwand in beiden Kreißsaalmodellen (Schuster 2001: 54; Bodner-Adler et al. 2004: 380; Cignacco et al. 2004: 255; Rahden 2005: 335; Verbund Hebammenforschung 2007: 11).

In den hebammengeleiteten Modellen wird in der Regel keine CTG-Überwachung durchgeführt, sondern intermittierend die Herzfrequenz des Kindes per Pinard-Rohr oder Dopton-Geräten abgehört. Zur Schmerzerleichterung stehen Opioide und Stickoxydul (Lachgas) zur Verfügung. Sollten Gründe für eine kontinuierliche CTG-Überwachung (z. B. grünes Fruchtwasser oder suspektes Herztonmuster des ungeborenen Kindes) auftreten oder eine Periduralanästhesie benötigt werden, wird die Gebärende in das übliche Betreuungsmodell weitergeleitet (Hundley et al. 1994: 1402). Dies geht meist mit einem Wechsel der Räumlichkeiten und mit einem personellen Wechsel einher (Rahden 2005: 335).

Die Hebammenteams, die getrennt vom Hebammenteam des üblichen Kreißsaalmodells arbeiten, haben zum Teil unterschiedliche Organisationsformen. Die verschiedenen Modelle versuchen eine größtmögliche Kontinuität der Betreuung zu gewährleisten. Im Modell ›One-to-One Midwifery‹ steht die kontinuierliche Betreuung durch eine Hebamme im Vordergrund. Diese Hebamme übernimmt eine gewisse Lotsenfunktion und betreut die Frau und ihre Familie in der Schwangerschaft, während der Geburt und im Wochenbett bis zu vier Wochen postpartum. Jede beteiligte Hebamme hat ein ›Caseload‹ (definierte Fälle) von 40 Frauen pro Jahr (McCourt et al. 1998: 74 ff.). Im ›Partnership Caseload Practice Scheme‹ betreuen zwei Hebammen gemeinsam die Frauen während Schwangerschaft, Geburt und Wochenbett. Auch hier hat jede Hebamme ein Caseload von 40 Frauen pro Jahr (Benjamin et al. 2001: 235; Johnson et al. 2005: 22).

Weitere Modelle stellen ebenfalls die Kontinuität in den Mittelpunkt, aber nicht die einer oder zwei bekannter Hebammen, sondern die Kontinuität der Betreuung durch ein Hebammenteam. Im ›Know Your Midwife Scheme‹ betreut ein Team von vier Hebammen gemeinsam 250 Frauen im Jahr in der Schwangerschaft, während der Geburt und im Wochenbett (Flint et al. 1989: 11 f.). Im Rahmen des St. George Outreach Maternity Projects (STOMP) arbeiten sechs Hebammen im Team und betreuen 300 Frauen jährlich während der Schwangerschaft und der Geburt (Homer et al. 2001a: 17 f.). Rowley et al. (1995: 290) untersuchen das Modell ›Team Care Group‹, in dem ein Team von sechs Hebammen Frauen in der Schwangerschaft und im frühen Wochenbett betreut und ihnen eine Eins-zu-eins-Betreuung durch eine Hebamme während der Geburt garantiert. Das Konzept ›Team Midwifery Care‹ umfasst ein Team von sieben bzw. acht Hebammen, die Frauen in der Schwangerschaft, während der Geburt und im frühen Wochenbett in der Klinik betreuen (Waldenström et al. 2000: 158; Biró et al. 2003: 2).

Die kontinuierliche Betreuung in der Lebensphase von Schwangerschaft, Geburt und Wochenbett ist je nach Land und Modell zum Teil unterschiedlich organisiert. In manchen Versorgungsmodellen werden die Schwangerschaftsvorsorgeuntersuchungen ausschließlich von den Hebammen des Modells durchgeführt. Andere Modelle sehen nur wenige Kontakte zwischen den Hebammen und den Schwangeren vor oder intendieren wechselnde Vorsorgeuntersuchungen zwischen den Hebammen und Ärztinnen/Ärzten. Auch bezüglich der Wochenbettbetreuung unterscheiden sich die Modelle. Die Wöchnerinnen werden zum Teil im stationären Wochenbett von den Hebammen des Teams betreut und darüber hinaus nach der Entlassung aus der Klinik im häuslichen Wochenbett. In anderen Projekten werden die Frauen in der postpartalen Phase von Hebammen und Pflegenden der Wochenbettstation betreut, nach der Entlassung dann meist von einer Community-Midwife (Gemeindehebamme) im häuslichen Setting weiter betreut (Rahden 2005: 334 f.).

Ein wichtiges Prinzip der hebammengeleiteten Versorgung mit positiven Auswirkungen ist die Kontinuität der Betreuung. Dennoch muss überprüft werden, wie belastet Hebammen zum Teil durch die Dauerbereitschaft und den dadurch verursachten Stress sind, und welche Lösungen es geben kann, um Hebammenarbeit und Familienleben in Einklang zu bringen (Sandall 1995: 205 f.; Benjamin et al. 2001: 235). Die oben beschriebenen Modelle sind auch aus dem Grund eingeführt und erprobt worden, damit die Belastung der Hebammen durch die ständige Verfügbarkeit gemindert wird und den Frauen trotzdem ein gewisses Maß an kontinuierlicher Betreuung und Vertrautheit zugesichert werden kann. Freeman (2006: 43) berichtet in ihrem Literaturreview, dass Hebammen, die Frauen kontinuierlich betreuen, aussagen, mehr Autonomie zu erfahren und zufriedener mit ihrer Arbeit zu sein. Dennoch beeinflusst diese Form der Arbeit ihr Privatleben, da sie immer erreichbar sein müssen.

Zwei Studien zur Zufriedenheit der Hebammen nach der Einführung von zwei Midwife-led Units in Glasgow und Aberdeen wurden durchgeführt (Hundley et al. 1995b; Turnbull et al. 1995). Hundley et al. (1995b: 170 ff.) stellen fest, dass Hebammen, die in der MLU arbeiten, besser qualifiziert sind und eine längere Berufserfahrung aufweisen als ihre Kolleginnen, die im üblichen Kreißsaalmodell tätig sind. Durch diese Erfahrung scheinen sie zur Kontinuität der Betreuung beizutragen, da sie seltener Ärztinnen/Ärzte zur Entscheidungsfindung oder zum Nähen hinzuzogen. Die etwas größere Zufriedenheit der Hebammen (kein signifikanter Unterschied zwischen den Gruppen), die in der MLU arbeiteten, zeigte sich bezüglich der Bewertung der Autonomie und der Kontinuität der Betreuung. Bei den Hebammen der MLU in der Studie von Turnbull et al. (1995: 115 ff.) war eine positive Veränderung der Sicht auf ihre professionelle Rolle im Zeitraum von 15 Monaten nach Implementierung des neuen Modells zu verzeichnen.

## 4.4 Das Versorgungskonzept Hebammenkreißsaal in Deutschland

Im Rahmen der Entwicklung des Versorgungskonzeptes Hebammenkreißsaal wurden die grundlegenden Prinzipien der internationalen Modelle übernommen, zudem erfolgte eine Anpassung an die klinischen Verhältnisse in Deutschland.

Bei der Umsetzung des Versorgungskonzeptes Hebammenkreißsaals geht es zum einen um eine Veränderung der geburtshilflichen Versorgung, so dass

Frauen auch im klinischen Setting die Option haben, hebammengeleitet, selbstbestimmt und interventionsarm zu gebären (Rahden 2005: 333). 98 % der Frauen suchen zwar eine Klinik zur Geburt auf, woraus aber nicht geschlossen werden kann, dass sie eine interventionsreiche, medikalisierte Geburt anstreben. Hier scheinen unter anderem Sicherheitsaspekte und die Möglichkeit der medikamentösen Schmerzerleichterung eine Rolle zu spielen (Kolip et al. 2009: 60). In Deutschland gibt es die Alternative zwischen klinischer und außerklinischer Geburtshilfe, aber innerhalb der klinischen Geburtshilfe gibt es bislang nur wenige Variationen.

Zum anderen spielen bei der Einführung sicherlich auch berufspolitische Gründe eine Rolle (Klenk 2005: 338; Rahden 2005: 333). Wie im Kapitel 3 dargestellt, findet eine hebammengeleitete Geburtshilfe in Deutschland vornehmlich im außerklinischen Bereich statt. Hebammen sind im klinischen Bereich zwar die Betreuungspersonen, die Frauen, unabhängig von ihrem Risikostatus, im gesamten Geburtsprozess betreuen, aber die Organisation und Ausrichtung der Geburtshilfe obliegt der ärztlichen Leitung (Sayn-Wittgenstein 2007: 95). Eine Ausübung der originären Hebammentätigkeit ist in der klinischen Geburtshilfe nur erschwert möglich. Rahden (2005: 335 f.) sieht mehrere Vorteile für Hebammen mit der Implementierung eines Hebammenkreißsaales verbunden: Hebammen können in diesem Rahmen eigenständig arbeiten und eine interventionsarme, an den Bedürfnissen der Frau orientierte Geburtshilfe praktizieren. Trotzdem genießen sie, anders als in der außerklinischen Geburtshilfe, die Vorteile einer Angestelltentätigkeit. Die alleinige Verantwortung für die Geburtsleitung kann im Hebammenkreißsaal sowohl zu Unsicherheit und Angst bei den Hebammen führen, aber auch zu einem besonders vorsichtigen und vorausschauenden Arbeiten (Sayn-Wittgenstein et al. 2005: 119 ff.).

Das Versorgungskonzept Hebammenkreißsaal – in der Form, in der es momentan in Deutschland praktiziert wird – ist ein von Hebammen geleitetes geburtshilfliches Betreuungsmodell im klinischen Setting, in dem Hebammen gesunde Frauen in der Schwangerschaft, während und nach der Geburt sowie im frühen Wochenbett betreuen. Die Hebammen des Teams arbeiten in diesem Modell selbstständig und eigenverantwortlich innerhalb der geburtshilflichen Abteilung. Das Versorgungskonzept stellt eine Erweiterung des geburtshilflichen Angebotes einer Klinik dar, das übliche Kreißsaalmodell wird dadurch nicht ersetzt. Beide Modelle arbeiten in enger Kooperation miteinander (Verbund Hebammenforschung 2007: 11).

Sollten während der Geburt oder in der postpartalen Phase Auffälligkeiten auftreten, kann die betreuende Hebamme entweder eine Hebammenkollegin oder eine Ärztin/einen Arzt konsultieren, um gemeinsam zu beraten und das weitere Vorgehen zu besprechen. Treten Komplikationen oder Pathologien auf, wird die Hebamme eine Weiterleitung in den üblichen Kreißsaal initiieren.

Hierbei findet kein räumlicher und personeller Wechsel statt. Die Gebärende kann auch nach der Weiterleitung in die ärztliche Betreuung weiterhin von der vertrauten Hebamme – in Zusammenarbeit mit der Ärztin oder dem Arzt – betreut werden und verbleibt im selben Kreißsaal.

Die Hebammen des Teams arbeiten im Drei-Schicht-System in beiden Modellen, je nach Arbeitsaufkommen im üblichen Modell oder im Hebammenkreißsaal.[69] Das kann in Bezug auf die Weiterleitung während der Geburt von Vorteil sein, denn es findet kein räumlicher und personeller Wechsel statt. Eine vollständige Trennung der Abteilungen hat aber den Vorteil, dass der Hebammenkreißsaal wirklich hebammengeleitet ist. Die Hebammen müssen nicht zwischen den Modellen wechseln und können sich ganz auf das hebammengeleitete Modell einlassen (Verbund Hebammenforschung: 35 f.).

Während der Schwangerschaft sind zwei Termine (möglichst im zweiten und im dritten Trimenon) der Schwangeren mit einer Hebamme des Teams vorgesehen, um einerseits eine umfassende Anamnese zu erheben und anhand des Kriterienkataloges zu überprüfen, ob die Schwangere eigenverantwortlich durch die Hebammen betreut werden kann. Andererseits dient die Hebammenberatung dazu, dass Frauen bzw. Paare ihre Wünsche und Vorstellungen bezüglich der Geburt erläutern können. Weiterhin wird das Modell Hebammenkreißsaal und die damit verbundenen Möglichkeiten, aber auch dessen Grenzen erläutert (Verbund Hebammenforschung 2007: 13 f.). Vorsorgeuntersuchungen im Rahmen der Mutterschaftsvorsorge werden bisher in Deutschland selten in Kliniken durchgeführt, die Frauen gehen in der Regel zur niedergelassenen Gynäkologin oder zum Gynäkologen (Schäfers 2003: 159).

Um eine möglichst kontinuierliche Betreuung anzubieten und den Schwangeren die Gelegenheit zu geben, die Räumlichkeiten und möglichst viele Hebammen des Teams kennenzulernen, werden weitere Angebote in der Schwangerschaft eingerichtet. Das sind in erster Linie Geburtsvorbereitungskurse, aber auch Akupunktursprechstunden und Säuglingspflege- oder Stillvorbereitungskurse.

Die Aufnahmeuntersuchung zur Geburt erfolgt durch die Hebamme. Während der Geburt wird eine Eins-zu-eins-Betreuung angestrebt und zur eigentlichen Geburt des Kindes eine zweite Hebammenkollegin hinzugeholt. Die Frau und ihr Kind werden bis zur Entlassung aus dem Kreißsaal durch die Hebamme betreut. Dies schließt eine eventuelle Nahtversorgung und die Durchführung der ersten Kinderuntersuchung (U 1) nach der Geburt mit ein (Verbund Hebammenforschung 2007: 14).

---

69 Manche Kliniken richten Rufbereitschaftsdienste ein, so dass bei einem höheren Arbeitsaufkommen eine weitere Hebamme dazugerufen und eine Eins-zu-eins-Betreuung gewährleistet werden kann.

Wichtige Betreuungsaspekte sind das aktive Einbeziehen und die Integration der Begleitperson(en), die Informationsgabe und der Einbezug in Entscheidungen sowie die Schaffung einer ungestörten Atmosphäre. Ein weiterer Punkt ist die Vermeidung unnötiger Interventionen, die den Geburtsverlauf stören oder beeinflussen könnten. Unterstützt wird dies durch die Förderung der Bewegungsfreiheit der Gebärenden und den eventuellen Einsatz hebammengeburtshilflicher Maßnahmen wie Massage, Akupunktur oder Bad, um den physiologischen Geburtsprozess zu unterstützen.

Im stationären Wochenbett findet täglich eine Hebammenvisite durch eine Hebamme des Teams statt und vor der Entlassung nach Hause ein Entlassungsgespräch. Zudem ist ein Gespräch der Wöchnerin mit der Geburtshebamme zur Reflexion der Geburt vorgesehen. Die Hebammenbetreuung im häuslichen Wochenbett wird bereits in der Schwangerschaft organisiert. Im Idealfall kann die Betreuung durch eine Hebamme des geburtshilflichen Teams übernommen werden, falls nicht, ist eine Kooperation mit freiberuflichen Kolleginnen sinnvoll. Nachgeburtliche Angebote wie Rückbildungs- und Babymassagekurse oder Stillgruppen runden das Angebot des Hebammenkreißsaals ab.

## Rahmenbedingungen des Versorgungskonzeptes

In den internationalen Studien sind – wie im Kapitel 4.3 beschrieben – die Räumlichkeiten des hebammengeleiteten Modells meist wohnlich gestaltet und so ausgestattet, dass die Gebärende sich bewegen und verschiedene Geburtspositionen einnehmen kann. Von noch größerer Wichtigkeit ist, dass der Raum so gelegen ist, dass er die Intim- und Privatsphäre gewährleisten kann. Dies ist auch im deutschen Modell vorgesehen. Von Vorteil ist zudem der Zugang zu einer Gebärbadewanne (Verbund Hebammenforschung 2007: 36).

Um den Hebammenkreißsaal in der beschriebenen Form umsetzen zu können, sind interdisziplinäre Kooperationen innerhalb sowie außerhalb des Krankenhauses notwendig. Innerhalb der Klinik sollten zwischen allen in der Geburtshilfe Tätigen Absprachen bezüglich der Betreuungskriterien für eine hebammengeleitete Geburt getroffen werden. Zudem sollte der Kriterienkatalog, der festlegt, welche Frau im Hebammenkreißsaal betreut werden kann und wann eine Konsultation bzw. Weiterleitung angezeigt ist, interdisziplinär erarbeitet werden. Gemeinsame Treffen und Fallbesprechungen des Hebammenteams und des ärztlichen Teams sind von Vorteil (Verbund Hebammenforschung 2007: 30 ff.).

Kooperationen mit freiberuflich tätigen Hebammen und niedergelassenen Gynäkologinnen und Gynäkologen können die Übergänge zwischen ambulanter und stationärer sowie stationärer und ambulanter Versorgung erleichtern (Verbund Hebammenforschung 2007: 38).

Obwohl bekannt ist, dass eine Risikoeinschätzung in der Schwangerschaft mittels Kriterien schwierig ist (WHO 1985: 2 f.; Enkin et al. 2006: 69), dienen die Ein- und Ausschlusskriterien der Entscheidung, ob eine Frau hebammengeleitet betreut werden kann. Zudem können die betreuenden Hebammen zu verschiedenen Zeitpunkten in der Schwangerschaft sowie während und nach der Geburt überprüfen, ob eine Konsultation oder Weiterleitung nötig ist. Die relevanten Einschlusskriterien orientieren sich an der Definition der normalen Geburt der WHO (2006: 4). Darüber hinaus bilden die 52 Kriterien des Mutterpasses (Bundesausschuss der Ärzte und Krankenkassen 2003), der Befundkatalog der außerklinischen Qualitätssicherung (Loytved 2004a) und der Katalog der Geburtsrisiken der BQS-Bundesauswertung (BQS 2004) die Grundlage des Kriterienkatalogs (siehe auch Kap. 8.5).

Im Hebammenteam sollten Vorgehensweisen bei Überschreitung des errechneten Geburtstermins, bei einem vorzeitigen Blasensprung, bei der Betreuung in der Latenzphase, bei protrahiertem Geburtsfortschritt in der Eröffnungs- und Austreibungsphase oder bezüglich des Managements der Plazentaphase besprochen und festgelegt werden. Auch sind gemeinsame Überlegungen hinsichtlich schmerzerleichternder Maßnahmen im Rahmen von Hebammenmaßnahmen von Vorteil, um Frauen in der Geburtsarbeit und im Umgang mit den Wehen zu unterstützen.

Voraussetzung, um als Hebamme im Hebammenkreißsaal selbstständig arbeiten zu können, ist eine zweijährige Berufserfahrung in der Geburtshilfe. Über die Fähigkeiten der originären Hebammenarbeit hinaus benötigen Hebammen ein erweitertes Qualifikationsprofil. Um eine professionelle, partnerschaftliche und vertrauensvolle Beziehung zu den Frauen aufbauen zu können, sind personale und fachliche sowie Beratungs- und Kommunikationskompetenzen Voraussetzung. Weitere Fähigkeiten, die eventuell im klinischen Berufsalltag etwas verloren gegangen sind und einer Aktualisierung bedürfen, sind unter anderem Themenbereiche wie Nahttechniken, alternative Geburtspositionen, Wassergeburten, die Erstuntersuchung des Neugeborenen und die Dokumentation (Sayn-Wittgenstein et al. 2005: 8; Verbund Hebammenforschung 2007: 31 f.).

Aus rechtlicher Sicht widerspricht das Versorgungskonzept Hebammenkreißsaal keinen Vorschriften. Frauen, die zur Geburt eine Klinik aufsuchen, könnten eventuell erwarten, dass sie von einer Hebamme und einer Ärztin/ einem Arzt betreut werden. Bislang existiert aber dazu kein Standard in Deutschland. Das Krankenhaus muss sicherstellen, dass das Personal mit Aufgaben betraut wird, die in seine Kompetenz fallen. Das heißt, Frauen können erwarten, dass sie von Personen betreut und behandelt werden, die für ihre

Handlungen kompetent sind. Und da Hebammen rechtlich befugt und fachlich kompetent sind, regelrechte Geburten zu leiten, ist die Erwartung, dass zu jeder Geburt automatisch eine Ärztin/ein Arzt hinzugezogen wird, unbegründet. Im Krankenhaus muss für den Fall des Auftretens von Regelwidrigkeiten ein umgehend verfügbarer Arzt erreichbar sein. Dieser muss nicht in der geburtshilflichen Abteilung anwesend sein, sondern kann von einer anderen Station geholt werden oder sich im Bereitschaftsdienst befinden (Horschitz 2000). Ein neueres Urteil des Oberlandesgerichts Stuttgart aus dem Jahr 2004 stellt fest, dass Frauen, die zur Geburt ein Krankenhaus aufsuchen, davon ausgehen, dass die Aufnahmeuntersuchung von einer Ärztin/einem Arzt durchgeführt wird. Diesem ›Facharztstandard‹ kann aber durch die ausdrückliche mündliche und schriftliche Aufklärung der Frau über den Sinn und die Standards des hebammengeleiteten Kreißsaals begegnet werden (Horschitz 2006).

Bis dato sind alle zehn existierenden Hebammenkreißsäle in Deutschland in der beschriebenen Form, mit leichten Variationen, umgesetzt worden.

# 5 Internationale Studienergebnisse zu hebammengeleiteten Versorgungskonzepten

Um ein umfassendes Bild der Studienlage im Themenbereich ›Hebammenge-leitete Geburtshilfe‹ zeichnen zu können, wurde eine strukturierte Literatur-suche gestartet. Diese wurde elektronisch und per Freihandsuche durchgeführt. Es wurden die Datenbanken Medline, Pubmed, CINAHL und Medpilot durch-gesucht. Außerdem wurde im Cochrane Pregnancy and Childbirth Groups' Trial Register und in der WHO Reproductive Health Library (WHO-RHL) gesucht. Die relevanten internationalen und deutschsprachigen Fachzeitschriften für Geburtshilfe und Hebammenwesen der Jahrgänge 1980 bis 2008 wurden ge-sichtet, größtenteils in elektronischer Form und teilweise per Hand.

Suchbegriffe waren ›midwife-led unit‹, ›midwife-managed unit‹, ›midwife-led‹, ›midwife-managed‹, ›midwife-led care‹, ›midwifery‹, ›midwife‹, ›nurse-midwife‹, ›free-standing birth centre/center‹, ‹obstetric-led care‹, ‹team mid-wifery care‹, ›birth attendant‹, ›birthroom‹, ›alternative birth care‹, ›home-like setting‹, ›home birth‹, ›midwifery caseload care‹, ›standard maternity care‹, ›one-to-one midwifery care‹, ›consultant-led unit‹, ›birth center‹, ›birth centre‹, ›low-risk women‹, ›maternity care‹, ›team midwifery‹, ›midwifery group prac-tice‹, ›Hebammenkreißsaal‹, ›hebammengeleitete Geburtshilfe‹, ›hebammenge-leitete Geburt‹, ›Hebammengeburt‹, ›Geburtshaus‹ und ›außerklinische Ge-burtshilfe‹.

Die gefundenen Studien wurden gelesen und unter den unten genannten Gesichtspunkten bewertet, ob sie in die Auswertung mit einfließen können. Es wurden publizierte Studien ausgewählt, die mit dem Versorgungskonzept Hebammenkreißsaal in Deutschland und der in dieser Arbeit beschriebenen Studie vergleichbar sind.

Studien wurden in die Auswertung miteinbezogen, wenn sie folgende Kri-terien erfüllen:

- Die Stichprobe besteht ausschließlich aus gesunden Schwangeren und Ge-bärenden (Low-Risk-Frauen).
- Das untersuchte Modell ist ein hebammengeleitetes Versorgungsmodell. Die eigenverantwortliche Hauptbetreuungsperson während der Geburt ist eine

Hebamme. Die Betreuung in der Schwangerschaft und im Wochenbett kann durch Hebammen und andere Akteure durchgeführt werden.

- Das Versorgungsmodell ist im klinischen Setting angesiedelt. Das übliche – ärztlich geleitete – Versorgungsmodell befindet sich im selben Gebäude bzw. auf demselben Gelände oder ist zumindest in kurzer Zeit erreichbar. Eine ärztliche Hinzuziehung ist jederzeit möglich.
- In der Studie ist eine Kontrollgruppe (geplante Geburt in der Klinik) vorhanden. Reine Evaluationen ohne Kontrollgruppe werden nicht berücksichtigt.

## 5.1    Beschreibung der identifizierten Studien

Insgesamt wurden 76 Publikationen aus dem Zeitraum von 1984 bis 2008, die sich auf 47 Studien beziehen, sowie vier Reviews identifiziert. Durchgeführt wurden die Studien in Australien, Großbritannien, Italien, Irland, Nepal, Österreich, Schottland, der Schweiz und den USA.

22 Studien und eine Review bzw. 33 Publikationen, die die oben genannten Kriterien nicht erfüllen, werden mit dem Grund der Nichtberücksichtigung im Anlagenband tabellarisch gelistet (siehe Anlage 2).

25 Studien bzw. 43 Publikationen entsprechen den in dieser Arbeit aufgestellten Kriterien und werden in die Analyse einbezogen. Diese Studien werden in einer Tabelle im Anlagenband (Anlage 1) gelistet (siehe auch Tab. 5.1.1).

Bei den einbezogenen Studien handelt es sich in der Mehrzahl um randomisierte kontrollierte Studien (zwölf) und eine quasi-randomisierte Studie, aber auch zwei prospektiv kontrollierte Studien, eine quantitativ-explorative Vergleichsstudie, eine retrospektive Fall-Kontrollstudie, vier retrospektive Kohortenstudien, ein retrospektiver Gruppenvergleich, zwei Sekundäranalysen und eine populationsbezogene Studie werden berücksichtigt.

Die Ergebnisse der drei Reviews (Waldenström & Turnbull 1998; Hatem et al. 2008; Hodnett et al. 2008) werden in diese Arbeit mit einbezogen. In den Reviews von Waldenström & Turnbull (1998) und Hatem et al. (2008) werden in den dort eingeschlossenen Studien zum Teil Studienteilnehmerinnen mit unterschiedlichem Risikostatus einbezogen. Fünf Studien aus den beiden Reviews, deren Stichproben aus Low- und High-Risk-Frauen bestehen, werden in der Einzelauswertung dieser Arbeit nicht berücksichtigt (Kenny et al. 1994; Rowley et al. 1995; Biró et al. 2000, 2003; The North Staffordshire Changing Childbirth Research Team 2000; Homer et al. 2001a, 2002). Auch die drei Reviews sind in der bereits erwähnten Tabelle in der Anlage gelistet (siehe auch Tab. 5.1.1 in diesem Kapitel).

In den Studien werden verschiedene hebammengeleitete Versorgungskonzepte untersucht. Dabei handelt es sich um Midwife-led Units, Birth Centers,

Hebammenkreißsäle oder Hebammenteams, die im klinischen Setting tätig sind.

Je nach Studientyp werden verschiedene Phasen der Betreuung während Schwangerschaft, Geburt und Wochenbettzeit – stationär wie auch ambulant nach der Entlassung zu Hause – betrachtet. Zum einen hängt dies mit dem Zeitpunkt des Eintritts der Studienteilnehmerin in die Studie zusammen. In einigen Studien findet die Randomisierung beim ersten Kontakt der Schwangeren statt oder spätestens zu einem festgelegten Zeitpunkt in der Schwangerschaft. Zum anderen steht dies aber auch im Zusammenhang mit der Organisationsform des untersuchten Modells. In manchen Versorgungskonzepten, die die Kontinuität der Betreuung in den Mittelpunkt stellen, werden die Frauen von einer kleineren Gruppe von Hebammen während der gesamten Phase von Schwangerschaft, Geburt und Wochenbett betreut. In anderen Modellen wiederum findet die Betreuung durch unterschiedliche Hebammen oder Hebammengruppen statt, die aber miteinander vernetzt sind. Die Betreuung in der Schwangerschaft und nach der Geburt wird in etlichen hebammengeleiteten Konzepten nicht ausschließlich von Hebammen durchgeführt, sondern in Zusammenarbeit mit Ärztinnen und Ärzten sowie Pflegenden.

Die Kontrollgruppen umfassen verschiedene Versorgungsmodelle, mehrheitlich Modelle, die eine gemeinsame Betreuung der Frauen von Hebammen mit Ärztinnen und Ärzten im klinischen Setting anbieten. Aber auch Versorgungskonzepte, in denen die primären Betreuungspersonen Ärztinnen und Ärzte sind, finden sich in den vorliegenden Studien.

Tab. 5.1.1: In die Auswertung eingeschlossene Studien zur hebammengeleiteten Betreuung

| Autorinnen/Autoren | Studientyp | Stichprobe | Modelle |
|---|---|---|---|
| Bodner-Adler et al. (2004) | Retrospektive Kohortenstudie | n = 2704 | Hebammenkreißsaal und übliches Kreißsaalmodell |
| Byrne et al. (2000) | RCT | n = 201 | Birthing Centre und übliches Betreuungsmodell |
| Chambliss et al. (1992) | RCT | n = 487 | Birth Center und Obstetric Unit |
| Chapman et al. (1986) | RCT | n = 148 | Birth Room und übliches Kreißsaalmodell |
| Cignacco & Büchi (2003, 2004) Cignacco et al. (2004) | Quantitative, explorative Vergleichsstudie | n = 113 | Hebammenkreißsaal und übliches Kreißsaalmodell |
| Flint et al. (1989) | RCT | n = 1001 | Know Your Midwife Scheme und Standardbetreuung |
| Gottvall et al. (2004) Gottvall et al. (2005) | Retrospektive Kohortenstudie | n = 183.636 | Birth-Centre-Geburten und Krankenhausgeburten |

*(Fortsetzung)*

| | | | |
|---|---|---|---|
| Harvey et al. (1996)<br>Harvey et al. (2002) | RCT | n = 194 | Ausschließliche Hebammenbetreuung und übliche Betreuung |
| Hatem et al. (2008) | Cochrane Review<br>Elf Studien | n = 12.276 | Hebammengeleitete Betreuung und gemeinsame Betreuungsmodelle |
| Hicks et al. (2003) | RCT | n = 200 | Hebammenteam und übliches Betreuungsmodell |
| Hodnett et al. (2008) | Cochrane Review<br>Sechs Studien | n = 8.677 | Hebammengeleitete Modelle und konventionelle Modelle |
| Homer et al. (2000) | Retrospektive Kohortenstudie | n = 734 | Birth Centre und übliches Kreißsaalmodell |
| Hundley et al. (1994)<br>Hundley et al. (1995a)<br>Hundley et al. (1995b)<br>Hundley et al. (1997) | RCT | n = 2.844 | Midwife-led Unit und üblicher Kreißsaal |
| Janssen et al. (2007) | Prospektive kontrollierte Studie | n = 1.060 | Hebammenbetreuung und übliche Betreuung durch Arzt |
| Johnson et al. (2005) | Sekundäranalyse | n = 1.952 | Partnership Caseload Midwifery und Standardmodell |
| Kaufman & McDonald (1988) | Retrospektive Evaluation | n = 452 | Hebammenbetreuung und Standardbetreuung |
| Klein et al. (1984) | Quasirandomisierte Studie | n = 114 | Hebammenbetreuung und Standardbetreuung |
| Law & Lam (1999) | RCT | n = 1.050 | Hebammenbetreuung und Standardbetreuung |
| MacVicar et al. (1993) | RCT | n = 3.510 | Hebammenbetreuung und Standardbetreuung |
| Mayes et al. (1987) | Fall-Kontrollstudie | n = 58 | Hebammenbetreuung und Arztbetreuung |
| Oakley et al. (1995)<br>Oakley et al. (1996) | Prospektive kontrollierte Studie | n = 1.181 | Hebammenbetreuung und Arztbetreuung |
| Ryan & Roberts (2005) | Retrospektive Kohortenstudie | n = 3.683 | Birth Centre und übliches Kreißsaalmodell |
| Spurgeon et al. (2001) | Between-subject experimental design | n = 333 | Zwei Pilotprojekte ›Changing Childbirth Schemes‹ und Standardbetreuung |
| Tracy et al. (2007) | Populationsbezogene Studie | n=1.001.249 | Birth-Centre-Geburten und Krankenhausgeburten |
| Turnbull et al. (1995)<br>Turnbull et al. (1996)<br>Shields et al. (1997)<br>Shields et al. (1998)<br>Young et al. (1997) | RCT | n = 1.299 | Midwifery Development Unit und übliches Kreißsaalmodell |

*(Fortsetzung)*

| | | | |
|---|---|---|---|
| Waldenström & Nilsson (1993a, 1993b, 1994a, 1994b, 1997) Waldenström et al. (1997) | RCT | n = 1.860 | Birth Centre und übliches Kreißsaalmodell |
| Waldenström & Turnbull (1998) | Systematische Review Sieben Studien | n = 9.148 | Hebammengeleitete Betreuung und übliches Betreuungsmodell |
| Waldenström et al. (2000) Waldenström et al. (2001) | RCT | n = 1.000 | Team Midwife-led Care und Standardbetreuung |

Im Folgenden werden die für die vorliegende Arbeit relevanten Forschungsergebnisse der ausgewählten Studien beschrieben. Hierbei werden die Ergebnisse internationaler Outcome-Parameter dargestellt. Das sind Ergebnisse hinsichtlich des Gesundheitsstatus der Mutter und des Neugeborenen, den Interventionen während der Geburt, der Mobilität während der Geburt, der Weiterleitung während und nach der Geburt und zur retrospektiven Sicht der Frauen auf die Betreuung.

## 5.2  Gesundheitsstatus der Mutter

Nachfolgend werden für das maternale Outcome die Ergebnisse der ausgewählten Studien hinsichtlich Geburtsverletzungen, Blutverlust und Mortalität dargestellt.

Einige Studien und Reviews führen noch weitere Outcomes auf. Die Länge der verschiedenen Geburtsphasen während der Geburt werden in folgenden Studien dargestellt: Dauer Eröffnungsphase (Mayes et al. 1987; Flint et al. 1989; MacVicar et al. 1993; Hundley et al. 1994; Turnbull et al. 1996; Law & Lam 1999; Waldenström et al. 2001; Ryan & Roberts 2005), Dauer Austreibungsphase (Mayes et al. 1987; Kaufman & McDonald 1988; MacVicar et al. 1993; Hundley et al. 1994; Turnbull et al. 1996; Waldenström & Nilson 1997; Waldenström et al. 2001; Bodner-Adler et al. 2004; Ryan & Roberts 2005), Gesamtgeburtsdauer (Mayes et al. 1987; Waldenström & Nilsson 1997; Spurgeon et al. 2001; Cignacco et al. 2004; Hatem et al. 2008) und die Dauer der Plazentaphase (Mayes et al. 1987; Turnbull et al. 1996; Waldenström & Nilsson 1997; Waldenström et al. 2001; Cignacco et al. 2004; Ryan & Roberts 2005).

Oakley et al. (1996: 827), Bodner-Adler et al. (2004: 381) und Janssen et al. (2007: 144) erheben zudem das Auftreten einer postpartalen Infektion. Drei

Studien und eine Review führen den postpartalen Klinikaufenthalt der Mutter auf (Spurgeon et al. 2001; Waldenström et al. 2001; Cignacco et al. 2004; Hatem et al. 2008) und eine Studie, ob eine Wiederaufnahme der Mutter nach der Entlassung nach Hause stattfindet (Waldenström & Nilsson 1997).

Geburtsverletzungen

In 23 Studien und drei Reviews werden Ergebnisse bezüglich Geburtsverletzungen geschildert (Klein et al. 1984; Chapman et al. 1986; Mayes et al. 1987; Kaufman & McDonald 1988; Flint et al. 1989; Chambliss et al. 1992; MacVicar et al. 1993; Hundley et al. 1994; Oakley et al. 1995; Harvey et al. 1996; Turnbull et al. 1996; Waldenström et al. 1997; Waldenström & Turnbull 1998; Law & Lam 1999; Byrne et al. 2000; Homer et al. 2000; Spurgeon et al. 2001; Waldenström et al. 2001; Hicks et al. 2003; Bodner-Adler et al. 2004; Cignacco et al. 2004; Johnson et al. 2005; Ryan & Roberts 2005; Janssen et al. 2007; Hatem et al. 2008; Hodnett et al. 2008).

Unter Geburtsverletzungen werden Episiotomien und Dammrisse I. bis IV. Grades beschrieben, gelegentlich werden weitere Rissverletzungen wie Labien-, Scheiden- und Klitorisrisse erwähnt. Aus den Publikationen geht nicht immer eindeutig hervor, ob in die Stichprobe zu dieser Fragestellung ausschließlich Studienteilnehmerinnen, die spontan geboren, oder ob auch Frauen, die eine vaginaloperative Geburt oder einen Kaiserschnitt erfahren haben, einbezogen werden.

Zwei Studien berichten über eine signifikant niedrigere Episiotomierate sowie eine signifikant niedrigere Dammrissrate in der hebammengeleiteten Gruppe.

Bodner-Adler et al. (2004: 381 f.) vergleichen in ihrer Studie 1.352 spontane, unkomplizierte Geburten im hebammengeleiteten Kreißsaal mit derselben Anzahl an unkomplizierten Geburten im üblichen Kreißsaalmodell. In der Interventionsgruppe werden signifikant weniger Episiotomien geschnitten (63/1.352 vs. 235/1.352, $p = 0.0001$). Zudem ist die Rate an Dammrissen in der Interventionsgruppe signifikant niedriger (288/1352 vs. 348/1352, $p = 0.006$).

Chambliss et al. (1992: 163) berichten von einer signifikant niedrigeren Episiotomierate (24/222 vs. 87/246, $p < 0.0005$) sowie einer signifikant niedrigeren Rate an schweren Dammrissen III. und IV. Grades (2/222 vs. 19/246, $p < 0.003$) in der Interventionsgruppe. Es gibt einen signifikanten Zusammenhang zwischen Episiotomien und Dammrissen III. und IV. Grades, unabhängig davon, ob sie von Hebammen oder Ärzten durchgeführt werden ($p < 0.0005$). Die Hälfte der schweren Dammrisse in der Kontrollgruppe tritt bei vaginaloperativen Geburten auf.

In sieben Studien und einer Review werden signifikant geringere Episiotomieraten berichtet, die aber nicht mit signifikant geringeren Dammrissraten einhergehen.

Cignacco et al. (2004: 257) berücksichtigen bei der Betrachtung der Geburtsverletzungen nur Geburten, die komplikationslos verlaufen. Ein signifikanter Unterschied besteht bei der Episiotomierate zwischen der Hebammengeburten- und der Vergleichsgruppe (36,2 % vs. 56,1 %, p = 0.037). Dies führt nicht zu mehr Rissverletzungen in der Hebammengeburtengruppe.

Klein et al. (1984: 1464) stellen in ihrer Studie fest, dass es keinen signifikanten Unterschied in der Episiotomierate zwischen den Gruppen bei Erstgebärenden gibt (75 % vs. 87 %). Bei den Mehrgebärenden liegt ein signifikanter Unterschied vor. Insgesamt 31 % der Mehrgebärenden der Interventionsgruppe und 65 % der Mehrgebärenden der Kontrollgruppe erhalten einen Dammschnitt (p < 0.01). In der Interventionsgruppe haben signifikant häufiger Frauen keine Geburtsverletzung, unabhängig von ihrer Parität (p < 0.05).

Turnbull et al. (1996: 214 f.) berichten, dass Frauen in der Interventionsgruppe eine höhere Wahrscheinlichkeit haben, keine Geburtsverletzung zu erleiden und keine Episiotomie zu erhalten (p = 0.02). Kein signifikanter Unterschied ist bei den Dammrissen I. und II. Grades aufgetreten (42,4 % vs. 41,5 %) (in diese Berechnung werden nur Spontangeburten und vaginaloperative Geburten miteinbezogen).

In der Studie von Harvey et al. (1996: 131 ff.) zeigt sich ein signifikanter Unterschied bezüglich der Episiotomierate. In der Interventionsgruppe beträgt diese 15,5 %, in der Kontrollgruppe 32,9 % (p = 0.007, 95 % CI 4.83 – 30.1). Es zeigt sich kein signifikanter Unterschied bei den Rissverletzungen (p = 0.21). Die Forscherinnen schlossen alle Geburten per Sectio aus dieser Berechnung aus.

Hundley et al. (1994: 1402) konstatieren eine signifikant geringere Episiotomierate in der Hebammengruppe (p = 0.04), aber eine ähnliche Rate an Dammrissen in der Hebammen- bzw. Kontrollgruppe (51,1 % vs. 50,1 %). Die Kaiserschnittgeburten werden aus der Auswertung ausgenommen.

Flint et al. (1989: 13 f.) berichten von einer signifikant niedrigeren Episiotomierate in der Hebammengruppe (34 % vs. 42 %, RR 0.8, 95 % CI 0.7 – 1.0). Die Rate an Geburtsverletzungen ist in beiden Gruppen gleich (24 %, RR 1.0, 95 % CI 0.7 – 1.4), da der Anteil an Dammrissen in der Hebammengruppe reziprok ansteigt (42 % vs. 34 %, RR 1.2, 95 % CI 1.0 – 1.5). Hierbei gehen alle spontanen und vaginaloperativen Geburten in die Auswertung mit ein, Kaiserschnitte werden ausgeschlossen.

Die Studienteilnehmerinnen der Interventionsgruppe in der Studie von Mayes et al. (1987: 218 f.) erhalten signifikant seltener eine Episiotomie (24 % vs. 76 %, p < 0.01). Bezüglich der Rissraten besteht kein statistischer Unterschied zwischen den Gruppen.

In der Cochrane Review von Hatem et al. (2008: o. S.) wird festgestellt, dass Frauen, die in hebammengeleiteten Modellen betreut werden, signifikant seltener eine Episiotomie erhalten (11 Studien, n = 11.872, RR 0.82, 95 % CI 0.77–0.88). Kein statistisch signifikanter Unterschied wird bezüglich nahtpflichtiger Geburtsverletzungen berichtet (sieben Studien, n = 9349, RR 0.96, 95 % CI 0.87–1.06).

Zwei Reviews und drei Studien berichten von signifikant weniger Episiotomien, aber einer erhöhten Rate an Dammrissen.

Hodnett et al. (2008: o. S.) berichten in ihrer Review von einem signifikanten Unterschied in der Episiotomierate (fünf Studien, n = 8.529, RR 0.85, 95 % CI 0.74–0.99). Frauen in der Hebammengruppe erhalten seltener eine Episiotomie. Zudem stellen sie aber eine signifikant erhöhte Rate an Dammrissen in der Hebammengruppe fest (vier Studien, n = 8.415, RR 1.08, 95 % CI 1.03–1.13).

In der Review von Waldenström & Turnbull (1998: 1165 f.) zeigt sich eine signifikant niedrigere Episiotomierate (sieben Studien, n = 7.908, OR 0.69, 95 % CI 0.61–0.77, p = 0.03), aber eine signifikant erhöhte Rate an Geburtsverletzungen (OR 1.15, 95 % CI 1.05–1.26, p = 0.06). Es gibt keinen signifikanten Unterschied in der Anzahl der Frauen, die keine Geburtsverletzungen aufweisen (OR 1.11, 95 % CI 1.00–1.24, p = 0.1).

MacVicar et al. (1993: 318 f.) berichten, dass signifikant weniger Frauen in der Interventionsgruppe eine Episiotomie erhalten (23 % vs. 31 %), aber in dieser Gruppe häufiger Rissverletzungen auftreten (45 % vs. 40 %). Eine ähnliche Prozentzahl in beiden Gruppen weist ein intaktes Perineum auf (33 % vs. 30 %). Geburten per Sectio werden aus dieser Auswertung ausgeschlossen.

Oakley et al. (1995: 403) stellen einen signifikanten Unterschied bei den Episiotomien zwischen den Gruppen fest (30,1 % vs. 56,6 %, p < 0.001). Zudem berichten Oakley et al. (1996: 827) von einem signifikant häufigeren Auftreten von Dammrissen III. oder IV. Grades in der Gruppe der Frauen, die von Ärztinnen und Ärzten betreut werden (23,3 % vs. 6,6 %, p < 0.001).

Ryan & Roberts (2005: 19) berichten von einem nahezu gleichen Anteil an Frauen, die keine Geburtsverletzung erlitten haben (25,6 % vs. 24,7 %, RR 1.0, 95 % CI 0.9–1.2). Ein signifikanter Unterschied zeigt sich bei den Episiotomien: Die Rate im hebammengeleiteten Modell beträgt 7,6 % und im üblichen Modell 15,7 % (RR 0.5, 95 % CI 0.6–1.2). Im hebammengeleiteten Modell treten signifikant mehr Dammrisse II. Grades als im üblichen Modell auf (39,4 % vs. 26 %, RR 1.5, 95 % CI 1.4–1.7).

Zwei Studien berichten über eine niedrigere Episiotomierate, die aber keine statistische Signifikanz erreicht und weniger Dammrisse.

Homer et al. (2000: 10) schildern, dass die Studienteilnehmerinnen der Birth-Centre-Gruppe seltener eine Episiotomie erhalten als die Frauen der Labour-Ward-Gruppe (13 % vs. 17 %). 36 % der Frauen der Birth-Centre-Gruppe haben keine Geburtsverletzung, in der Labour-Ward-Gruppe waren dies 27 %. Diese Ergebnisse sind nicht signifikant.

Die Studienteilnehmerinnen beider Gruppen in der Studie von Waldenström et al. (2001: 261) in Australien, die entweder spontan oder vaginaloperativ geboren haben, weisen eine Episiotomierate von 32,8 % auf (OR 1.0, 95 % CI 0.74 – 1.35). In der Interventionsgruppe treten seltener nahtpflichtige Risse auf (24,4 % vs. 32,5 %, OR 0.67, 95 % CI 0.49 – 0.92) und die Frauen haben häufiger einen intakten Damm (31,3 % vs. 25,8 %, OR 1.31, 95 % CI 0.96 – 1.8).

Zwei Studien berichten über eine niedrigere Episiotomierate, aber eine signifikant höhere Dammrissrate.

In der Studie von Kaufman & McDonald (1988: 97) gibt es keine signifikanten Unterschiede in der Rate der Episiotomien sowie in der Rate der Geburtsverletzungen insgesamt. Die Dammrissrate ist aber in der Interventionsgruppe signifikant erhöht und weist mehr Dammrisse II., III. und IV. Grades auf (64 % vs. 48 %, p = 0.034). Alle bis auf zwei Dammrisse II. Grades treten bei Frauen auf, die keine Episiotomie erhalten haben. Alle Dammrisse III. und IV. Grades treten bei Zangengeburten mit Episiotomien auf.

Auch Johnson et al. (2005: 24) berichten, dass die Rate an Geburtsverletzungen in beiden Gruppen ähnlich ist (OR 1.05, 95 % CI 0.75 – 1.46, p = 0.79). Es gibt keinen signifikanten Unterschied in Bezug auf die Episiotomien. Bei den Erstgebärenden der Interventionsgruppe ist ein Anstieg der Dammrisse zu beobachten, aber nur bei Dammrissen II. Grades (21 % vs. 12 %). Bei den Erstgebärenden beider Gruppen sind die Dammrissraten I. und III. Grades ähnlich.

Zwei Studien berichten über eine niedrigere Episiotomierate, die aber keine statistische Signifikanz erreicht, und einer ähnlichen Rate an Dammrissen.

Chapman et al. (1986: 185 f.) stellen keine signifikanten Unterschiede in Bezug auf die Episiotomie- und Geburtsverletzungsraten fest. Dennoch benötigen signifikant weniger Frauen der Interventionsgruppe eine Nahtversorgung (p < 0.05). Dies könnte daran liegen, dass die Geburtsverletzungen in dieser Gruppe so minimal waren, dass die Hebammen von einer Naht abgesehen haben.

Die Episiotomierate in der Studie von Janssen et al. (2007: 144) beträgt in der hebammengeleiteten Gruppe 11,5 % und in der ärztlich geleiteten Gruppe 14,7 % (p = 0.12). Die Rate der Dammrisse I. und II. Grades weist keinen signifikanten Unterschied auf (p = 0.55), ebenso die Rate der Dammrisse III. und IV. Grades nicht (p = 0.25).

In zwei Studien wird von annähernd gleichen Episiotomie- und Dammrissraten berichtet. Byrne et al. (2000: 271 f.) berichten ähnliche Raten an Episiotomien (35 vs. 27, RR 1.30, 95 % CI 0.85 – 1.97, p = 0.22) und Dammrissen I. und II. Grades (37 vs. 32, RR 1.16, 95 % CI 0.79 – 1.70, p = 0.45) in den beiden

Modellen. Hierbei fällt auf, dass in der Interventionsgruppe häufiger Episiotomien geschnitten werden bzw. Dammrisse auftreten.

Waldenström & Nilsson (1997: 22) berichten von keinem signifikanten Unterschied in der Episiotomierate zwischen der Birth-Centre- und der Standard-Gruppe (7,9 % vs. 8,5 %, p = 0.71). Auch die Rate der Geburtsverletzungen weist keinen signifikanten Unterschied auf (77,9 % vs. 76,2 %, p = 0.45). Die Rate der Dammrisse III. und IV. Grades differiert kaum (1,8 % vs. 1,6 %).

Spurgeon et al. (2001: 128 ff.) stellen in ihrer Publikation Folgendes dar: Kein signifikanter Unterschied besteht hinsichtlich der Geburtsverletzungen zwischen den Gruppen (A = 44,6 %, B = 36,9 %, C = 49,2 %, p = 0.18261). Bezüglich der Episiotomierate tritt ein signifikanter Unterschied auf. Zwischen der Interventionsgruppe A (33,9 %) und der Kontrollgruppe C (33,9 %) besteht kein Unterschied. In der Interventionsgruppe B ist die Episiotomierate signifikant niedriger (17,5 %, p < 0.00924). Dieses Ergebnis ist mit Vorsicht zu betrachten, da die Episiotomieraten der Interventionsgruppe A und der Kontrollgruppe C sich nicht signifikant unterscheiden.

Zwei Studien stellen ähnliche Raten an Episiotomien dar, geben aber keine Informationen zum Auftreten von Dammrissen.

In der Studie von Law & Lam (1999: 111 f.) aus Hongkong beträgt die Episiotomierate in der Interventionsgruppe 83,5 % und in der Kontrollgruppe 83,6 % und weist somit keinen Unterschied auf. In der Interventionsgruppe werden 386 Episiotomien von Hebammen und 84 von Ärztinnen/Ärzten durchgeführt, in der Kontrollgruppe werden 328 Episiotomien von Hebammen und 79 von Ärztinnen/Ärzten vorgenommen. Die hohe Rate an Episiotomien führen die Forscherinnen zum einen auf eine sehr liberale Handhabung der Hebammen damit zurück. Zum anderen werden in der Forschungsklinik Hebammen ausgebildet und jede Erstgebärende erhält routinemäßig eine Episiotomie. Über das Auftreten von Geburtsverletzungen wird nicht berichtet.

Hicks et al. (2003: 626) berichten in ihrer Studie von einer ähnlichen Episiotomierate in beiden Gruppen. Die Rate der Episiotomien liegt in der Interventionsgruppe bei 30,9 % und in der Kontrollgruppe bei 33,7 % (p = 0.815). Informationen zu Geburtsverletzungen werden nicht gegeben.

## Blutverlust

20 Studien und drei Reviews berichten über den Blutverlust post partum. Ein erhöhter Blutverlust wird je nach Studie mit 300 ml bis 600 ml klassifiziert. In einer Studie (Oakley et al. 1996) wird ein erhöhter Blutverlust nach einer vaginalen Geburt bei > 500 ml und bei einer Sectio bei > 1.000 ml festgelegt. Alle bis auf eine Studie (Oakley et al. 1996) schildern, dass kein signifikanter Unterschied hinsichtlich des Blutverlusts nach der Geburt zwischen den beiden un-

tersuchten Gruppen besteht (Klein et al. 1984; Chapman et al. 1986; Kaufman & McDonald 1988; Chambliss et al. 1992; Mac Vicar et al. 1993; Hundley et al. 1994; Harvey et al. 1996; Turnbull et al. 1996; Waldenström & Nilsson 1997; Waldenström & Turnbull 1998; Law & Lam 1999; Byrne et al. 2000; Homer et al. 2000; Waldenström et al. 2001; Hicks et al. 2003; Bodner-Adler et al. 2004; Cignacco & Büchi 2004; Johnson et al. 2005; Ryan & Roberts 2005; Janssen et al. 2007; Hatem et al. 2008; Hodnett et al. 2008).

In der Studie von Oakley et al. (1996: 827) zeigt sich ein signifikanter Unterschied im Blutverlust (über 500 ml nach einer Spontangeburt und über 1.000 ml nach einer Kaiserschnittgeburt). 25,2 % der Frauen der Kontrollgruppe hatten einen erhöhten Blutverlust, in der Interventionsgruppe waren es 14,2 % (p < 0.001).

In der Review von Hatem et al. (2008: o. S.) zeigt sich kein signifikanter Unterschied hinsichtlich eines erhöhten Blutverlustes (sieben Studien, n = 8.454, RR 1.02, 95 % CI 0.84 – 1.23, p = 0.86).

Auch in der Review von Waldenström & Turnbull (1997: 1166) wird kein signifikanter Unterschied beim Blutverlust (fünf Studien) festgestellt.

Hodnett et al. stellen in ihrer Review (2008: o. S.) keinen signifikanten Unterschied bezüglich des postpartalen Blutverlustes fest (zwei Studien, n = 4.704, RR 0.97, 95 % CI 0.80 – 1.18, p = 0.8).

## Mütterliche Mortalität

In einer schottischen Studie wird von einem mütterlichen Todesfall während der Geburt aufgrund eines Aortenaneurysmas in der Hebammenkreißsaal-Gruppe berichtet (Hundley et al. 1994: 1404).

## Geburtsmodus

19 Studien und drei Reviews berichten über Ergebnisse hinsichtlich des Geburtsmodus. Die Ergebnisse sind uneinheitlich. 14 Studien und eine Review stellen keinen signifikanten Unterschied in Bezug auf den Geburtsmodus (Spontangeburt, vaginaloperative Geburt oder Sectio) fest (Klein et al. 1984; Kaufman & McDonald 1988; Flint et al. 1989; Chambliss et al. 1992; MacVicar et al. 1993; Hundley et al. 1994; Turnbull et al. 1996; Waldenström et al. 1997; Waldenström & Turnbull 1998; Law & Lam 1999; Byrne et al. 2000; Homer et al. 2000; Spurgeon et al. 2001; Waldenström et al. 2001; Hicks et al. 2003).

In den folgenden fünf Studien und drei Reviews werden signifikante Unterschiede beschrieben (Oakley et al. 1995; Harvey et al. 1996; Waldenström & Turnbull 1998; Johnson et al. 2005; Ryan & Roberts 2005; Janssen et al. 2007; Hatem et al. 2008; Hodnett et al. 2008).

Johnson et al. (2005: 25) stellen in ihrer Studie fest, dass Frauen in der Interventionsgruppe signifikant häufiger eine Spontangeburt erleben ($p < 0.05$). Bei der Sectiorate zeigt sich kein signifikanter Unterschied zwischen den Gruppen. Wenn aber nur die Mehrgebärenden betrachtet werden, zeigt sich, dass signifikant weniger Mehrgebärende der Interventionsgruppe einen Kaiserschnitt erhalten ($p < 0.01$).

In der randomisierten kontrollierten Studie von Harvey et al. (1996: 131) zeigt sich ein signifikanter Unterschied in Bezug auf die Sectiorate, sie ist in der Hebammengruppe niedriger ($p = 0.01$).

Auch Janssen et al. (2007: 142) stellen einen signifikanten Unterschied fest: In der Interventionsgruppe liegt die Sectiorate bei 10,5 % und in der Kontrollgruppe bei 16,3 % ($p = 0.02$).

Die Studienteilnehmerinnen der Interventionsgruppe in der Studie von Oakley et al. (1995: 403) erleben signifikant seltener eine Geburt per Forzeps ($p < 0.001$) oder per Sectio ($p < 0.01$).

Bei Ryan & Roberts (2005: 19) erleben die Frauen in der Birth-Centre-Gruppe häufiger eine Spontangeburt (88,3 % vs. 78,8 %; RR 1.1, 95 % CI 1.1 – 1.2), seltener eine vaginaloperative Geburt (8,3 % vs. 12,5 %; RR 0.7, 95 % CI 0.5 – 0.9) und seltener einen Kaiserschnitt (3,3 % vs. 8,7 %; RR 0.4, 95 % CI 0.3 – 0.6).

In der Review von Hatem et al. (2008: o. S.) wird die Aussage getroffen, dass Frauen, die in hebammengeleiteten Modellen betreut werden, signifikant häufiger eine spontane Geburt erleben (neun Studien, $n = 10.926$, RR 1.04, 95 % CI 1.02 – 1.06, $p = 0.00092$). Es ist kein signifikanter Unterschied hinsichtlich der Sectiorate nachzuweisen (elf Studien, $n = 11.897$, RR 0.96, 95 % CI 0.87 – 1.06, $p = 0.42$).

In der Review von Hodnett et al. (2008: o. S.) wird berichtet, dass Frauen der Hebammengruppe signifikant häufiger spontan gebären (fünf Studien, $n = 8.529$, RR 1.03, 95 % CI 1.01 – 1.06, $p = 0.006$).

Waldenström & Turnbull (1998: 1166) stellen in der Review einen signifikanten Unterschied zwischen den Gruppen in der Häufigkeit der vaginaloperativen Geburten fest (OR 0.82, 95 % CI 0.70 – 0.95). Frauen der hebammengeleiteten Gruppe erleben signifikant seltener eine vaginaloperative Geburt. Sie stellen keinen signifikanten Unterschied in Bezug auf die Sectiorate fest (OR 0.91, 95 % CI 0.78 – 1.05).

## Physisches Wohlbefinden post partum

Über das physische Wohlbefinden der Frauen nach der Geburt wird nur in zwei Studien berichtet (Waldenström & Nilsson 1997; Waldenström et al. 2001).

Waldenström & Nilsson (1997: 21 ff.) erfragen in einem Fragebogen zwei Monate nach der Geburt diverse körperliche Beschwerden, die dazu geführt haben, dass Frauen ärztliche Behandlung in Anspruch nehmen. Das sind unter anderem Infektionen, Stillprobleme, Blutungen, Probleme mit der Wundheilung im Dammbereich oder der Kaiserschnittnarbe, Rückenschmerzen, Müdigkeit, psychische Probleme und Kopfschmerzen. Keine signifikanten Unterschiede existieren zwischen den Gruppen. Einige Gesundheitsprobleme führten zu einer Wiederaufnahme in der Klinik (1,4 % vs. 0,8 %), auch hier besteht kein signifikanter Unterschied (p = 0.40).

In einer Studie aus Australien von Waldenström et al. (2001: 262 f.) werden die Studienteilnehmerinnen zwei Monate nach der Geburt gebeten, ihre gesundheitlichen Probleme nach der Geburt anzugeben. Die Mehrzahl der Frauen in der Interventionsgruppe (Hebammenbetreuung) sowie in der Kontrollgruppe (Standardbetreuung) geben Müdigkeit bzw. Erschöpfung an (60,9 % vs. 62,8 %) und Schmerzen an der Kaiserschnittnarbe[70] (71,7 % vs. 79,5 %) oder an der Naht des Dammrisses oder der Episiotomie[71] (56,5 % vs. 61,5 %). Bei keinen der zwölf im Fragebogen gelisteten Problemen besteht ein signifikanter Unterschied zwischen den beiden Gruppen.

## Psychisches Wohlbefinden post partum

In den vorliegenden Studien wird die Edinburgh Postnatal Depression Scale (EPDS) in zwei Studien eingesetzt. Die Review von Hatem et al. (2008) präsentiert Ergebnisse zur EPDS einer Studie. Dies ist die eingeschlossene Studie von Shields et al. (1997).

Zwei Monate nach der Geburt wird die EPDS von Waldenström et al. (2000: 165) verwendet, um das psychische Wohlbefinden der Studienteilnehmerinnen zu erfassen. 16 % der Frauen in der Interventionsgruppe und 12 % der Frauen in der Kontrollgruppe haben Werte von mehr als 12 Punkten. Es kann davon ausgegangen werden, dass diese Frauen Symptome einer postpartalen Depression zeigen. Der Unterschied zwischen den Gruppen ist nicht signifikant (p = 0.19).

Shields et al. (1997: 97) setzen die EPDS im Fragebogen, der sieben Wochen nach der Geburt den Studienteilnehmerinnen zugesandt wird, ein. Dabei werden nur neun der zehn Items der EPDS verwendet, da die Aussage zur Selbstgefährdung ausgeschlossen wurde. Dieses Vorgehen wird gewählt, da die EPDS nur zu Forschungs- und nicht zu Screeningzwecken verwendet werden soll und keine Behandlungsmöglichkeiten bestehe. Da die Version der EPDS mit neun Items nicht validiert ist, können nur Durchschnittswerte der Scores aus beiden

---

70 In diese Auswertung sind nur Frauen eingeschlossen, die per Kaiserschnitt geboren haben.
71 Aus dieser Auswertung wurden alle Frauen ausgeschlossen, die per Kaiserschnitt geboren haben.

Studiengruppen berichtet werden. Es wird ein Cut-off-Wert der EPDS von $\geq 13$ aus 27 möglichen Punkten gewählt, um Anzeichen einer möglichen postpartalen Depression anzuzeigen. Der Durchschnittswert in der hebammengeleiteten Gruppe ist signifikant niedriger als in der ärztlich geleiteten Gruppe (8,1 Punkte vs. 9,0 Punkte) ($p = 0.01$). 16,7 % der Frauen der hebammengeleiteten Gruppe erreichen den Cut-off-Wert von $\geq 13$ und 23,2 % der Frauen der ärztlich geleiteten Gruppe. Das bedeutet, dass bei den Frauen der ärztlich geleiteten Gruppe zu einem höheren Prozentsatz Symptome einer postpartalen Depression bestehen.

## Stillverhalten

Sechs Studien und zwei Reviews stellen Ergebnisse in Bezug auf das Stillen dar (Chapman et al. 1986; Mayes et al. 1987; Waldenström & Nilsson 1994b; Oakley et al. 1996; Byrne et al. 2000; Ryan and Roberts 2005; Hatem et al. 2008; Hodnett et al. 2008).

In der Studie von Waldenström & Nilsson (1994b: 13) stillen 93 % der Studienteilnehmerinnen beider Gruppen (Birth Centre und Standardmodell) zwei Monate nach der Geburt ausschließlich. In der Befragung ein Jahr nach der Geburt geben die Frauen an, 8,6 Monate (Birth Centre) bzw. 8,5 Monate (Standardmodell) ausschließlich oder teilweise gestillt zu haben. Frauen der Birth-Centre-Gruppe erleben häufiger Stillprobleme: 36 % vs. 30 % haben wunde Brustwarzen ($p = 0.03$) und 26 % vs. 19 % einen Milchstau ($p = 0.002$). Die Forscherinnen vermuten, dass diese Probleme aufgrund des kürzeren stationären Aufenthaltes nach der Geburt oder der geringeren Erfahrung der Hebammen im Birth Centre aufgetreten sein könnten.

Byrne et al. (2000: 271) erheben die Stillraten zwölf Stunden postpartum, bei Entlassung aus der Klinik und sechs Wochen nach der Geburt. Zwölf Stunden nach der Geburt und bei Entlassung aus der Klinik stillen 90 Frauen der Birthing-Centre-Gruppe ausschließlich und 88 Frauen der Delivery-Suite-Gruppe (RR 1.02, 95 % CI 0.93 – 1.13, $p = 0.65$). Sechs Wochen nach der Geburt stillen 31 Frauen der Birthing-Centre-Gruppe ausschließlich und 36 Frauen der Delivery-Suite-Gruppe (RR 0.85, 95 % CI 0.62 – 1.16, $p = 0.30$). Zwischen den Gruppen gibt es zu allen drei Zeitpunkten keinen signifikanten Unterschied.

Ebenso stellen Chapman et al. (1986: 186) in ihrer Studie keine Unterschiede im Stillverhalten zwischen den Gruppen fest, in beiden Gruppen stillen die Frauen sechs bis acht Wochen post partum zu 85 %.

In einer australischen Studie (Ryan & Roberts 2005: 19) stillen 98,3 % der Frauen der Interventionsgruppe bei Entlassung nach Hause ausschließlich oder teilweise, Frauen der Kontrollgruppe stillen zu 85,2 % ausschließlich oder teilweise (RR 1.15, 95 % CI 1.13 – 1.17).

In der Studie von Oakley et al. (1996: 826) stillen signifikant mehr Frauen, die in der Hebammen-Gruppe betreut werden, direkt nach der Geburt ihr Kind (91,7 %), die Frauen in der Arzt-Gruppe stillen zu 82,2 % ($p < 0.001$).

Ergebnisse einer Review (Hodnett et al. 2008: o. S.) zeigen, dass Frauen der Interventionsgruppe signifikant häufiger mit dem Stillen beginnen (zwei Studien, n = 1.431; RR 1.05, 95 % CI 1.02 – 1.09, p = 0.0005) und auch noch nach sechs bis acht Wochen nach der Geburt signifikant häufiger stillen (zwei Studien, n = 1.431; RR 1.06, 95 % CI 1.02 – 1.10, p = 0.002).

In der Review von Hatem et al. (2008: o. S.) wird dargestellt, dass signifikant mehr Frauen, die in den hebammengeleiteten Modellen betreut werden, mit dem Stillen beginnen (eine Studie, n = 405, RR 1.35, 95 % CI 1.03 – 1.76, p = 0.030).

Mayes et al. (1987: 219) berichten, dass signifikant mehr Frauen der hebammengeleiteten Gruppe angeben, stillen zu wollen (97 % vs. 58 %, $p < 0.01$).

## 5.3 Gesundheitsstatus des Neugeborenen

Der Gesundheitsstatus des Neugeborenen wird in 23 Studien und drei Reviews anhand verschiedener Outcome-Parameter dargestellt (Klein et al. 1984; Flint et al. 1989; Chambliss et al. 1992; MacVicar et al. 1993; Hundley et al. 1994; Harvey et al. 1996; Oakley et al. 1996; Turnbull et al. 1996; Waldenström et al. 1997; Waldenström & Turnbull 1998; Law & Lam 1999; Byrne et al. 2000; Homer et al. 2000; Spurgeon et al. 2001; Waldenström et al. 2001; Bodner-Adler et al. 2004; Cignacco et al. 2004; Gottvall et al. 2004, 2005; Johnson et al. 2005; Ryan & Roberts 2005; Janssen et al. 2007; Tracy et al. 2007; Hatem et al. 2008; Hodnett et al. 2008). Folgend werden die gebräuchlichen neonatalen Outcomes, die mit der Betreuung während der Geburt zusammenhängen, dargestellt.

### Apgar-Werte

In 23 Studien und drei Reviews werden die Apgar-Werte dargestellt. In den Studien von Chapman et al. (1986) und Hicks et al. (2003) werden keine Apgar-Werte aufgeführt.

In der Studie von Kaufman & McDonald (1988: 97) ist nicht ersichtlich, ob ein Unterschied zwischen den Gruppen besteht. Sie berichten, dass kein Neugeborenes der hebammengeleiteten Gruppe nach einer Minute und nach fünf Minuten einen Apgar-Wert von < 7 aufweist.

Drei Studien berichten von signifikant besseren Apgar-Werten in der Gruppe der hebammengeleiteten Modelle.

Bodner-Adler et al. (2004: 382) betrachten die Apgar-Werte < 7 nach einer und nach fünf Minuten. Es besteht ein signifikanter Unterschied nach einer

Minute zwischen den Gruppen (5/1.353 vs. 21/1.352, p = 0.003). Nach fünf Minuten besteht kein signifikanter Unterschied (4/1.352 vs. 1/1.352).

Ryan & Roberts (2005: 19 f.) berichten von einem signifikanten Unterschied hinsichtlich des Apgar-Wertes nach einer Minute < 7. In der Birth-Centre-Gruppe sind es 7,2 % und in der Labour-Ward-Gruppe 14,9 % (RR 0.5, 95 % CI 0.4 – 0.6). Bei dem Apgar-Wert nach fünf Minuten < 7 besteht kein signifikanter Unterschied (0,7 % vs. 1,2 %, RR 0.6, 95 % CI 0.2 – 1.5).

Harvey et al. (1996: 132) stellen einen signifikanten Unterschied im Apgar-Wert nach einer Minute < 7 fest. 14 Neugeborene der Interventionsgruppe und 27 der Kontrollgruppe weisen einen Wert < 7 auf (p = 0.013). Nach fünf Minuten besteht kein Unterschied, jeweils vier Neugeborene jeder Gruppe haben einen Wert < 7.

In den folgenden 18 Studien und drei Reviews findet sich kein statistisch signifikanter Unterschied hinsichtlich der Apgar-Werte der Neugeborenen.

Cignacco et al. (2004: 257) finden keine Unterschiede zwischen den Hebammen- und den Arzt-Hebammen-Geburten hinsichtlich der Apgar-Werte nach einer und nach fünf Minuten. In der randomisierten kontrollierten Studie von Hundley et al. (1994: 1403) werden keine Unterschiede in den Apgar-Werten nach einer und fünf Minuten ersichtlich. In der Studie von Spurgeon et al. (2001: 128 f.) besteht kein signifikanter Unterschied bezüglich der Apgar-Werte nach einer und nach fünf Minuten (p = 0.7909 bzw. p = 0.1998).

Chambliss et al. (1992: 163) stellen keine signifikanten Unterschiede bei den Apgar-Werten nach einer und nach fünf Minuten < 7 fest.

Keine signifikanten Unterschiede sind bei den Apgar-Werten nach einer Minute < 7 (15 vs. 18 Neugeborene) und nach fünf Minuten < 7 (kein vs. ein Neugeborenes) in der Studie von Law & Lam (1999:111) zu sehen.

Auch bei Janssen et al. (2007: 146) finden sich keine signifikanten Unterschiede hinsichtlich der Apgar-Werte nach einer und nach fünf Minuten < 7 (nach einer Minute: 10,1 % vs. 12,9 %, p = 0.16 und nach fünf Minuten: 0,2 % vs. 0,7 %, p = 0.24).

Oakley et al. (1996: 826) stellen keine signifikanten Unterschiede bezüglich der Apgar-Werte nach einer und nach fünf Minuten < 7 fest.

Byrne et al. (2000: 273) finden keinen Unterschied im Apgar-Wert nach fünf Minuten < 7 (p = 0.56).

In der Studie von Waldenström et al. (2001: 262), die in Melbourne durchgeführt wurde, haben 1,9 % der Neugeborenen in der Interventionsgruppe und 1,5 % in der Kontrollgruppe einen Apgar-Wert nach fünf Minuten < 7 (OR 1.32, 95 % CI 0.45 – 3.95).

In der Studie von Johnson et al. (2005: 25 f.) wird kein Unterschied bezüglich der Apgar-Werte nach fünf Minuten < 7 berichtet (OR 0.74, 95 % CI 0.42 – 1.30). Waldenström et al. (1997:414 f.) berichten, dass die Apgar-Werte nach fünf

Minuten < 7 sich zwischen den beiden Gruppen nicht unterschieden (1,29 % vs. 1.1 %, p = 0.99).

In der populationsbezogenen Studie aus Australien von Tracy et al. mit 1.001. 249 Geburten ist kein signifikaner Unterschied zu sehen. Neugeborene der Birth-Centre-Gruppe haben seltener einen Apgar-Wert nach fünf Minuten < 7 als Neugeborene der Kontrollgruppe, das gilt für Neugeborene von Erst- sowie Mehrgebärenden (2007: 194).

Gottvall et al. (2005: 1258) berichten in ihrer Kohortenstudie mit den Perinataldaten aus den Jahren von 1989 bis 2000 aus Schweden von keinem signifikanten Unterschied zwischen den Neugeborenen der Birth-Centre-Gruppe und der Krankenhausgruppe bezüglich des Apgar-Wertes nach fünf Minuten < 7 (0,8 % vs. 0,9 %, OR 1.00, 95 % CI 0.68 – 1.48, p = 0.99).

Turnbull et al. (1996: 215) berichten von keinen signifikanten Unterschieden bei der Apgar-Bewertung nach ein und nach fünf Minuten < 8.

Flint et al. (1989: 13) berichten, dass das neonatale Outcome in beiden Gruppen ähnlich ist, aber mehr Neugeborene der Hebammengruppe haben einen Apgar-Wert nach fünf Minuten < 8 (17 (4 %) vs. 6 (1 %), RR 2.8, 99 % CI 0.8 – 9.5 %). Der Apgar-Wert nach einer Minute < 8 unterscheidet sich nicht (19 % in beiden Gruppen, RR 1.0, 99 % CI 0.7 – 1.4).

Der Median der Apgar-Werte nach ein und nach fünf Minuten ist in beiden Gruppen der Studie von MacVicar et al. (1993: 320) sehr ähnlich. Nach einer Minute beträgt er in der Interventionsgruppe 7, in der Kontrollgruppe 8 (p = 0.11), nach fünf Minuten in der Kontrollgruppe 9, ebenso in der Kontrollgruppe (p = 0.11).

Klein et al. (1984: 1464) stellen dar, dass ein Neugeborenes der Birth-Room-Gruppe und drei Neugeborene der Gruppe des konventionellen Modells einen Apgar-Wert von ≤ 6 nach einer Minute haben, nach fünf Minuten hat kein Neugeborenes der Birth-Room-Gruppe und ein Neugeborenes des konventionellen Modells einen Apgar-Wert von ≤ 6.

Homer et al. (2000: 10) führen in ihrer Publikation aus, dass die Apgar-Werte nach fünf Minuten in beiden Gruppen ähnlich sind. Hier werden die Apgar-Werte bezüglich einer Punktzahl von < 4 betrachtet.

Mayes et al. (1987: 219) stellen fest, dass kein Unterschied bezüglich der Apgar-Werte zwischen den Gruppen besteht. Sie berichten keine Werte.

Hatem et al. (2008: o. S.) berichten in der Review von keinem Unterschied zwischen den Neugeborenen beider Gruppen hinsichtlich ihres Apgar-Wertes ≤ 7 nach fünf Minuten (acht Studien, n = 6.780, RR 1.06, 95 % CI 0.79 – 1.04, p = 0.71).

In der Review von Hodnett et al. (2008: o. S.) werden die Apgar-Werte nach einer Minute und nach fünf Minuten < 7 betrachtet. Es wird kein Unterschied zwischen den Gruppen festgestellt nach einer Minute (eine Studie, RR 0.35, 95 %

CI 0.80 – 1.18, p = 0.4) und nach fünf Minuten (zwei Studien, n = 2.060, RR 1.19, 95 % CI 0.53 – 2.64, p = 0.7).

Waldenström & Turnbull (1998: 1168) stellen in ihrer Review die Ergebnisse zum Apgar-Wert nach fünf Minuten < 7 dar. Es besteht kein signifikanter Unterschied zwischen den beiden Studiengruppen (fünf Studien, n = 6.660, OR 1.13, 95 % CI 0.69 – 1.84, p = 0.3).

### Nabelschnur-pH-Werte

In drei Studien werden Nabelschnur-pH-Werte berichtet.

In der Studie von Bodner-Adler et al. (2004: 382) wird der Nabelschnur-pH-Wert < 7,1 untersucht. Hier besteht ein signifikanter Unterschied zwischen der Interventions- und der Kontrollgruppe (2,7 % vs. 5,2 %, p = 0.001).

In der Studie von Cignacco et al. (2004: 257) bestehen keine signifikanten Unterschiede bezüglich der Nabelschnur-pH-Werte (arteriell, p = 0.513 und venös, p = 0.519).

Keinen Unterschied hinsichtlich des Nabelschnur-pH-Werts stellen Hundley et al. (1994: 1403) fest.

### Reanimationsmaßnahmen

Vier Studien berichten von Reanimationsmaßnahmen der Neugeborenen (Flint et al. 1989; Hundley et al. 1994; Ryan & Roberts 2005; Janssen et al. 2007).

In der Studie von Ryan & Roberts (2005: 19) benötigen Neugeborene der Birth-Centre-Gruppe seltener Reanimationsmaßnahmen (36 % vs. 77,7 %). Dieses Ergebnis ist signifikant. In der hebammengeleiteten Gruppe werden in der Studie von Flint et al. (1989: 13 ff.) signifikant seltener Reanimationsmaßnahmen eingesetzt (20 % vs. 28 %, RR 0.7, 99 % CI 0.5 – 1.0).

Janssen et al. (2007: 146) betrachten in ihrer Studie die angewandten Reanimationsmaßnahmen (Absaugen, Herzmassage und Medikamente). Außer bei den Medikamenten im Rahmen der Reanimation, die häufiger in der Kontrollgruppe eingesetzt werden, sind keine signifikanten Unterschiede zwischen den Gruppen zu verzeichnen (0,4 % vs. 2,5 %, p = 0.02).

Reanimationsmaßnahmen werden häufiger bei den Neugeborenen der hebammengeleiteten Gruppe in der Studie von Hundley et al. (1994: 1403) angewandt. Dies führen die Forscherinnen auf die häufigere Gabe von Naloxon[72] in dieser Gruppe zurück (14,6 % vs. 12,4 %).

---

72 Naloxon ist ein Pethidinantagonist und wird Neugeborenen mit einem niedrigen Apgar-Score oder Anzeichen einer Atemdepression, deren Mutter intrapartal Pethidin erhalten hat,

Verlegung des Neugeborenen

Drei Reviews und zwölf Studien berichten insgesamt von kindlichen Verlegungsraten (Klein et al. 1984; Flint et al. 1989; MacVicar et al. 1993; Hundley et al. 1994; Harvey et al. 1996; Johnson et al. 1996; Oakley et al. 1996; Waldenström et al. 1997; Waldenström & Turnbull 1998; Law & Lam 1999; Ryan & Roberts 2005; Janssen et al. 2007; Tracy et al. 2007; Hatem et al. 2008; Hodnett et al. 2008).

In drei Reviews und sieben Studien werden keine Unterschiede in den Verlegungsraten der Neugeborenen berichtet.

Hatem et al. (2008: o. S.) stellen keinen signifikanten Unterschied hinsichtlich einer Verlegung auf eine neonatale Intensivstation zwischen den Gruppen fest (zehn Studien, n = 11.782, RR 1.06, 95 % CI 0.81 – 1.05, p = 0.22).

In der Review von Hodnett et al. (2008: o. S.) wird dargestellt, dass kein Unterschied in der Verlegungsrate des Neugeborenen nach der Geburt besteht (drei Studien, n = 4.818, RR 1.00, 95 % CI 0.70 – 1.43, p = 1).

Auch in der Review von Waldenström & Turnbull (1998: 1168) besteht kein Unterschied in den Verlegungsraten postpartum (sieben Studien, n = 8.726, OR 0.86, 95 % CI 0.71 – 1.04, p = 0.1).

Kein signifikanter Unterschied tritt bei der Verlegungsrate der Neugeborenen in der Studie von Johnson et al. (2005: 26) auf (55 vs. 27, OR 1.18, 95 % CI 0.79 – 1.76). Zum gleichen Ergebnis kommen Turnbull et al. (1996: 217) in ihrer Studie (6,6 % vs. 5,4 %).

In der Studie von Hundley et al. (1994: 1403) ist kein Unterschied in der Verlegungsrate der Neugeborenen beider Gruppen zu sehen (7,9 % vs. 7,4 %).

Die Verlegungsrate auf eine neonatale Intensivstation ist in der Studie von Flint et al. (1989: 13 ff.) in beiden Gruppen ähnlich (5 % vs. 4 %, RR 1.1, 99 % CI 0.5 – 2.3).

Law & Lam (1999: 111) sehen keinen Unterschied in der Verlegungsrate der Neugeborenen der beiden Modelle (1,2 % vs. 2,0 %).

In der Studie von Janssen et al. (2007: 146) gibt es keinen Unterschied in den Verlegungsraten der beiden Gruppen (p = 1.00). Drei Neugeborene der Hebammengruppe und vier Neugeborene der Kontrollgruppe werden in eine neonatologische Klinik verlegt.

MacVicar et al. (1993: 319 f.) berichten, dass 98 % der Neugeborenen der beiden Gruppen lebend und gesund nach Hause entlassen werden.

Waldenström et al. (1997: 414) betrachten die Verlegungsraten von Neugeborenen innerhalb der ersten Woche nach der Geburt. Hier ist kein signifikanter Unterschied zwischen der Interventions- und der Kontrollgruppe zu sehen

---

gegeben. Naloxon unterbindet die atemdepressorische Wirkung des Pethidins und ist für das Neugeborene unbedenklich (Yerby 2003: 156).

(11,1 % vs. 9 %, p = 0.13). Nachdem alle Neugeborenen mit der Diagnose ›physiologischer Hyperbilirubinämie‹ ausgeschlossen worden sind, stellt sich die Verlegungsrate wie folgt dar: 8,6 % der Neugeborenen der Interventionsgruppe und 7,9 % der Kontrollgruppe werden innerhalb der ersten Lebenswoche in der neonatologischen Klinik aufgenommen (p = 0.58). Neugeborene der Kontrollgruppe, die eine Hyperbilirubinämie entwickeln, werden üblicherweise in der geburtshilflichen Abteilung behandelt, Neugeborene der Interventionsgruppe werden aus dem Birth Centre in eine Kinderklinik verlegt.

Fünf Studien berichten von signifikant höheren Verlegungsraten der Kinder aus der Kontrollgruppe.

Harvey et al. (1996: 132 ff.) berichten von acht Neugeborenen der Interventionsgruppe und 18 der Kontrollgruppe, die nach der Geburt verlegt werden. Hier besteht ein signifikanter Unterschied (p = 0.002). Die Forscherinnen zeigen sich in Anbetracht dessen, dass sich die Apgar-Werte nach fünf Minuten zwischen den Gruppen nicht unterscheiden, erstaunt über diesen signifikanten Unterschied. Sie vermuten, dass Hebammen versuchen, eine Trennung von Mutter und Kind zu verhindern, aber dennoch die nötige Überwachung zu gewährleisten.

In der Studie von Ryan & Roberts (2005: 20) werden signifikant häufiger Neugeborene der Kontrollgruppe nach der Geburt verlegt (9,9 % vs. 5,7 %, RR 0.6, 95 % CI 0.4 – 0.8).

Oakley et al. (1996: 826) stellen fest, dass signifikant mehr Neugeborene der hebammengeleiteten Gruppe nach der Geburt bei ihrer Mutter verbleiben (26,3 % vs. 14,2 %, p < 0.001). Die Neugeborenen werden ansonsten entweder auf die neonatologische Intensivstation (6,4 % vs. 4,6 %), auf die Neugeborenenstation (6,6 % vs. 5,3 %) oder zur Beobachtung in das Kinderzimmer (58,4 % vs. 73,1 %) verlegt.

In der Studie von Klein et al. (1984: 1464) werden überproportional mehr Neugeborene aus dem konventionellen Modell nach der Geburt verlegt (28 % vs. 13 %). Eine genauere Analyse der Fälle offenbart, dass die Neugeborenen oftmals zur Überwachung oder aus temporären Gründen wie Tachypnoe oder einer stöhnenden Atmung verlegt werden.

Tracy et al. (2007: 197) berichten, dass Kinder der Birth-Centre-Gruppe signifikant seltener auf eine neonatologische Intensivstation oder in eine Kinderklinik verlegt werden als Kinder der Krankenhaus-Gruppe (unabhängig vom Risikostatus ihrer Mutter).

## Morbidität

Unter ›Morbidität‹ wird das Auftreten von Komplikationen oder Erkrankungen des Neugeborenen verstanden, die möglicherweise im Zusammenhang mit der Geburt stehen können.

Fünf Studien und eine Review berichten über die neonatale Morbidität (Oakley et al. 1996; Turnbull et al. 1996; Waldenström et al. 1997; Gottvall et al. 2005; Janssen et al. 2007; Hatem et al. 2008).

Gottvall et al. (2005: 1258) betrachten in ihrer Kohortenstudie die Morbidität der Neugeborenen, unter anderem Hypoxie bzw. Asphyxie, Probleme mit der Atmung, interkranielle Blutung, Infektion, Hyperbilirubinämie, Hypoglykämie, Frakturen, Nerven- und Plexuslähmung und Fehlbildungen. Es gibt zwei Unterschiede zwischen den Neugeborenen in der Birth-Centre-Gruppe und der Kontrollgruppe. Zum einen haben Neugeborene der Birth-Centre-Gruppe signifikant häufiger ein Atemproblem (3,5 % vs. 2,9 %, OR 1.39, 95 % CI 1.14 – 1.69, p = 0.001). Zum anderen erleiden Neugeborene in der Birth-Centre-Gruppe signifikant seltener Frakturen (inklusive Claviculafrakturen) (0,6 % vs. 1,4 %, OR 0.41, 95 % CI 0.25 – 0.66, p < 0.001).

Janssen et al. (2007: 146) stellen hinsichtlich Mekoniumaspiration (p = 0.21) und Asphyxie (p = 0.1) keine Unterschiede zwischen den Gruppen fest.

Oakley et al. (1996: 826 f.) stellen fest, dass das neonatale Outcome in beiden Gruppen exzellent ist. Es gibt keine Unterschiede zwischen den Neugeborenen der Hebammen- und der Kontrollgruppe hinsichtlich Verletzungen (18,3 % vs. 21,5 %) sowie Problemen mit den Augen (3,8 % vs. 2,8 %), der Fontanelle (0,9 % vs. 1 %) oder der Clavicula (beide 0,4 %). Die Neugeborenen der Kontrollgruppe zeigen signifikant häufiger Abschürfungen (3,6 % vs. 6,9 %, p = 0.04). Abschürfungen in dieser Gruppe gehen mit Forzeps-Geburten oder einer Episiotomie einher und in der Hebammengruppe zeigen sich Abschürfungen gehäuft nach Sectiones. Zudem werden in der Hebammengruppe signifikant häufiger Besonderheiten der Neugeborenen dokumentiert (5,8 % vs. 3,1 %, p = 0.02). Dies könnte – so die Forscherinnen – damit zusammenhängen, dass die Hebammen in ihrem selbstständigen Aufgabenbereich eine besondere Verantwortung empfinden und deshalb den pädiatrischen Dienst auf mögliche Probleme aufmerksam machen.

Turnbull et al. (1996: 216 f.) berichten von keinen signifikanten Unterschieden zwischen den Neugeborenen der beiden Gruppen in Bezug auf z. B. Asphyxie, Herzprobleme und Mekoniumaspiration. Darüber hinaus weisen je drei Neugeborene der Interventions- und der Kontrollgruppe schwerwiegendere Fehlbildungen auf. In der Interventionsgruppe hat jeweils ein Neugeborenes einen Mikrocephalus, eine Lippen-Kiefer-Gaumenspalte und eine Pulmonalatresie mit einem Ventrikelseptumdefekt. In der Kontrollgruppe hat jeweils ein

Neugeborenes einen Hydrocephalus, eine Lippen-Kiefer-Gaumenspalte und eine multizystische Nierendysplasie.

In der Review von Hatem et al. (2008: o. S.) werden die Ergebnisse einer Studie, die das Auftreten von Krampfanfällen der Neugeborenen in beiden Gruppen untersucht, dargestellt (n = 1.216, RR 0.33, 95 % CI 0.01 – 8.03, p = 0.49). Es besteht kein Unterschied zwischen den beiden Gruppen.

In der Studie von Waldenström et al. (1997: 415) werden keine Unterschiede bezüglich der Morbidität (z. B. leichte und schwere Fehlbildungen, Hypoxie, Asphyxie, Aspiration oder Infektion) zwischen den Neugeborenen der Birth-Centre- und der Kontrollgruppe festgestellt. Darüber hinaus berichten Waldenström et al. (1997: 414 f.) in ihrer Publikation von acht Neugeborenen mit schwerwiegenden Auffälligkeiten, die nicht im Zusammenhang mit Fehlbildungen oder einer Frühgeburt stehen. Sechs Kinder gehören der Birth-Centre-Gruppe an und zwei der Standard-Gruppe (p = 0.28). Diese Fälle sind analysiert worden. In drei Fällen konnten vermeidbare Faktoren identifiziert werden, die sowohl auf die Betreuung im Birth Centre als auch auf die nach der Verlegung erfolgten Betreuung im üblichen Modell zurückgeführt werden können.

### Sonstiges

In einigen Studien werden noch weitere Outcome-Parameter bezüglich der Neugeborenen untersucht. Zwei Studien erfragen, ob ein Pädiater zur Geburt hinzugezogen wird (MacVicar et al. 1993: 320; Turnbull et al. 1996: 215). Die Länge des Aufenthaltes auf der Neugeborenenintensivstation bzw. im Kinderkrankenhaus ist in drei Studien und zwei Reviews von Interesse (Hundley et al. 1994: 1403; Waldenström et al. 1997: 414; Gottvall et al. 2005: 1257; Hatem et al. 2008: o. S.; Hodnett et al. 2008: o. S.). Janssen et al. (2007: 146) und Law & Lam (1999: 111) erheben, ob die verlegten Neugeborenen beatmet werden.

Byrne et al. (2000: 273) berichten in ihrer Studie, wie viele Kinder nach der Geburt unmittelbar bei ihren Müttern verbleiben (direktes Rooming-in).

Eine Studie und eine Review erheben die Frühgeburtenrate (< 37 Schwangerschaftswochen) (MacVicar et al. 1993: 320; Hatem et al. 2008: o. S.).

13 Studien betrachten das Geburtsgewicht (Mayes et al. 1987: 219; Chambliss 1992: 163; MacVicar 1993: 320; Hundley et al. 1994: 1403; Harvey et al. 1996: 132; Oakley et al. 1996: 826; Waldenström et al. 1997: 414; Spurgeon et al. 2001; Bodner-Adler et al. 2004: 382; Gottvall et al. 2005: 1257; Ryan & Roberts 2005: 19; Jansen et al. 2007: 146; Tracy et al. 2007: 197). Vier Studien und eine Review klassifizieren das Geburtsgewicht und legen dabei ihr Augenmerk auf ein niedriges Geburtsgewicht < 2.500 g (Flint et al. 1989: 15; MacVicar et al. 1993: 320; Oakley et al. 1996: 826; Janssen et al. 2007: 146; Hatem et al. 2008: o. S.).

Eine Studie erhebt die Geburtslänge und den Schulterumfang des Neugeborenen (Bodner-Adler et al. 2004: 382) und zwei Studien den Kopfumfang (Oakley et al. 1996: 826; Bodner-Adler et al. 2004: 382).

## Perinatale Mortalität

Die perinatale Mortalität ist in westlichen Industriestaaten relativ gering, insbesondere bei Geburten am Termin nach normal verlaufenden Schwangerschaften. Insofern können nur Studien mit umfangreichen Stichproben oder Metaanalysen dieses seltene Ereignis erfassen.

Insgesamt 12 der 23 Studien und drei Reviews berichten über die perinatale Mortalität (Flint et al. 1989; MacVicar et al. 1993; Hundley et al. 1994; Oakley et al. 1996; Turnbull et al. 1996; Waldenström et al. 1997; Waldenström & Turnbull 1998; Homer et al. 2000; Waldenström et al. 2001; Gottvall et al. 2004; Ryan & Roberts 2005; Janssen et al. 2007; Tracy et al. 2007; Hatem et al. 2008; Hodnett et al. 2008).

In der Review von Hodnett et al. (2008: o. S.) berichten drei Studien von perinatalen Todesfällen. Die Review stellt ein erhöhtes Risiko hinsichtlich der perinatalen Mortalität bei den Frauen fest, die der Hebammengruppe zugeteilt werden (fünf Studien, n = 8.529, RR 1.83, 95 % CI 0.99 – 3.38, p = 0.05).

Hatem et al. (2008: o. S.) unterscheiden die perinatale Mortalität zu drei Zeitpunkten. Es besteht ein statistisch signifikanter Unterschied bei der Analyse der Fehl- und Totgeburten sowie neonatalen Sterblichkeit vor der 24. SSW (acht Studien, n = 9.890, RR 0.79, 95 % CI 0.65 – 0.97, p = 0.025). Kein signifikanter Unterschied besteht bei der Analyse der Fehl- und Totgeburten sowie neonatalen Sterblichkeit $\geq$ der 24. SSW (neun Studien, n = 11.604, RR 1.01, 95 % CI 0.67 – 1.53). Ebenso ist kein signifikanter Unterschied bezüglich der Fehl- und Totgeburten sowie der neonatalen Mortalität unabhängig vom Gestationsalter zu sehen (zehn Studien, n = 11.806, RR 0.83, 95 % CI 0.70 – 1.00, p = 0.049).

In der Review von Waldenström & Turnbull (1998: 1167 f.) kommen die beiden Autorinnen zum Schluss, dass der Unterschied bezüglich der perinatalen Mortalität an eine statistische Signifikanz grenzt (sieben Studien, n = 8.730, OR 1.60, 95 % CI 0.99 – 2.59, p = 0.1).

Tracy et al. (2007: 198) vergleichen in ihrer Studie die termingerecht geborenen Kinder der Birth-Centre-Gruppe mit den termingerecht geborenen Kindern von Low-Risk-Frauen, die im Krankenhaus geboren wurden. Die perinatale Sterblichkeit liegt in der Birth-Centre-Gruppe bei 1,51/1.000 Geburten und in der Krankenhaus-Gruppe bei 1,69/1.000 Geburten.

Gottvall et al. (2004: 73 ff.) stellen in ihrer Studie einen Vergleich der perinatalen Mortalität zwischen der Birth-Centre-Gruppe (n = 3.256) und der Standard-Gruppe (n = 180.380) dar. In die Standard-Gruppe werden nur Frauen einbezogen, die die Einschlusskriterien der Birth-Centre-Gruppe erfüllen. Diese

Ergebnisse werden nach mütterlichem Alter und Parität bereinigt. Es besteht insgesamt kein statistisch signifikanter Unterschied bezüglich der perinatalen Sterblichkeit zwischen den Gruppen (18 vs. 874, OR 1.5, 95 % CI 0.9–2.4). Die perinatale Sterblichkeit beträgt in der Birth-Centre-Gruppe 5,5/1.000 Geburten und in der Kontrollgruppe 4,8/1.000 Geburten. Aber es wird festgestellt, dass Kinder von Erstgebärenden der Birth-Centre-Gruppe ein signifikant erhöhtes Mortalitätsrisiko haben gegenüber Kindern von Erstgebärenden in der Kontrollgruppe (9,4/1.000 Geburten vs. 5,2/1.000 Geburten) (RR 1,8, 95 % CI 1.06–3.0). Kinder von Mehrgebärenden der Birth-Centre-Gruppe scheinen ein geringeres Risiko zu haben, dieser Unterschied erreicht aber keine statistische Signifikanz (2,2/1.000 Geburten vs. 4,5/1.000 Geburten) (4 vs. 418, RR 0.5, 95 % CI 0.2–1.3).

Homer et al. (2000: 10) berichten von einem perinatalen Todesfall: Ein Neugeborenes mit angeborenen Fehlbildungen der Kontrollgruppe (Labour Ward), ist zehn Tage nach der Geburt verstorben.

Flint et al. (1989: 13 ff.) berichten von vier Totgeburten und vier neonatalen Todesfällen in der Hebammengruppe und zwei Totgeburten und zwei neonatalen Todesfällen in der Kontrollgruppe (2 % vs. 1 %, RR 2.0, 99 % CI 0.4–9.5). Diese zwölf Fälle sind von einem erfahrenen Geburtshelfer begutachtet worden. Er sieht es als unwahrscheinlich an, dass durch eine Veränderung in der Betreuung diese Vorfälle hätten verhindert werden können.

MacVicar et al. (1993) stellen eine höhere Anzahl an Totgeburten (13 vs. 5) und an frühen perinatalen Todesfällen (5 vs. 0) in der Interventionsgruppe fest. Wegen der vergleichsweise geringen Anzahl erreicht der Unterschied keine statistische Signifikanz. Zwei der Frauen der Interventionsgruppe mit frühen perinatalen Todesfällen sind nie im hebammengeleiteten Modell betreut worden. Die drei weiteren Frauen wurden im Verlauf der Schwangerschaft bereits in das ärztlich geleitete Modell überwiesen. Je ein Neugeborenes hatte einen Hydrocephalus, einen Hydrops fetalis und eine Sepsis, hervorgerufen durch ß-hämolysierende Streptokokken. Diese Fälle sind von einer Bezirks-Gutachtergruppe begutachtet worden. Es sind keine vermeidbaren Fehler gefunden worden, die Verlegungen haben zu einem adäquaten Zeitpunkt stattgefunden (319). Auch die 13 Totgeburten in der Interventionsgruppe und die fünf Totgeburten in der Kontrollgruppe sind begutachtet worden. Die Mehrheit der Frauen wurde bereits vor dem intrauterinen Tod in ärztliche Betreuung weitergeleitet. In elf Fällen in der Interventionsgruppe und den fünf Fällen in der Kontrollgruppe sind keine vermeidbaren Fehler ersichtlich. In zwei Fällen in der Interventionsgruppe hätte durch ein früheres Handeln bzw. Weiterleiten in die ärztliche Versorgung der Tod des Kindes eventuell verhindert werden können (319 f.).

Hundley et al. (1994: 1403 f.) berichten von einer höheren Anzahl von neonatalen Todesfällen in der Interventionsgruppe (0,5 % vs. 0,2 %) und einem niedrigeren Prozentsatz an Totgeburten (0,3 % vs. 0,4 %). Aufgrund der kleinen Fallzahlen erreichen die Unterschiede keine Signifikanz. Bei allen zehn Totgeburten wurde keine fetale Herzaktion bei Aufnahme im Krankenhaus festgestellt. Eine Totgeburt in der Interventionsgruppe steht im Zusammenhang mit einem mütterlichen Todesfall aufgrund eines Aortenaneurysmas. In jeder Gruppe trat eine Totgeburt aufgrund fetaler Fehlbildungen auf. Insgesamt wurden elf neonatale Todesfälle verzeichnet. Fünf Kinder wiesen nicht mit dem Leben zu vereinbarende fetale Anomalitäten auf und vier Kinder wurden vor der 37. SSW geboren. Zwei weitere Todesfälle traten in der Interventionsgruppe auf. Eine Studienteilnehmerin wurde vor Geburtsbeginn zur Geburtseinleitung in das übliche Kreißsaalmodell verlegt und nicht im Hebammenkreißsaal betreut. Das Kind verstarb aufgrund einer intrapartalen Asphyxie. Eine weitere Studienteilnehmerin wurde während der Geburt nach spontanem Blasensprung wegen dickgrünem Fruchtwasser unverzüglich in den Arztkreißsaal verlegt. Das Kind wurde 18 Stunden nach der Verlegung per Not-Kaiserschnitt geboren und verstarb.

In der Studie von Oakley et al. (1996: 826) wird von einer Totgeburt in der 20. SSW und einem Neugeborenen berichtet, das sechs Tage postpartum verstorben ist. Es ist in der 35. SSW mit chromosomalen Fehlbildungen, einer Meningomyelocele und einem Hydrocephalus geboren worden. Beide Fälle traten im ärztlich geleiteten Modell auf.

Die perinatale Mortalität in der Studie von Ryan & Roberts (2005: 19) beträgt in der Birth-Centre-Gruppe 1,4/1.000 und in der Labour-Ward-Gruppe 3,0/ 1.000. Ein Kind der Birth-Centre-Gruppe ist vor Geburtsbeginn intrauterin verstorben. Als Grund wird eine Nabelschnurverwicklung und -kompression angegeben. In der Labour-Ward-Gruppe treten acht Totgeburten und ein perinataler Todesfall aufgrund von angeborenen Fehlbildungen auf. Sechs der Totgeburten werden vor Geburtsbeginn diagnostiziert, zwei Babys sind intrapartal aufgrund einer Asphyxie verstorben.

In der Studie von Turnbull et al. (1996: 216 f.) treten in der Hebammengruppe eine Totgeburt und drei perinatale Todesfälle nach der 24. SSW auf, in der Kontrollgruppe sind es vier Totgeburten und fünf Todesfälle. Zwei erfahrene Gutachter haben alle Todesfälle von Kindern, die nach der 24. SSW geboren worden sind, über 1.000 g gewogen haben und keine Fehlbildungen aufgewiesen haben, bewertet (ein Fall aus der Hebammengruppe und fünf aus der Kontrollgruppe). Sie kommen zu dem Schluss, dass keine Anhaltspunkte für eine schlechte Betreuung bzw. ungenügendes Management vorliegen.

In der Studie von Waldenström et al. (1997: 415 f.) wird die perinatale Mortalität definiert als intrauteriner Tod nach der 22. SSW und neonatale Sterblichkeit innerhalb von sieben Tagen nach der Geburt. Kein signifikanter Unterschied zwischen der Birth-Centre- und der Standard-Gruppe ist ersichtlich

(0,9 % vs. 0,2 %, OR 4.04, 95 % CI 0.80 – 39.17, p = 0.11). Unabhängige Gutachter haben in zwei Fällen der Birth-Centre-Gruppe mögliche vermeidbare Faktoren in der Betreuung entdeckt. Die Forscherinnen stellen zudem – unabhängig von der Intention-to-Treat Analyse – die perinatale Mortalität und andere Outcomes dar. 762 Frauen haben ihre Geburt im Birth Centre begonnen und ein Kind davon ist perinatal verstorben (1,3/1.000).

In der australischen Studie von Waldenström et al. (2001: 262 f.) wird hinsichtlich der perinatalen Mortalität kein signifikanter Unterschied zwischen den Gruppen dargestellt. In der hebammengeleiteten Gruppe sind fünf Kinder perinatal verstorben, in der Standardgruppe sieben. Bei zwei der Fällen in der Hebammengruppe handelt es sich um Schwangerschaftsbeendigungen wegen fetaler Missbildungen in der 20. bzw. 21. SSW. Ein Neugeborenes der Hebammengruppe, das in der 40. SSW geboren wird, verstirbt 29 Stunden nach der Geburt am Sudden Infant Death Syndrome (SIDS). Drei Fälle in der Standardgruppe sind neonatale Todesfälle.

In der Studie von Janssen et al. (2007: 146) mit insgesamt 1.060 Geburten ist keine Totgeburt aufgetreten.

## 5.4  Interventionen während der Geburt

Medizinische Interventionen

In 22 Studien und drei Reviews werden der Einsatz und die Häufigkeit verschiedener Interventionen während des Geburtsverlaufs dargestellt (Klein et al. 1984; Chapman et al. 1986; Mayes et al. 1987; Kaufman & McDonald 1988; Flint et al. 1989; Chambliss et al. 1992; MacVicar et al. 1993; Hundley et al. 1994; Harvey et al. 1996; Oakley et al. 1995; Turnbull et al. 1996; Waldenström et al. 1997; Waldenström & Turnbull 1998; Law & Lam 1999; Homer et al. 2000; Waldenström et al. 2001; Hicks et al. 2003; Bodner-Adler et al. 2004; Cignacco et al. 2004; Gottvall et al. 2004; Johnson et al. 2005; Ryan & Roberts 2005; Janssen et al. 2007; Hatem et al. 2008; Hodnett et al. 2008).

Nachfolgend werden die am häufigsten untersuchten medizinischen Interventionen[73] und die dazugehörigen Ergebnisse der Studien abgebildet.

---

73 In der vorliegenden Arbeit wird die medizinische Intervention ›Episiotomie‹ unter ›Geburtsverletzungen‹ dargestellt. Ebenso werden vaginaloperative Geburten und Sectios unter der Rubrik ›Geburtsmodus‹ abgebildet. Aus diesem Grund werden diese drei Interventionen an dieser Stelle nicht nochmals dargestellt, obwohl sie medizinische Interventionen darstellen und thematisch auch hier besprochen werden könnten.

Geburtseinleitung

Sechs Studien berichten von signifikanten Unterschieden bei der Geburtseinleitung.

Gottvall et al. (2004: 72) stellen in ihrer retrospektiven Kohortenstudie (n = 183.636) eine signifikant erhöhte Einleitungsrate in der Standardbetreuungsgruppe fest (4 % vs. 6,7 %, p < 0.001).

Die Geburten der Interventionsgruppe in der Studie von Johnson et al. (2005: 24 f.) werden signifikant seltener eingeleitet (p < 0.001).

In der Studie von Waldenström et al. (1997: 414) werden die Geburten der Frauen, die im Birth Centre betreut worden sind, signifikant seltener eingeleitet (p = 0.05).

MacVicar et al. (1993: 318 f.) berichten, dass die Geburten im hebammengeleiteten Modell signifikant häufiger spontan – ohne Einleitung – beginnen (p < 0.0001).

In der Studie von Ryan & Roberts (2005: 19) werden in der Kontrollgruppe fast drei Mal so häufig die Geburten eingeleitet (7,7 % vs. 20,7 %, RR 0.4, 95 % CI 0.3 – 0.5).

In der randomisierten kontrollierten Studie von Turnbull et al. (1996: 214) werden Geburten von Frauen im üblichen Betreuungsmodell häufiger eingeleitet (33,3 % vs. 23,9 %).

Vier Studien und drei Reviews stellen keine signifikanten Unterschiede in Bezug auf Geburtseinleitungen fest.

Flint et al. (1989: 14) stellen keinen signifikanten Unterschied bezüglich der Geburtseinleitung fest (11 % vs. 13 %, RR 0.8, 99 % CI 0.5 – 1.3).

In der Studie von Harvey et al. (1996: 131) werden 8 % der Geburten in der Interventionsgruppe und 15,6 % in der Kontrollgruppe eingeleitet. Hier liegt kein signifikanter Unterschied vor.

Hundley et al. (1994: 1402 f.) stellen in ihrer randomisierten kontrollierten Studie keinen signifikanten Unterschied in Bezug auf Geburtseinleitungen zwischen dem Hebammenkreißsaal und dem Standardmodell fest (21,4 % vs. 19,9 %, p = 0.4).

Auch in der randomisierten kontrollierten Studie von Waldenström et al. (2001: 260) unterscheidet sich die Rate der Einleitungen zwischen den untersuchten Gruppen nicht (33,6 % vs. 32,9 %, OR 1.03, 95 % CI 0.78 – 1.37).

In der Review von Hatem et al. (2008: o. S.) wird berichtet, dass es keinen signifikanten Unterschied zwischen den Gruppen in Hinsicht auf eine Geburtseinleitung gibt (zehn Studien, n = 11.711, RR 0.94, 95 % CI 0.83 – 1.06, p = 0.33).

Auch in der Review von Hodnett et al. (2008: o. S.) zeigt sich kein signifikanter Unterschied (vier Studien, n = 8.415, RR 0.89, 95 % CI 0.72 – 1.09, p = 0.3).

Waldenström & Turnbull (1998: 1165) konstatieren in ihrer Review keinen signifikanten Unterschied in der Rate der Einleitungen (sieben Studien, n = 8.702, OR 0.76, 95 % CI 0.66 – 0.86, p = 0.3).

## Medikamentöse Wehenförderung mit Oxytocin (Wehenmittel sub partu)

Ein signifikant geringerer Einsatz von Oxytocin während der Geburt in den hebammengeleiteten Modellen wird in fünf Studien und zwei Reviews berichtet.

Der Einsatz von Oxytocin zur Wehenverstärkung während der Geburt ist signifikant geringer in der Hebammenkreißsaalgruppe (6,1 % vs. 26,5 %, p = 0.0001) in der Studie von Bodner-Adler et al. (2004: 381).

Chambliss et al. (1992: 163) berichten, dass in der Gruppe der Frauen, die ärztlich betreut werden, 42 von 113 Frauen Oxytocin während der Geburt erhalten. In der Gruppe der Frauen, die von Hebammen betreut werden, sind es sieben von 60 Frauen (p = 0.0004).

In der Studie von Flint et al. (1989: 14) erhalten signifikant mehr Frauen der Kontrollgruppe Oxytocin während der Geburt (17 % vs. 25 %, RR 0.7, 99 % CI 0.5 – 1.0).

Die Frauen der Interventionsgruppe erhalten signifikant seltener Oxytocin zur Wehenverstärkung (p < 0.01) (Law & Lam 1999: 110).

Auch in der Studie von Waldenström et al. (1997: 414) erhalten die Frauen der Interventionsgruppe signifikant seltener Oxytocin in der Eröffnungsphase (15,6 % vs. 24,9 %, p < 0.001) und in der Austreibungsphase (17,9 % vs. 29,5 %, p < 0.001).

Hodnett et al. (2008: o. S.) berichten in der Cochrane Review von einem signifikanten Unterschied bei der Anwendung von Oxytocin zwischen den Gruppen (fünf Studien, n = 8.529, RR 0.89, 95 % CI 0.72 – 1.09, p = 0.05).

Hinsichtlich der Wehenverstärkung durch Oxytocin stellen Waldenström & Turnbull (1998: 1165) in der Review einen signifikanten Unterschied fest (sieben Studien, n = 8.425, OR 0.78, 95 % CI 0.70 – 0.87, p = 0.00004). Frauen der Interventionsgruppe erhalten seltener Oxytocin.

Neun Studien und eine Review stellen keinen signifikanten Unterschied im Einsatz von Wehenmitteln intrapartal fest.

In der Studie von Ryan & Roberts (2005: 19) erhalten 12,2 % der Frauen in der Birth-Centre-Gruppe Oxytocin während der Geburt, in der Labour-Ward-Gruppe 14,4 % (RR 0.9, 95 % CI 0.7 – 1.1).

Cignacco et al. (2004: 257) berichten von einem nicht signifikanten Unterschied bezüglich des Einsatzes von Oxytocin. Zum gleichen Ergebnis kommt die Studie von Harvey et al. (1996: 131). Johnson et al. (2005: 24 f.) berichten, dass in ihrer Studie eine ähnliche Anzahl von Frauen in beiden Gruppen Oxytocin während der Geburt erhält. Klein et al. (1984: 1464) stellen keinen signifikanten Unterschied im Einsatz von Oxytocin fest.

In den folgenden drei Studien liegt der prozentuale Anteil in der Hebammengruppe etwas höher. Es gibt keinen Unterschied im Einsatz von Oxytocin bei den Studienteilnehmerinnen des hebammengeleiteten und des üblichen Versorgungskonzeptes in der Studie von Turnbull et al. (1996: 214 ff.) (43,1 % vs. 39,7 %). Kein signifikanter Unterschied in der Anwendung von Oxytocin zur Wehenverstärkung ist in der Studie von Hundley et al. (1994: 1401 f.) dargestellt (15,3 % vs. 14,9 %, $p = 0.9$). Der Einsatz von Oxytocin zeigt keinen signifikanten Unterschied zwischen den beiden Gruppen in der Studie von Janssen et al. (2007: 144) (19,5 % vs. 17,5 %, $p = 0.41$).

In der Studie von Waldenström et al. (2001: 260) aus Australien wird kein Unterschied in der Anwendung von Oxytocin zur Wehenverstärkung während der Geburt festgestellt (26,3 % vs. 27,6 %, OR 0.94, 95 % CI 0.69 – 1.26).

Kein signifikanter Unterschied hinsichtlich des Einsatzes von Oxytocin sub partu zeigt sich in der Review von Hatem et al. (2008: o. S.) (zehn Studien, n = 11.709, RR 0.92, 95 % CI 0.81 – 1.05, $p = 0.23$).


## Amniotomie

In Bezug auf die Durchführung einer Amniotomie stellen sechs Studien einen signifikanten Unterschied zwischen den beiden Gruppen fest.

Kaufman & McDonald (1988: 97) berichten in ihrer retrospektiven Evaluation, dass im hebammengeleiteten Modell 33 % Amniotomien und im üblichen Modell 47 % durchgeführt werden ($p = 0.026$).

Janssen et al. (2007: 142) berichten von einem signifikanten Unterschied bezüglich Amniotomien zwischen den Geburten, die von Hebammen oder Ärztinnen und Ärzten betreut werden (29,5 % vs. 39,5 %, $p = 0.001$).

Einen signifikanten Unterschied zwischen den beiden Gruppen bezüglich der Amniotomie stellen Oakley et al. (1995: 405) fest (42,5 % vs. 53,2 %, $p < 0.001$). Bei den Frauen in der Birth-Centre-Gruppe in der Studie von Waldenström et al. (1997: 414) wird signifikant seltener eine Amniotomie durchgeführt ($p < 0.001$). Auch Harvey et al. (1996: 131) berichten von einem signifikanten Unterschied (16,8 % vs. 30,1 %, 95 % CI 1.44 – 25.1). Mayes et al. (1987: 217) stellen eine signifikant häufigere Durchführung der Amniotomie in der Arztgruppe fest (66 % vs. 35 %, $p < 0.05$).

Vier Studien und eine Review stellen keine signifikanten Unterschiede hinsichtlich von Amniotomien fest.

Bodner-Adler et al. (2004: 381) stellen keinen signifikanten Unterschied im Einsatz der Amniotomie fest (13,8 % vs. 14,6 %). Cignacco et al. (2004: 257) berichten von keinem signifikanten Unterschied bezüglich der Amniotomie.

Auch Flint et al. (1989: 14) stellen keinen signifikanten Unterschied in ihrer Studie zwischen den beiden Gruppen in der Anwendung der Amniotomie fest (53 % vs. 59 %, RR 0.9, 99 % CI 0.8 – 1.0). Kein Unterschied in Bezug auf Amniotomien ist in der Studie von Law & Lam (1999: 11) zu sehen.

Hatem et al. (2008: o. S.) berichten in ihrer Review von einem nicht signifikanten Unterschied in Bezug auf eine Amniotomie (drei Studien, n = 1.543, RR 0.88, 95 % CI 0.75 – 1.04, p = 0.13).

## Pharmakologische Methoden der Schmerzerleichterung

### Opioide und Stickoxydul[74]

Die in den vorliegenden Studien untersuchten schmerzlindernden Medikamente sind in der Regel Opioide, z. B. Pethidin[75] (Dolantin®, Meptid®) und Stickoxydul (Lachgas). Auch der Einsatz der TENS wird in manchen Studien erhoben. TENS wird in diesem Kapitel im Themenbereich ›Hebammengeburtshilfliche Maßnahmen‹ gesondert betrachtet.

Neun Studien und zwei Reviews weisen einen signifikant selteneren Einsatz von Schmerzmitteln in den hebammengeleiteten Modellen nach.

In der Studie von Chapman et al. (1986: 184 f.) verwenden die Frauen in der Birth-Room-Gruppe signifikant seltener Lachgas als in der Labour-Ward-Gruppe (p < 0.01).

Flint et al. (1989: 14) berichten, dass Frauen signifikant seltener intramuskulär Pethidin erhalten, die Gabe von Lachgas wird nicht berücksichtigt (49 % vs. 62 %, RR 0.8, 99 % CI 0.7 – 0.9).

In der Studie von Oakley et al. (1995: 405) erhalten Frauen, die von Heb-

---

74 Stickoxydul (Distickstoffoxid, Lachgas) wird seit mehr als 100 Jahren in der Geburtshilfe eingesetzt. Die Gebärende atmet während der Wehen intermittierend in tiefen Zügen bei normaler Atemfrequenz ein Gemisch aus 50 % Lachgas und 50 % Sauerstoff, dies kann selbstständig ausgeführt werden. Seine analgetische Wirksamkeit sowie eventuelle Nebenwirkungen wurden bisher nicht durch kontrollierte Studien belegt. In angelsächsischen Ländern wird Lachgas (Entonox, Nitrous oxide) häufig in der klinischen und außerklinischen Geburtshilfe eingesetzt, in Skandinavien wird es auch gebraucht. In Deutschland wird Lachgas während der Geburt selten und wenn, dann nur kurzfristig angewandt (Hundelshausen & Hänel 2006: 895 f.).

75 Pethidin (Dolantin®) gehört zur Gruppe der Opiate und wird wegen seiner schmerzlindernden und entspannenden Wirkung in der Geburtshilfe eingesetzt. Es wird entweder i. m. oder i. v. appliziert. Die Nebenwirkungen sind unter anderem eine Kreislaufbeeinträchtigung der Frau, eine mögliche Atemdepression des Neugeborenen und eine eventuell auftretende leichte fetale Azidose (Lübke & Harder 2007: 298 f.). In Deutschland dürfen Hebammen Pethidin nur auf ärztliche Anordnung einsetzen. Aus diesem Grund wird Pethidin im Betreuungsmodell Hebammenkreißsaal nicht verwendet. Wenn die Gabe von Meptid® oder Dolantin® erforderlich sein sollte, wird die Gebärende in den üblichen Kreißsaal weitergeleitet.

ammen betreut werden, signifikant seltener Pethidin (31 % vs. 41,5 %, p < 0.001).

Waldenström et al. (1997: 414) berichten von signifikanten Unterschieden zwischen den beiden Gruppen hinsichtlich des Einsatzes von Lachgas (14,3 % vs. 46,6 %, p < 0.001) und Pethidin (3,7 % vs. 13,5 %, p < 0.001).

53 % der Studienteilnehmerinnen der Birth-Centre-Gruppe in der Studie von Homer et al. (2000: 10) erhalten keine Schmerzmittel (Lachgas und/oder Pethidin) während der Geburt, in der Labour-Ward-Gruppe sind es 21 %, die keine Schmerzmittel erhalten haben (p < 0.001).

Signifikant weniger Frauen der Interventionsgruppe in der Studie von Janssen et al. (2007: 142 ff.) erhalten Pethidin während der Geburt (12,1 % vs. 31,3 %, p < 0.001).

Mayes et al. (1987: 218) berichten, dass 10 % der Frauen der Hebammengruppe und 45 % der Arztgruppe während der Geburt analgetische Mittel erhalten (p < 0.02).

MacVicar et al. (1993: 318 f.) schließen bei der Auswertung hinsichtlich Schmerzmitteln alle Studienteilnehmerinnen aus, die einen Kaiserschnitt erhalten haben. Hier ist ein signifikanter Unterschied bezüglich der Art der Schmerzerleichterung zu sehen (p < 0.0001). Mehr Frauen der Interventionsgruppe erhalten ausschließlich Lachgas (32 % vs. 23 %), Frauen der Kontrollgruppe erhalten häufiger Pethidin (39 % vs. 45 %) oder eine PDA (16 % vs. 20 %).

In der Studie von Ryan & Roberts (2005: 19) wird Lachgas von 6,7 % der Frauen der Interventionsgruppe und 20,1 % der Frauen der Kontrollgruppe während der Geburt angewandt (RR 0.3, 95 % CI 0.3 - 0.4). Pethidin wird in der Interventionsgruppe zu 9,9 % und in der Kontrollgruppe zu 29,4 % eingesetzt (RR 0.3, 95 % CI 0.3 - 0.4).

In der Review von Waldenström & Turnbull (1998: 1166) wird von einem signifikant geringeren Einsatz von Pethidin in der Gruppe der hebammengeleiteten Modelle berichtet (sieben Studien, n = 8.425, OR 0.69, 95 % CI 0.63 - 0.77, p < 0.00001).

Hodnett et al. (2008: o. S.) berichten in ihrer Review von einem insgesamt signifikant geringeren Einsatz von Analgesien sowie Anästhesien in der Interventionsgruppe (vier Studien, n = 6.703, RR 1.19, 95 % CI 1.01 - 1.06, p = 0.04). Zudem stellen sie einen signifikant geringeren Einsatz von Pethidin in der Interventionsgruppe fest (fünf Studien, n = 8.530, RR 0.74, 95 % CI 0.55 - 1.00, p = 0.05). Beim Einsatz von Lachgas ist kein signifikanter Unterschied ersichtlich (fünf Studien, n = 8.530, RR 0.79, 95 % CI 0.48 - 1.29).

Keine eindeutigen Ergebnisse präsentieren sieben Studien und eine Review. In der Studie von Turnbull et al. (1996: 214) gibt es keine signifikanten Unterschiede bezüglich des Einsatzes von Schmerzmitteln während der Geburt (p = 0.3). Die Forscherinnen bilden vier verschiedene Gruppen bezüglich der Schmerzerleichterung: ›keine Schmerzmittel‹, ›TENS, Lachgas und Bad‹, ›Pethidin und Diamorphin‹ sowie ›PDA‹.

Die Studienteilnehmerinnen der Interventions- sowie der Kontrollgruppe nehmen in der Studie von Waldenström et al. (2001: 260) in ähnlichem Umfang Lachgas (50,5 % vs. 56 %, OR 0.80, 95 % CI 0.61 – 1.04) und Pethidin (46,3 % vs. 52,6 %, OR 0.78, 95 % CI 0.6 – 1.01) in Anspruch.

Harvey et al. (1996: 132 f.) stellen eine Tendenz fest, dass weniger Medikamente zur Schmerzerleichterung in der Hebammengruppe eingesetzt werden, die Unterschiede sind nicht signifikant. 22,8 % der Frauen der Interventionsgruppe und 33,3 % der Frauen der Kontrollgruppe erhalten Lachgas (p = 0.101). Pethidin erhalten 15,8 % in der Interventionsgruppe und 18,3 % in der Kontrollgruppe.

Keinen Unterschied beim Einsatz schmerzlindernder Medikamente stellen Cignacco et al. (2004: 257) in ihrer Studie aus Bern fest.

Spurgeon et al. (2001: 128 f.) berichten, dass es keinen Unterschied in der Inanspruchnahme von Schmerzmitteln gibt (A = 92,9 %, B = 90,3 %, C = 87,3 %, p = 0.36735). In der Publikation wird nicht erwähnt, welche Schmerzmittel eingesetzt werden.

In der Studie von Kaufman & McDonald (1988: 97) werden in beiden Gruppen ähnlich oft Analgetika eingesetzt (29 % vs. 30 %). Dies ist fast ausschließlich eine Mischung aus Lachgas und Sauerstoff, die die Gebärenden selbstständig anwenden.

In der randomisierten kontrollierten Studie von Law & Lam (1999: 110) aus Hongkong wird 37,3 % der Studienteilnehmerinnen der Interventionsgruppe und 42,9 % der Kontrollgruppe Pethidin verabreicht.

In der Studie von Hundley et al. (1994: 1401 f.) zeigt sich kein Unterschied in der Anwendung von Lachgas (84,1 % vs. 83,3 %, p = 0.6) und der Gabe von Pethidin (63,4 % vs. 63,1 %, p = 0.9).

Frauen, die in hebammengeleiteten Modellen betreut werden, erhalten signifikant häufiger keine analgetischen Schmerzmittel bzw. Anästhesien intrapartal (fünf Studien, n = 7.039, RR 1.16, 95 % CI 1.05 – 1.29, p = 0.0033). Aber die Review von Hatem et al. (2008: o. S.) stellt keinen signifikanten Unterschied zwischen den beiden Gruppen hinsichtlich der Gabe von Pethidin während der Geburt fest (neun Studien, n = 10.197, RR 0.88, 95 % CI 0.78 – 1.00, p = 0.049).

Johnson et al. (2005: 24 ff.) berichten von dem doch überraschenden Ergebnis, dass signifikant mehr Erst- und Mehrgebärende in der hebammengeleiteten Gruppe Pethidin erhalten (384/976 vs. 269/976, p < 0.001). Die Forscherinnen haben zwei mögliche Erklärungen hierfür: Zum einen haben die Frauen eine vertrauensvolle Beziehung zu den Caseload-Hebammen. Dies könnte dazu führen, dass die Frauen sich wohl fühlen und eher nach

Schmerzmitteln fragen und diese auch erhalten. Zum anderen reagieren die Hebammen als verantwortliche Betreuungspersonen eventuell besonders einfühlsam auf die Schmerzgrenzen der Frauen und auf ihre Bedürfnisse nach Schmerzerleichterung. Der liberale Einsatz von Pethidin in dieser Studie reflektiert möglicherweise auch die Präferenzen der Betreuungspersonen.

*Periduralanästhesie*
Drei Reviews und acht Studien berichten über einen signifikant selteneren Einsatz einer PDA in den hebammengeleiteten Modellen.

In der Review von Waldenström & Turnbull (1998: 1166) zeigen die Ergebnisse einen signifikanten Unterschied zwischen den Gruppen hinsichtlich des Einsatzes einer PDA (sieben Studien, n = 8.425, OR 0.76, 95 % CI 0.68 – 0.85, p = 0.04).

Hatem et al. (2008: o. S.) stellen in ihrer Review einen signifikant selteneren Einsatz der PDA in der hebammengeleiteten Gruppe fest (elf Studien, n = 11.892, RR 0.81, 95 % CI 0.73 – 0.91, p = 0.00015).

Auch Hodnett et al. (2008: o. S.) stellen einen signifikant selteneren Einsatz der PDA fest (sechs Studien, n = 8.645, RR 0.83, 95 % CI 0.75 – 0.92, p = 0.0003).

Bei Chambliss et al. (1992: 163) wird in der Hebammengruppe signifikant seltener eine PDA eingesetzt (p = 0.005). In der Studie von Chapman et al. (1986: 184 f.) erhalten signifikant seltener Frauen der Interventionsgruppe eine PDA (keine vs. 6, p < 0.02). Zu diesem Ergebnis kommen auch Flint et al. (1989: 14) (18 % vs. 30 %, RR 0.6, 99 % CI 0.4 – 0.8). In der Studie von Hicks et al. (2003: 626) erhalten signifikant seltener Frauen der Interventionsgruppe eine PDA (7,4 % vs. 20,6 %, p = 0.024). Kaufman & McDonald (1988: 97) berichten von einem signifikant selteneren Einsatz der PDA in der Hebammengruppe (34 % vs. 49 %, p = 0.016). In der Studie von Oakley et al. (1995: 405) erhalten Frauen in der Kontrollgruppe signifikant häufiger eine PDA (39,6 % vs. 14,6 %, p < 0.001). Bei Hundley et al. (1994: 1401 f.) liegt ein Unterschied zwischen den Gruppen bei Inanspruchnahme der PDA vor (14,7 % vs. 17,7 %, p = 0.05). Die Frauen der Labour-Ward-Gruppe erhalten zwei Mal so häufig eine PDA wie die Frauen der Birth-Centre-Gruppe (16,4 % vs. 32 %, RR 0.5, 95 % CI 0.4 – 0.6) (Ryan & Roberts 2005: 19).

Neun Studien stellen keinen signifikanten Unterschied zwischen den Gruppen hinsichtlich einer PDA fest.

Harvey et al. (1996: 130 f.) berichten von einem nicht signifikanten Unterschied beim Einsatz der PDA in der Interventionsgruppe (12,9 % vs. 23,7 %, p = 0.06).

Homer et al. (2000: 10 f.) stellen einen Unterschied, aber keinen signifikanten, zwischen den Gruppen in Bezug auf die Inanspruchnahme der PDA fest (15,5 % vs. 19,6 %).

In der Studie von Janssen et al. (2007: 144) erhalten 25,6 % der Frauen, die von Hebammen betreut werden, eine PDA. In der Kontrollgruppe sind es 24,5 % (p = 0.67).

Waldenström et al. (1997: 414) berichten von ähnlichen Raten beim Einsatz der PDA in beiden Gruppen (12,1 % vs. 15,1 %, p = 0.07).

In der Studie in Melbourne durchgeführten Studie von Waldenström et al. (2001: 260), wird kein Unterschied zwischen den Gruppen in Bezug auf die PDA sichtbar (30,4 % vs. 31,8 %, OR 0.93, 95 % CI 0.7 – 1.24).

Keinen signifikanten Unterschied beim Einsatz der PDA zwischen den Gruppen (111 vs. 120) berichten Johnson et al. (2005: 24 f.). Auch Turnbull et al. (1996: 214) stellen keinen statistischen Unterschied in Bezug auf den Einsatz der PDA fest (32,7 % vs. 34,1 %).

In der Studie von Klein et al. (1984: 1464) erhalten 25 von 58 Frauen in der Interventionsgruppe und 37 von 121 Frauen in der Kontrollgruppe eine PDA. Hier liegt kein signifikanter Unterschied vor.

Law & Lam (1999: 110) berichten von einer ähnlichen Rate an PDA in beiden Gruppen.

## Kontinuierliche Kardiotokographie-Aufzeichnung (CTG)

Acht Studien und eine Review berichten über den Einsatz des kontinuierlichen CTG und stellen dabei signifikante Unterschiede zwischen den Gruppen fest.

Homer et al. (2000: 10) definieren die kontinuierliche Kardiotokographie als den kontinuierlichen Einsatz des CTG für eine erhebliche Dauer während des Geburtsverlaufs. Sie stellen fest, dass die kontinuierliche Überwachung der fetalen Herzfrequenz signifikant häufiger in der Kontrollgruppe eingesetzt wird (53 % vs. 24 %, p < 0.001).

Oakley et al. (1995: 405) berichten von einem signifikanten Unterschied in der Häufigkeit der Anwendung der kontinuierlichen Ableitung der fetalen Herzfrequenz. Im ärztlich geleiteten Modell wird es häufiger eingesetzt (70,4 % vs. 36,9 %, p < 0.001).

In der Studie von Janssen et al. (2007: 142) wird das CTG signifikant seltener in der Interventionsgruppe eingesetzt (51,4 % vs. 79,5 %, p < 0.001). Auch wird in der Studie von Mayes et al. (1987: 217 f.) signifikant seltener das CTG in der Hebammengruppe eingesetzt (34 % vs. 100 %, p < 0.01).

In der randomisierten kontrollierten Studie von MacVicar et al. (1993: 318 f.) mit 3.510 Studienteilnehmerinnen wird bei den Frauen, die im üblichen Betreuungsmodell betreut werden, signifikant häufiger ein kontinuierliches CTG aufgezeichnet (89 % vs. 50 %, p < 0.0001).

Hundley et al. (1994: 1401 f.) betrachten die unterschiedlichen Formen der fetalen Herztonüberwachung. Hier sind signifikante Unterschiede zwischen den beiden Gruppen ersichtlich: Bei Frauen im Hebammenkreißsaal wird zu 30,2 % intermittierend das Pinard-Hörrohr bzw. zu 54,8 % das Doptongerät eingesetzt, im Standardmodell zu 15,1 % das Pinardrohr und zu 10,3 % das Doptongerät. Die Unterschiede sind beide signifikant (p < 0.001). Bei 57,3 % der Frauen im Hebammenkreißsaal wird das CTG kontinuierlich eingesetzt und bei 92,8 % der Frauen im Standardmodell (p < 0.001).

Im Stockholm Birth Centre Trial von Waldenström et al. (1997: 414) wird berichtet, dass es einen signifikanten Unterschied zwischen den Gruppen in der Anwendung des CTG während der Geburt gibt (30,7 % vs. 84,9 %, p < 0.001).

Bei Frauen in der Interventionsgruppe der Studie von Turnbull et al. (1996: 214 ff.) wird signifikant seltener ausschließlich ein kontinuierliches CTG geschrieben (p < 0.0005), obwohl die durchschnittliche Dauer in Stunden des kontinuierlichen CTG ähnlich war (5,0 h vs. 5,1 h).

Beim Einsatz des CTG während der Geburt stellen Waldenström & Turnbull (1998: 1165) in ihrer Review einen signifikanten Unterschied fest (sieben Studien, n = 6.240, OR 0.19, 95 % CI 0.17 – 0.21, p < 0.000001).

Drei Studien stellen keine signifikanten Unterschiede im Einsatz des CTG fest. Klein et al. (1984:1464) erwähnen in ihrer Studie, dass es keinen signifikanten Unterschied im Einsatz des CTG gibt. Die Forscherinnen gehen aber nicht näher auf die Art oder die Dauer des Einsatzes ein.

Law & Lam (1999: 110) berichten, dass in der Referenzklinik bei allen Frauen, unabhängig davon, ob sie im hebammengeleiteten oder im üblichen Modell betreut werden, während der Geburt die fetale Herzfrequenz kontinuierlich per CTG abgeleitet wird. Dieses Vorgehen entspricht den Leitlinien der geburtshilflichen Abteilung und ermöglicht eine zentrale Überwachung.

Auch in der Studie von Bodner-Adler et al. (2004: 380) wird während der Eröffnungs- und Austreibungsphase eine kontinuierliche CTG-Aufzeichnung durchgeführt.

## Score ›Medizinische Interventionen‹

Oakley et al. (1995: 399 ff.) bilden in ihrer Studie verschiedene Scores, um Betreuungsprozesse darstellen zu können. Ein Score für medizinische Interventionen, die in der Schwangerschaft eingesetzt werden (z. B. Ultraschalluntersuchungen, Amniozentese), sowie ein Score zu psychosozialen Interventionen wie Beratung zu Rauchen, Sexualität und Ernährung sind entwickelt worden. Zwei Scales werden für die intrapartale Betreuung erarbeitet: die Scale ›Intrapartum Physical Care‹ und die Scale ›Self-Care Comfort Measures‹ (diese wird im Themenbereich ›Hebammengeburtshilfliche Maßnahmen‹ beschrieben).

In der Scale ›Intrapartum Physical Care‹ von Oakley et al. (1995: 401) werden 21 technologiebasierte Interventionen[76] gelistet und entsprechend gewichtet. Die Höchstpunktzahl beträgt 33. Die Scale wird im Kapitel 8.10 beschrieben und dargestellt. In der Interventionsgruppe werden elf der gelisteten Items signifikant seltener eingesetzt als in der Kontrollgruppe. Das waren unter anderem Infusionen, kontinuierliches CTG, Amniotomie, Analgesie, PDA, Episiotomien, Forzeps und Sectios. Die Forscherinnen führen eine lineare Regression durch, um zu testen, ob die Gruppe der Betreuungspersonen (Hebammen oder Ärztinnen/Ärzte) die Ergebnisse der intrapartalen Betreuung beeinflusst. Die Ergebnisse zeigen, dass die Gruppe der Betreuungspersonen einen signifikanten Einfluss auf die Anzahl der medizinischen Interventionen hat, die intrapartal eingesetzt werden (1995: 405 f.).

### Weitere medizinische Interventionen

In einigen der Studien werden weitere medizinische Interventionen untersucht. Dies sind Blutentnahmen (Cignacco & Büchi 2003: 6), Infusionen (Klein et al. 1984: 1464; Mayes et al. 1987; Oakley et al. 1995: 405; Law & Lam 1999: 110; Cignacco & Büchi 2003: 6) und ein periphervenöser Zugang (Cignacco et al. 2004: 257).

Weiterhin werden der Einsatz eines Einlaufs (Klein et al. 1984: 1464), die Rasur der Schambehaarung (Klein et al. 1984: 1464) und die Anzahl der vaginalen Untersuchungen (MacVicar et al. 1993: 318; Oakley et al. 1995: 405; Turnbull et al. 1996: 216) betrachtet.

Im Hinblick auf die intrapartale Überwachung wird die direkte fetale Elektrokardiographie[77] (Chambliss 1992: 164; Hundley et al. 1994: 1401 f.; Oakley et al. 1995: 405; Waldenström et al. 1997: 414; Waldenström et al. 2001: 260), die fetale Blutgasanalyse (Mikroblutgasanalyse)[78] (Oakley et al. 1995: 409; Waldenström et al. 1997: 414) und die interne Tokographie[79] (Oakley et al. 1995: 405; Waldenström et al. 1997: 414) erhoben.

---

76 Das sind unter anderem Infusionen, Analgesie, Oxytocin, kontinuierliches und internes CTG, Fetalblutanalyse, vaginale Untersuchungen, PDA, Amniotomie, Anästhesien, Episiotomie, Forzeps, Vakuumextraktion, Sectio und BEL-Entwicklung (Oakley et al. 1995: 401).

77 Die direkte fetale Elektrokardiographie (ECG), auch Kopfschwartenelektrode (KSE) genannt, dient zur direkten internen Ableitung der kindlichen Herzfrequenz. Transvaginal wird am vorangehenden Teil des Kindes (Kopf oder Steiß) eine Schraub-, Clip- oder Klebeelektrode angebracht (Stiefel et al. 2007: 642).

78 Bestimmung des pH-Wertes im fetalen Blut. Das Blut wird vom vorangehenden Teil des Kindes sub partu abgenommen (Gnirs & Schneider 2006: 639).

79 Die Wehendruckmessung erfolgt nach Amniotomie oder spontanem Blasensprung über einen intrakavitär gelegten wassergefüllten Schlauch. Dieses Verfahren wird in Deutschland inzwischen kaum noch angewandt (Gnirs & Schneider 2006: 622).

Weitere Anästhesien wie Vollnarkosen (Mayes et al. 1987: 219, Oakley et al. 1995: 405; Waldenström et al. 1997: 414; Waldenström et al. 2001: 260), Spinalanästhesien (Oakley et al. 1995: 405; Waldenström et al. 2001: 260), Pudendusanästhesien (Mayes et al. 1987: 219, Oakley et al. 1995: 405; Waldenström et al. 1997: 414; Waldenström et al. 2001: 260) und der Einsatz von Lokalanästhetikum postpartum (Mayes et al. 1987: 218 f.; Waldenström et al. 1997: 414) sind von Interesse.

Acht Studien und eine Review betrachten die Notwendigkeit einer manuellen Plazentalösung (Mayes et al. 1987: 219; MacVicar et al. 1993: 319; Hundley et al. 1994: 1403; Turnbull et al. 1996: 215; Waldenström et al. 1997: 414; Waldenström & Turnbull 1998: 1166; Law & Lam 1999: 111; Waldenström et al. 2001: 260; Janssen et al. 2007: 144).

Eine Studie (Ryan & Roberts 2005) thematisiert die prophylaktische Gabe von Syntocinon vor Geburt der Plazenta. Signifikant mehr Frauen in der Kontrollgruppe erhalten prophylaktisch Syntocinon in der Plazentaphase (87,9 % vs. 32,8 %) (2005: 19).

## Hebammengeburtshilfliche Maßnahmen während der Geburt

Sechs Studien (Kaufman & McDonald 1988; Hundley et al. 1994; Oakley et al. 1995; Harvey et al. 1996; Byrne et al. 2000; Cignacco & Büchi 2004) berichten von Maßnahmen, die von Hebammen eingesetzt werden, um die Frau in ihrer Geburtsarbeit zu unterstützen.

Die Definition von hebammengeburtshilflichen Maßnahmen ist schwierig, einige Studien nennen hierzu die Anregung zur Bewegung (Byrne et al. 2000) oder nichtpharmakologische Maßnahmen zur Schmerzlinderung wie den Einsatz von TENS[80] und Wasser (Bad oder Dusche) (Kaufman & McDonald 1988; Hundley et al. 1994; Harvey et al. 1996; Ryan & Roberts 2005) oder Massagen und Homöopathie (Cignacco & Büchi 2004).

Oakley et al. (1995: 404) berichten von elf ›Self-Care Comfort Measures‹, die während der Geburt angewendet werden können und in einer Scale mit einer

---

80 Transcutaneous Electrical Nerve Stimulation (Transkutane elektrische Nervenstimulation), wird in manchen Publikationen auch mit TNS abgekürzt. Bei dieser Methode werden über flache, der Haut anliegende Elektroden elektrische Impulse im Niederspannungsbereich übertragen. Die Gebärende kann über den Stimulator die Stärke der Elektrostimultion regulieren. In kleineren Studien wird über verkürzte Geburtsverläufe und eine zufrieden stellende Analgesie berichtet. In einer Metaanalyse von Carroll (1997) wird konstatiert, dass durch TENS keine ausreichende Schmerzerleichterung erreicht und zusätzliche analgetische Maßnahmen erforderlich wurden (Eldering et al. 2004: 1009).

maximalen Punktzahl zusammengefasst werden[81]. Frauen der Interventions-
gruppe wenden signifikant häufiger folgende Maßnahmen an: Veränderungen
der Gebärhaltungen, Entspannungstechniken, Massage, Mobilität, Duschen und
Musik hören (3,8 vs. 3,2, p < 0.001). Keine signifikanten Unterschiede sind in
Bezug auf Atemtechniken und das Lutschen von Eiswürfeln festzustellen. Die
Anwendung dieser Maßnahmen ist in beiden Gruppen üblich. Zudem sind keine
signifikanten Unterschiede bezüglich Hypnose und Visualisierung zu sehen.
Diese beiden Maßnahmen werden in beiden Gruppen selten angewandt. Die
Anwendung von sonstigen Maßnahmen unterscheidet sich nicht.

In der Studie von Cignacco & Büchi (2004: 86) aus der Schweiz werden der
Einsatz von komplementärmedizinischen Maßnahmen wie Massagen, Fußre-
flexzonentherapie, Homöopathie, Wickel und ätherischen Ölen beschrieben.
Außer beim Einsatz von ätherischen Ölen, die häufiger bei einer Hebammengeburt angewendet werden (p = 0.040), unterscheiden sich die beiden Gruppen
in der Anwendung der Maßnahmen nicht.

Signifikante Unterschiede zwischen den Gruppen in der Anwendung von
Massage, Bad und Dusche werden in der Studie von Harvey et al. (1996: 133)
dargestellt (p < 0.000). Keine signifikanten Unterschiede treten beim Einsatz
von TENS auf.

In der Studie von Byrne et al. (2000: 271) wird die Anregung zur Bewegung
durch die Hebammen von den Frauen bewertet. 71 % der Frauen im Birthing
Centre und 64 % der Frauen im üblichen Kreißsaal haben sich unterstützt gefühlt (p = 0.34).

Bei Erstgebärenden, die von Hebammen betreut werden, wird in der Studie
von Kaufman & MacDonald (1988: 97 f.) signifikant häufiger TNS zur
Schmerzlinderung eingesetzt (42 % vs. 16 %, p < 0.001). Bei Mehrgebärenden
besteht kein signifikanter Unterschied (22 % vs. 32 %).

Hundley et al. (1994: 1402) schildern, dass bei signifikant mehr Frauen, die
der Hebammen-Gruppe zugeteilt worden sind, natürliche Maßnahmen zur
Schmerzerleichterung eingesetzt werden (Atemtechniken, Massage, Bewegung
und Bad) (p < 0.001). Auch beim Einsatz der TENS zeigt sich ein signifikanter
Unterschied (p < 0.001).

---

81 Die ›Self-Care Comfort Measures During Labor‹ umfasst elf Maßnahmen: Atemtechniken,
Positionswechsel, Eiswürfel lutschen, Entspannungstechniken, Massage(n), Laufen, Dusche,
Visualisierung, Musik hören, Hypnose und Sonstiges (Oakley et al. 1995: 409).

## 5.5    Mobilität während der Geburt

Obwohl in einigen Studien erwähnt wird, dass das hebammengeleitete Modell die Philosophie der Bewegungsfreiheit während der Geburt sowie alternative Geburtspositionen unterstützt, werden Ergebnisse dazu nur in fünf Studien und einer Review berichtet (Chapman et al. 1986; Hundley et al. 1994, 1997; Waldenström & Nilsson 1997; Byrne et al. 2000; Bodner-Adler et al. 2004; Hodnett et al. 2008).

In der randomisierten kontrollierten Studie von Byrne et al. (2000: 271 ff.) wird die Mobilität während der Geburt erhoben. Die Studienteilnehmerinnen der Interventionsgruppe nutzen signifikant häufiger die Badewanne (p < 0.001). Die Möglichkeiten wie Gehen, Dusche, Sitzen/Hocken oder Bett zeigen keine Unterschiede zwischen den Gruppen.

In der Studie von Chapman et al. (1986: 184) geben 8 % der Frauen der Interventionsgruppe (n = 4) und 24 % der Kontrollgruppe (n = 11) an, dass sie sich in ihrer Bewegungsfreiheit eingeschränkt gefühlt haben (p < 0.05). Die zur Geburt des Kindes eingenommene Position ist in beiden Gruppen ähnlich verteilt.

In einer schottischen RCT mit 2.844 Studienteilnehmerinnen geben die Frauen der hebammengeleiteten Gruppe signifikant häufiger an, dass sie sich während der Geburt bewegen konnten (63,5 % vs. 51,6 %; p < 0.001). Auch geben die Frauen an, dass sie von den Hebammen ermutigt wurden, ihre Position zu verändern (75,3 % vs. 66,9 %; p < 0.001). In beiden Gruppen sind die häufigsten Gründe für eine Mobilitätseinschränkung die CTG-Überwachung, Infusionen oder eine Periduralanästhesie. Bei Spontangeburten befinden sich die meisten Frauen unterstützt von Kissen halbsitzend im Bett. 14,3 % der Frauen aus der Interventionsgruppe haben eine alternative Position eingenommen, ebenso 8,7 % der Kontrollgruppe (p < 0.01) (Hundley et al. 1997: 1276 ff.).

Waldenström & Nilsson (2008: o. S.) berichten, dass zwei Drittel der Frauen der Interventionsgruppe und die Hälfte der Frauen der Kontrollgruppe eine andere Position als die Rückenlage oder die halbsitzende Position zur Geburt gewählt haben (p < 0.001) (1997: 21 f.). Hodnett et al. stellen in ihrer Review die Ergebnisse der Studie von Waldenström & Nilsson (1997) dar (eine Studie, n = 1608, RR 0.64, 95 % CI 0.56 – 0.72, p < 0.00001).

Bodner-Adler et al. (2004: 381) vergleichen in ihrer retrospektiven Kohortenstudie jeweils 1.352 komplikationslose, spontane Geburten im Hebammenkreißsaal mit 1.352 komplikationslosen, spontanen Geburten im üblichen Kreißsaalmodell. In beiden Gruppen hat die Mehrzahl der Frauen in Rückenlage geboren. Signifikant häufiger haben die Frauen der Interventionsgruppe jedoch eine alternative Geburtsposition (Seitenlage, aufrechte Position, Wassergeburt) gewählt (444/1.352 vs. 167/1.352; p = 0.0001).

## 5.6   Weiterleitungen während und nach der Geburt

Insgesamt gestaltet sich der Vergleich der Weiterleitungsraten schwierig, da die Einschlusskriterien sowie die Kriterien zur Weiterleitung sich in den Studien bzw. in den Betreuungsmodellen zum Teil erheblich unterscheiden bzw. die Kriterien in einigen Publikationen nicht explizit benannt werden. Zudem haben die Studien unterschiedliche Zeitpunkte der Randomisierung bzw. Zuteilung zu den Studiengruppen. In etlichen der vorliegenden Studien werden häufig die Weiterleitungsraten vor Beginn der Geburt bzw. in der Schwangerschaft erwähnt, da die Studienteilnehmerinnen meist schon zu einem recht frühen Zeitpunkt in der Schwangerschaft einem der beiden Betreuungsmodelle zugeteilt werden. Die Frauen, die Komplikationen in der Schwangerschaft entwickeln – häufige Gründe sind Hypertonie, Blutungen oder Terminüberschreitung – und die Einschlusskriterien zur Betreuung im hebammengeleiteten Modell nicht mehr erfüllen, werden nicht aus der Studie ausgeschlossen. Die Studienteilnehmerinnen verbleiben im Sinne der Intention-to-Treat Analyse weiterhin in der Studie und die Outcomedaten werden in der ihr ursprünglich zugeteilten Gruppe ausgewertet, obwohl sie faktisch nicht im hebammengeleiteten Modell betreut werden.

14 Studien und zwei Reviews geben Informationen zur Weiterleitung während der Geburt (Klein et al. 1984; Chapman et al. 1986; Chambliss et al. 1992; Mac Vicar et al. 1993; Hundley et al. 1994; Turnbull et al. 1996; Waldenström et al. 1997; Waldenström & Turnbull 1998; Law & Lam 1999; Byrne et al. 2000; Homer et al. 2000; Cignacco & Büchi 2003; Bodner-Adler et al. 2004; Gottvall et al. 2004; Ryan & Roberts 2005; Hodnett et al. 2008).

Die Raten der Weiterleitung während der Geburt haben eine Spannbreite zwischen 6 % und 64 %. Die am häufigsten genannten Gründe für eine Weiterleitung sind eine protrahierte Eröffnungs- oder Austreibungsphase bzw. ein Geburtsstillstand, der Wunsch nach einer Periduralanästhesie, auffälliges fetales Herztonmuster und grünes Fruchtwasser.

Klein et al. (1984: 1463) berichten, dass während der Geburt insgesamt 42,6 % der Frauen, die die Geburt im Birth Room begonnen haben – davon 63 % der Erstgebärenden und 19 % der Mehrgebärenden –, verlegt werden.

In der randomisierten kontrollierten Studie von Chapman et al. (1986: 183 f.) werden 11 der 76 Studienteilnehmerinnen der Interventionsgruppe in der Schwangerschaft aus der Studie ausgeschlossen. 11 Frauen (16,9 %) werden bei

Geburtsbeginn bzw. während der Geburt in die ärztliche Betreuung weitergeleitet.

In der Studie von Chambliss et al. (1992: 163) werden 14 von 234 Frauen (6 %) während der Geburt verlegt.

In der Studie von MacVicar et al. (1993: 320) werden insgesamt 18 % der Frauen während der Eröffnungsphase und 4 % der Frauen während der Austreibungs- und Plazentaperiode sowie direkt nach der Geburt verlegt.

727 der 1.900 Studienteilnehmerinnen (38 %) in der randomisierten kontrollierten Studie von Hundley et al. (1994: 2 f.), die der hebammengeleiteten Gruppe zugeteilt worden sind, werden während der Schwangerschaft in das ärztlich geleitete Kreißsaalmodell weitergeleitet. 303 Frauen (16 %) der gesamten Gruppe werden während der Geburt weitergeleitet. Tatsächlich liegt die Verlegungsrate während der Geburt bei 25,8 %, wenn berechnet wird, dass von den 1.173 Frauen, die ihre Geburt in der hebammengeleiteten Abteilung begonnen haben, 303 verlegt werden. Erstgebärende werden signifikant häufiger während der Geburt verlegt (255/596, 43 % vs. 48/577, 8 %). In der Eröffnungsphase sind die Verlegungsraten für Erst- und Mehrgebärende ähnlich (25 % vs. 23 %), in der Austreibungsphase werden signifikant häufiger Erstgebärende verlegt (13 % vs. 2 %).

Turnbull et al. (1996: 216) geben die Weiterleitungsrate bezogen auf Schwangerschaft und Geburt zusammen an und unterscheiden nicht zwischen den Geburtsphasen. Hier werden auch vorübergehende Verlegungen (32,8 %) erwähnt, die erforderlich werden, um Interventionen durchzuführen, die außerhalb des Tätigkeitsbereichs der hebammengeleiteten Betreuung liegen. Sie berichten über eine Weiterleitungsrate von 32,8 %, davon 28,7 % aus medizinischen Gründen und 3,7 % aus nicht-klinischen Gründen. Es wird nicht unterschieden, ob die Weiterleitung vor, während oder nach der Geburt stattgefunden hat.

Waldenström et al. (1997: 413) berichten, dass 14 % der Frauen in der Schwangerschaft vom Birth Centre in ärztliche Betreuung übergeleitet werden. 23 % der 762 Frauen, die ihre Geburt im Birth Centre begonnen haben, werden während der Geburt verlegt. Es bestehen erhebliche Unterschiede zwischen den Verlegungsraten von Erst- und Mehrgebärenden. Intrapartal werden 29,4 % der Erstgebärenden und 4,2 % der Mehrgebärenden in das übliche Kreißsaalmodell weitergeleitet. Häufigste Gründe sind fehlender Geburtsfortschritt (auch Zustand nach vorzeitigem Blasensprung über 24 Stunden und keine regelmäßigen Wehen), fetaler Stress und Analgesie. 2,8 % der 586 Frauen, die im Birth Centre geboren haben, werden nach der Geburt in ärztliche Behandlung weitergeleitet (2,2 % der Erstgebärenden und 1,3 % der Mehrgebärenden). Gründe hierfür sind unter anderem Plazentalösungsstörungen, Dammrisse III. bzw. IV. Grades oder Blutungen.

Law & Lam (1999: 109) berichten, dass 26,6 % der Frauen während der Geburt in die ärztliche Betreuung weitergeleitet werden. 30,7 % der Weiterleitungen erfolgen aufgrund einer Periduralanästhesie.

Byrne et al. (2000: 270 ff.) geben eine Verlegungsrate von 64 % während der Geburt an. Diese liegt sogar noch höher (77 %), wenn die 13 Studienteilnehmerinnen der Hebammengruppe, die aus personellen Gründen nicht dort betreut werden konnten, mit einberechnet werden.

Homer et al. (2000: 9) berichten von einer intrapartalen Verlegungsrate von 30 % vom Birth Centre zum üblichen Labour-Ward-Modell.

In der Studie von Cignacco & Büchi (2003: 6) treten in 40,4 % der Fälle während der Geburt Komplikationen auf, die zur Weiterleitung in die ärztliche Betreuung führen.

In der Studie von Bodner-Adler et al. (2004: 380) werden während und nach der Geburt 113 Frauen vom Hebammenkreißsaal in das übliche Kreißsaalmodell verlegt. Gründe sind unter anderem ein pathologisches CTG, eine prolongierte Eröffnungs- und Austreibungsphase, der Wunsch nach einer PDA sowie eine manuelle Plazentalösung. Diese Fälle werden aus der Studie ausgeschlossen.

In der retrospektiven Kohortenstudie von Gottvall et al. (2004: 72) werden 3.256 Schwangerschaften/Geburten, die im Birth Centre in Stockholm in den Jahren 1989 bis 1999 angemeldet waren, analysiert und mit den Daten von 180.380 Schwangerschaften/Geburten aus dem gleichen Zeitraum, die im üblichen Geburtsmodell betreut worden sind und denselben Einschlusskriterien entsprochen haben, verglichen. In der Schwangerschaft werden 14 % der Frauen und während der Geburt 18 % der Frauen aus dem Birth Centre verlegt (berechnet aus der Gesamtstichprobe). Postpartal wurden 2 % der Frauen, die ihr Kind im Birth Centre geboren haben, verlegt.

In der retrospektiven Kohortenstudie von Ryan & Roberts (2005: 18) werden 185 Frauen (24 %) während der Geburt in das ärztlich geleitete Kreißsaalmodell verlegt.

In der Review berichten Hodnett et al. (2008: o. S.), dass 29 bis 67 % der Frauen in der Schwangerschaft und während der Geburt weitergeleitet worden sind (sechs Studien, n = 8.677).

Waldenström & Turnbull (1998: 1168) stellen in ihrer Review fest, dass 55 bis 73 % der Studienteilnehmerinnen in keiner der Phasen verlegt und ausschließlich in der Interventionsgruppe betreut worden sind (vier Studien, n = 6.887).

## 5.7    Retrospektive Sicht der Frauen auf die Betreuung

13 Studien, die die retrospektive Sicht der Frauen erfassen, setzen verschiedene Instrumente zu unterschiedlichen Zeitpunkten ein und fokussieren eine breite Variation an Themen (Chapman et al. 1986; Flint et al. 1989; MacVicar et al. 1993; Waldenström 1993b, Harvey et al. 1996; Oakley et al. 1996; Hundley et al. 1997; Shields et al. 1998; Byrne et al. 2000; Waldenström 2000; Spurgeon et al. 2001; Hicks et al. 2003; Cignacco et al. 2004). Drei Reviews berichten Ergebnisse in Bezug auf die Sicht der Frauen (Waldenström & Turnbull 1998; Hatem et al. 2008; Hodnett et al. 2008).

Die erfragten Themen sind unter anderem Kontinuität der Betreuung bzw. der Betreuungspersonen, die erlebte internale und externale Kontrolle während der Geburt, Wahlmöglichkeiten, aktiver Einbezug in Entscheidungen, Verhältnis zu den Betreuungspersonen, Bewertung der Betreuung in der Schwangerschaft, während der Geburt und im Wochenbett sowie das Geburtserleben.

Anzumerken ist, dass das Erfassen, Messen und Bewerten des Geburtserlebens und der Geburtserfahrung ein komplexes und schwieriges Unterfangen darstellt. Kritisch zu sehen ist, dass der Begriff ›Erfahrung‹ oftmals mit ›Zufriedenheit‹ oder ›Zufriedenheit mit der Betreuung‹ ersetzt wird. ›Zufriedenheit‹ ist ein bisher ungenau bestimmter, nicht eindeutiger Begriff, der international kontrovers diskutiert wird. Da aber momentan keine Alternativen zur Verfügung stehen, wird er in der Forschung zur Geburtserfahrung von Frauen weiterhin verwendet (Larkin et al. 2009: e54).

Byrne et al. (2000: 271) befragen die Studienteilnehmerinnen zwölf Stunden und sechs Wochen postpartum mittels eines Fragebogens. Zwölf Stunden nach der Geburt werden die Frauen bezüglich ihres Kontrollgefühls während der Geburt, ihrer Zufriedenheit, ihres Angstgefühls, des Bondings und des Gebrauchs von Schmerzmitteln befragt. Hierbei werden keine signifikanten Unterschiede zwischen den Gruppen festgestellt. Die Mehrzahl der Frauen beider Gruppen ist mit der Geburtsbetreuung zufrieden und sbeurteilt das Personal als freundlich und verständnisvoll. Sechs Wochen postpartum geben 60 % der Frauen der Interventionsgruppe und 47 % der Kontrollgruppe an, bei der nächsten Geburt ihren zugeteilten Geburtsort wieder wählen zu wollen (p < 0.007).

In der Studie von Chapman et al. (1986: 185) erhalten die Frauen sechs bis acht Wochen nach der Geburt einen Fragebogen. 91 % der Frauen, die im Birth Room betreut worden sind, würden wieder eine ähnliche Einrichtung wählen. Nur fünf Frauen in der Kontrollgruppe würden wieder dasselbe Modell und 29 Frauen würden bei der nächsten Geburt den Birth Room wählen.

Die Studienteilnehmerinnen in der Studie von Cignacco et al. (2004) haben den Fragebogen in den ersten Tagen nach der Geburt während ihres Klinikaufenthaltes ausgefüllt. 90 % der Frauen in der Gruppe ›Hebammengeburt‹ und 76 % der Frauen der Gruppe ›Arzt- und Hebammengeburt‹ bejahen die Frage, ob die Geburt ihren Vorstellungen entsprochen hat. Es besteht kein signifikanter Unterschied zwischen den beiden Gruppen. Frauen in beiden Gruppen geben an, die eigene Geburt mitbestimmt zu haben (p = 1.000). Die Forscherinnen konstatieren, dass »von einer mehrheitlichen Übereinstimmung zwischen Vorstellungen und realem Erleben in beiden Gruppen ausgegangen werden kann« (258).

Flint et al. (1989: 14) befragen die Studienteilnehmerinnen zwei Tage und sechs Wochen postpartum. 92 % der Frauen in der Interventionsgruppe beurteilen zwei Tage nach der Geburt ihre Betreuungspersonen als sehr fürsorglich, in der Kontrollgruppe sind es 81 % (RR 1.1, 99 % CI 1.0 – 1.2). Sechs Wochen nach der Geburt geben 42 % der Frauen der Interventionsgruppe und 24 % der Frauen der Kontrollgruppe an, dass sie sich während der Geburt in Kontrolle fühlten (RR 1.7, 99 % CI 1.2 – 2.5). Signifikant mehr Frauen der Interventionsgruppe (98 %) haben die Betreuungsperson, die sie während der Geburt betreute, bereits in der Schwangerschaft kennengelernt, in der Kontrollgruppe sind es 20 % der Frauen (RR 5.0, 99 % CI 2.3 – 11.0).

Harvey et al. (2002: 262 f.) setzen drei verschiedene Instrumente ein, um die Zufriedenheit der Frauen mit ihrem Geburtserlebnis und ihrer Betreuung zu messen. Zufriedenheit wird wie folgt definiert: die positive Sichtweise der Frau auf ihre gemachten Erfahrungen während Schwangerschaft, Geburt und Wochenbett. Das Instrument ›Six Simple Questions‹ (SSQ) wird in der 36. Schwangerschaftswoche, 48 Stunden, zwei Wochen sowie sechs Wochen nach der Geburt verwendet. Der ›Labour and Delivery Satisfaction Index‹ (LADSI) und der Fragebogen ›Attitudes About Labour and Delivery Experience‹ (ADLE) werden zwei Wochen postpartum eingesetzt.

Der LADSI misst die Zufriedenheit der Frauen mit ihrer Betreuung während der Geburt. Hier zeigt sich ein signifikanter Unterschied zwischen den Gruppen; Frauen in der Interventionsgruppe geben ein höheres Ausmaß an Zufriedenheit an (p < 0.001). Auch die Ergebnisse der Befragung mittels des ADLE zeigt einen signifikanten Unterschied (p < 0.001). Die Ergebnisse des SSQ ähneln denen des LADSI zwei Wochen nach der Geburt (2002: 265).

Die Befragung zu vier Zeitpunkten anhand des SSQ zeigt, dass der Grad der Zufriedenheit mit der Betreuung in beiden Gruppen in der 36. Schwangerschaftswoche am niedrigsten und 48 Stunden nach der Geburt am höchsten ist. Zwei Wochen nach der Geburt sinkt die Zufriedenheit etwas, aber nicht auf den Stand der 36. Schwangerschaftswoche, um sechs Wochen postpartum wieder leicht anzusteigen. Die Forscherinnen erklären dies damit, dass die Frauen in der 36. Schwangerschaftswoche angesichts der bevorstehenden Geburt als bedeutendem Lebensereignis eine gewisse Unsicherheit verspüren können. Die hohe

Zufriedenheit kurz nach der Geburt könnte mit dem sogenannten Halo-Effekt zusammenhängen. Frauen sind zu diesem Zeitpunkt erleichtert die Geburt bewältigt zu haben. Zwei Wochen nach der Geburt lässt der Halo-Effekt nach, da die Frau Zeit hatte, sich mit dem Geburtserlebnis auseinanderzusetzen. Nach sechs Wochen steigt die Zufriedenheit wieder an, so dass anzunehmen ist, dass die Verarbeitung und Integration des Geburtserlebnisses in den ersten zwei Wochen nach der Geburt stattfindet (2002: 266).

Spurgeon et al. (2001) befragen die Studienteilnehmerinnen sechs Wochen postpartum mittels eines Fragebogens, der fünf Themengebiete abdeckt. Diese umfassen generelle Präferenzen der Studienteilnehmerin hinsichtlich der Geburt, eines Geburtsplans und der Teilnahme an einem Geburtsvorbereitungskurses, die Betreuung in der Schwangerschaft, während der Geburt und im Wochenbett sowie den Bereich Information und erhaltene Empfehlungen (125 f.).

Generell äußern sich die Frauen der Interventionsgruppen (A und B) positiver. 92 % der Frauen der Gruppe A und 94 % der Frauen der Gruppe B kannten die Geburtshebamme, in der Gruppe C (Standardbetreuung) waren es 8 % (2001: 127 f.).

Die Studienteilnehmerinnen der hebammengeleiteten Gruppen sind hinsichtlich folgender Faktoren signifikant zufriedener mit der Hebammenbetreuung während der Geburt: Informationsgabe ($p < 0.001$), zugewandte und verständnisvolle Betreuung ($p < 0.001$), Wahrnehmung der Bedürfnisse der Frau ($p < 0.01$), Eingehen auf Wünsche ($p < 0.05$) und adäquate Zeit bei der Frau verbracht ($p < 0.01$). Kein Unterschied wird bezüglich der Zufriedenheit mit der Schmerzerleichterung festgestellt ($p = 0.344$). Die Studienteilnehmerinnen der hebammengeleiteten Gruppen sind mit allen Aspekten der postpartalen Betreuung signifikant zufriedener (2001: 128 f.).

In Bezug auf die Zufriedenheit mit der Informationsgabe vor, während und nach der Geburt sind signifikante Unterschiede zu sehen hinsichtlich der Schmerzerleichterung ($p < 0.001$), der Geburtswahl ($p < 0.01$) und der verschiedenen Medikamente, die intrapartal verwendet werden ($p < 0.001$). Keine Unterschiede werden in Bezug auf die Informationsgabe zu Problemen und Komplikationen ($p = 0.075$) und Informationen, die speziell an den Vater gerichtet sind ($p = 0.426$), gefunden. Die Studienteilnehmerinnen aller Gruppen geben an, dass die Informationen, die sie erhalten haben, »so gestimmt haben« (2001: 129 f.).

In der Studie von Hicks et al. (2003: 621) erhalten die Studienteilnehmerinnen vier bis sechs Wochen nach der Geburt einen Fragebogen. Der validierte Fragebogen von Spurgeon et al. (2001) wird leicht modifiziert eingesetzt. Im ersten Teil werden Fragen zur Betreuung während Schwangerschaft, Geburt und Wochenbett bezüglich der Betreuungskontinuität, der Informationsgabe und der

Zufriedenheit damit gestellt. Im zweiten Teil des Fragebogens wird die Studienteilnehmerin gebeten, während Schwangerschaft, Geburt und Wochenbett erhaltene Informationen und Ratschläge der Betreuenden zu bewerten. Die Organisation der Betreuung und die verantwortlichen Betreuungspersonen stehen im dritten Teil im Mittelpunkt des Interesses. Im vierten Teil wird die Zufriedenheit der Studienteilnehmerin mit einer Vielzahl von Aspekten ihrer Betreuung während Schwangerschaft, Geburt und Wochenbett erfasst.

Die Interventionsgruppe äußert eine höhere Zufriedenheit mit der Betreuung während Schwangerschaft, Geburt und Wochenbett. Während der Geburt sind dies unter anderem die Aspekte Informationsgabe, Kontakt zu der Hebamme, Zeit, Berücksichtigung der eigenen Meinung, konsistente Informationen und Bereitschaft der Hebammen, auf Bedürfnisse einzugehen. Hier sind die Unterschiede signifikant ($p = 0.008$). Obwohl die Studienteilnehmerinnen der Kontrollgruppe weniger zufrieden sind, ist die Gesamtbeurteilung der Zufriedenheit in beiden Gruppen dennoch hoch. Signifikant mehr Frauen der Interventionsgruppe kannten ihre Geburtshebamme bereits ($p < 0.0001$) (2003: 622 ff.).

In der Studie von Hundley et al. (1997: 1274) erhalten die Studienteilnehmerinnen kurz nach der Geburt einen Fragebogen. Im Fragebogen werden zwei Fragen zur Zufriedenheit gestellt: zum einen die Beurteilung der Organisation der Geburtsbetreuung durch das Personal und zum anderen eine Gesamtbeurteilung ihrer Zufriedenheit mit dem Geburtserlebnis. Des Weiteren werden Fragen zur Betreuung und Unterstützung während der Geburt, medizinischen Interventionen, Erfahrungen mit Schmerzen und Methoden zur Schmerzerleichterung, Kontinuität der Betreuungspersonen, Wahlmöglichkeiten und persönlicher Kontrolle gestellt.

Frauen in der Interventionsgruppe sind zufriedener mit dem Management ihrer Betreuung durch die Betreuungspersonen, dieses Ergebnis ist aber nicht signifikant. Es besteht kein Unterschied zwischen den beiden Gruppen in der Gesamtbeurteilung der Zufriedenheit mit dem Geburtserlebnis ($p = 0.1$) (1997: 1276).

Frauen in der hebammengeleiteten Gruppe erleben eine größere Kontinuität der Betreuungspersonen – vornehmlich der Hebammen – in der Schwangerschaft, während und nach der Geburt. Aber es gibt keinen Unterschied zwischen den Gruppen in der Anzahl der Hebammen, die sie während des Geburtsprozesses betreuten (1997: 1276).

Fragen zu Wahlmöglichkeiten werden anhand des Einsatzes des CTG und der Mobilität während der Geburt gestellt. 9,9 % der Studienteilnehmerinnen der Kontrollgruppe und 6,2 % der Interventionsgruppe geben an, dass sie über die Art und Weise des Abhörens der kindlichen Herztöne mitentscheiden durften ($p = 0.002$) (1997: 1276 ff.).

In Bezug auf die erfahrene persönliche Kontrolle berichten Studienteilnehmerinnen beider Gruppen, dass sie in Entscheidungen, die die Geburt oder die Eröffnung der Fruchtblase betreffen, miteinbezogen wurden. Signifikant mehr Frauen der Interventionsgruppe konnten eine eigene Entscheidung hinsichtlich des Schmerzmanagements treffen ($p < 0.001$) (1997: 1278).

Studienteilnehmerinnen der Studie von MacVicar et al. (1993: 320 f.) erhalten circa sechs Wochen nach der Geburt einen Fragebogen, in dem sie zu ihrer Zufriedenheit mit der Betreuung in der Schwangerschaft und während der Geburt befragt werden. Fünf Antwortmöglichkeiten werden vorgegeben (›sehr zufrieden‹, ›ziemlich zufrieden‹, ›weder zufrieden noch unzufrieden‹, ›ziemlich unzufrieden‹ oder ›sehr unzufrieden‹). Die Zufriedenheit mit der gesamten Betreuung während der Schwangerschaft und der Geburt unterscheidet sich signifikant zwischen den Gruppen ($p = 0.0001$). Frauen der Interventionsgruppe sind zu 52 % mit der Betreuung in der Schwangerschaft sehr zufrieden, Frauen der Kontrollgruppe zu 44 % (95 % CI 4.1 – 12.5). Mit der Betreuung während der Geburt sind 73 % der Interventionsgruppe und 60 % der Kontrollgruppe sehr zufrieden (95 % CI 9.1 – 16.8).

Die Studienteilnehmerinnen in der Studie von Oakley et al. (1996: 824) erhalten zu vier Zeitpunkten einen Fragebogen: bei ihrem ersten Termin in der Klinik, in der 32. Schwangerschaftswoche, nach der Geburt vor Entlassung aus dem Krankenhaus und sechs Wochen postpartum. Daten zu ihrer Zufriedenheit werden im Fragebogen direkt nach der Geburt erhoben. Ein Instrument zur Patientenzufriedenheit von Ware et al. (1983) mit sechs Items wird verwendet. Diese Aussagen werden auf einer fünfstufigen Likert-Skala von ›stimme absolut zu‹ bis ›stimme absolut nicht zu‹ bewertet. Eine höhere Gesamtpunktzahl impliziert eine größere Zufriedenheit.

Frauen der Interventionsgruppe äußern eine signifikant höhere Zufriedenheit mit ihrer Betreuung ($p < 0.01$). Trotz des signifikanten Unterschieds tendieren Frauen in beiden Gruppen zu einer positiven Bewertung ihrer erfahrenen Betreuung (1996: 827).

In der Studie von Turnbull et al. (Shields 1998: 85 f.) werden die Frauen zwei Mal schriftlich befragt. In der 34. bis 35. Schwangerschaftswoche werden sie zu ihrer Zufriedenheit mit der Schwangerschaftsbetreuung gefragt (n = 1.249). Sieben Wochen nach der Geburt steht im Mittelpunkt des Interesses die Zufriedenheit mit ihrer Betreuung während der Geburt und der postpartalen Betreuung in der Klinik und zu Hause (n = 1.221). Sieben Monate postpartum wird eine kleinere Gruppe von Studienteilnehmerinnen gebeten, nochmals die Geburtsbetreuung zu bewerten (n = 707). Dieses Vorgehen wird aus zeitlichen Gründen gewählt.

Es werden vier Dimensionen von Zufriedenheit benannt und jeweils fünf dazugehörige Aussagen formuliert. Diese Aussagen werden von den Frauen auf einer fünfstelligen Likert-Skala bewertet. Die Dimensionen sind ›Beziehung zu den Betreuungspersonen‹, ›Informationsübermittlung‹, ›Wahlmöglichkeiten und Entscheidungen‹ und ›soziale Unterstützung‹ (1998: 86 f.).

Frauen der Interventionsgruppe äußern durchweg eine größere Zufriedenheit bezüglich der vier Dimensionen in allen Phasen der Betreuung. Die größten Unterschiede zwischen den beiden Gruppen werden in Bezug auf die Betreuung in der Schwangerschaft und nach der Geburt in der Klinik gemessen. Die Zufriedenheit mit der Geburtsbetreuung wird sieben Wochen nach der Geburt relativ niedrig bewertet im Vergleich zu den anderen Zeitpunkten (Mittelwert der Interventionsgruppe 0,61, Mittelwert der Kontrollgruppe 0,43). Sieben Monate nach der Geburt steigen die Werte bei der Bewertung der Geburtsbetreuung an (Mittelwert der Interventionsgruppe 1,06, Mittelwert der Kontrollgruppe 0,65) (1998: 88).

Waldenström & Nilsson (1993b: 5 f.) befragen die Studienteilnehmerinnen zu drei Zeitpunkten: beim ersten Termin im Birth Centre vor der Randomisierung, einen Monat vor dem errechneten Geburtstermin und zwei Monate nach der Geburt. In der Schwangerschaft werden die Frauen zu ihren Erfahrungen mit der Betreuung in der Schwangerschaft und im Geburtsvorbereitungskurs befragt. Der postpartale Fragebogen fokussiert die gemachten Erfahrungen mit der Betreuung während und nach der Geburt.

Die Studienteilnehmerinnen beurteilen auf einer siebenstufigen Likert-Skala körperliche und psychologische Aspekte der Betreuung sowie die allgemeine Zufriedenheit damit. Die Frauen aus der Birth-Centre-Gruppe waren signifikant zufriedener mit ihrer Betreuung vor, während und nach der Geburt ($p < 0.001$). Hinsichtlich der psychosozialen Aspekte der Betreuung zeigt sich der deutlichste Unterschied zwischen den Gruppen (1993b: 7 ff.).

Die Studienteilnehmerinnen in der randomisierten kontrollierten Studie von Waldenström et al. (2000: 158) in Melbourne erhalten acht Wochen nach der Geburt einen Fragebogen. Dieser enthält Fragen zur Zufriedenheit mit der Betreuung in der Schwangerschaft, während und nach der Geburt sowie Fragen zu Erfahrungen, die während der Schwangerschaft und Geburt gemacht wurden, und die Edinburgh Postnatal Depression Scale (EPDS).

Es zeigt sich, dass die Intervention ›Team Midwife Care‹ den größten Einfluss auf die Zufriedenheit mit der Betreuung in der Schwangerschaft hat. Frauen der Interventionsgruppe beurteilen sechs der sieben Dimensionen der Betreuung signifikant besser als die Frauen der Kontrollgruppe ($p < 0.001$). Mehr als doppelt so viele Frauen der Interventionsgruppe beurteilen ihre Betreuung in der Schwangerschaft als sehr gut ($p < 0.001$) (2000: 162).

Frauen in der Interventionsgruppe sind generell zufriedener mit der Betreuung während der Geburt. Der Unterschied zwischen den Gruppen ist hier nicht ganz so ausgeprägt wie in der Schwangerschaft, aber statistisch signifikant ($p < 0.001$). 64,9 % der Frauen in der Interventionsgruppe kannten ihre Ge-

burtshebamme bereits, aber nur 8,5 % der Frauen in der Kontrollgruppe (p <
0.001) (2000: 163).

Die Gesamtbeurteilung der postpartalen Betreuung zeigt keinen signifikanten Unterschied (p = 0.08). Allerdings fühlen sich die Frauen der Interventionsgruppe besser informiert und nehmen ihre Betreuungspersonen als sensibel,
verständnisvoll und ermutigend wahr. 84 % der Frauen der Interventionsgruppe
und 60 % der Interventionsgruppe würden in der nächsten Schwangerschaft
wieder das gleiche Betreuungsmodell wählen (2000: 163 ff.).

In der Review von Hatem et al. (2008: o. S.) wird berichtet, dass Frauen, die in
hebammengeleiteten Einrichtungen betreut werden, ein signifikant höheres
Ausmaß an erfahrener Kontrolle angeben (eine Studie, n = 471, RR 1.74, 95 % CI
1.32 – 2.30, p = 0.000074). Des Weiteren werden signifikant mehr Frauen während der Geburt von einer ihnen bekannten Hebamme betreut (sechs Studien, n
= 5.225, RR 7.84, 95 % CI 4.15 – 14.81, p < 0.00001).

Hodnett et al. (2008: o. S.) präsentieren in ihrer Review zwei Ergebnisse aus
Befragungen von Frauen nach der Geburt. Frauen, die der Hebammengruppe
zugeteilt worden sind, würden in der nächsten Schwangerschaft signifikant
häufiger wieder dasselbe Betreuungsmodell wählen (eine Studie, n = 1.230, RR
1.81, 95 % CI 1.65 – 1.98, p < 0.0001). Die Studienteilnehmerinnen der Interventionsgruppe bewerteten die Betreuung während der Geburt signifikant
höher (eine Studie, n = 2.844, RR 1.14, 95 % CI 1.07 – 1.21, p = 0.00003). Zudem
fühlten sie sich signifikant mehr in Entscheidungen miteinbezogen (eine Studie,
n = 2.844, RR 1.04, 95 % CI 1.00 – 1.08, p = 0.00003).

Waldenström & Turnbull (1998: 1166) fassen in ihrer Review die Ergebnisse
von sechs Studien über die Zufriedenheit der Frauen zusammen. Frauen der
Interventionsgruppe sind zufriedener mit der Betreuung in der Schwangerschaft, während und nach der Geburt, insbesondere mit den psychosozialen
Aspekten. Diese Ergebnisse sind für jede einzelne Studie separat signifikant.

## 5.8   Ökonomische Evaluation

In fünf Studien werden die Kosten von hebammengeleiteten Versorgungskonzepten mit dem Standardmodell im klinischen Setting verglichen (Hundley et
al. 1995a; Oakley et al. 1996; Young et al. 1997; Byrne et al. 2000; Cignacco et
al. 2004).

Hundley et al. (1995a: 106 ff.) stellen keinen großen Unterschied bezüglich
der intrapartalen Kosten je Frau in einem hebammengeleiteten Versorgungsmodell im klinischen setting fest. Sie konstatieren in ihrem RCT, dass die hebammengeleitete Versorgung eine sichere Alternative mit weniger medizinischen
Interventionen darstellt. Aber durch den erhöhten Personalbedarf an erfahrenen

Hebammen im hebammengeleiteten Modell, entstehen insgesamt höhere Gesamtkosten, die nicht durch die geringen Ersparnisse ausgeglichen werden können.

Young et al. (1997: 470 f.) stellen in ihrer randomisiert kontrollierten Studie signifikant höhere Kosten der postpartalen Betreuung im hebammengeleiteten Modell aufgrund organisatorischer Unterschiede fest (p < 0.0001). Die Kosten der Betreuung in der Schwangerschaft sind im üblichen Modell etwas höher. Insgesamt wird kein signifikanter Unterschied in Bezug auf die Kosten zwischen den beiden Modellen gefunden.

Cignacco et al. (2004: 259 f.) stellen in ihrer Studie in der Schweiz eine signifikant verkürzte postpartale Aufenthaltsdauer der Frauen im Mittelwert von 0,5 Tagen nach einer Hebammengeburt fest. Zudem ist der Materialverbrauch im hebammengeleiteten Modell signifikant erniedrigt.

In der australischen Studie von Byrne et al. werden bezüglich der Kosten nur minimale Unterschiede zwischen den beiden Modellen gefunden. Höhere Kosten entstehen im üblichen Modell, da hier mehr Kaiserschnitte durchgeführt worden sind. Aufgrund der kleinen Stichprobe können keine signifikanten Unterschiede aufgedeckt werden (2000: 272).

Oakley et al. (1996: 828) beschreiben in ihrer Studie, dass die Krankenhauskosten für Frauen, die von Hebammen betreut werden um 21 % niedriger sind als die, die von Ärztinnen/Ärzten betreut werden. Dabei unterscheiden sich die Gebühren für die Betreuungsperson um 5 %. Zusätzliche Kosten entstehen durch medizinische Interventionen und die Benutzung der Operationsräume. Da Frauen, die von Ärztinnen/Ärzten betreut werden, häufiger medizinische Interventionen, Sectios und vaginaloperative Geburten erhalten, sind die Kosten entsprechend höher.

## 5.9   Zusammenfassung der Ergebnisse

Die Ergebnisse der Studien zu den betrachteten Outcomes sind nicht eindeutig. Der Vergleich der Studienergebnisse ist Limitationen unterworfen, dennoch können aus den vorliegenden Studien Schlüsse bezüglich hebammengeleiteter Betreuung von Low-Risk-Schwangeren und – Gebärenden gezogen werden.

Die Schwierigkeiten beim Vergleich von Ergebnissen einzelner Studien spiegelt sich z. B. darin wider, dass Hatem et al. (2008) in ihrer Cochrane Review *Midwife-led versus other models of care for childbearing women* Unterschiede von bis zu 50 % zwischen den untersuchten Outcome-Parametern aufgedecken. Dies hat verschiedene Gründe.

Wie am Anfang des Kapitels erwähnt, werden erhebliche Unterschiede in den Organisationsformen der Modelle festgestellt. Dies kann sich auf Ergebnisse wie die Kontinuität der Betreuung auswirken. Generell haben hebammengeleitete Modelle den Anspruch, die Betreuungskontinuität über einen gewissen Zeitraum der Betreuung zu verbessern, aber es fehlt eine eindeutige Definition von Kontinuität. Auch die Settings, in die die Versorgungsmodelle eingebettet sind, unterscheiden sich. Das können Krankenhäuser, Praxen oder aber das Angebot auf Gemeindeebene sein.

Weltweit existieren sehr unterschiedliche Modelle hebammengeleiteter Versorgungskonzepte, manche Modelle umfassen die Betreuung in der gesamten Lebensphase von Schwangerschaft, Geburt und Wochenbett, andere wiederum decken nur einzelne Abschnitte hiervon ab. Trotzdem kann davon ausgegangen werden, dass dem Modell der hebammengeleiteten Versorgung eine Philosophie unterliegt, die gekennzeichnet ist durch den Begriff der Normalität und die Überzeugung, dass eine Frau fähig ist, eine Geburt mit einem Minimum an Routine-Interventionen zu erleben (Sandall et al. 2009: 8).

In manchen Versorgungskonzepten werden ausschließlich Frauen betreut, die als Low-Risk eingestuft werden, in anderen wiederum werden Schwangere unabhängig von einer Risikoklassifikation primär durch Hebammen in Zusammenarbeit mit Ärztinnen und Ärzten betreut. In der Darstellung der Studien in der vorliegenden Arbeit wird versucht, dies zu umgehen, indem nur Studien in die Auswertung einfließen, die Low-Risk-Frauen als Stichprobe beinhalten. Dennoch können sich die Einschlusskriterien der einzelnen Studien in manchen Punkten unterscheiden.

Die Sicht der Frauen auf ihre Versorgung spielt in etlichen Studien eine Rolle, aber auch hier sind Vergleiche teilweise schwierig, da unterschiedliche Instrumente zur Erfassung der Sichtweisen und Präferenzen eingesetzt werden.

Kritisch anzumerken ist, dass bisher die Auswirkungen des Hebammenmodells auf die Gesundheit und das Wohlbefinden von Mutter und Kind in der Zeit nach der Geburt bzw. im Wochenbett und darüber hinaus selten untersucht wurden. Das könnte daran liegen, dass bisher wenige Langzeituntersuchungen durchgeführt wurden.

Trotz aller Beschränkungen im Vergleich der Ergebnisse der vorliegenden Studien scheint die hebammengeleitete Betreuung für Low-Risk-Frauen Vorteile zu haben. Die Rate der medizinischen Interventionen wie Episiotomien, Geburtseinleitungen, Amniotomien oder Wehenverstärkung durch Oxytocin ist erniedrigt, zum Teil signifikant. In etlichen Studien wird berichtet, dass ein höherer Prozentsatz an Frauen in den hebammengeleiteten Versorgungsmodellen überhaupt keine Geburtsverletzungen erfahren.

Der Einsatz der kontinuierlichen Kardiotokographie ist zum Teil signifikant erniedrigt. In den hebammengeleiteten Versorgungskonzepten werden oftmals andere Formen der fetalen Herztonüberwachung eingesetzt, die den Frauen eventuell mehr Bewegungsfreiheit lassen.

Bei den schmerzerleichternden Verfahren (Lachgas, Pethidin und PDA) kommen ungefähr die Hälfte der Studien, die dies untersucht haben, zum Ergebnis, dass diese signifikant seltener in der hebammengeleiteten Betreuung eingesetzt werden. Bemerkenswert ist, dass der Einsatz von Lachgas und Pethidin in den angelsächsischen Ländern in den hebammengeleiteten Betreuungsmodellen relativ hoch ist. Bei Gabe dieser Schmerzmittel verbleibt die Frau in Hebammenbetreuung und wird nicht in das ärztliche Kreißsaalmodell verlegt. Dies ist z. B. in Deutschland, Österreich und der Schweiz anders. Lachgas wird in den deutschsprachigen Ländern heutzutage selten in der Geburtshilfe eingesetzt und Dolantin® (Pethidin) darf von Hebammen nicht eigenverantwortlich verabreicht werden und zieht eine Weiterleitung der Frau in das ärztliche Betreuungsmodell nach sich.

In Bezug auf den Geburtsmodus liegen keine deutlichen Unterschiede vor. Fünf Studien und zwei Reviews kommen zum Ergebnis, dass Frauen, die von Hebammen betreut werden, häufiger spontan gebären. In einer Review und in 14 Studien sind keine signifikanten Unterschiede zu sehen. Die Sectiorate ist nur in einigen Studien erniedrigt.

Hebammengeburtshilfliche Maßnahmen zur Unterstützung des physiologischen Geburtsverlaufs werden nur in wenigen Studien thematisiert und erforscht. Das kann daran liegen, dass diese Maßnahmen nicht eindeutig definiert und möglicherweise schwer zu erfassen sind. Vermutet werden kann zudem, dass Hebammen eventuell hebammengeburtshilfliche Interventionen selten oder gar nicht anwenden. Dies könnte sich auch in den teilweise hohen Raten in der Anwendung von Lachgas und Pethidin widerspiegeln.

Ebenso werden die Mobilität und die endgültige Geburtsposition in nur wenigen Untersuchungen erhoben. Hier spielt sicherlich die Schwierigkeit der Dokumentation bzw. Erhebung eine Rolle. Die Studien, die hebammengeburtshilfliche Maßnahmen sowie Mobilität thematisieren, berichten vom signifikant häufigeren Einsatz der genannten Maßnahmen. Frauen, die in den hebammengeleiteten Modellen betreut werden, gebären häufiger in aufrechten Positionen.

Das Stillverhalten oder zumindest die Initiierung der Stillbeziehung wird nur in einigen Studien erhoben. Auch hier liegen keine eindeutigen Ergebnisse vor.

Das physische sowie psychische Wohlbefinden postpartum wird selten erfragt. Auch die Sicht der Frauen auf ihre Betreuung vor, während und nach der Geburt, ihre Zufriedenheit damit und ihr Geburtserleben wurden bisher nicht ausreichend untersucht. Die Studien, in denen die Frauen befragt wurden, konstatieren, dass der Großteil der Studienteilnehmerinnen in beiden Gruppen ihre Betreuung als gut beurteilt. Die Frauen, die in den hebammengeleiteten Modellen betreut wurden, bewerteten ihre Versorgung aber insgesamt positiver.

Das neonatale Outcome ist in beiden Gruppen gut, es liegen keine signifikanten Unterschiede bezüglich der Apgar-Werte, der eventuell notwendigen Reanimationsmaßnahmen und der Morbidität vor. In einigen Studien werden Neugeborene der Hebammengruppe seltener in eine Kinderklinik oder auf eine neonatale Intensivstation verlegt, in einigen Studien wird kein Unterschied verzeichnet.

Hinsichtlich der perinatalen Mortalität gibt es differierende Aussagen. Wie bereits erwähnt ist die perinatale Mortalität in westlichen Industriestaaten relativ niedrig. Viele der einbezogenen Studien können aufgrund einer nicht ausreichend großen Stichprobe diese seltenen Fälle nicht erfassen. Es wird diskutiert, ob es sinnvoll ist, die perinatale Mortalität mittels der Intention-to-Treat Analyse auszuwerten; zumindest müssen hier die Ergebnisse mit größter Vorsicht interpretiert werden. In der Review von Hodnett et al. (2008) werden 41 perinatale Todesfälle in der Gruppe der Frauen berichtet, die den hebammengeleiteten Modellen zufällig zugeteilt wurden. Die Zuteilung fand zum Teil schon in der frühen Schwangerschaft statt. Viele der Studienteilnehmerinnen, deren Kind verstarb, wurden nie oder nur zeitweise im hebammengeleiteten Modell versorgt, aber im Laufe der Schwangerschaft in die ärztliche Betreuung weitergeleitet. Nur sechs der verstorbenen Kinder hatten keine Fehlbildungen und wurden termingerecht geboren. Genau genommen sind es nur diese sechs Kinder, bei denen eine Geburt im hebammengeleiteten Modell in Frage kommen würde. In drei der sechs Fälle wurden die Frauen aber im ärztlich geleiteten Modell betreut. Das bedeutet, dass eigentlich nur die drei verbleibenden perinatalen Todesfälle der Betreuung im hebammengeleiteten Modell zugerechnet werden können.

Die Intention-to-Treat Analyse ist sinnvoll, um die Effekte einer Behandlung und die daraus resultierenden Outcomes auszuwerten und darzustellen. Hinsichtlich der Analyse von perinataler Mortalität scheint sie nicht angemessen. Fahy & Colyvas (2005: 150) empfehlen, vergleichende Beobachtungsstudien durchzuführen und möglichst viele hebammengeleitete Versorgungsmodelle und Kliniken mit einzubeziehen, um die Stichprobengröße der Studie sowie die Power zu erhöhen. Die Ergebnisse bezüglich der perinatalen Mortalität sollten unter Einbezug der diagnostizierten Todesursache analysiert werden, um daraus mögliche Strategien zur Vermeidung zu entwickeln.

Bezüglich der ökonomischen Evaluationen sind keine eindeutigen Ergebnisse verfügbar, da die fünf Studien unterschiedliche Outcomes untersuchen und unterschiedliche Kosten betrachten. Manche berichten, dass die Outcomes im hebammengeleiteten Modell besser waren und somit die Kosten niedriger. Andere wiederum berichten von keinen signifikanten Unterschieden zwischen den Outcomes und höheren Kosten. Unberücksichtigt bleiben in den fünf genannten Studien die Präferenzen der Frauen.

Nach Durchsicht der genannten Studien lässt sich abschließend sagen, dass die hebammengeleitete Betreuung von gesunden Schwangeren und Gebärenden keine nachteiligen Ergebnisse und Auswirkungen für Mutter und Kind zeigt. Insgesamt kann festgestellt werden, dass Frauen, die der hebammengeleiteten Betreuung zugeteilt wurden, ihre Betreuung positiver beurteilen als Frauen, die die übliche Betreuung erfahren haben.

Im Kontext dieser Arbeit stellt dieses Kapitel einen zentralen Beitrag dar. Die Outcome-Parameter, die der Auswertung der Studien zugrunde gelegt wurden, werden in der Darstellung der Ergebnisse der vorliegenden Studie verwandt.

# Empirischer Teil

# 6 Ziele, Hypothesen und Fragestellungen der Untersuchung

Die vorliegende Studie wurde von der Autorin als Teilprojekt des Verbundprojektes ›Frauen- und familienorientierte geburtshilfliche Versorgungskonzepte: Gesundheitsförderung im Geburtsprozess – Implementierung eines Modellprojektes Hebammenkreißsaal‹ im Verbund Hebammenforschung an der Fachhochschule Osnabrück unter Leitung von Frau Prof. Dr. Friederike zu Sayn-Wittgenstein durchgeführt. Der Verbund Hebammenforschung (Fachhochschule Osnabrück, Universität Osnabrück und Universität Bremen) wurde im Förderschwerpunkt ›Angewandte Pflegeforschung‹ vom 01.02.2004 bis 31.01. 2007 durch das Bundesministerium für Bildung und Forschung (BMBF) gefördert.

Drei weitere Teilprojekte, die alle die Auswirkungen des neuen Versorgungskonzeptes fokussieren, wurden in der Laufzeit im oben genannten Verbundprojekt durchgeführt. Insgesamt unterstützen die Projekte die Entwicklung, Implementierung und Evaluierung von Methoden und Instrumenten, um hebammengeleitete, geburtshilfliche Konzepte im klinischen Setting in Deutschland umzusetzen (Sayn-Wittgenstein et al. 2005: 6).

Im Rahmen des Teilprojektes ›Konzeptentwicklung Hebammenkreißsaal‹ (Fachhochschule Osnabrück) werden spezifische Tätigkeitsbereiche sowie Aspekte des beruflichen Selbstverständnisses von klinisch tätigen Hebammen identifiziert. Die qualitative Studie evaluiert die Umsetzung des theoretischen Betreuungskonzeptes Hebammenkreißsaal in die Praxis klinischer Geburtshilfe in Deutschland. Untersucht wird, welche Veränderungen sich im Verständnis der beruflichen Rolle, der Tätigkeitsbereiche der Hebammen und der Rahmenbedingungen der Geburtshilfe durch den Hebammenkreißsaal vollziehen sowie welche Kriterien dem Hebammenbetreuungskonzept unterliegen. Problemzentrierte Interviews mit Hebammen der Referenzklinik und einer Kontrollklinik (n = 36) sowie Fokusgruppengespräche (n = 5) mit dem Hebammenteam der Referenzklinik wurden durchgeführt (Sayn-Wittgenstein et al. 2007).

Die qualitative Studie ›Handlungsleitlinien bei medizinischen Interventionen‹ wurde an der Universität Osnabrück durchgeführt. Ziel der Studie ist es, Entscheidungskriterien und Handlungsleitlinien der geburtshilflichen Expertinnen in Bezug auf die Interventionen Sectio caesarea, Geburtseinleitung, fetale Herztonkontrolle und Episiotomie zu evaluieren. Dabei werden die Entscheidungsdeterminanten und Einflussgrößen sowie die Auswirkung der Implementierung eines Hebammenkreißsaals näher betrachtet. Es wurden problemzentrierte Interviews mit geburtshilflichen Expertinnen, Chefärzten, Ärztinnen und Ärzten, leitenden Hebammen und Verwaltungsleitern (n = 49) der Referenz- und einer Kontrollklinik zu zwei Zeitpunkten geführt (Schücking et al. 2008a).

Das vierte Teilprojekt ›Entscheidungskriterien für oder gegen eine Geburt im Hebammenkreißsaal‹ hat ein qualitatives Forschungsdesign und beleuchtet das Versorgungskonzept Hebammenkreißsaal aus der Nutzerinnenperspektive. 29 Frauen, die entweder den Hebammenkreißsaal oder das übliche Kreißsaalmodell gewählt hatten, wurden in der Schwangerschaft (35. bis 38. SSW) und nach der Geburt (8. bis 19. Woche postpartum) mittels eines problemzentrierten Interviews befragt. Von Interesse waren hierbei unter anderem die Faktoren, die die Entscheidung hinsichtlich des Geburtsortes beeinflusst haben, der mögliche Einfluss des biographischen Hintergrunds sowie persönliche Kriterien und Erwartungen. Nach der Geburt interessierte darüber hinaus die retrospektive Bewertung der Kreißsaalwahl (Kolip & Rahden 2007).

## 6.1   Ziele der Untersuchung

Mit der vorliegenden Untersuchung wird erstmals in Deutschland das Versorgungskonzept Hebammenkreißsaal untersucht. Wie im Kapitel 5 dargestellt, wurden international seit den 1980er Jahren Studien, vornehmlich RCTs, im Bereich der hebammengeleiteten Geburtshilfe im klinischen Setting durchgeführt. Aufgrund unterschiedlicher Voraussetzungen und Bedingungen im Gesundheitswesen, in der Organisation der geburtshilflichen Versorgung sowie den an dieser Versorgung beteiligten Berufsgruppen und den Befugnissen und Aufgaben der Hebammen in den jeweiligen Ländern sind die Ergebnisse dieser Studien nicht unmittelbar auf Deutschland übertragbar.

Ziel der vorliegenden Studie ist es, die Auswirkungen der hebammengeleiteten Geburtshilfe in der Klinik auf die Gesundheit und das Wohlbefinden von Mutter und Kind zu untersuchen. Hierbei liegt das Hauptaugenmerk auf dem Vergleich der Effekte des Versorgungskonzeptes Hebammenkreißsaal mit denen des in Deutschland üblichen klinischen Betreuungsmodells.

Die Auswirkungen auf die Gesundheit und das Wohlbefinden von Mutter und

Kind werden mittels international eingesetzter Outcome-Parameter, die im Kapitel 2 vorgestellt werden, betrachtet. Diese und weitere Outcome-Parameter werden zudem in der Auswertung der eingeschlossenen Studien eingesetzt, deren Ergebnisse im Kapitel 5 dargestellt werden.

In dieser Studie interessiert der Gesundheitsstatus der betreuten Low-Risk-Frauen in beiden Versorgungsmodellen. Klassische Outcome-Parameter stellen die Morbidität und die Mortalität dar. Fragen zur Morbidität der Mutter werden anhand der möglichen Geburtsverletzungen (Episiotomie und/oder Rissverletzungen) und des postpartalen Blutverlustes überprüft. Der erfahrene Geburtsmodus wird als weiterer Outcome-Parameter betrachtet. Weiterhin werden die berichteten körperlichen Beschwerden (physisches Wohlbefinden) in den ersten zehn Tagen und nach acht Wochen sowie das psychische Wohlbefinden nach acht Wochen zur Beurteilung des Gesundheitsstatus untersucht. Von Interesse ist darüber hinaus das Stillverhalten nach sieben Tagen und nach acht Wochen.

Der Gesundheitsstatus des Neugeborenen wird mittels üblicher Outcome-Parameter bezüglich der Morbidität und der Mortalität des Kindes untersucht. Das Geburtsgewicht, die Apgar-Werte nach einer, nach fünf und nach zehn Minuten ($\geq 7$) sowie die Nabelschnur-pH-Werte arteriell und venös ($\geq 7,20$) werden erhoben. Außerdem werden eventuelle Unterstützungsmaßnahmen des Kindes nach der Geburt ($O_2$-Dusche, Maskenbeatmung und Intubation), der Ruf des kinderärztlichen Dienstes zur oder nach der Geburt sowie eine Verlegung in die Kinderklinik berücksichtigt. Darüber hinaus interessieren auch die Indikation(en) für die Hinzuziehung des kinderärztlichen Dienstes und die Verlegung in die Kinderklinik. Da auch die längerfristige Gesundheit des Kindes von Interesse ist, werden eventuelle auffällige Befunde der U3-Kinderfrüherkennungsuntersuchung in der 4. bis 6. Lebenswoche erfragt.

Ein weiterer wichtiger Outcome-Parameter bezüglich einer physiologischen bzw. interventionsfreien Geburt stellt die Erfassung der medizinischen Interventionen, die während der Geburt eingesetzt wurden, dar. In der vorliegenden Untersuchung werden insgesamt zehn medizinische Interventionen erhoben. Außerdem werden die hebammengeburtshilflichen Maßnahmen, die im Geburtsverlauf angewandt werden, untersucht.

Untersucht werden zudem die Mobilität der Gebärenden während der Geburt und die zur Geburt des Kindes eingenommenen Positionen.

## 6.2    Hypothesen und weitergehende Fragestellungen

In der vorliegenden Studie werden die zehn Haupthypothesen als Nullhypothesen[82] formuliert. Die Untersuchung und Überprüfung der Hypothesen wird im Kapitel 9 dargestellt.

Folgende Hypothesen sollen im Rahmen der Studie überprüft werden:

- Es gibt keinen Unterschied zwischen den Frauen, die im Hebammenkreißsaal, und den Frauen, die im üblichen Betreuungsmodell betreut wurden, hinsichtlich ihrer Morbidität.
- Es gibt keinen Unterschied zwischen den Frauen, die im Hebammenkreißsaal, und den Frauen, die im üblichen Betreuungsmodell betreut wurden, hinsichtlich des Geburtsmodus.
- Es gibt keinen Unterschied zwischen den Frauen, die im Hebammenkreißsaal, und den Frauen, die im üblichen Betreuungsmodell betreut wurden, hinsichtlich ihres physischen Wohlbefindens zehn Tage und acht Wochen nach der Geburt.
- Es gibt keinen Unterschied zwischen den Frauen, die im Hebammenkreißsaal, und den Frauen, die im üblichen Betreuungsmodell betreut wurden, hinsichtlich ihres psychischen Wohlbefindens acht Wochen nach der Geburt.
- Es gibt keinen Unterschied zwischen den Frauen, die im Hebammenkreißsaal, und den Frauen, die im üblichen Betreuungsmodell betreut wurden, hinsichtlich des Stillverhaltens sieben Tage und acht Wochen nach der Geburt.
- Es gibt keinen Unterschied zwischen den Neugeborenen, die im Hebammenkreißsaal, oder im üblichen Betreuungsmodell geboren wurden, hinsichtlich ihrer Vitalität und ihrer Morbidität.
- Es gibt keinen Unterschied zwischen den Frauen, die im Hebammenkreißsaal, und den Frauen, die im üblichen Betreuungsmodell betreut wurden, hinsichtlich der Anzahl der eingesetzten medizinischen Interventionen während der Geburt.
- Es gibt keinen Unterschied zwischen den Frauen, die im Hebammenkreißsaal, und den Frauen, die im üblichen Betreuungsmodell betreut wurden, hinsichtlich der Anzahl der eingesetzten hebammengeburtshilflichen Maßnahmen während der Geburt.
- Es gibt keinen Unterschied zwischen den Frauen, die im Hebammenkreißsaal, und den Frauen, die im üblichen Betreuungsmodell betreut wurden, hinsichtlich ihrer Mobilität während der Geburt.

---

82 Nullhypothesen stellen aus Gründen der statistischen Auswertung die bevorzugte Formulierung in der experimentellen Forschung dar. Bei der Nullhypothese wird davon ausgegangen, dass keine Beziehung zwischen den Variablen existiert (Cluett & Bluff 2003: 68 f.).

– Es gibt keinen Unterschied zwischen den Frauen, die im Hebammenkreißsaal, und den Frauen, die im üblichen Betreuungsmodell betreut wurden, hinsichtlich der endgültigen Geburtsposition zur Geburt des Kindes.

## Weitergehende Fragestellungen

Das Hauptziel der Studie ist es, die möglichen Unterschiede zwischen den Betreuungsmodellen zu den oben genannten Outcomes zu untersuchen. Darüber hinaus sollen die folgenden weitergehenden Fragestellungen explorativ überprüft werden.

### Ärztliche Konsultationen während und nach der Geburt

Es soll der Frage nachgegangen werden, wie viele ärztliche Konsultationen während und nach der Geburt stattgefunden haben. Bei der Betrachtung der einzelnen Geburtsverläufe interessiert zum einen, aus welchem Grund und in welcher Häufigkeit die Hebamme eine ärztliche Konsultation in Anspruch genommen hat. Weiterhin wird betrachtet, ob eine Konsultation zum Verbleib der Gebärenden im Hebammenkreißsaal oder zur Weiterleitung in den üblichen ärztlich geleiteten Kreißsaal geführt hat. Diese Ergebnisse werden deskriptiv dargestellt.

### Weiterleitung während und nach der der Geburt

Von Interesse ist hier, wie viele Weiterleitungen während der Geburt aus dem Hebammenkreißsaal in das übliche Betreuungsmodell stattgefunden haben und welche Gründe dafür angegeben wurden. Zudem werden die Fälle, in denen eine Weiterleitung während der Geburt erfolgte, dargestellt. Erhoben werden die Parität der Gebärenden, die Indikation(en) zur Weiterleitung und der Geburtsmodus.

Zudem soll betrachtet werden, wie häufig eine ärztliche Hinzuziehung bzw. Weiterleitung nach der Geburt notwendig wurde und aus welchen Gründen dies geschah. Die Beschreibung erfolgt deskriptiv.

### Sicht der Frauen auf die Betreuung während der Geburt

Die Sicht der Frauen auf ihre erfahrene Betreuung während der Geburt in den beiden Betreuungsmodellen, die sie retrospektiv acht Wochen nach der Geburt bewerten, wird in dieser Untersuchung explorativ betrachtet. Wichtige Faktoren für eine gelungene Betreuung sind unter anderem die Kontinuität der Betreuung, angebotene Wahlmöglichkeiten und der Einbezug in Entscheidungen, die die

Frau selbst, den Geburtsverlauf und ihr Kind betreffen, sowie die erfahrene persönliche Kontrolle im Geburtsprozess. Hier interessiert hauptsächlich, ob die Studienteilnehmerinnen der Hebammenkreißsaal-Gruppe ein höheres Maß an Kontinuität im Rahmen der Betreuung während und nach der Geburt erfahren. Weiterhin soll betrachtet werden, ob sich Frauen dieser Gruppe mehr in Entscheidungen während der Geburt involviert fühlen. Von Interesse ist darüber hinaus, ob Unterschiede hinsichtlich der erfahrenen persönlichen Kontrolle während der Geburt zwischen den beiden Gruppen existieren. Zu diesen Einflussfaktoren werden Fragen formuliert, die die Studienteilnehmerinnen circa acht Wochen nach der Geburt im Fragebogen beantworten.

Es soll untersucht werden, wie die Frauen der beiden Gruppen die Betreuungsgestaltung während der Geburt durch die Hebamme(n) empfunden haben und ob das Kreißsaalmodell einen Einfluss darauf hat. Hierbei werden drei relevante Dimensionen der Geburtsbetreuung berücksichtigt: die interpersonelle bzw. zwischenmenschliche Beziehung, die Informationsgabe und der Einbezug in Entscheidungen sowie die Geburtsumgebung.

### Self-rated Health Question

Überdies soll explorativ überprüft werden, wie Frauen acht Wochen nach der Geburt ihre eigene Gesundheit mittels der globalen Self-rated Health Question einschätzen. Frauen, die ihre Gesundheit als ›nicht gut‹ einschätzen, sollen unter Einbezug möglicher Faktoren, die diese Beurteilung begünstigen, näher betrachtet werden.

# 7 Feldzugang

Im folgenden Kapitel wird die Referenzklinik und deren geburtshilfliche Abteilung beschrieben sowie die Umsetzung des Versorgungskonzeptes Hebammenkreißsaal geschildert.

## 7.1 Referenzklinik

1976 wurde die Referenzklinik als modernste Klinik in einer norddeutschen Großstadt eröffnet. Das Klinikum ist eine gemeinnützige GmbH der Stadt und Krankenhaus der Maximalversorgung. Es verfügt über 14 Kliniken, fünf Tageskliniken, fünf Funktionsbereiche und vier medizinische Institute. Die Bettenzahl beläuft sich auf 700 Betten. 1.700 Mitarbeiterinnen und Mitarbeiter sind im gesamten Haus beschäftigt.

Seit 2005 ist das Klinikum gemäß dem Qualitätsmanagementsystem ›Kooperation für Transparenz und Qualität im Gesundheitswesen‹ (KTQ®) zertifiziert.

Am Klinikum befindet sich eine staatlich anerkannte Schule für Hebammen und Entbindungspfleger. Alle drei Jahre werden 16 Ausbildungsplätze angeboten. Die Auszubildenden werden an mehreren Kliniken der Region in der Praxis eingesetzt. In der Regel sind drei Auszubildende in der geburtshilflichen Abteilung der Projektklinik beschäftigt. Zwei Hebammen des Teams fungieren als Praxisanleiterinnen.

### Frauenklinik

Die Frauenklinik gliedert sich in drei Bereiche: Gynäkologie, Brustzentrum und Geburtshilfe. Die geburtshilfliche Abteilung besteht aus dem Kreißsaal sowie der Wochenbettstation. Der Kreißsaal und die Wochenbettstation sind räumlich durch zwei Etagen voneinander getrennt. Auf der Wochenbettstation werden

auch Schwangere mit Komplikationen wie vorzeitiger Wehentätigkeit oder
Präeklampsie stationär aufgenommen.

In der Tabelle werden die Geburtenzahlen des Klinikums von 2002 bis 2006
dargestellt.

Tab. 7.1.1: Geburtenzahlen der Referenzklinik (2002 bis 2006)

| Jahr | Geburten |
|------|----------|
| 2002 | 951 |
| 2003 | 936 |
| 2004 | 843 |
| 2005 | 752 |
| 2006 | 830 |

Die geburtshilfliche Abteilung verfügt über keine neonatologische Abteilung
bzw. Kinderklinik. Es besteht eine etablierte Kooperation mit einer nahegele-
genen Klinik für Kinder und Jugendliche. Im Falle der Notwendigkeit einer
pädiatrischen Versorgung zur oder nach der Geburt wird ein Pädiater der Klinik
hinzugezogen. Sollte eine Verlegung des Neugeborenen nach der Geburt in die
Kinderklinik erforderlich sein, kann die Mutter mit aufgenommen werden. Eine
pflegerische Versorgung der Mutter im Wochenbett kann dort nicht angeboten
werden.

Täglich findet eine Visite eines Pädiaters der Kinderklinik auf der Wochenbettstation statt, hierbei werden die Neugeborenen-Basisuntersuchungen (U2)
durchgeführt.

Am 1. Juni 2003 wurde in der Referenzklinik der erste Hebammenkreißsaal
Deutschlands eröffnet. Der Eröffnung ging eine mehrjährige Planungs- und
Umsetzungsphase voraus.

## Geburtshilfliches Team

Die Frauenklinik wird von einem habilitierten Mediziner (Facharzt für Gynäkologie und Geburtshilfe, Facharzt für Pathologie) als Chefarzt geleitet. Das
ärztliche Team besteht neben ihm aus drei Oberärzten sowie neun Fach- bzw.
Assistenzärztinnen und -ärzten.

Das Hebammenteam untersteht der Pflegedienstleitung. Geleitet wird das
Team von der leitenden Hebamme und ihrer Stellvertretung. Das Team umfasst
13 Hebammen, die sich 11,5 Vollkraft-Stellen teilen. Im Januar 2006 schied eine
Hebamme aufgrund von Mutterschaft und anschließender Elternzeit aus dem
Team aus.

Die Hebammen arbeiten im Drei-Schicht-System, in jeder Schicht sind zwei
Hebammen eingeteilt. Wochentags wird ein Zwischendienst eingesetzt, um die

Anmelde-, Hebammen- und Akupunktursprechstunden anbieten zu können und die Entlassungsgespräche mit den Wöchnerinnen auf der Wochenbettstation zu führen. Der Zwischendienst betreut zudem die stationär aufgenommenen Schwangeren auf der Station.

Seit Herbst 2005 können Frauen während der Geburt von einer Beleghebamme betreut werden. Die Beleghebammen betreuen die Frauen ab Geburtsbeginn und ziehen zur Geburt eines Kindes den diensthabenden Arzt hinzu. Die beiden im Klinikum tätigen Beleghebammen gehören nicht dem Hebammenteam an und arbeiten freiberuflich. Die Frau entrichtet eine Bereitschaftspauschale an die betreuende Beleghebamme.

## Räumlichkeiten

Der gesamte Kreißsaalbereich wurde im Jahr 2002 umfassend renoviert. Er besteht aus vier Geburtszimmern, einem Raum mit Gebärbadewanne, einem Raum mit einem Romarad®, einem Sectio-OP, einem Reanimationsraum für Neugeborene, einem Vorwehenraum und einem Badezimmer mit Whirlpool-Wanne. Die separate Toilette für die Gebärenden befindet sich im Flur direkt vor dem eigentlichen Kreißsaalbereich.

Im Zentrum des Kreißsaalbereichs befindet sich ein Tresen, in dem zwei Arbeitsplätze mit PC integriert sind. Hier befinden sich auch die Patientinnenakten und der Medikamentenschrank bzw. -kühlschrank. Darüber hinaus stehen noch ein Raum für Beratungen und Schwangerenuntersuchungen, ein Raum, der als Wartezimmer für Angehörige sowie für die Akupunktursprechstunde genutzt wird, und ein Aufenthaltsraum mit integrierter Küche für die Hebammen zur Verfügung.

Der gesamte Bereich ist wohnlich und in ansprechenden Farben gestaltet. Drei der Geburtsräume sind mit breiten Betten, Gebärhockern sowie diversen Materialien wie Matten, Pezzi-Sitzbällen und Seilen ausgestattet. Eine zentrale CTG-Überwachungsanlage ermöglicht es dem geburtshilflichen Team in allen Räumen des Kreißsaalbereichs, die CTG-Aufzeichnungen zu beobachten.

Die hebammengeleiteten Geburten werden in denselben Räumen wie die Geburten im üblichen ärztlich geleiteten Kreißsaal betreut. Wenn eine Frau im Hebammenkreißsaal betreut wird, hängt die betreuende Hebamme ein entsprechendes Schild an die Tür des jeweiligen Kreißsaalraums.

Im Oktober 2005 wurde das Mutter-Kind-Zentrum des Klinikums eröffnet. Hier bieten Hebammen und Pflegende der Klinik Kurse vor und nach der Geburt sowie Vorträge mit Themen rund um die Geburt und das Leben mit Kind an.

Angebote der geburtshilflichen Abteilung

Zweimal im Monat wird interessierten Frauen und Paaren ein Informations-
abend mit Kreißsaalführung angeboten. Dieser wird gemeinsam vom Chefarzt
oder einem Oberarzt mit einer Hebamme des Teams gestaltet.

Die Anmeldesprechstunde findet einmal wöchentlich nach Voranmeldung
bei einer Hebamme statt. Bei besonderen Befunden oder Komplikationen wird
eine Ärztin oder ein Arzt hinzugezogen.

Vier Wochen vor dem Entbindungstermin besteht für Schwangere die Möglichkeit, sich in der ärztlichen Sprechstunde vorzustellen. In der Abteilung
werden spezielle Untersuchungen wie Fehlbildungsultraschall, Amniocentese,
Dopplersonographie und 3-D-/4-D-Ultraschall durchgeführt.

Zweimal wöchentlich findet eine Akupunktursprechstunde statt. Ab der 36.
Schwangerschaftswoche wird den Frauen ein Mal wöchentlich bis zur Geburt
geburtsvorbereitende Akupunktur in der Gruppe angeboten. Bei speziellen
Schwangerschaftsbeschwerden wie Übelkeit oder Ödemen wird ein Einzelter-
min vereinbart. Monatlich wird ein Termin angeboten, an dem ein Gipsabdruck
des schwangeren Bauches durch eine Hebamme hergestellt wird.

## 7.2   Umsetzung des Versorgungskonzeptes Hebammenkreißsaal

Im Folgenden soll dargestellt werden, wie das Versorgungskonzept Hebammenkreißsaal in der Referenzklinik umgesetzt wird. Anhand der Darstellung der
aufeinander aufbauenden Angebote in der Schwangerschaft, während der Geburt und im Wochenbett wird ersichtlich, welche Bedeutung die Kontinuität der
Betreuung im Versorgungskonzept hat.

Hebammenteam

Alle bis auf eine Hebamme des Teams arbeiten im Versorgungskonzept
Hebammenkreißsaal. Die Hebammen weisen alle eine Berufserfahrung von
mehr als zwei Jahren auf.

Vor der Implementierung des neuen Versorgungskonzeptes Hebammenkreißsaal nahmen alle Hebammen an verschiedenen relevanten Fortbildungen
teil (CTG-Interpretation, Schwangerenberatung und -vorsorge, Beratung und
Kommunikation, Akupunktur, Geburtspositionen, Durchführung der Neugeborenen-Erstuntersuchung, Nahtversorgung).

Nahezu alle Hebammen des Teams üben eine freiberufliche Nebentätigkeit
aus. Sie bieten Kurse in der Schwangerschaft und nach der Geburt an, vorwie-

gend im Mutter-Kind-Zentrum der Klinik, sowie eine häusliche Wochenbett-betreuung.

Die im Kreißsaal eingesetzten Hebammenschülerinnen können, das Einver-ständnis der Frau vorausgesetzt, gemeinsam mit einer Hebamme eine Frau im Hebammenkreißsaal betreuen. Sie führen aber keinen eigenständigen Damm-schutz durch.

## Interdisziplinäre Zusammenarbeit

Der Kriterienkatalog der Ein- und Ausschlusskriterien für die Betreuung im Hebammenkreißsaal wurde interdisziplinär erarbeitet (siehe dazu auch Kapi-tel 8.6). Beteiligt hieran waren der Chefarzt, Vertreter/-innen des Ärzteteams, das Hebammenteam sowie die Projektleitung und die wissenschaftliche Mitar-beiterin der Studie. In diesem Gremium wurde auch das Vorgehen bei Konsul-tationen und Weiterleitungen erarbeitet.

Um die Zusammenarbeit des geburtshilflichen Teams zu stärken, werden alle drei Monate interdisziplinäre Fallbesprechungen unter Leitung des Chefarztes durchgeführt. Hier besteht die Möglichkeit für das Ärzte- und das Hebam-menteam, sich über Geburten im Hebammenkreißsaal auszutauschen. Zudem kann dieses Forum genutzt werden, um den Kriterienkatalog zu aktualisieren. Vereinbart wurde, dass der ärztliche Dienst über die Aufnahme einer Frau im Hebammenkreißsaal und den Geburtsverlauf informiert wird, so dass im Falle einer Konsultation oder Weiterleitung schon Informationen bekannt sind.

Eine wichtige Schnittstelle in der interdisziplinären Zusammenarbeit mit der Pflege stellt die Wochenbettstation dar. Die Pflegenden wurden frühzeitig über das neue Versorgungskonzept Hebammenkreißsaal und die damit verbundenen Tätigkeiten der Hebammen auf der Wochenbettstation informiert.

## Schwangerschaft

Auf den Informationsabenden oder bei den Kreißsaalführungen wird den in-teressierten Frauen und Paaren das gesamte geburtshilfliche Angebot der Klinik durch eine Hebamme vorgestellt. Den Frauen stehen zudem Informationsflyer der geburtshilflichen Abteilung sowie speziell zum Versorgungskonzept Heb-ammenkreißsaal zur Verfügung.

Frauen, die sich für eine Betreuung im Hebammenkreißsaal interessieren, vereinbaren einen Termin mit einer der Hebammen des Teams. Bei diesem ersten Gespräch wird der interessierten Frau das Betreuungskonzept Hebam-menkreißsaal erläutert. Es erfolgt eine gründliche Anamnese und die Ein- und

Ausschlusskriterien werden überprüft, um festzustellen, ob die Frau im Hebammenkreißsaal betreut werden kann. Im Rahmen dieses Termins führt die Hebamme eine Schwangerenvorsorge durch.

Der zweite Termin findet im letzten Trimenon der Schwangerschaft statt (bis ca. zur 38. Schwangerschaftswoche). Hierbei wird nochmals eine Schwangerenvorsorge durchgeführt und die Ein- und Ausschlusskriterien werden überprüft. Fragen der Frau können beantwortet werden und eventuell lernt sie eine weitere Hebamme des Teams kennen.

Weiterhin bestehen in der Klinik mehrere Angebote für die Schwangeren, um Hebammen des Teams kennenzulernen. Schon in der Schwangerschaft ist der Frau bekannt, welche Hebamme sie im Wochenbett zu Hause betreuen wird. Falls dies nicht durch eine Hebamme des Teams geschehen kann bzw. wenn die Frau selbst noch keine Hebamme angesprochen hat, wird die Hebammenliste ausgehändigt und empfohlen, eine freiberufliche Kollegin zu kontaktieren.

## Geburt

Bei Aufnahme der Frau zur Geburt im Kreißsaal führt die Hebamme die Aufnahmeuntersuchung durch. Auch hier wird sie die Ein- und Ausschlusskriterien nochmals überprüfen.

Eine Eins-zu-eins-Betreuung der Frau während der Geburt wird angestrebt. Beim Schichtwechsel wird die Frau in die Übergabesituation miteinbezogen. Zur eigentlichen Geburt ist eine zweite Hebamme anwesend.

Falls Komplikationen oder Regelwidrigkeiten im Geburtsverlauf oder nach der Geburt auftreten, leitet die betreuende Hebamme die Frau in den üblichen ärztlich geleiteten Kreißsaal weiter. In der Regel bedeutet dieses Vorgehen keinen räumlichen oder personellen Wechsel für die gebärende Frau, da sich der Hebammenkreißsaal und das übliche Betreuungsmodell in denselben Räumlichkeiten befinden.

Es besteht darüber hinaus aber auch die Möglichkeit der Konsultation. Die Konsultation dient der betreuenden Hebamme zur Beratung mit dem ärztlichen Dienst und einer eventuellen Absicherung bei unklarem Befund. Die Konsultation wird postpartal auch beim Auftreten von Geburtsverletzungen in Anspruch genommen, wenn sich die Hebamme über das Ausmaß und die korrekte Nahtversorgung nicht sicher ist. Die Indikation, der Ablauf und die Dokumentation der Konsultation werden durch eine schriftliche Vereinbarung geregelt.

Nach der Geburt verbleiben die Frau und das Kind circa zwei Stunden unter der Obhut der Hebamme im Kreißsaal und werden anschließend auf die Mutter-Kind-Station verlegt. Hebammen führen die Neugeborenen-Erstuntersuchung

(U1) selbstständig durch. Bei einer ambulanten Geburt verlassen Mutter und Kind nach gegebener Zeit den Kreißsaal.

## Wochenbett

Die Frauen werden nach der Geburt im Wochenbett vom Team der Mutter-Kind-Station betreut. Am Tag vor der Entlassung der Wöchnerin nach Hause findet ein Entlassungsgespräch mit einer Hebamme des Teams statt. Dies geschieht nicht nur bei den Frauen, die den Hebammenkreißsaal gewählt haben. Wenn es zeitlich und organisatorisch möglich ist, führt die Geburtshebamme Verlauf mit der Frau während ihres Aufenthalts auf der Mutter-Kind-Station ein Reflexionsgespräch über die Geburt.

Eine häusliche Wochenbettbetreuung durch eine Hebamme, möglichst aus dem Team, nach der Entlassung der Frau wird unterstützt. Zudem wird für die Frauen bzw. Eltern und ihre Kinder ein Kursangebot nach der Geburt im Mutter-Kind-Zentrum angeboten.

# 8 Studiendesign

Die vorliegende Untersuchung ist eine prospektive kontrollierte Interventionsstudie mit zwei Erhebungszeitpunkten.

## 8.1 Methodisches Vorgehen

### Dokumentationsbogen Geburt

Zum ersten Untersuchungszeitpunkt $t_1$ erfolgt die Dokumentation der Geburt durch die betreuende Hebamme. Hierfür wurde ein Dokumentationsbogen ›Geburt‹ in Anlehnung an existierende Dokumentationen wie den klinischen Perinatalerhebungsbogen in Niedersachsen (Zentrum für Qualität und Management im Gesundheitswesen 2004) sowie den Dokumentationsbogen zur Erhebung von außerklinischen Geburten (Loytved 2004a) entwickelt.

Der zweiseitige Dokumentationsbogen im DIN-A4-Format wurde von der betreuenden Hebamme ab dem Zeitpunkt der Aufnahme der Studienteilnehmerin zur Geburt im Kreißsaal ausgefüllt. Hier werden geläufige Items wie Geburtsjahr der Frau, Schwangerschaftswoche, Geburtsbeginn, Blasensprung, fetale Herztonkontrolle, medizinische und komplementärmedizinische Maßnahmen, Geburtsmodus, Geburtsposition, Geburtsverletzungen, Nachgeburtsperiode und Angaben zum Kind abgefragt.

Auf der Rückseite des Bogens dokumentierte die Hebamme alle 15 Minuten die körperliche Aktivität bzw. Mobilität der Gebärenden. Es wurden sechs verschiedene Positionen aufgeführt, die die Hebamme jeweils mit einem Kreuz markieren kann.

Ferner wurden erfolgte Konsultationen und/oder eine Weiterleitung in die ärztliche Betreuung während und nach der Geburt sowie die Gründe hierfür (laut Kriterienkatalog C, D und E) eingetragen. Dies betraf nur die Studienteilnehmerinnen, die im Betreuungsmodell Hebammenkreißsaal betreut wurden.

Befragung acht Wochen nach der Geburt

Zum Untersuchungszeitpunkt $t_2$ wurde eine schriftliche Befragung durchgeführt. Den Studienteilnehmerinnen wurde der Fragebogen acht bis zwölf Wochen nach der Geburt postalisch zugesandt.

Die Entwicklung des Fragebogens ›Betreuung während der Geburt‹ erfolgte
teilweise in Anlehnung an bereits existierende, validierte Instrumente. Es wurden unter anderem die Labour Agentry Scale (Hodnett & Simmons-Tropea 1987;
Hodnett 2003), die Edinburgh Postnatal Depression Scale (Cox et al. 1987; Cox &
Holden 2003) und die Self-rated Health Question (Manderbacka 1998; Manderbacka et al. 1998; Kunst et al. 2005; Schytt, Lindmark & Waldenström 2005;
Schytt & Waldenström 2007) eingesetzt. Darüber hinaus wurden eigene Instrumente und Fragen zu verschiedenen Themenkomplexen bzw. Konzepten wie
körperlichen Beschwerden nach der Geburt, Stillverhalten und Betreuungsgestaltung während der Geburt entwickelt.

Der Befragungszeitpunkt acht bis zwölf Wochen nach der Geburt wurde aus
verschiedenen Gründen gewählt. Aus der Literatur ist bekannt, dass ein zu
früher Befragungszeitpunkt direkt oder nur wenige Tagen nach der Geburt zum
Teil sehr positive Antworten hervorbringt. Frauen sind zu diesem Zeitpunkt
noch vom Geburtserlebnis aufgewühlt, sie haben die Geburt bewältigt und sind
glücklich, ihr (gesundes) Kind im Arm halten zu können (Lumley 1985: 142;
Hundley et al. 1997: 1279; Waldenström 2004: 107). Zudem sind die Frauen noch
damit beschäftigt, sich mit der neuen Lebenssituation als Mutter zu arrangieren,
und befinden sich auf körperlicher Ebene noch in den Umstellungsprozessen im
Wochenbett (Teijlingen et al. 2003: 80). Mehrere Studien konstatieren, dass bei
Befragungen sieben bis zwölf Monate postpartal Frauen negativere Gefühle und
Einstellungen berichten als in den ersten sechs Monaten nach der Geburt sowie
zwei Jahre später (Erb et al. 1983: 89; Bennett 1985: 153). Waldenström (2003b:
252) berichtet, dass die Erinnerung von Frauen an ihre Geburt sich über einen
Zeitverlauf verändert. 53 % der befragten Frauen haben ihre Schmerzen nach
einem Jahr anders eingestuft als zwei Monate nach der Geburt. Die Sicht auf das
Geburtserleben veränderte sich bei 40 % der Frauen zum zweiten Befragungszeitpunkt zum Negativen.

Fraglich ist, welcher Zeitpunkt geeignet ist, um Frauen nach der Geburt zu
befragen. Zu bedenken ist, ob der Befragungszeitpunkt nicht vom Ziel und der
Fragestellung der Studie abhängt. Wenn Studienteilnehmerinnen sich an Ge-
burtsereignisse erinnern sollen, würde es sich anbieten, mehrere Befragungen in
regelmäßigen Abständen vorzunehmen. Werden Frauen aber zu ihren Gefühlen
und Reaktionen auf Ereignisse während der Geburt und das Geburtserleben
befragt, sollte ihnen Zeit gelassen werden, das Erlebte mit einem Abstand betrachten zu können. Deutlich zu früh ist die Befragung direkt nach der Geburt,

eventuell noch in der Klinik. Aber auch drei Wochen post partum können die Antworten positiver ausfallen als einige Monate später (Bennett 1985: 158).

In der vorliegenden Studie wurde der Erhebungszeitpunkt aus pragmatischen Gründen acht bis zwölf Wochen nach der Geburt gewählt, da davon ausgegangen wurde, dass sich das Leben mit Kind und die Etablierung des Stillens bis dahin weitestgehend eingespielt haben. Zum anderen war es wichtig, dass sich die Frauen noch lebhaft an bestimmte Erlebnisse und Vorkommnisse während und nach der Geburt und ihre Gefühle hierzu erinnern konnten. Zudem war es von Interesse zu erfahren, wie sich das Stillverhalten in den ersten acht Lebenswochen des Kindes entwickelte und wie sich das physische und psychische Wohlbefinden der Mutter acht Wochen postpartal darstellte. Eine zeitlich spätere oder auch mehrmalige Befragung wäre aufgrund des begrenzten Förderzeitraums der Studie nicht möglich gewesen.

### 8.1.1  Geplantes Studiendesign

Die vorliegende Untersuchung wurde als prospektive, randomisierte kontrollierte Interventionsstudie (RCT) geplant. Im deutschsprachigen Raum ist im geburtshilflichen Kontext eine randomisierte kontrollierte Interventionsstudie zum Vergleich der Auswirkungen zweier Betreuungsmodelle während der Geburt bislang noch nicht durchgeführt worden. In den vorliegenden randomisierten kontrollierten Studien wurden bisher überwiegend singuläre medizinische Interventionen wie der Vergleich zweier Medikamente zur Akut-Tokolyse intrapartal (Afschar et al. 2004), die Behandlung von postpartalen Kontraktionen (Mehlhorn et al. 2005), der Einsatz von Akupunktur vor und während der Geburt (Bader et al. 2000; Römer et al. 2000), die Auswirkungen von Episiotomien und Geburtsverletzungen auf den mütterlichen Beckenboden (Dannecker & Anthuber 2000; Mayerhofer et al. 2002; Dannecker et al. 2004a; Dannecker et al. 2005) und der Einfluss eines Geburtstrainers auf die Beckenbodenfunktion (Dannecker et al. 2004b) untersucht.

Randomisierte kontrollierte Studien gelten als der ›Goldstandard‹ in der Forschung. Sie sind sehr aussagekräftige und revolutionäre Instrumente der experimentellen Forschung (Jadad & Enkin 2007: 1). In allen Evidenzhierarchien zu Therapieverfahren stehen randomisierte kontrollierte Studien an höchster Stelle (Windeler et al. 2008: 321). Ziel von randomisierten kontrollierten Studien ist es, die Vergleichbarkeit der Interventions- bzw. Kontrollgruppe in allen Merkmalen außer der zu untersuchenden Intervention sicherzustellen (Cluett 2003a: 71). Durch die zufällige Therapiezuteilung hat jede Studienteilnehmerin eine vorgegebene, bekannte Wahrscheinlichkeit, jede der Behandlungen zu erhalten. Die Behandlungszuteilung kann aber nicht vorhergesagt werden. Mit der Randomisierung gehen Vorteile einher: Die Gefahr der Verzerrung der Ergebnisse durch bewusste oder auch unbewusste Selektion kann ausgeschlossen werden. Zudem garantiert die zufällige Zuordnung der Studienteilnehmerinnen zu den Behandlungsgruppen eine verzerrungsfreie Schätzung des Behandlungsunterschieds und die Validität statistischer Tests bei der Auswertung. Außerdem kann ein beobachteter Effekt auch tatsächlich der Therapie zugeschrieben werden (Schumacher & Schulgen 2002: 14 f.).

Trotz der unbestrittenen Vorteile dieses Studiendesigns wäre es zu kurz gegriffen, sich nur auf methodisch hochwertige Studien der höchsten Evidenzklasse zu beschränken. Randomisierte Studien liefern nur einen Teil von Informationen, die für eine Therapieentscheidung vonnöten sind. Verschiedene Studientypen können für eine individuelle Entscheidung weitaus hilfreicher sein. RCTs sind in Bezug auf eine reine Wirksamkeitsbeurteilung anderen Studienformen in niedrigeren Evidenzstufen überlegen, dennoch haben nichtrandomisierte Studien eine wichtige Rolle bei der Exploration, der Hypothesenbildung und im Rahmen der Einschätzung der Übertragbarkeit von Studienergebnissen auf den Versorgungsalltag (Wegscheider 2009: 386).

In den Stufen der Evidence werden die verschiedenen Studientypen acht Graden zugeordnet. Den höchsten Grad erreichen homogene systematische Übersichtsarbeiten bzw. Metaanalysen von RCTs. Einzelne RCTs werden dem Grad 1 b und dem niedrigsten Grad 5 werden Konsensuskonferenzen und Expertenmeinungen zugeordnet (Behrens & Langer 2006: 135 f.).

Im Bereich der Gesundheitsförderung und der Prävention kann es von Vorteil sein, verschiedene Studienformen zur Evaluation mit einzubeziehen. Als Alternative zur strengen Evidenzhierarchie wird die Möglichkeit eines Evidenzprismas als erweiterter Evidenzbegriff erörtert. Wallach (2005) hat ein Evidenzprisma erarbeitet, das verschiedene Evidenztypen nach Untersuchungsgegenstand und Erkenntnisinteresse gewichtet. Hierbei wird eine pauschale Höchstbewertung nur eines Evidenztyps unabhängig vom Untersuchungsgegenstand abgelehnt (Broesskamp-Stone & Ackermann 2007: 13).

Auch Wegscheider (2009: 384) plädiert für integrierte Forschungsszenarien, in denen randomisierte kontrollierte Studien, Kohortenstudien und Register, flankiert von qualitativen Forschungsdesigns, miteinander verzahnt und aufeinander bezogen durchgeführt werden. Er entwirft den ›Wissenschaftsprozess‹ im Gegensatz zur bisher üblichen Evidenzhierarchie von Studientypen (siehe Abb. 8.1.1). Der Wissenszuwachs im Wissenschaftsprozess erfolgt spiralförmig von unten nach oben in Wiederholungen – in einem ständigen Wechsel zwischen Exploration und Konfirmation. Wegscheider gibt zu bedenken, dass Wissenschaft ständig in Bewegung ist und Erkenntnisse generell immer erst einmal vorläufig sind.

Bei Durchsicht der publizierten Artikel der randomisierten kontrollierten

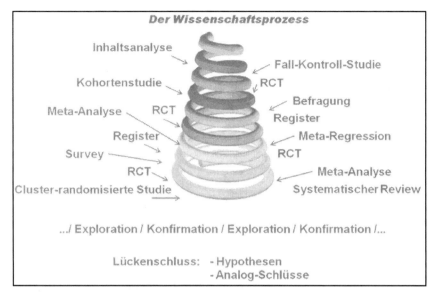

Abb. 8.1.1: Der Wissenschaftsprozess (Wegscheider 2009: 384)

Studien, die hebammengeleitete Versorgungskonzepte untersuchen, fällt auf, dass nur selten über eine Ablehnung der Studienteilnahme der in Frage kommenden Studienteilnehmerinnen berichtet wird. Byrne et al. (2000: 269) schildern, dass 863 Frauen die Einschlusskriterien zur Studie erfüllten, aber nur 201 Frauen (23 %) einer Teilnahme zustimmten. Ursprünglich war eine Stichprobe von 1.916 Frauen berechnet worden. Die Rekrutierung von Studienteilnehmerinnen musste beendet werden, da die Forschungsgelder aufgebraucht waren. Chapman et al. (1986: 183) sprachen 253 für ihre Studie geeignete Schwangere an, davon nahmen insgesamt 148 Frauen (59 %) an der Studie teil. Die Hauptgründe für die Nicht-Teilnahme waren der Wunsch nach einer Periduralanästhesie und das Präferieren einer kontinuierlichen fetalen Herztonüberwachung. Die benötigte Stichprobe in der prospektiv kontrollierten Studie von Klein et al. (1984: 1461 f.) umfasste 200 Teilnehmerinnen. Erreicht wurden letztendlich 114 Frauen (57 %), da die Studienphase auslief und eine weitere Rekrutierung aus finanziellen Gründen nicht mehr möglich war. In den Publikationen genannte Gründe für eine Ablehnung der Teilnahme an der Studie waren vornehmlich eine persönliche Präferenz für eines der beiden untersuchten Versorgungsmodelle.

Darüber hinaus müssen bei Durchführung einer RCT die Verhältnisse im deutschen Gesundheitswesen, insbesondere in der Geburtshilfe, näher betrachtet werden. Wie oben beschrieben, gehen gesunde werdende Mütter ohne anamnestische oder aktuelle Risikofaktoren während der Schwangerschaft von einer Wahlfreiheit bezüglich des Geburtsorts ihres Kindes – Krankenhaus mit oder ohne Kinderklinik, Geburtshaus, Hebammenpraxis oder Hausgeburt – aus. Wenn sie sich für eine Klinikgeburt entscheiden, steht ihnen die Wahl der Klinik frei. Dies ist in anderen Ländern, z. B. in Großbritannien, anders geregelt: Frauen werden je nach Einzugsgebiet einer oder eventuell mehreren bestimmten Kliniken zugewiesen.

Waldenström & Nilsson (1993b: 10 f.) berichten, dass die Frauen in Stockholm nur die Möglichkeit hatten, im Birth Centre zu gebären, wenn sie an der randomisierten kontrollierten Studie teilnahmen. Da dies das erste und einzige Birth Centre in Schweden war, hatten die Frauen ansonsten keinen Zugang zur Betreuung in einer solchen Einrichtung. Bei Einwilligung zur Studienteilnahme und der damit einhergehenden Randomisierung hatten sie eine Chance von 50 %, im Birth Centre betreut zu werden. Bei der Befragung zwei Monate nach der Geburt war die Zufriedenheit der Frauen, die der Kontrollgruppe zugeteilt worden waren, geringer. Die Forscherinnen vermuten, dass dies mit der Randomisierung zu tun haben könnte und Frauen, die nicht der Interventionsgruppe zugeteilt wurden, ihre Betreuung negativer beurteilen.

Hendrix et al. (2009: 539) stellten in den Niederlanden fest, dass Schwangere eine Teilnahme an einer randomisierten Studie zum Geburtsort – hier entweder eine Geburt zu Hause oder im Krankenhaus – ablehnten, da sie ihre Autonomie als überaus wichtig erachteten. Die Frauen, die eine Teilnahme abgelehnt hatten, wurden schriftlich zu ihren Gründen befragt und gaben an, dass sie selbst über ihren Geburtsort bestimmen wollten und keine Einmischung der Forscherinnen in diese Entscheidung wünschten. Die Frauen wurden zwar in der achten bis zehnten Schwangerschaftswoche über diese Studie informiert, aber es ist nicht bekannt, zu welchem Zeitpunkt gesunde Frauen ohne Risikoeinschätzung ihre Entscheidung über den Geburtsort treffen. Dies könnte schon vor der Schwangerschaft geschehen sein.


Vorgehen in der vorliegenden Studie


Die Erfahrungen der Autorin in der Referenzklinik zeigen, dass die Durchführung der Randomisierung sich aus verschiedenen Gründen schwierig gestaltete. Da die Referenzklinik die einzige Klinik mit Hebammenkreißsaal im Umkreis von circa 200 Kilometern ist, wählen Frauen und Paare zum Teil ganz bewusst diese Klinik. Viele Frauen hatten sich zum Zeitpunkt des Ansprechens auf die Studienteilnahme schon für oder gegen den Hebammenkreißsaal entschieden.

In der Projektklinik existiert für den Hebammenkreißsaal ein strukturiertes Vorgehen zur Anmeldung der interessierten Schwangeren. Dies trifft aber nicht für den ärztlich geleiteten Kreißsaal zu. Hier wird die vorherige Anmeldung in der Schwangerschaft optional gehalten, was dazu führt, dass der Erstkontakt oft erst zu Geburtsbeginn oder unter der Geburt erfolgt. Über 50 % der Low-Risk-Frauen (eigene Berechnung anhand der Klinikdaten) stellen sich erst bei Geburtsbeginn in der Klinik vor, hiervon in der Mehrzahl Mehrgebärende, die zumeist auch an keinem Geburtsvorbereitungskurs teilnehmen. Zu diesem Zeitpunkt ist eine Aufklärung über die Studie, das Vorgehen bezüglich der Randomisierung sowie eine Überprüfung der Ein- und Ausschlusskriterien durch die Hebammen nicht mehr leistbar und unter rechtlichen Gesichtspunkten fragwürdig. Frauen, die bei Geburtsbeginn im Kreißsaal vorstellig werden, stehen in der Regel unter der Geburt und haben bereits Wehen. Es kann schwierig sein, sich in diesem Zustand mit dem Für und Wider zweier Betreuungsmodelle sowie einer Aufklärung zur Studienteilnahme zu beschäftigen. Erschwerend kommt hinzu, dass Frauen, die in der Schwangerschaft keinen Kontakt zur Klinik hatten, nicht ausreichend über die beiden angebotenen Versorgungsmodelle informiert sind.

Für die geringe Anzahl an Studienteilnehmerinnen kann unter anderem auch eine rückläufige Geburtenzahl in der Referenzklinik mitverantwortlich sein (2002: 951, 2003: 936, 2004: 843, 2005: 752, 2006: 830) (siehe auch Tab. 7.1.1).

Die genannten Gründe waren vor Beginn der Studie nicht im vollen Umfang einzuschätzen. Eine Befragung von Schwangeren im Vorfeld der Studie hinsichtlich einer Randomisierung wäre hypothetisch geblieben. Ferner konnten die Erfahrungen aus internationalen randomisierten Studien, die im geburtshilflichen Bereich und hier insbesondere im Bereich der hebammengeleiteten Geburtshilfe durchgeführt wurden, nicht unmittelbar auf das deutsche Gesundheitssystem und die Geburtshilfe übertragen werden.

## 8.1.2 Erweitertes Studiendesign

Aufgrund der dargestellten Sachverhalte und der Folge, dass nur wenige Frauen einer Randomisierung zustimmten, wurde ein erweitertes Studiendesign erforderlich.

Für die Teilnahme an der Studie wurden zwei Möglichkeiten angeboten:

Die Studienteilnehmerin stimmte der Randomisierung zu und gab ihr Einverständnis zur Datenerhebung während der Geburt sowie zur postalischen Befragung acht Wochen nach der Geburt. Die Randomisierung erfolgte zum spätmöglichsten Zeitpunkt, d. h. bei Aufnahme der Studienteilnehmerin zur Geburt im Kreißsaal. Die Frau wurde erneut hinsichtlich der Ein- und Ausschlusskriterien von der diensthabenden Hebamme überprüft. Bei Eignung zur Teilnahme an der Studie und Bestätigung des Einverständnisses wurde mittels eines Randomisierungsbogens die Studienteilnehmerin zufällig dem Hebammenkreißsaal oder dem üblichen Kreißsaalmodell zugeteilt. Im Beisein der Frau legte die Hebamme ein Rubbelfeld des Randomisierungsbogens frei. Die Studienteilnehmerin wurde dann im entsprechenden Kreißsaalmodell betreut.

Die Studienteilnehmerin hatte bereits in der Schwangerschaft das von ihr bevorzugte Betreuungsmodell gewählt. Darüber hinaus gab sie ihr Einverständnis zur Datenerhebung während der Geburt und zur postalischen Befragung post partum. Bei Aufnahme zur Geburt im Kreißsaal überprüfte die Hebamme, ob die Studienteilnehmerin weiterhin die Einschlusskriterien zur Studienteilnahme erfüllte. Die Frau wurde im Betreuungsmodell ihrer Wahl betreut.

### 8.1.3 Retrospektive Erhebung

Da die erforderliche Stichprobe aus den oben beschriebenen Gründen nicht erreicht werden konnte, wurde eine separate, ergänzende retrospektive Analyse der klinikinternen Patientinnendokumentationen durchgeführt.

Die Autorin und eine Projektmitarbeiterin gingen folgendermaßen vor: Das Geburtenbuch wurde ab 7. Januar 2005 (Beginn der Rekrutierung der Studie) systematisch durchgegangen. Es wurden Listen erstellt mit den Frauen, die auf den ersten Blick den Einschlusskriterien der Studie entsprachen, die aber vor der Geburt nicht erreicht wurden, um über die Studie aufgeklärt werden zu können und eventuell daran teilzunehmen.

Im zweiten Schritt wurden die erstellten Listen verwendet, um die Patientinnenakten der Frauen, die möglicherweise den Kriterien entsprachen, im Archiv herauszusuchen. Anschließend wurden anhand der Dokumentation in der Schwangerschaft und während der Geburt sowie des Partogramms nähere Informationen zu der betreffenden Frau eingeholt, um zu entscheiden, ob sie dem Low-Risk-Kollektiv angehört.

Für alle Frauen, die den Kriterien entsprachen, wurde ein modifizierter Dokumentationsbogen ›Geburt‹ anhand der Daten aus der Dokumentation durch die Autorin bzw. die Projektmitarbeiterin ausgefüllt. Zielgrößen waren unter anderem maternales und kindliches Outcome, Geburtsdauer, Geburtsmodus, medizinische Interventionen, Geburtsverletzungen und die Gebärposition.

Es wurde eine annähernde Vollerhebung zu den ausgewählten Zielgrößen für die Gruppe der Low-Risk-Frauen im Zeitraum von zwölf Monaten (01.02.2005 bis 31.01.2006) erreicht.

Insgesamt fanden im Zeitraum vom 01.02.2005 bis zum 31.01.2006 im Klinikum 761 Geburten statt. An der Studie nahmen in diesem Zeitraum 162 Low-Risk-Frauen teil. In der retrospektiven Analyse wurden weitere 295 Low-Risk-Frauen identifiziert. Das ergibt insgesamt eine Anzahl von 457 Frauen (60,1 % aller Geburten im oben genannten Zeitraum), die den Einschlusskriterien der

Studie entsprochen haben und dem Low-Risk-Kollektiv zugerechnet werden können.

Die Ergebnisse der retrospektiven Analyse werden im Kapitel 9.4 dargestellt.

## 8.2   Ethische Kriterien

In der Vorbereitung der Studie wurde ein Prüf- sowie ein Rekrutierungs- und Randomisierungsplan unter Einhaltung der ICH-GCP-Grundsätze der Guten Klinischen Praxis (ICH Harmonised Tripartite Guideline 1996) und der Ethischen Grundsätze für die medizinische Forschung am Menschen (Deklaration des Weltärztebundes von Helsinki 2002) erarbeitet. Die Studie wurde von den Ethikkommissionen der Universität Osnabrück und der zuständigen Ärztekammer geprüft und bewilligt.

Das Einverständnis der Studienteilnehmerinnen wurde auf der Grundlage des Informed Consent erzielt. Potenzielle Studienteilnehmerinnen erhielten zu verschiedenen Gelegenheiten allgemeine Informationen zur Studie in schriftlicher und mündlicher Form.

Der Informationsflyer zur Studie *Betreuung während der Geburt*, informiert in allgemein verständlicher Form über den Verbund Hebammenforschung, die Anliegen und Ziele der Studie, die Studienteilnahme und die datenschutzrechtlichen Belange. Großer Wert wurde bei der Erarbeitung auf ein ansprechendes Layout mit Fotos, eine gute Lesbarkeit und Verständlichkeit gelegt.

Der persönliche Kontakt zu potenziellen Studienteilnehmerinnen wurde durch die Autorin und eine Projektmitarbeiterin im Rahmen von Anmelde-, Hebammen- und Akupunktursprechstunden sowie Geburtsvorbereitungs- und Säuglingspflegekursen hergestellt.

Die Frau wurde zuerst mündlich über die Studie informiert und erhielt zusätzlich den Informationsflyer. Zudem wurden die Einschlusskriterien zur Studie überprüft. Entsprach die Frau den Einschlusskriterien und stimmte einer Teilnahme an der Studie zu, unterschrieb sie die Einverständniserklärung und erhielt eine Kopie davon. War die Studienteilnehmerin jünger als 18 Jahre alt, unterschrieb zusätzlich ein Elternteil (Erziehungsberechtigter) die Einverständniserklärung.

## 8.3   Vorbereitung der Studie

Das Forschungsvorhaben wurde durch die Projektleitung und die Autorin sowohl im Hebammen- als auch im Ärzteteam des Klinikums vorgestellt. Das Hebammenteam wurde an zwei Terminen umfassend zum Forschungsdesign, zum Umgang mit den Erhebungsinstrumenten sowie zur Vermittlung der Studieninhalte an potenzielle Studienteilnehmerinnen geschult.

Im gesamten Studienzeitraum nahm die Autorin an den einmal im Quartal stattfindenden interdisziplinären Fallbesprechungen teil. Außerdem war sie bei den monatlichen Dienstbesprechungen der Hebammen zugegen. Hier bot sich die Möglichkeit, über den Stand der Studie zu berichten und Fragen und Unklarheiten der Hebammen zu besprechen.

## 8.4   Pretests

Da in Deutschland zum Beginn der Studie kein weiterer Hebammenkreißsaal existierte, mussten die Pretests mit Frauen durchgeführt werden, die entweder eine Klinik-, Geburtshaus- oder Hausgeburt anstrebten oder bereits geboren hatten.

Zudem wurden klinisch und außerklinisch tätige Hebammen als Expertinnen gebeten, die entwickelten Instrumente zu beurteilen. Die persönlichen Rückmeldungen und Gespräche bildeten eine gute Grundlage für die weitere Überarbeitung.

### Pretest Informationsflyer und Einverständniserklärung

Um den Informationsflyer und die Einverständniserklärung zu testen, verteilten freiberuflich tätige Hebammen in Münster und Berlin diese an Teilnehmerinnen ihrer Geburtsvorbereitungskurse (n = 32) und baten um Rückmeldung auf dem beiliegenden Bewertungsbogen. Die Frauen konnten die bewerteten Instrumente und den Bewertungsbogen entweder in einem frankierten und an die Autorin adressierten Umschlag zurücksenden oder in der nächsten Stunde des Geburtsvorbereitungskurses an die Hebamme übergeben. Diese sandte die Rückmeldungen dann gesammelt an die Autorin.

Wichtig war zu erfahren, ob die Intention und die Ziele der Studie im Informationsflyer verständlich dargestellt waren. Zudem interessierte, ob die Frauen sich von der Studie angesprochen fühlten und bereit wären daran teilzunehmen.

Bis auf kleine Anmerkungen bewerteten die werdenden Mütter den Flyer als verständlich und ansprechend. Entsprechende Änderungen wurden vorgenommen.

Bei der Einverständniserklärung war es wichtig, dass das Anliegen verständlich und nachvollziehbar dargestellt wird. Hier bewerteten alle Befragten die Einverständniserklärung als sehr gut verständlich und nachvollziehbar.

Pretest Dokumentationsbogen ›Geburt‹

Der Pretest des Dokumentationsbogens wurde in Kooperation mit einem Hebammenteam einer ähnlich strukturierten geburtshilflichen Einrichtung ohne
Hebammenkreißsaal in Münster durchgeführt. Die Hebammen füllten den
Dokumentationsbogen bei von ihnen betreuten Geburten (n = 25) aus und
bewerteten ihn auf einem angehefteten Feedbackbogen. Hier interessierte, wie
die Hebammen mit dem Bogen zurechtkamen, die Handhabbarkeit und die
Ausfülldauer. Kommentare bezüglich des Layouts, der Reihenfolge der Items
und der Ausfülldauer wurden bei der Überarbeitung des Dokumentationsbogens berücksichtigt.

Pretest Fragebogen ›Betreuung während der Geburt‹

Um den Fragebogen, der acht bis zwölf Wochen nach der Geburt an die Studi-
enteilnehmerinnen verschickt wurde, zu testen, wurde über freiberufliche
Hebammen im Rahmen von Rückbildungskursen in Osnabrück und Münster
Kontakt zu jungen Müttern aufgenommen.

Das Anliegen wurde den Kursteilnehmerinnen in den Kursen durch die Autorin bzw. eine Projektmitarbeiterin erklärt, dann wurde der Fragebogen inklusive Bewertungsbogen mit einem frankierten und adressierten Umschlag
ausgegeben mit der Bitte, den Fragebogen innerhalb einer Woche auszufüllen
und zurückzusenden.

33 Fragebögen inklusive Bewertungsbögen wurden ausgefüllt zurückgesandt.
Hier interessierten die Ausfülldauer, die Handhabbarkeit und die Verständlichkeit der Fragen, aber auch die Nachvollziehbarkeit der Hinweise innerhalb
des Fragebogens bei Mehrfachnennungen, Gabelfragen oder Ähnlichem.

Die Teilnehmerinnen machten Anmerkungen zu missverständlich gestellten
Fragen, unklaren Anweisungen zum Beantworten des Fragebogens sowie un-
bekannten Begriffen. Diese Kommentare wurden bei der Überarbeitung des
Fragebogens berücksichtigt.

## 8.5 Durchführung der Studie

Die Rekrutierung der Studienteilnehmerinnen fand über einen Zeitraum von 18
Monaten vom 7. Januar 2005 bis 15. Juli 2006 statt.

Datenerhebung zu $t_1$

Die Datenerhebung zu $t_1$ erfolgte vom 13. Januar 2005 bis 13. Juli 2006 (18 Monate). Der Dokumentationsbogen wurde während und nach der Geburt durch die betreuende Hebamme ausgefüllt.

Die Kontrolle auf Vollständigkeit wurde durch die Autorin vor Ort vorgenommen und gegebenenfalls wurden die Missings anhand einer Nachfrage bei der betreffenden Hebamme oder durch Dokumentenanalyse ergänzt.

238 vollständige und gültige Dokumentationsbögen liegen vor. Ein Fall musste wegen mangelnder Ausfüllqualität ausgeschlossen werden.

Datenerhebung zu $t_2$

Zum zweiten Datenerhebungszeitpunkt erhielten die Studienteilnehmerinnen acht bis zwölf Wochen nach der Geburt postalisch einen Fragebogen zugesandt. Jeder Fragebogen erhielt eine Paginiernummer, so dass überprüft werden konnte, ob die Studienteilnehmerin antwortete. Der Versand erfolgte von Mitte April 2005 bis Mitte September 2006. Der letzte Fragebogen ging Ende Oktober 2006 ein. Die Frauen erhielten mit dem Fragebogen ein Anschreiben und einen frankierten und adressierten Rückumschlag. Erfolgte vier Wochen nach Versand noch kein Eingang des Fragebogens, wurden ein Erinnerungsschreiben, ein weiterer Fragebogen und ein frankierter, adressierter Rückumschlag erneut verschickt.

Zum Teil wurden Fragebögen als ›nicht zustellbar‹ von der Post zurückgeschickt. Hier wurde versucht, durch telefonischen Kontakt mit der Studienteilnehmerin, eine Internetrecherche oder über das Einwohnermeldeamt die korrekte Adresse zu ermitteln. Dies gelang in sechs Fällen nicht.

Insgesamt wurden 198 Fragebögen zurückgeschickt. Die Rücklaufquote entspricht 83,2 %. Es musste kein Fall ausgeschlossen werden, da die Ausfüllqualität gut war.

## 8.6  Ein- und Ausschlusskriterien

Die relevanten Einschlusskriterien zur Teilnahme an der Studie orientieren sich an der Definition der normalen Geburt der WHO (2006: 4) und wurden an die Erfordernisse der Studie und der Projektklinik angepasst.

Die Einschlusskriterien zur Studienteilnahme lauten:

- Alter der Frau ab 16 Jahren[83]
- Vollendete 37. bis 42. Schwangerschaftswoche
- Einling
- Schädellage
- Normal großes Kind
- Normfrequente fetale Herztöne (auskultatorisch oder CTG)
- Normaler Plazentasitz
- Keine Sectio bei der vorausgegangenen Geburt
- Guter Gesundheits- bzw. Allgemeinzustand der Frau
- Deutsche Sprachkenntnisse

Diesen Einschlusskriterien unterliegt ein umfassender Kriterienkatalog mit insgesamt 107 Ein- bzw. Ausschlusskriterien. Der Katalog wurde interdisziplinär erarbeitet und stellt eine Grundlage zur Beurteilung dar, ob eine Betreuung im Hebammenkreißsaal möglich ist. Die Kriterien werden ebenfalls als Einschlusskriterien für die Studienteilnahme verwendet (siehe Anlage 3).

Der gesamte Kriterienkatalog umfasst fünf Kataloge, die folgende Bereiche enthalten:

| | |
|---|---|
| Katalog A | Anamnese und allgemeine Befunde |
| Katalog B | Besondere Befunde im Schwangerschaftsverlauf |
| Katalog C | Geburtsrisiken |
| Katalog D | Postpartale Krankheiten/Störungen Neugeborenes |
| Katalog E | Postpartale Störungen Frau |

Der Befundkatalog dient den betreuenden Hebammen zu verschiedenen Zeitpunkten in der Schwangerschaft sowie während und nach der Geburt zur Überprüfung und Einschätzung, ob die Schwangere oder Gebärende im Hebammenkreißsaal betreut werden respektive an der Studie teilnehmen kann.

Der vierseitige Kriterienkatalog wurde im DIN-A4-Format möglichst übersichtlich gestaltet und bietet die Möglichkeit, durch Ankreuzen allen an der Betreuung der Frau beteiligten Personen einen raschen Überblick zu ermöglichen. Der Katalog wird in die Patientinnenakte eingeheftet.

Im Katalog ist das jeweilige Vorgehen bei Vorliegen eines Befundes, einer Diagnose oder eines Risikos hinterlegt. Das kann bedeuten, dass bei Vorliegen eines Befundes in der Schwangerschaft eine ärztliche Konsultation, eine weitere

---

83 Die WHO (1996: 4) benennt in ihrer Definition ›Normale Geburt‹ keine Altersgrenzen für Frauen. Andere Studien haben das Alter der Frauen auf 18 bis 39 Jahre begrenzt (unter anderem Schwarz & Schücking 2004a: 10) oder Frauen über 35 Jahren ausgeschlossen (unter anderem Hundley et al. 1994: 1400). Bei der Entwicklung des Kriterienkatalogs für die Betreuung im Hebammenkreißsaal wurde dieser Punkt ausführlich diskutiert. Die Gruppe kam zum Schluss, Schwangere ab 16 Jahren im Hebammenkreißsaal zu betreuen und keine obere Altersbegrenzung festzulegen.

Untersuchung oder eine Einzelfallentscheidung anstehen. Während und nach der Geburt kann das Auftreten eines Risikos oder einer Komplikation eine ärztliche Konsultation bzw. eine Weiterleitung in den üblichen ärztlich geleiteten Kreißsaal erfordern. Für einzelne Kriterien wie z. B. das Vorgehen bei vorzeitigem Blasensprung oder Terminüberschreitung wurden Grenzwerte festgelegt, ab denen eine Weiterleitung in die ärztliche Betreuung angezeigt ist.

An der interdisziplinären Erarbeitung des Befundkatalogs waren der Chefarzt der Frauenklinik, die leitende Hebamme, Vertreterinnen und Vertreter des ärztlichen Teams, das Hebammenteam sowie die Projektleitung und die Autorin der Studie beteiligt.

Grundlage für den Kriterienkatalog bilden die 52 Kriterien des Mutterpasses (Bundesausschuss der Ärzte und Krankenkassen 2003), der Befundkatalog der außerklinischen Qualitätssicherung (Loytved 2004a: 5) und der Katalog der Geburtsrisiken der BQS-Bundesauswertung (BQS 2004: 5.13).

Alle Kataloge wurden überarbeitet, modifiziert und den Anforderungen einer hebammengeleiteten Betreuung in der Klinik angepasst. Bewusst wurde darauf geachtet, dass nicht relevante Items aus dem Katalog gestrichen werden, um so eine gute Übersichtlichkeit und Handhabbarkeit zu gewährleisten.

Die Kataloge A ›Anamnese und allgemeine Befunde‹ und B ›Besondere Befunde im Schwangerschaftsverlauf‹ wurden nahezu vollständig aus dem Mutterpass übernommen (Bundesausschuss der Ärzte und Krankenkassen 2003). Einzelne Items, die für die Betreuung im Versorgungskonzept als nicht relevant eingeschätzt wurden, wurden gestrichen. Im Katalog A wurden unter anderem die Punkte 13 ›Schwangere unter 18 Jahren‹, 14 ›Schwangere über 35 Jahren‹ und 17 ›Zustand nach Frühgeburt (vor Ende der 37. SSW)‹ als nicht bedeutsam angesehen, da sie keine Auswirkung auf die hebammengeleitete Geburtsbetreuung haben.

Die Geburtsrisiken im Katalog C wurden modifiziert. Zum Beispiel wurde der Punkt 94 ›Sonstiges‹ spezifiziert und in Unterpunkte unterteilt: Punkt a ›Schmerzmittelgabe‹, Punkt b ›Periduralanästhesie‹ und Punkt c ›Wehenmittelgabe sub partu‹. Diese drei Maßnahmen stellen Gründe für die Weiterleitung in die ärztliche Betreuung dar. Der Katalog wurde zudem um den Punkt 99 ›Wunsch der Frau nach ärztlicher Betreuung‹ erweitert.

Die Kriterien der Kataloge D ›Postpartale Krankheiten/Störungen Neugeborenes‹ und E ›Postpartale Störungen Frau‹ wurden aus dem Risikokatalog der außerklinischen Qualitätssicherung (Loytved 2004a) übernommen und geringfügig modifiziert. Hier wurde unter Punkt 101 ›Blutungen > 1.000 ml‹ die Blutungsmenge verändert, so dass der Punkt 101 im Kriterienkatalog der vorliegenden Studie nun ›Blutungen > 500 ml‹ lautet.

Bei der Überarbeitung wurden internationale Studien, Cochrane Reviews, Fachbücher sowie Empfehlungen und Leitlinien von internationalen und nationalen medizinischen Fachgesellschaften verwendet (unter anderem WHO 1996; Enkin et al. 2000; DGGG 2001; NICE 2001; BDH et al. 2002; DGGG 2004; Prendiville et al. 2004).

Der Kriterienkatalog bedarf einer regelmäßigen Evaluation und gegebenenfalls Änderung, so dass neue Erkenntnisse zeitnah einfließen und umgesetzt werden können. Zum Beispiel wurde zu Beginn des Forschungsprojekts die Wassergeburt nicht im Hebammenkreißsaal angeboten, da Sicherheitsbedenken angeführt wurden. Dies bedeutete, dass Frauen, die im Hebammenkreißsaal betreut wurden und ihr Kind im Wasser gebären wollten, während der Geburt in die ärztliche Betreuung übergeleitet wurden, obwohl kein medizinischer Grund oder eine Pathologie vorlagen. Im August 2005 wurde nach einer umfassenden Recherche der Studienlage diese Indikation zur Weiterleitung aus dem Kriterienkatalog herausgenommen.

## 8.7 Stichprobe

In die Studie eingeschlossen wurden gesunde Schwangere und Gebärende, die die Geburt ihres Kindes in der Referenzklinik planten und den im Kapitel 8.6 beschriebenen Einschlusskriterien in der Schwangerschaft und bei Aufnahme zur Geburt im Kreißsaal entsprachen.

Das Studienkollektiv kann als ›Low-Risk-Kollektiv‹ bezeichnet werden. International wird der Begriff ›Low-Risk‹ verwandt, um Frauen, die kein oder ein nur geringes (anamnestisches) medizinisches Risiko aufweisen und bei denen eine normal verlaufende Geburt zu erwarten ist, zu bezeichnen (WHO 1996: 4).

Die Stichprobengröße wurde durch eine Poweranalyse (Fleiss 1981) berechnet. Hierbei wird von einer Power von 80 %, bei einem Fehler I. Art von 5 % und einem zweiseitigen Test ausgegangen, mit der ein Unterschied von 10 % zwischen den Gruppen für den Großteil der betrachteten Zielvariablen aufgedeckt werden kann. Die Zielvariablen haben eine Prävalenz von 30 % oder weniger. Dies ergibt eine Stichprobengröße von n = 313 Frauen in jeder Gruppe (Hebammenkreißsaal und üblicher ärztlich geleiteter Kreißsaal).

Es wurde bei der Berechnung des Rekrutierungszeitraumes davon ausgegangen, dass in der Referenzklinik der Anteil der im Hebammenkreißsaal betreuten Geburten bei circa 10 % der Gesamtgeburtenzahl liegt. Außerdem wurde bei der Berechnung von durchschnittlich 920 Geburten pro Jahr ausgegangen. Die Geburtenzahl in der Referenzklinik sank im Jahr 2005 auf 752 Geburten.

Laut WHO sollen 70 bis 80 % aller Schwangeren ein niedriges geburtshilfliches Risiko bei Geburtsbeginn aufweisen (WHO 1996: 4). Die Realität in Deutschland stellt sich aber anders dar: Bei 72,6 % aller Schwangeren in Niedersachsen im Jahr 2007 wird ein Befund im Mutterpass dokumentiert (Zentrum für Qualität und Management im Gesundheitswesen 2008). Bundesweit ist 2007 bei 63,6 % der Schwangeren mindestens ein Schwangerschaftsrisiko in Katalog A oder B im Mutterpass dokumentiert (BQS 2008: 5.6). Das heißt, dass nur circa 27 % bis 36 % der Schwangeren in Deutschland laut Mutterpasseintragung ein niedriges geburtshilfliches Risiko vorweisen.

## 8.8    Rekrutierung der Studienteilnehmerinnen

Um Teilnehmerinnen für die Studie zu gewinnen, waren im Rekrutierungs-zeitraum vom 7. Januar 2005 bis 15. Juli 2006 die Autorin sowie eine Projekt-mitarbeiterin in der Regel zwei bis drei Mal wöchentlich in der Referenzklinik zugegen.

Die potenziellen Studienteilnehmerinnen wurden zu verschiedenen Gele-genheiten über die Studie informiert. Dies geschah in Geburtsvorbereitungs-kursen für Frauen und/oder Paare, Säuglingspflegekursen in der Schwanger-schaft, Akupunktursprechstunden, Hebammensprechstunden und Anmelde-sprechstunden. Bei diesen Gelegenheiten wurden die Frauen über die Studie im Allgemeinen informiert, zusätzlich erhielten sie den Informationsflyer der Studie. Falls sich die Gelegenheit bot, wurden die Einschlusskriterien zur Stu-dienteilnahme überprüft. Beim nächsten Treffen wurden – falls nicht schon geschehen – die Einschlusskriterien überprüft, offene Fragen geklärt sowie das schriftliche Einverständnis zur Teilnahme an der Studie eingeholt.

Auch die Hebammen der Klinik informierten Frauen zu geeigneten Zeit-punkten über die Studie, überprüften die Einschlusskriterien und holten das Einverständnis zur Teilnahme ein.

Im Rekrutierungszeitraum wurden insgesamt 573 potenzielle Studienteil-nehmerinnen zu verschiedenen Gelegenheiten über die Studie informiert. 74 Frauen wurden vor der Geburt nicht noch einmal angetroffen, so dass die Ein-schlusskriterien zur Studienteilnahme nicht überprüft werden konnten (siehe Abb. 8.1.1).

Bei 499 Frauen fand eine Überprüfung der Einschlusskriterien statt, wovon 103 Frauen nicht die Kriterien erfüllten und somit nicht an der Studie teilneh-men konnten.[84] 42 Frauen lehnten die Teilnahme an der Studie ab, 15 davon wegen mangelnder Kenntnisse der deutschen Sprache. Weitere 52 Frauen wil-ligten nicht in die Teilnahme ein, z. B. weil sie sich für eine Geburt mit einer Beleghebamme oder für eine andere Klinik entschieden, manche Gründe für die Nicht-Teilnahme sind unbekannt.

---

84 Diese Frauen werden in der Abb. 8.1.1 aus Platzgründen als ›High-Risk‹ bezeichnet. Sie haben aber lediglich die Einschlusskriterien der Studie nicht erfüllt.

Letztendlich entsprachen 302 Schwangere den Einschlusskriterien zur Studienteilnahme und waren bereit, an der Studie teilzunehmen. 31 Frauen (10,3 %) stimmten einer Randomisierung zum Zeitpunkt der Aufnahme zur Geburt zu. 271 Frauen hatten bereits eines der beiden Betreuungsmodelle gewählt, waren aber bereit, ohne Randomisierung an der Studie teilzunehmen.

Insgesamt sechs der 31 Studienteilnehmerinnen, die einer Randomisierung zugestimmt hatten, widerriefen dies bei Aufnahme zur Geburt. Fünf Frauen wählten den ärztlich geleiteten Kreißsaal, eine Frau den Hebammenkreißsaal. Acht Studienteilnehmerinnen entsprachen bei Aufnahme zur Geburt nicht den Einschlusskriterien und mussten von der Studie ausgeschlossen werden.

17 Studienteilnehmerinnen (7,1 %) wurden bei Aufnahme zur Geburt randomisiert, zehn wurden der Interventionsgruppe Hebammenkreißsaal, sieben der Kontrollgruppe ärztlich geleiteter Kreißsaal zugeteilt.

55 von 271 Frauen, die das Betreuungsmodell selbst gewählt hatten, mussten bei Aufnahme zur Geburt aus der Studie ausgeschlossen werden, da sie nicht den Einschlusskriterien entsprachen.

Insgesamt nahmen 222 Studienteilnehmerinnen an der Studie teil, ohne sich zufällig zuteilen zu lassen. 82 Frauen entschieden sich für das Betreuungsmodell Hebammenkreißsaal und 140 für das Betreuungsmodell ärztlich geleiteter Kreißsaal.

Nach Sichtung der Dokumente musste eine Studienteilnehmerin ausgeschlossen werden, da die Dokumentation unvollständig ausgefüllt war, retrospektiv nicht mehr ergänzt werden konnte und deshalb nicht in die Auswertung einfließen konnte.

Insgesamt liegen 238 vollständig ausgefüllte Dokumentationsbögen vor: 17 Studienteilnehmerinnen, die zufällig zugeteilt wurden, und 221 Studienteilnehmerinnen, die nicht zufällig zugeteilt wurden, sondern das Betreuungsmodell in der Schwangerschaft gewählt haben.

## Randomisierte Studienteilnehmerinnen

Insgesamt 17 Studienteilnehmerinnen wurden bei Aufnahme zur Geburt entweder der Interventionsgruppe Hebammenkreißsaal oder der Kontrollgruppe ärztlich geleiteter Kreißsaal zufällig zugeteilt.

Aufgrund der kleinen Anzahl werden diese 17 Studienteilnehmerinnen und die Studienteilnehmerinnen (n = 221), die sich für eines der beiden Kreißsaalmodelle entschieden haben, für die Datenanalyse zusammengefasst.

Zehn Frauen wurden bei Aufnahme zur Geburt dem Hebammenkreißsaal zugeteilt. Sieben Frauen haben ihr erstes und drei Frauen ihr zweites Kind bekommen. Neun Frauen wurden während der Geburt in den ärztlich geleiteten

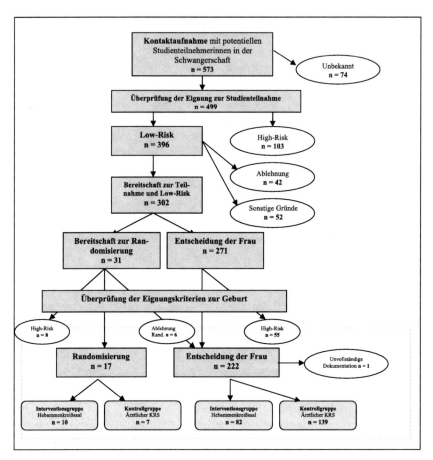

Abb. 8.8.1: Rekrutierungsverlauf (Zeitraum 7. Januar 2005 bis 15. Juli 2006)

Kreißsaal weitergeleitet. Bei acht der neun Frauen wurde entweder die Periduralanästhesie (n = 5) oder Schmerzmittel (n = 3) – Meptid® oder Dolantin® –
als erste Indikation zur Weiterleitung angegeben.

Von den 17 randomisierten Studienteilnehmerinnen haben zwölf Frauen
spontan geboren, eine Frau per Vakuumextraktion und vier per Sectio.

## 8.9  Datenerhebungsinstrumente

In diesem Kapitel werden der Aufbau, die Komponenten und die einzelnen Instrumente des Dokumentationsbogens und des Fragebogens beschrieben.

### 8.9.1  Dokumentationsbogen ›Geburt‹ ($t_1$)

Der Dokumentationsbogen ›Geburt‹ wurde in Anlehnung an bestehende Dokumentationsbögen in der klinischen und außerklinischen Geburtshilfe entwickelt (Loytved 2004a; Zentrum für Qualität und Management im Gesundheitswesen 2004). Da aber weitere und umfassendere Informationen zum Geburtsverlauf, zu Interventionen und Begründungen von Maßnahmen in dieser Studie – gerade im Hinblick auf die Betreuung in zwei verschiedenen Betreuungsmodellen – von Interesse waren, wurden zusätzliche Items und Instrumente erstellt bzw. konstruiert. Nachfolgend wird der Dokumentationsbogen ›Geburt‹ beschrieben und erläutert.

Hebammen ist durch ihre tägliche Arbeit die Dokumentation der Betreuung von Gebärenden und des Geburtsverlaufs vertraut. Deshalb war es wichtig, dass der eingesetzte Bogen übersichtlich gestaltet ist und das Ausfüllen einfach und schnell möglich ist. Der zweiseitige DIN-A4-Bogen ist auf der Vorderseite in zwei Spalten mit insgesamt sieben Kategorien gegliedert. Die Überschriften der Kategorien sind farblich unterschiedlich gestaltet. Ganz oben auf dem Bogen werden das Jahr und die Studien-Fall-Nummer eingetragen sowie die laufende Geburtennummer der Klinik und das Kürzel der ausfüllenden Hebamme. Die Hebamme kreuzt im Bogen lediglich Zutreffendes an oder trägt das Datum und die Uhrzeit bestimmter Maßnahmen wie z. B. Blasensprung oder Amniotomie ein.

### Gesundheitsstatus der Mutter

Unter maternales Outcome werden die Geburtsverletzungen sowie der Blutverlust postpartal gefasst. Auf dem Dokumentationsbogen werden Geburtsverletzungen (insgesamt zehn verschiedene Verletzungen werden aufgeführt) und Episiotomien (median bzw. mediolateral) abgefragt. Unter der Kategorie ›Nachgeburtsperiode‹ wird der Blutverlust der Mutter angegeben.

Der Geburtsmodus wird in ›Spontan‹, Vaginaloperativ‹ und ›Sectio‹ unterteilt. Bei vaginaloperativer Geburt oder Sectio wird die Indikation laut Kriterienkatalog C angegeben.

Gesundheitsstatus des Neugeborenen

Unter der Kategorie ›Kind‹ dokumentiert die Hebamme die Geburtszeit, das Geschlecht, das Gewicht sowie die Maße und das Vorliegen einer regelrechten oder
regelwidrigen Schädellage. Angaben zum kindlichen Outcome umfassen die drei
Apgar-Werte nach einer, fünf und zehn Minuten und die pH-Werte (arteriell und
venös). Abgefragt wird weiterhin, ob das Kind nach der Geburt Unterstützungsmaßnahmen in Form von Absaugen, Gabe von Sauerstoff ($O_2$) per Dusche oder
Maske oder eine Intubation benötigt hat. Mögliche Auffälligkeiten des Neugeborenen
werden laut Kriterienkatalog D dokumentiert. Falls eine Ärztin/ein Arzt (gilt nur für
Studienteilnehmerinnen, die im Hebammenkreißsaal betreut werden) oder der
kinderärztliche Dienst zur oder nach der Geburt hinzugezogen wurde, wird dies laut
Kriterienkatalogen C und/oder D begründet. Abschließend wird angegeben, ob das
Neugeborene in die Kinderklinik verlegt wurde oder unter der Geburt verstorben ist.

Medizinische Interventionen

Im Dokumentationsbogen werden medizinische und geburtshilfliche Inter-
ventionen, die während der Geburt eingesetzt werden können, abgefragt. Manche
Interventionen werden häufiger, zum Teil fast routinemäßig eingesetzt, andere
werden seltener gebraucht.
    Im Folgenden werden die Interventionen, die dokumentiert werden können,
nach der Häufigkeit ihres Einsatzes gelistet:
- Fetale Herztonkontrolle während der Geburt[85]
- Kontinuierliches CTG[86]
- Blutentnahme
- Venöser Zugang
- Medikamentöse Blutungsprophylaxe vor Plazentageburt
- Schmerztherapie[87]
- Wehenmittelgabe sub partu
- Infusion(en)
- Amniotomie
- Geburtseinleitung[88]
- Fetalblutanalyse
- Tokolyse sub partu

---

85 Herzton-Rohr/Sonicaid, externes CTG, internes CTG.
86 Zeitpunkt und Begründung.
87 Spasmolytikum, Dolantin® oder Meptid®, Periduralanästhesie, Pudendusblock, Lokalinfil-
   tration vor Anlegen einer Episiotomie.
88 Prostaglandin, Oxytocin®, Cytotec®, Sonstiges.

Der in der vorliegenden Studie verwendete Score ›Medizinische Interventionen‹ wurde in Anlehnung an bereits existierende Scores (Oakley 1980; Elliott et al. 1984; Brown et al. 1994; Oakley et al. 1995) entwickelt. Der Score ›Medizinische Interventionen‹ wird im Kapitel 8.10 beschrieben.

## Hebammengeburtshilfliche Maßnahmen

Im Prozess der Entwicklung des Dokumentationsbogens wurde evaluiert, welche nicht-medizinischen Unterstützungsmaßnahmen die Hebammen der Klinik während der Geburt einsetzen. Die Hebamme hat die Möglichkeit, acht verschiedene Maßnahmen anzukreuzen: Akupunktur, Homöopathie, Bad, Kälte-/ Wärmeanwendung, Massagen, Einlauf/Klistier, Rizinus und/oder Sonstiges. Der Score ›Hebammengeburtshilfliche Maßnahmen‹ wird im Kapitel 8.10 beschrieben.

Unter hebammengeburtshilflichen Maßnahmen könnte auch die Anleitung zur Bewegung und zu Positionswechseln während der Geburt subsumiert werden. Dieser Punkt wird hier nicht explizit abgefragt und kann nur über die von der Hebamme dokumentierte Mobilität der Gebärenden erfasst werden. Hierbei wird nicht ersichtlich, ob die Frau von sich aus in Bewegung war oder von der betreuenden Hebamme dazu ermuntert wurde.

Gerade im Hinblick auf die Betreuung der Gebärenden im Hebammenkreißsaal und keiner Verfügbarkeit von Medikamenten wie Oxytocin oder Schmerzmitteln (Dolantin® oder Meptid®) sowie einer Periduralanästhesie (PDA) sind nicht-medizinische bzw. komplementärmedizinische Maßnahmen von großer Wichtigkeit. Der Wunsch bzw. der Bedarf der Frau nach Schmerzmitteln oder die Gabe von Analgetika oder einer Periduralanästhesie bedeutet eine Weiterleitung der Gebärenden in den üblichen ärztlich geleiteten Kreißsaal.

## Mobilität während der Geburt

Auf der Rückseite des Bogens befindet sich das selbst entwickelte Instrument zur Dokumentation der ›Positionen unter der Geburt‹. Auf der x-Achse befindet sich ein Zeitstrahl, der jede Stunde in vier 15-Minuten-Spalten teilt, die mit 0, 15, 30 und 45 beschriftet sind. Diese Spalten sind zur besseren Übersicht im Wechsel weiß oder hellblau unterlegt. Die y-Achse ist in sechs breite Zeilen unterteilt. Jede Zeile vermerkt eine Position: Stehen/Laufen, Vierfüßlerstand, Badewanne,

Hocke(r), Seitenlage und Rückenlage. Zusätzlich ist jede Position mit einer kleinen Zeichnung bebildert.[89]

Ab dem Zeitpunkt der Geburtsbetreuung der Studienteilnehmerin im Kreißsaal markiert die Hebamme alle 15 Minuten die Position, die die Frau eingenommen hat. Die Tabelle umfasst insgesamt 14 Stunden. Bei einer längeren Geburtsbetreuung wird ein zweiter Dokumentationsbogen angelegt.

Anhand dieses Instruments wird ersichtlich, wie mobil die Gebärende im Verlauf des Geburtsprozesses ist. Überdies vermittelt die Dokumentation der Mobilität ein umfassenderes Bild des Geburtsverlaufs als die singuläre Dokumentation der endgültigen Geburtsposition. Kritik an der Angabe der alleinigen Geburtsposition wird geübt, da nicht offenkundig wird, wie mobil die Gebärende in den verschiedenen Phasen der Geburt war und ob sie sich eventuell erst zur Geburt des Kindes hingelegt hat (Walsh 2007: 83 f.). Andererseits ist anhand des in der Studie eingesetzten Dokumentationsbogens nicht erkennbar, wer oder was die Frau bewogen hat, eine horizontale Position zur Geburt des Kindes einzunehmen, obwohl sie eventuell im Geburtsverlauf sehr aktiv war.

Ein ähnliches Vorgehen bezüglich der Dokumentation der Mobilität kennen die Hebammen durch die Anwendung des Partogramms[90], das in der klinischen und außerklinischen Geburtshilfe verwendet wird (Schroth et al. 2004: 107; Knobloch 2005: 582). Auch hier existiert eine Spalte auf dem Dokumentationsbogen, in der viertelstündlich die Mobilität bzw. die Position der Gebärenden eingetragen wird. Eine stichprobenartig durchgeführte Analyse von Geburtsdokumentationen in der Referenzklinik zeigte aber, dass die Angaben zur Mobilität nur sehr rudimentär gemacht werden.

## Endgültige Geburtsposition

Die Hebamme gibt die endgültige Geburtsposition der Frau, die sie zur Geburt des Kindes eingenommen hat, mittels Ankreuzen an. Auch hier kann sie zwischen den sechs Positionen, die schon unter ›Positionen unter der Geburt‹ aufgeführt sind, wählen.

---

89 Diese Zeichnungen wurden freundlicherweise von Stephanie Bregenstroth erstellt und für die Studie zur Verfügung gestellt.

90 Das in Deutschland verwendete Partogramm ist seit 1999 in Gebrauch. Das Partogramm erfüllt die erweiterten Anforderungen an eine lückenlose, schnelle, übersichtliche und zeitnahe Dokumentation während der Geburt. Die grafische Darstellung ermöglicht einen guten Überblick über den Geburtsfortschritt. Ein mangelnder Geburtsfortschritt bzw. ein Geburtsstillstand ist leichter erkennbar. Im Gegensatz zur Textdokumentation ist das Führen eines Partogramms weniger zeitaufwendig und dennoch effektiv (Schroth et al. 2004: 99).

Konsultationen während und nach der Geburt

Für die Studienteilnehmerinnen, die im Hebammenkreißsaal betreut werden, werden die erfolgten Konsultationen während und nach der Geburt mit Angabe des Grundes laut Kriterienkatalog C oder E angegeben.

Weiterleitung während und nach der Geburt

Hier vermerkt die betreuende Hebamme, ob und warum die Frau aus dem Hebammenkreißsaal in die ärztliche Betreuung weitergeleitet wurde. Geschah dies unter der Geburt, wird der Grund bzw. die Gründe laut Kriterienkatalog C angegeben. Erfolgte die Weiterleitung nach der Geburt, wird die Begründung laut Kriterienkatalog E angegeben.

### 8.9.2 Fragebogen ›Betreuung während der Geburt‹ ($t_2$)

Für $t_2$ wurde die schriftliche Befragung mittels Fragebogen gewählt. Die schriftliche Befragung wird sehr häufig, insbesondere in der empirischen Sozialforschung, eingesetzt, da sie leicht praktikabel und kostengünstig ist und sich für die Befragung großer homogener Gruppen eignet (Brindle et al. 2005: 156; Raab-Steiner & Benesch 2008: 62).

In den Fragebogen wurden bereits existierende, validierte Instrumente oder ausgewählte Items daraus integriert. Darüber hinaus wurden zu bestimmten Bereichen gemäß den Fragestellungen, zu denen noch keine validierten Instrumente existieren, eigene Fragen konzipiert.

Gestaltung des Fragebogens

Es wurde großer Wert auf ein ansprechendes Layout, gute Lesbarkeit und Ausfüllfreundlichkeit durch eindeutige Instruktionen gelegt, da dies wichtige Komponenten für die Teilnahmebereitschaft und das zuverlässige Ausfüllen darstellen (Douglas et al. 2005: 213 f.).

Der Fragebogen hat ein DIN-A4-Format, umfasst 32 Seiten und ist als Heft gebunden. Auf der zweiten Seite wird die Studienteilnehmerin persönlich angesprochen und darauf aufmerksam gemacht, dass sie auf der letzten Seite (Rückseite) des Fragebogens die Kontaktdaten der Forscherinnen findet. Es wird ausdrücklich darauf hingewiesen, dass bei Fragen oder Anmerkungen jederzeit Kontakt aufgenommen werden kann. Abschließend wird die Adresse der

Website aufgeführt und die Veröffentlichung von Ergebnissen zu gegebener Zeit in Aussicht gestellt.

Der Fragebogen besteht mehrheitlich aus geschlossenen Fragen. Am Ende des Fragebogens werden offene Fragen zu den gemachten Erfahrungen während der Geburt und zur Teilnahme an der Studie gestellt sowie Platz für persönliche Anmerkungen gelassen.

Der Fragebogen wurde thematisch in chronologischer Form gestaltet, beginnend mit allgemeinen Fragen zur Geburt (sogenannten Warm-up-Fragen). Dann folgen Fragenkomplexe zur Betreuung und zu Interventionen während der Geburt. Als Nächstes werden der erste Kontakt mit dem Baby und die Ernährung des Babys thematisiert, um dann nach dem körperlichen und seelischen Wohlbefinden nach der Geburt zu fragen. Zum Schluss werden sozioökonomische Fragen, die nicht primär mit der Geburt zu tun haben, gestellt. Vorteilhaft ist hierbei, neutrale und einfache Fragen am Anfang zu stellen, heikle oder tiefgehende eher am Ende. Dieses Vorgehen trägt dazu bei, die Rücklaufquote zu erhöhen (Erb et al. 1983: 86; Douglas et al. 2005: 213 f.; Raab-Steiner & Benesch 2008: 63). An Stellen, an denen es sinnvoll erscheint, werden Filterfragen gestellt bzw. Weiterleitungen angezeigt (Douglas et al. 2005: 213).

Darüber hinaus haben die Studienteilnehmerinnen zusätzlich die Möglichkeit, sich zu ihrer Betreuung während der Geburt und zur Teilnahme an der Studie zu äußern. Dazu werden drei offene und eine geschlossene Frage zur Geburt und der erfahrenen Betreuung sowie zwei geschlossene und eine offene Frage zur Studie bzw. der Studienteilnahme gestellt. Dieser Teil des Fragebogens umfasst drei Seiten und beginnt, gestalterisch getrennt, nach dem Dank an die Studienteilnehmerinnen für das Ausfüllen des Fragebogens. Es wird ihnen angeboten, die weiteren Fragen und den Platz zu nutzen, um ihre Meinung, Kritik oder Anregungen zu formulieren.

Offene Fragen am Ende eines Fragebogens werden häufig gestellt. Sie dienen zum einen dazu, den Studienteilnehmerinnen Gelegenheit zu geben, Themen, die im Fragebogen thematisiert wurden, zu vertiefen. Zum anderen können Themen, die aus Sicht der Studienteilnehmerinnen wichtig sind, die aber nicht angesprochen wurden, aufgeführt werden. Sie dienen den Forschenden als Qualitätskontrolle, dass die relevanten Fragen zum Forschungsthema gestellt wurden, geben weitergehende Hinweise und Erklärungen zu den geschlossenen Fragen und zeigen Probleme der Studienteilnehmerinnen mit bestimmten Fragenstellungen auf (Garcia et al. 2004: 119 ff.; O'Cathain & Thomas 2004: o. S.; Douglas et al. 2005: 213).

Der Nutzen von offenen Fragen und der Gelegenheit, Kommentare zu geben, ist unklar. Der Einsatz von offenen Fragen empfiehlt sich, um einen eventuell langweilig wirkenden Fragebogen interessanter zu machen, die Studienteilnehmerinnen mit einzubeziehen und damit die Rücklaufquote zu erhöhen.

Zudem können durch die von den Probandinnen angesprochenen Themenbereiche neue Forschungsthemen generiert und eventuell sogar neue Fragen für eine weitere Befragung entwickelt werden (Garcia et al. 2004: 120 ff.; O'Cathain & Thomas 2004: o. S.). Ebenso kann ein Feedback der Teilnehmerinnen zur Studie eingeholt werden. In der Regel werden Anmerkungen zum Umfang des Fragebogens und der Formulierung der Fragen und Antwortkategorien gemacht, aber auch ein Dank an die Forscherinnen, dass sie sich des Themas angenommen haben (Garcia et al. 2004: 121).

Freitextantworten bergen Limitationen in sich. Sie sind nicht repräsentativ für die gesamte Studienpopulation, denn nur ein kleiner Teil der Studienteilnehmerinnen äußert sich auf diesem Wege. Es ist nicht eindeutig zu beantworten, wer antwortet und warum. Studienteilnehmerinnen, die die Möglichkeit des Freitextes wahrnehmen, sind eventuell Menschen, die sich besser ausdrücken können oder besonders kritisch bzw. negativ eingestellt sind. Gleichermaßen sind die von den individuell Antwortenden aufgeworfenen Themen eventuell auch für andere Studienteilnehmerinnen wichtig, obwohl sie dies nicht thematisiert haben. Zudem kann ein geäußertes Thema von der Ausfüllsituation abhängig sein und zu einer anderen Zeit keine Relevanz mehr besitzen (Garcia et al. 2004: 122; Raab-Steiner & Benesch 2008: 48).

In der vorliegenden Studie wurden zusätzlich offene Fragen gestellt und den Studienteilnehmerinnen die Möglichkeit gegeben, sich in ihren Worten auszudrücken, da das Forschungsfeld im Kontext des Hebammenkreißsaals in Deutschland neu ist und die Forscherin sich davon neue Erkenntnisse erhofft.

## Physisches Wohlbefinden

### Physische Beschwerden zehn Tage und acht Wochen nach der Geburt

Die Erfassung der physischen Beschwerden zehn Tage und acht Wochen nach der Geburt wurde in Anlehnung an verschiedene Studien (Glazener et al. 1995; Declercq et al. 2002; Thompson et al. 2002; Schytt 2006) vorgenommen.

Es werden 17 häufige Beschwerden in den vier Bereichen ›Allgemein‹[91], ›Brust‹[92], ›Urogenital‹[93] und ›Magen-Darm‹[94] gelistet, zudem besteht die Möglichkeit, sonstige Beschwerden hinzuzufügen. Die Studienteilnehmerin wird gebeten, die aufgeführten Beschwerden zu zwei Zeitpunkten – in den ersten zehn

---

91  Müdigkeit, Kopfschmerzen, körperliche Erschöpfung, Rückenschmerzen.
92  Wunde Brustwarzen, Schmerzen beim Stillen, Brustentzündung.
93  Harnwegsinfektion, Probleme beim Wasserlassen, Harninkontinenz, Uterusinfektion, Beschwerden Sectionarbe, Beschwerden Dammnaht.
94  Hämorrhoiden, Verstopfung, Schmerzen beim Stuhlgang, Stuhlinkontinenz.

Tagen nach der Geburt und acht Wochen nach der Geburt – zu beurteilen. Sie kreuzt jeweils an, ob sie ›keine‹, ›wenig‹ oder ›viele Beschwerden‹ hatte.

## Self-rated Health Question

Zur Selbsteinschätzung des allgemeinen Gesundheitszustandes wird die Self-rated Health Question – eine singuläre Frage – gestellt, die weltweit in unterschiedlichen Forschungskontexten eingesetzt wird. Im deutschsprachigen Raum wird diese Frage mit ›Subjektive Einschätzung der Gesundheit‹ (SEG) oder ›Allgemeine Einschätzung der Gesundheit‹ (AGES) bezeichnet. International anerkannt ist, dass diese globale Frage eine gute Zusammenfassung der Selbsteinschätzung der eigenen Gesundheit auf einer einfachen eindimensionalen Ordinalskala der Befragten bietet. Eine Vielzahl an Studien hat gezeigt, dass dieser subjektive Indikator ein aussagekräftiger Prädiktor zukünftiger Morbidität und Mortalität ist (Mueller & Heinzel-Gutenbrunner 2001: 16).

In der vorliegenden Studie lautet die Frage: »Bitte beurteilen Sie Ihren allgemeinen Gesundheitszustand zum jetzigen Zeitpunkt.« Es stehen fünf Antwortmöglichkeiten zur Auswahl: ›sehr gut‹, ›gut‹, ›teils gut/teils schlecht‹, ›schlecht‹ und ›sehr schlecht‹.

Die Self-rated Health Question wird in unterschiedlicher Weise gestellt, die Formulierung der Frage scheint für das Ergebnis aber unerheblich zu sein. Studien, die unterschiedliche Versionen der Frage miteinander vergleichen, zeigen, dass die Antworten trotzdem sehr ähnlich sind. Es kann nicht abschließend gesagt werden, welche Version am besten geeignet ist. Die Frage nach dem Gesundheitszustand wird in verschiedenen Instrumenten zur Erfassung der gesundheitsbezogenen Lebensqualität wie dem EQ-5D der EuroQol Group, dem EORTC QLQ-C30 und dem SF-36 verwandt. Je nachdem variieren auch die Antwortmöglichkeiten – es werden fünf- oder siebenstufige Skalen, aber auch visuelle Analogskalen von 0 bis 100 angeboten (Fayers & Sprangers 2002: 187 f.).

Studien zeigen, dass unterschiedliche Faktoren wie Gesundheitsprobleme, die mit einer aktuellen Erkrankung zusammenhängen, aber auch körperliche Fitness und das eigene Gesundheitsverhalten bei der Beantwortung der Frage einbezogen werden. Unklar ist, ob es für Befragte möglich ist, zwischen dem Gesundheitsstatus und der Lebensqualität zu unterscheiden (Fayers & Sprangers 2002: 188).

Studienteilnehmerinnen scheinen nicht nur einen singulären Aspekt von Gesundheit bei der Beantwortung der Frage zu berücksichtigen. Die Einschätzung der eigenen Gesundheit ist eine gewichtete Summe verschiedener Aspekte von Gesundheit, die die Befragten als wichtig erachten, abhängig vom eigenen Gesundheitszustand, von der Lebenssituation, vom Lebensstil und dem emotionalen Wohlbefinden. Die Einschätzung der eigenen Gesundheit scheint im

Zeitverlauf stabil zu bleiben und wird meist nicht von kurzfristig auftretenden Gesundheitsproblemen beeinflusst, trotz eventuell erforderlicher medizinischer Behandlung (Manderbacka 1998: 145 f.). Aber auch soziodemographische Faktoren wie Bildung, Arbeitslosigkeit, Migrationshintergrund, Familienstand und soziale Unterstützung beeinflussen die Beantwortung der Self-rated Health Question. Die Frage ist sensitiv in Bezug auf die Aufmerksamkeit und Interpretation von möglichen und bestehenden Gesundheitsproblemen der Befragten (Schytt et al. 2009: 712).

Einige internationale Studien haben die Self-rated Health Question im Hinblick auf die Geburt und den Gesundheitszustand nach der Geburt bereits erfolgreich eingesetzt (Brown & Lumley 1998b; Thompson et al. 2002; Waldenström 2003b, 2004; Schytt 2006).

Ergebnisse einer schwedischen Studie zeigen, dass 92 % der Frauen zwei Monate nach der Geburt und 86 % ein Jahr nach der Geburt unter verschiedenen körperlichen Beschwerden litten, ihren Gesundheitszustand aber als sehr gut oder gut einstuften. Ein als teils gut/teils schlecht bzw. schlecht oder sehr schlecht bewerteter Gesundheitszustand ging meist mit Beschwerden einher, die das physische Wohlbefinden beeinträchtigten, wie z. B. Kopfschmerzen, Schlafprobleme, Müdigkeit, Hals- und Schulterbeschwerden oder Kreuzschmerzen (Schytt & Waldenström 2007: 390).

Obwohl körperliche und emotionale Probleme bzw. Erkrankungen eine große Rolle bei der Beantwortung der Frage nach dem Gesundheitszustand spielen können, beeinflussten nur wenige bestimmte Symptome die Bewertung der befragten Frauen nach der Geburt. In der Regel waren das Symptome, die das gesamte Wohlbefinden und das tägliche Leben als Mutter beeinträchtigten, seltener kleinere oder vorübergehende Symptome. Einfluss auf die Bewertung des Gesundheitszustandes haben darüber hinaus Gefühle in Bezug auf die Familie, die Berufstätigkeit und Freunde, zudem die Fähigkeit, Probleme und Herausforderungen zu lösen und mit verschiedenen Ereignissen umzugehen (Schytt 2006: 32 ff.).

Um weitere Informationen darüber zu erhalten, welche Faktoren die Interpretation sowie die Antwort auf die Self-rated Health Question in der Zeit nach der Geburt beeinflussen, wurden 26 Frauen ein Jahr nach der Geburt ihres Kindes mittels der Think-aloud-Methode[95] befragt. Zudem wurde ein teil-

---

95 Think-aloud-Methode (auch Methode des lauten Denkens gennannt), wird als zentrales kognitives Laborverfahren bezeichnet. Hierbei wird die bzw. der Befragte aufgefordert, laut zu denken und sämtliche Gedankengänge, die zur Antwort führen oder führten, zu verbalisieren. Die Forschenden möchten aus den Ausführungen der Befragten Hinweise darüber erhalten, wie Fragen oder Begriffe verstanden wurden. Es wird zwischen der Concurrent-think-aloud-Methode (lautes Denken während der Formulierung der Antwort) und der

strukturiertes Interview geführt. Die Forscherinnen kommen zum Schluss, dass Vorkommnisse hinsichtlich der Geburt oder körperliche Beschwerden post-partal keinen Einfluss auf die Beantwortung haben. Vielmehr spiegeln die Antworten auf die Self-rated Health Question die alltägliche Erfahrung als Mutter und das Bestehen von körperlichen und psychischen Problemen wider, die einen unmittelbaren Einfluss auf die Versorgung des Kindes haben (Schytt et al. 2009: 711 ff.).

## Psychisches Wohlbefinden

### Fragebogen zur postpartalen Depression (Edinburgh Postnatal Depression Scale)

Um Symptome postpartaler Depressionen erfassen zu können, wurde im Fra-gebogen die 10-Item Edinburgh Postnatal Depression Scale (EPDS) eingesetzt. Die EPDS ist ein validiertes Screening-Instrument zur Erkennung möglicher Depressionen und zum Einsatz in der Forschung, die von Cox, Holden und Sagovsky (1987) entwickelt wurde.

Die EPDS hat eine gute Akzeptanz von Seiten der Nutzerinnen und ist zu jedem Zeitpunkt nach der Geburt einsetzbar, sie wird zudem auch antepartal angewandt. Die Stimmungslage der letzten sieben Tage wird mittels eines Fra-gebogens zum Selbstausfüllen erhoben, dabei werden häufig auftretende kör-perliche Symptome ausgeschlossen. Jede der zehn Fragen enthält vier Ant-wortkategorien, die mit 0 bis 3 Punkten bewertet werden. Der Summenscore rangiert zwischen 0 und 30 Punkten. Höhere Summenwerte werden mit stär-keren Symptomen postpartaler Verstimmung bzw. Depression gleichgesetzt (Holden 1991: 217 f.; Cox & Holden 2003: 59 ff.).

Die Validierung der Skala erfolgte bei einem Cut-off-Wert von 12/13. Die Gütekriterien werden wie folgt beschrieben: Sensitivität von 86 %, Spezifität von 78 % und ein positiver prädiktiver Wert von 73 %. Bei einem Cut-off-Wert von 9/10 kann eine Fehlerrate von unter 10 % erzielt werden (Cox et al. 1987: 784; Holden 1991: 217; Cox & Holden 2003: 17 f.).

Die Validität und Reliabilität der EPDS wurde in zahlreichen internationalen Studien und Reviews bestätigt (u. a. Green 1998; Eberhard-Gran et al. 2001; Dennis & Creedy 2004). Die deutschsprachige Version wurde von Bergant et al. (1998b) entwickelt und zeigt gut abgesicherte Gütekriterien. In ihrer RCT mit 110 Wöchnerinnen verwendeten sie den Cut-off-Wert von 9,5, sprich mindes-tens 10 Punkten. Dabei geben sie eine Sensitivität von 0.96, eine Spezifität von 1

---

Retrospective-think-aloud-Methode (lautes Denken nach der Beantwortung der Antwort) unterschieden (Prüfer & Rexroth 1996: 20 f.).

und einen positiven prädiktiven Wert von 1 an. Die Guttman-Split-half-Reliabilität liegt bei einem Wert von 0.82 und für den α-Koeffizienten bei 0.81. Die EPDS wird als geeignetes Inventar zur Diagnostik einer postpartalen Depression, als klinisches Screeninginstrument und auch als Instrument für den Forschungsbereich eingestuft (1998b: 35).

Internationale Studien wenden unterschiedliche Cut-off-Werte von $\geq 9$ bis zu $\geq 13$ an. Tabelle 8.9.1 gibt einen Überblick über Studien, die die EPDS einsetzen, die Stichprobengröße, den Zeitpunkt der Befragung, die Cut-off-Werte und den Prozentsatz der Studienteilnehmerinnen mit erhöhten Summenwerten.

Tab. 8.9.1: Internationale Studien mit der Edinburgh Postnatal Depression Scale (EPDS)

| Autorinnen/ Autoren | Land | Stichprobe | Zeitpunkt | Cut-off-Wert | Erhöhter Score (%) |
|---|---|---|---|---|---|
| Garcia-Esteve et al. (2003) | Spanien | n = 1.201 | 6 Wochen p.p. | $\geq 9$ | 21,7 |
| Ballestrem et al. (2005) | Deutschland | n = 772 | 6 bis 8 Wochen p.p. | $> 9,5$ | 17,0 |
| Bergant et al. (1998a, 1999) | Österreich | n = 1.250 | 5. Tag p.p. | $\geq 10$ | 20,3 |
| Bergant et al. (1998b) Bergant & Tran (2000) | Österreich | n = 110 | 4. Tag p.p. | $\geq 10$ | 20,0 |
| Berle et al. (2003) | Norwegen | n = 411 | 6 bis 12 Wochen p.p. | $\geq 11$ | 10,0 |
| Felice et al. (2006) | Malta | n = 229 | 8 Wochen p.p. | 11/12 | 9,9 |
| Rubertsson et al. (2005) | Schweden | n = 2.430 | Frühschwangerschaft 2 Monate p.p. Ein Jahr p.p. | $\geq 12$ | 13,7 11,1 13,7 |
| Thompson et al. (2002) | Australien | n = 1.295 | 8 Wochen p.p. 16 Wochen p.p. 24 Wochen p.p. | $> 12$ | 10,3 7,5 7,6 |
| Waldenström et al. 2000 | Australien | n = 1.000 | 8 Wochen p.p. | $> 12$ | 14,0 |
| Dennis (2004) | Kanada | n = 594 | Eine Woche p.p. 4 Wochen p.p. 8 Wochen p.p. | $> 9/>$ 12 | 29,5/14,6 23/9,2 20,5/ 8,0 |
| Brown & Lumley (1998b) | Australien | n = 1.336 | 6 bis 7 Monate p.p. | $\geq 13$ | 16,9 |
| Declercq et al. (2002) | USA | n = 1.447 | Einige Wochen bis 24 Monate p.p. | $\geq 13$ | 19,0 |
| Hiltunen et al. (2004) | Finnland | n = 185 n = 162 | 2 bis 7 Tage p.p. 4 Monate p.p. | $\geq 13$ | 16,2 13,0 |

*(Fortsetzung)*

| Monti et al. | Italien | n = 234 | 3 Monate p.p. | ≥ 13 | 13,2 |
|---|---|---|---|---|---|
| (2008) | | n = 217 | 9 Monate p.p. | | 10,6 |
| | | n = 167 | 18 Monate p.p. | | 8,9 |
| Nielsen Forman et al. (2000) | Dänemark | n = 5.091 | 4 Monate p.p. | ≥ 13 | 5,5 |

Wie in der vorangehenden Tabelle ersichtlich, werden keine einheitlichen Cut-off-Werte verwendet, zudem werden dieselben Cut-off-Werte zum Teil in unterschiedlicher Form berichtet. Matthey et al. (2006) empfehlen, den Cut-off-Wert ≥ 13 für die Darstellung von möglichen postpartalen Depressionen bei englischsprachigen Frauen zu verwenden. Falls ein anderer Cut-off-Wert gewählt wird, sollte dies begründet werden (2006: 309).

Die Unterschiede in der Anzahl der Frauen, die erhöhte Werte in der EPDS zeigen, liegen eventuell in den unterschiedlichen Befragungszeitpunkten, verwendeten Cut-off-Werten, unterschiedlich großen Stichprobengrößen, Zielgruppen sowie in der jeweiligen Übersetzung begründet (Cox & Holden 2003: 24).

## Stimmungstief nach der Geburt

Eine Frage zum psychischen Wohlbefinden innerhalb der ersten sieben Tage nach der Geburt (Stimmungstief) wurde mit freundlicher Genehmigung der Forscherin der Studie ›Geburtsmodus und Wohlbefinden‹ übernommen (Hellmers 2005: 308).

Die Studienteilnehmerin wird gefragt, ob sie in den ersten sieben Tagen nach der Geburt ein ausgeprägtes Stimmungstief verspürt habe. Es stehen fünf Antwortmöglichkeiten zur Verfügung: ›stimmt gar nicht‹, ›stimmt wenig‹, ›stimmt teils-teils‹, ›stimmt ziemlich‹ und ›stimmt völlig‹.

## Stillverhalten

Es wurden sieben Fragen zur Ernährung des Babys selbst entwickelt. Von Interesse war, ob die Frau zum Zeitpunkt der Geburt den Wunsch hatte, ihr Kind zu stillen, ob sie die Möglichkeit hatte, ihr Kind nach der Geburt im Kreißsaal anzulegen, und ob sie dabei Unterstützung erfahren hat.

Je eine Frage wurde zum Stillverhalten nach sieben Tagen, nach acht Wochen und zum Zeitpunkt des Zufütterns mit Säuglingsnahrung gestellt.

Sicht der Frauen auf die Geburtsbetreuung

Fragebogen zum erfahrenen Ausmaß an persönlicher Kontrolle während der Geburt (Labour Agentry Scale)

Die Labour Agentry Scale (LAS) ist ein validiertes und reliables 29-Item-Instrument, das von Hodnett & Simmons-Tropea (1987) entwickelt wurde. Die LAS erfasst die während der Geburt erfahrene persönliche Kontrolle der Frau. Die internale und externale Kontrolle sind wichtige Einflussfaktoren in Bezug auf die Zufriedenheit mit dem Geburtserleben. Die LAS kann vor der Geburt zur Erfassung der Erwartungen und nach der Geburt zum Erfragen der gemachten Erfahrungen eingesetzt werden (Hodnett 2003: 276).

International wird die LAS in einer langen Version mit 29 Items sowie einer kurzen Version mit zehn Items in Studien unterschiedlicher Größe mit verschiedenen Interventionen und Forschungsschwerpunkten eingesetzt.

Jede Aussage der LAS wird von der Studienteilnehmerin auf einer siebenstufigen Antwortskala bewertet. Der Summenscore liegt bei der langen Version der LAS zwischen 29 und 203 Punkten, bei der kurzen Version zwischen 10 und 70 Punkten. Es kann davon ausgegangen werden, dass Frauen, die einen niedrigen Punktwert erzielen, während der Geburt weniger persönliche Kontrolle erfahren haben (Blanch et al. 1998: 118).

Die LAS (29 Items) zeigt in mehreren Studien eine hohe interne Konsistenz mit einem Cronbach's-Alpha-Koeffizienten von 0.91 bis 0.98 bei der Befragung von Frauen nach der Geburt. Die Mittelwerte bei der postpartalen Befragung betragen 152.19 bis 156.89. Die Werte bleiben, unabhängig vom Befragungszeitpunkt zwei Wochen, einen Monat und drei Monate postpartum, stabil (Hodnett 2003: 276).

Inzwischen ist die LAS weltweit in vielen Studien eingesetzt worden, dennoch bleibt der Punktwert bzw. der Cut-off-Wert, der die erfahrene Kontrolle, die relevant für die Frauen ist, anzeigt, unklar (Hodnett 2003: 277).

Folgende Tabelle gibt einen Überblick über internationale Studien, die die LAS verwendet haben.

Tab. 8.9.2: Internationale Studien mit der Labour Agentry Scale (LAS)

| Autorinnen/ Autoren | Land | Stichprobe | Zeitpunkt Befragung | Version |
|---|---|---|---|---|
| Blanch et al. (1998) | GB | n = 61 | Vor postpartaler Entlassung nach Hause | Lang |
| Cheung et al. (2007) | Hongkong | n = 90 | 24 bis 48 Stunden p.p. | Lang |
| Goodman et al. (2004) | USA | n = 60 | Vor postpartaler Entlassung nach Hause | Lang |

*(Fortsetzung)*

| | | | | |
|---|---|---|---|---|
| Hodnett & Osborn (1989a, b) | Kanada | n = 103 | 33. SSW, 38. SSW, zwei bis vier Wochen p.p. | Lang |
| Hodnett et al. (2002) | USA | n = 6.915 | Sechs bis acht Wochen p.p. | Lang |
| Janssen et al. (2006) | Kanada | n = 658 | Sechs Wochen p.p. | Lang |
| McNiven et al. (1998) | Kanada | n = 209 | Nach der Geburt | Lang |
| Adewuya et al. (2006) | Nigeria | n = 876 | Sechs Wochen p.p. | Kurz |
| Dennis et al. (2004) | Kanada | n = 594 | Eine Woche p.p. | Kurz |
| Johnston-Robledo (1998) | USA | n = 45 | Vier Wochen p.p. | Kurz |
| Labrecque et al. (1994) | Kanada | n = 174 | Einige Tage p.p. | Kurz |
| Labrecque et al. (1999) | Kanada | n = 34 | Einige Tage p.p. | Kurz |
| Sandall et al. (2002) | GB | n = 1.550 | Acht bis zwölf Wochen p.p. | Kurz |
| Stremler et al. (2005) | Kanada | n = 147 | Vor postpartaler Entlassung nach Hause | Kurz |

Keine der identifizierten Studien, die die LAS einsetzen, vergleicht eine ausschließlich hebammengeleitete Betreuung mit einem anderen Versorgungskonzept miteinander. Sieben Studien setzen die lange Version der LAS nach der Geburt ein. In der RCT von Hodnett & Osborn (1989 a, b), die die Effekte der kontinuierlichen Betreuung durch eine Doula[96] während der Geburt untersuchen, wird die LAS auch vor der Geburt in der 33. und der 38. SSW eingesetzt. Blanch et al. (1998) setzen die LAS in ihrer RCT postpartal ein und befragen Frauen, die eine protrahierte Geburt erlebt haben. In der Studie von Goodman et al. (2004) werden Low-Risk-Frauen mit einer unkomplizierten Geburt zu ihrer Zufriedenheit mit der Geburt befragt. Cheung et al. (2007) setzen die LAS bei Erstgebärenden ein, um den Zusammenhang zwischen Ängsten und der erlebten Kontrolle während der Geburt zu erforschen. In der RCT von McNiven et al. (1998) wird ein Assessmentinstrument, das zur Aufnahme zur Geburt im Krankenhaus in der Latenzphase der Geburt eingesetzt wird, überprüft. Hodnett

---

96 Doulas sind professionelle Geburtsbegleiterinnen, die ehrenamtlich oder bezahlt arbeiten. Die kontinuierliche Begleitung und Unterstützung durch eine erfahrene Person hat positive Effekte auf das maternale und neonatale Outcome und das Geburtserleben der Frau (Enkin et al. 2006: 229 f.).

et al. (2002) haben in ihrer multizentrischen RCT mit 6.915 Studienteilnehmerinnen zwei verschiedene Betreuungsformen während der Geburt verglichen. In der Interventionsgruppe erhielten die Frauen eine kontinuierliche Geburtsbetreuung durch Labor Support Nurses, in der Kontrollgruppe die intrapartale übliche Betreuung. Janssen et al. (2006) haben die lange Version der LAS in ihrer prospektiven Kohortenstudie eingesetzt und die Zufriedenheit von Frauen, die entweder zu Hause oder in der Klinik von Hebammen betreut wurden, verglichen.

Die kurze Version der LAS wurde von sieben der identifizierten Studien nach der Geburt eingesetzt. Sandall et al. (2002) befragen Wöchnerinnen in vier Kliniken zu ihrer Sicht auf und ihre Erfahrung mit der Betreuung während der Geburt. In der Studie von Adewuya et al. (2006) werden Frauen sechs Wochen postpartum zur Geburt und ihrem psychischen Wohlbefinden befragt. Dennis et al. (2004) setzen die kurze Version der LAS ein, um Frauen mit einem Risiko für eine postpartale Depression eine Woche nach der Geburt zu identifizieren. Johnston-Robledo (1998) untersucht in ihrer Studie, ob es Unterschiede zwischen Frauen mit niedrigerem und höherem Einkommen bezüglich ihrer Informationsquellen zur Vorbereitung auf die Geburt gibt und welche Auswirkungen diese auf die Schmerzwahrnehmung, das Kontrollgefühl sowie die Zufriedenheit mit dem Geburtserleben haben. Labrecque et al. (1994) untersuchen in einer RCT die Auswirkungen der Dammmassage auf Geburtsverletzungen und die Einstellung der Frauen zur Massage. In einer weiteren RCT setzen Labrecque et al. die kurze Version der LAS in der postpartalen Befragung von Frauen ein, die verschiedene nichtpharmakologische Methoden zur Bekämpfung von Rückenschmerzen während der Geburt erfahren haben. Stremler et al. (2005) haben in einer RCT die Auswirkungen der Knie-Ellenbogen-Haltung auf okzipitoposteriore Einstellungen des Kindes untersucht.

Die in dieser Studie im Fragebogen eingesetzte Version der LAS ist die verkürzte Variante und besteht aus 10 Items: sechs positiven und vier negativen Aussagen bezüglich des erfahrenen Ausmaßes von persönlicher Kontrolle während der Geburt. Jedes Item wird auf einer siebenstufigen Antwortskala bewertet. Der Summenscore liegt zwischen 10 und 70 Punkten. Die LAS wurde nur in die Auswertung mit einbezogen, wenn alle zehn Items vollständig beantwortet wurden. Fehlen in der 29-Item-Version der LAS mehr als drei Antworten, wird sie von der Auswertung ausgeschlossen (Janssen et al. 2006: 92).

Im deutschsprachigen Raum wurde die LAS bisher noch nicht angewandt. Vor Einsatz in dieser Studie wurde die LAS übersetzt sowie rückübersetzt und im Rahmen des Pretests überprüft.

Betreuungsgestaltung im Kreißsaal

Um die Erfahrungen der Frauen mit der Betreuungsgestaltung während der Geburt zu erfragen, wurde ein Instrument mit 15 Aussagen in Anlehnung an bereits eingesetzte Fragen und Instrumente aus einer Studie mit jungen Müttern (Brown & Lumley 1997) sowie Studien, die die Erfahrungen von Gebärenden in zwei verschiedenen Versorgungskonzepten untersucht haben (Waldenström & Nilsson 1993; Waldenström et al. 2000; Biró et al. 2003), entwickelt.

In der vorliegenden Untersuchung bewerten die Studienteilnehmerinnen elf positive und vier negative Aussagen mit ›trifft zu‹, ›trifft zum Teil zu‹ und ›trifft nicht zu‹.

Die Erfassung der Zufriedenheit von Frauen mit ihrer Geburtsbetreuung kann schwierig sein, da der Zusammenhang zwischen der gemachten Geburtserfahrung und der Erfahrung der Betreuung gesehen werden muss. Die Geburtserfahrung wird von verschiedenen Faktoren wie Schmerzen, negative emotionale Erfahrungen, Erfülltheit, Freude, emotionale Anpassung, Erwartungen, Ängste, medizinische Interventionen, lange Geburtsdauer und Geburtsvorbereitung beeinflusst (Waldenström 1999: 471; Stadlmayr et al. 2004: 46 f.). Die drei am häufigsten genannten Faktoren im Zusammenhang mit der Geburtserfahrung sind die erfahrene Kontrolle während der Geburt, die soziale Unterstützung und der Schmerz. Diese drei Einflussgrößen werden in quantitativen wie auch qualitativen Studien identifiziert (Green et al. 1990; Brown & Lumley 1994; Walker et al. 1995; Berg et al. 1996; Tarkka & Paunonen 1996; Waldenström et al. 1996b; Waldenström 1999).

Rudman et al. (2007: 477 ff.) identifizieren drei relevante Dimensionen der Geburtsbetreuung: die interpersonelle bzw. zwischenmenschliche Beziehung, die Informationsgabe und den Einbezug in Entscheidungen sowie die Geburtsumgebung. Es zeigt sich, dass ein singuläres, übergeordnetes Instrument, um die Geburtsbetreuung zu erfassen, viele Aspekte und Dimensionen unberücksichtigt lässt und dem multidimensionalen Geschehen der Geburt nicht gerecht werden kann. Durch Fragen zu verschiedenen relevanten Aspekten der Geburt wird ein vielfältigeres Bild gezeichnet und die Sicht der Frauen wird differenzierter dargestellt.

Selbstkonstruierte Items

Zusätzlich wurden weitere Items zur Geburt des Kindes, zum Kreißsaalmodell, in dem die Studienteilnehmerin betreut wurde, zum Geburtsmodus, zur Teilnahme an einem Geburtsvorbereitungskurs und zur Wochenbettbetreuung im häuslichen Umfeld entwickelt. Darüber hinaus wurde nach eventuellen Auffälligkeiten bei der Kinderfrüherkennungsuntersuchung in der 4. bis 6. Lebenswoche (U3) gefragt. Diese Fragen wurden als Einstiegsfragen für den Fragebogen verwendet.

Zu den Themenkomplexen Kontinuität der Betreuung während der Geburt, Verhältnis zur Hebamme, körperliche Diagnostik und Kontakt zum Kind während der Geburt, Informationsgefühl, Mobilität während der Geburt, Mutter-Kind-Kontakt und Fragen zur Weiterleitung aus dem Hebammenkreißsaal in den ärztlich geleiteten Kreißsaal während der Geburt wurden Items entwickelt und explorativ untersucht

Die Erhebung der soziodemographischen und -ökonomischen Daten erfolgte in Anlehnung an etablierte Abfragen in sozialwissenschaftlichen Studien.

## Optionale Fragen am Ende des Fragebogens

Am Ende des Fragebogens werden drei offene und eine geschlossene Frage zur Geburt und der erfahrenen Betreuung sowie zwei geschlossene und eine offene Frage zur Studie bzw. der Studienteilnahme gestellt.

## Freitext-Fragen zur Geburt und der Betreuung

Die Studienteilnehmerinnen werden gebeten, alle Erfahrungen während der Geburt ihres Kindes, die ihnen besonders gut gefallen bzw. die ihnen nicht gut gefallen haben, zu nennen oder zu beschreiben. Weiterhin wird gefragt, ob sie Vorschläge zur Verbesserung der Betreuung während der Geburt haben.

## Bewertung der Betreuung während der Geburt

Die geschlossene Frage ›Wie bewerten Sie insgesamt die Betreuung während der Geburt Ihres Babys?‹ wird gestellt. Die Bewertung erfolgt anhand von sechs Antwortmöglichkeiten, die den in Deutschland üblichen Schulnoten entsprechen: ›sehr gut‹, ›gut‹, ›befriedigend‹, ›ausreichend‹, ›mangelhaft‹ und ›ungenügend‹.

## Fragen zur Teilnahme an der Studie

Zur Studie werden zwei geschlossene Fragen gestellt: zum einen ›Wie empfanden Sie die Teilnahme an der Studie?‹ mit den Antworten ›sehr gut‹, ›gut‹, ›teilsteils‹, ›schlecht‹ und ›sehr schlecht‹ und zum anderen ›Würden Sie noch einmal an einer solchen Studie teilnehmen?‹. Hier stehen die Antworten ›ja‹, ›nein‹,

›eventuell‹ und ›weiß nicht‹ zur Auswahl. Zudem wird die offene Frage ›Haben Sie Anmerkungen zur Studie?‹ gestellt.

Anmerkungen

Darüber hinaus haben die Studienteilnehmerinnen zusätzlich die Möglichkeit, sich auf einer linierten DIN-A4-Seite – der letzten Seite des Fragebogens – unter der Überschrift ›Für Ihre Anmerkungen‹ zu äußern.

## 8.10 Datenaufbereitung

Score ›Medizinische Interventionen‹

In der vorliegenden Studie wurde ein Score ›Medizinische Interventionen‹ erarbeitet, um die während der Geburt eingesetzten Interventionen zusammenzufassen und darzustellen. Bei der Konstruktion des Scores ›Medizinische Interventionen‹ wurden internationale Studien gesichtet, die ähnliche Scores verwendet haben.

Ann Oakley (1980: 305) erarbeitete den Obstetric Technology Score, den sie im Rahmen ihrer Studie zum Geburtsprozess und dem Übergang zur Mutterschaft verwendete. Oakley argumentiert, dass jede Intervention, unabhängig von den Gründen, warum sie eingesetzt wird, das Risiko einer postpartalen Depression erhöht. In dem von ihr entwickelten Obstetric Technology Score werden 15 Interventionen erfasst und gewichtet. Die Gesamtpunktzahl beträgt 53. Eine Gesamtpunktzahl zwischen 0 bis 11 wird als ›niedrig‹, zwischen 12 bis 19 als ›mittel‹ und zwischen 20 bis 28 als ›hoch‹ eingestuft.

Elliot et al. (1984: 32) entwickelten in enger Anlehnung an Oakley (1980) den Technology Score und setzten diesen in einer Längsschnittstudie zum psychischen Wohlbefinden von 117 Frauen während der Schwangerschaft und im ersten Jahr nach der Geburt des Kindes ein. Neun mögliche Interventionen werden erfragt und es kann eine Punktzahl von 39 erreicht werden. Die Gewichtung der Interventionen deckt sich nahezu mit dem Obstetric Technology Score von Oakley (1980).

Der Obstetric Procedure Score von Brown et al. (1994: 277) wurde im Rahmen einer Studie mit 790 jungen Müttern in Australien erarbeitet und eingesetzt. Die Forscherinnen wiederum beziehen sich auf den Technology Score von Elliot et al. (1984) und modifizieren ihn, indem sie ein neues Item ›Episiotomie oder Geburtsverletzung‹ zugunsten des Items ›Episiotomie‹ einfügen und die Gewichtung der Interventionen verändern. Insgesamt sind acht Interventionen gelistet und die Höchstpunktzahl beträgt 27.

Deborah Oakley et al. (1995: 409) kreierten einen Medical Procedures Score mit 21 gewichteten Items und einer möglichen Summe von 33 Punkten. Dieser Score wurde im Rahmen einer prospektiv kontrollierten Studie eingesetzt, die zwei Versorgungskonzepte für Low-Risk-Frauen (Betreuung durch Hebammen oder Geburtshelfer) miteinander vergleicht.

In der vorliegenden Studie wurde der Score ›Medizinische Interventionen‹ erarbeitet, der zehn Interventionen umfasst (siehe Tab. 8.10.1). Diese Items werden nicht gewichtet, sondern für jede eingesetzte Intervention wird ein Punkt vergeben, so dass sich eine Gesamtpunktzahl von 10 ergeben kann. Eine Gewichtung der einzelnen Interventionen erschien willkürlich und nicht plausibel zu begründen. Der Score soll einen zusammenfassenden Überblick über die Anzahl der eingesetzten Interventionen in den beiden Versorgungsmodellen geben und einen Vergleich zwischen den beiden Gruppen – Hebammenkreißsaal und üblicher, ärztlich geleiteter Kreißsaal – ermöglichen.

Die folgende Tabelle gibt einen Überblick über die bisher in der internationalen Forschung verwendeten Scores bezüglich medizinischer Interventionen, die während des Geburtsprozess eingesetzt werden, und stellt den Score ›Medizinische Interventionen‹ der vorliegenden Studie dar.

Tab. 8.10.1: Darstellung international verwendeter Scores zur Erhebung von eingesetzten medizinischen Interventionen während der Geburt

| Intervention | A. Oakley (1980) | Elliot et al. (1984) | Brown et al. (1994) | D. Oakley et al. (1995) | Vorliegende Studie |
|---|---|---|---|---|---|
| Oxytocin sub partu | 3 | 2 | 2 | 1 | 1 |
| Amniotomie | 1 | 1 | - | 1 | 1 |
| Opioide | 1 | 1 | 1 | 1 | 1 |
| PDA | 4 | 4 | 4 | 1 | 1 |
| Sectio | 10 | 10 | 10 | 3 | 1 |
| Forceps (Beckenausgang) | 4 | 4 | - | 2 | - |
| Forceps | 6 | - | 1 | 3 | 1 |
| CTG | 4 | 4 | - | - | - |
| Kontinuierliches CTG | - | - | - | 2 | 1 |

*(Fortsetzung)*

| Internes CTG | - | - | - | 1 | - |
|---|---|---|---|---|---|
| Fetalblutanalyse | - | - | - | 2 | - |
| > fünf vaginale Untersuchungen | - | - | - | 1 | - |
| Geburtseinleitung | 6 | 6 | 2 | 2 | 1 |
| Episiotomie | 1 | 1 | - | 1 | 1 |
| Episiotomie oder Geburtsverletzung | - | - | 1 | - | - |
| Blasenkatheter | 1 | - | - | - | - |
| Pudendusblock | 2 | - | - | - | - |
| Glucoseinfusion | 2 | - | - | - | - |
| Infusion Flüssigkeit | - | - | - | 1 | - |
| Manuelle Plazentalösung | 2 | - | - | - | - |
| Vollnarkose | 6 | - | 6 | 1 | - |
| Lokalanästhesie | - | - | - | 1 | - |
| Pudendusanästhesie | - | - | - | 1 | - |
| Spinalanästhesie | - | - | - | 1 | - |
| Sonstige Anästhesie | - | - | - | 1 | - |
| Vakuumextraktion | - | - | - | 2 | 1 |
| BEL-Entwicklung | - | - | - | 2 | - |
| Geburt Kreißsaal | - | - | - | 1 | - |
| **Gesamtpunktzahl** | 53 | 39 | 27 | 33 | 10 |

## Variable ›Interventionsfreie Geburt‹

Die Variable ›Interventionsfreie Geburt‹ wurde aus der Studie von Schwarz (2008: 111) übernommen. Schwarz kreierte diese Variable im Rahmen ihrer Studie *Entwicklung der geburtshilflichen Versorgung – am Beispiel geburtshilflicher Interventionsraten 1984 – 1999 in Niedersachsen*, um die Gruppe der Geburten zu definieren, bei denen keine invasiven Interventionen eingesetzt wurden. Die Variable schließt elf durch die Perinatalerhebung erfasste invasive Interventionen ein.

In der Variable werden drei Interventionen – ›Aufnahme-CTG‹, ›externes Geburts-CTG‹ und ›Analgetika‹ – nicht berücksichtigt, da es sich um nichtinvasive und häufig angewandte Interventionen handelt, die mittlerweile als ›normal‹ betrachtet werden (Schwarz 2008: 111). Die Intervention ›Amniotomie‹ wird nicht berücksichtigt, da in der Perinatalerhebung nur die Amniotomien, die im Rahmen von Geburtseinleitungen stattfinden, erhoben werden. Amniotomien, die während des Geburtsverlaufs erfolgen, werden nicht gesondert erfasst (Schwarz 2009b).

Schwarz (2008: 111) kreierte zudem noch eine neue Variable ›Normale Geburt‹ anhand der Kriterien der WHO (1996), um eine »Normal-Gruppe« zu definieren, die keine nennenswerten Risiken aufweist[97]. Da die Stichprobe der vorliegenden Studie ausschließlich Low-Risk-Frauen umfasst, kann die Variable ›Interventionsfreie Geburt‹ angewandt werden.

Nach Modifizierung der Variable ›Interventionsfreie Geburt‹ auf die Gegebenheiten der vorliegenden Studie werden insgesamt acht Interventionen einbezogen. Im Dokumentationsbogen dieser Studie wird die Geburtseinleitung abgefragt und nicht nach der Methode unterschieden, deshalb werden die Interventionen ›medikamentöse Zervixreifung‹ und ›Geburtseinleitung‹ zusammengefasst. Nicht berücksichtigt wird die Intervention ›Forzeps‹, da diese Form der vaginaloperativen Geburten in der Referenzklinik nicht durchgeführt wird. Auch die Intervention ›Primäre Sectio‹ wurde nicht einbezogen, da Studienteilnehmerinnen, die einen geplanten Kaiserschnitt erhalten, aufgrund der festgelegten Ein- und Ausschlusskriterien aus der Studie ausgeschlossen wurden.

In Tabelle 8.10.2 wird die Variable ›Interventionsfreie Geburt‹ und die Modifikation zur Verwendung in der vorliegenden Studie dargestellt.

Tab. 8.10.2: Variable ›Interventionsfreie Geburt‹ – Gegenüberstellung der Versionen von Schwarz (2008) und der vorliegenden Studie

| *Intervention* | *Schwarz (2008)* | *Vorliegende Studie* |
|---|---|---|
| Internes Geburts-CTG | Einbezogen | Einbezogen |
| Fetalblutuntersuchung | Einbezogen | Einbezogen |
| Medikamentöse Zervixreifung | Einbezogen | Wurde mit der Intervention ›Geburtseinleitung‹ zusammengefasst |
| Geburtseinleitung | Einbezogen | Wurde mit der Intervention ›Medikamentöse Geburtseinleitung‹ zusammengefasst |
| Wehenmittel sub partu | Einbezogen | Einbezogen |
| Anästhesien[98] | Einbezogen | Einbezogen[99] |
| Episiotomie | Einbezogen | Einbezogen |
| Forzeps | Einbezogen | Nicht berücksichtigt, da nicht durchgeführt |
| Vakuumextraktion | Einbezogen | Einbezogen |

97 Folgende Einschlusskriterien wurden verwendet: Alter der Schwangeren 18–39 Jahre, Geburtsgewicht 2.500–3.999 g, 37–42 vollendete Schwangerschaftswochen, Einlingsschwangerschaft, regelrechte Schädellage, kein vorangegangener Kaiserschnitt bzw. keine Uterus-Operation, keine Gestose und keine Placenta praevia (Schwarz 2008: 111).
98 Periduralanästhesie und Vollnarkose.
99 Hierbei wurden nur Periduralanästhesien berücksichtigt. Vollnarkosen wurden nicht getrennt erfasst, da sie – falls eine Frau eine Vollnarkose erhalten hat – immer mit einer sekundären Sectio einhergehen.

*(Fortsetzung)*

| Primäre Sectio | Einbezogen | Nicht berücksichtigt, da dies ein Ausschlusskriterium der Studie ist |
|---|---|---|
| Sekundäre Sectio | Einbezogen | Einbezogen |

## Score ›Hebammengeburtshilfliche Maßnahmen‹

Der Score ›Hebammengeburtshilfliche Maßnahmen‹ wurde im Rahmen dieser Untersuchung entwickelt, um die von Hebammen im Geburtsprozess eingesetzten Interventionen darzustellen. Diese Maßnahmen können dem komplementärmedizinischen bzw. alternativen Spektrum zugerechnet werden, sind in der Regel nicht invasiv, sollen den Geburtsprozess unterstützen, eventuell schmerzlindernd wirken und die Physiologie der Geburt unterstützen. Das Anwenden dieser Maßnahmen bedingt nicht die Weiterleitung der Gebärenden in das übliche Kreißsaalmodell, sondern liegt in der Hand der Hebammen.

Oakley et al. (1995: 404) setzen in ihrer Studie zum Vergleich zweier Betreuungsoptionen für Low-Risk-Frauen den Score ›Self-Care Comfort Measures‹ ein. Es werden elf Maßnahmen[100], die während der Geburt eingesetzt werden können, gelistet. Diese erhalten bei Einsatz jeweils einen Punkt.

Der Score in der vorliegenden Untersuchung umfasst sieben definierte Maßnahmen und als achten Punkt ›Sonstiges‹. Es ist möglich, ›Sonstiges‹ anzugeben, wenn eine Maßnahme eingesetzt wurde, die nicht gelistet wurde (z. B. Atemtechniken, Phytotherapie, Ölmischungen oder spezielle Lagerungstechniken). Für jede eingesetzte Maßnahme wird ein Punkt vergeben, so dass die Höchstpunktzahl acht Punkte beträgt (siehe Tab. 8.10.3).

Tab. 8.10.3: Score ›Hebammengeburtshilfliche Maßnahmen‹

| *Maßnahmen* | *Punktzahl* |
|---|---|
| Akupunktur | 1 |
| Homöopathie | 1 |
| Bad | 1 |
| Kälte-/Wärmeanwendung | 1 |
| Massagen | 1 |
| Einlauf/Klistier | 1 |
| Rizinus | 1 |
| Sonstiges | 1 |
| **Gesamtpunktzahl** | **8** |

---

100 Folgende elf Maßnahmen werden im Score erfragt: Eiswürfel lutschen, Atemtechniken, Entspannungstechniken, Massage(n), Bewegung, Gehen, Dusche, Visualisierung, Musikhören, Hypnose und Sonstiges (Oakley et al. 1995: 404).

Variable ›Mobilität‹

Um die Mobilität der Gebärenden während der Geburt darstellen zu können, wurde die Variable ›Mobilität‹ gebildet.

Die Konstruktion dieser Variablen ermöglicht die Darstellung der Positionswechsel, die durchschnittlich pro Stunde stattfinden. Dies geschieht unabhängig davon, wie lange die Geburt andauert und über welchen Zeitraum die Hebamme die Mobilität der Frau dokumentiert.

Frauen suchen zu unterschiedlichen Zeitpunkten der Geburt die Klinik auf bzw. werden erst zu unterschiedlichen Zeitpunkten im Kreißsaal von der Hebamme betreut. In dieser Studie wird die Mobilität der Gebärenden ab Beginn der kontinuierlichen Betreuung durch eine Hebamme im Kreißsaal dokumentiert. Das bedeutet, dass die Mobilität von Frauen, die sich in einer frühen Phase der Geburt in der Klinik außerhalb des Kreißsaals (z. B. im Vorwehenzimmer, im Flur oder im Garten) aufgehalten haben, nicht aufgezeichnet wurde.

Die Hebamme dokumentiert alle 15 Minuten die Position bzw. Mobilität der Gebärenden. Es werden sechs verschiedene Positionen[101] aufgeführt, die die Hebamme jeweils mit einem Kreuz markieren kann.

Die neu gebildete Variable ›Positionswechsel durch Aufzeichnungsdauer‹ heißt ›Mobilität‹. Es werden alle Positionswechsel während der Aufzeichnungszeit erfasst und summiert. Diese Summe wird durch die Aufzeichnungsdauer (Stunden) geteilt. Die Variable stellt somit die Positionswechsel pro Stunde dar.

Ein Beispiel zur Verdeutlichung: Bei einer Gebärenden beträgt die Aufzeichnungsdauer insgesamt fünf Stunden und es sind 20 Positionswechsel zu verzeichnen. Die Frau hat durchschnittlich vier Positionswechsel pro Stunde vorgenommen.

Hierdurch kann eine gewisse Vergleichbarkeit zwischen den einzelnen Fällen erreicht werden, da ansonsten die Geburten wegen der unterschiedlichen Dauer der Aufzeichnung bzw. der unterschiedlich langen Dauer des Geburtsprozesses nicht miteinander vergleichbar wären.

Es wurde versucht, lückenhafte Aufzeichnungen der Mobilität zusammen mit der jeweiligen Hebamme zu ergänzen. War eine sinnvolle Rekonstruktion im Nachhinein nicht möglich, wurde der Fall aus der Auswertung ausgeschlossen.

---

101 Folgende sechs Positionen werden gelistet: Stehen/Laufen, Vierfüßlerstand, Badewanne, Hocke(r) (schließt Sitzen mit ein), Seitenlage und Rückenlage.

Score ›Physisches Wohlbefinden postpartum‹

Die Studienteilnehmerinnen werden im Fragebogen gebeten, die 17 gelisteten Beschwerden zu zwei Zeitpunkten zu beurteilen: in den ersten zehn Tagen und acht Wochen nach der Geburt.

In dem Score ›Physisches Wohlbefinden postpartum‹ werden zwölf Beschwerden einbezogen, die auf alle Studienteilnehmerinnen, unabhängig davon, wie sie ihr Kind geboren haben (Geburtsmodus) oder ob sie stillen oder nicht, zutreffen können (siehe Tab. 8.10.4).

Tab. 8.10.4: Score ›Physisches Wohlbefinden postpartum in den ersten zehn Tagen und acht Wochen nach der Geburt‹

| Beschwerden | In den ersten zehn Tagen und acht Wochen nach der Geburt | |
| --- | --- | --- |
| | Nein | Ja[102] |
| Müdigkeit | 1 | 0 |
| Kopfschmerzen | 1 | 0 |
| Körperliche Erschöpfung | 1 | 0 |
| Rückenschmerzen | 1 | 0 |
| Harnwegsinfekt | 1 | 0 |
| Probleme Wasserlassen | 1 | 0 |
| Harninkontinenz | 1 | 0 |
| Uterusinfektion | 1 | 0 |
| Hämorrhoiden | 1 | 0 |
| Verstopfung | 1 | 0 |
| Schmerzen Stuhlgang | 1 | 0 |
| Stuhlinkontinenz | 1 | 0 |
| **Gesamtpunktzahl** | **12** | **0** |

Mögliche Antworten waren ›keine Beschwerden‹, ›wenig Beschwerden‹ oder ›viele Beschwerden‹. In der Auswertung wurden ›wenig Beschwerden‹ und ›viele Beschwerden‹ zusammengefasst und der Antwort ›keine Beschwerden‹ gegenübergestellt. Fälle, die Missings aufwiesen, wurden nicht in die Auswertung des Scores miteinbezogen.

Die Gesamtpunktzahl beträgt 12. Wurde eine der gelisteten Beschwerden angekreuzt, wurde kein Punkt vergeben. Im Fall, dass eine Beschwerde nicht angegeben wurde, wurde ein Punkt vergeben. Das bedeutet: Je höher der Score ausfällt, desto geringer ist die Anzahl der Beschwerden. Je niedriger die Gesamtpunktzahl des Scores ist, desto mehr Beschwerden werden angegeben.

---

102 ›Wenig Beschwerden‹ und ›Viele Beschwerden‹.

Self-rated Health Question (allgemeine Einschätzung des
Gesundheitszustandes)

Die Frage im Fragebogen lautet: »Bitte beurteilen Sie Ihren allgemeinen Gesundheitszustand zum jetzigen Zeitpunkt.« Es stehen fünf Antwortmöglichkeiten zur Auswahl: ›sehr gut‹, ›gut‹, ›teils gut/teils schlecht‹, ›schlecht‹ und ›sehr
schlecht‹.

In der vorliegenden Studie werden die Antworten auf diese Frage dichotom
ausgewertet. Die Antwortmöglichkeiten ›sehr gut‹ und ›gut‹ werden zu ›gut‹ und
die Antworten ›teils gut/teils schlecht‹, ›schlecht‹ und ›sehr schlecht‹ werden zu
›nicht gut‹ zusammengefasst.

Dieses Vorgehen wurde unter anderem auch von Schytt & Waldenström
(2007) angewandt. Grund dafür ist, dass nur wenige Frauen ihre Gesundheit acht
Wochen nach der Geburt schlechter als ›gut‹ einstufen. In der vorliegenden
Studie antworten 16 Studienteilnehmerinnen (18,1 %) ›teils gut/teils schlecht‹,
zwei Studienteilnehmerinnen (1,0 %) ›schlecht‹ und eine Teilnehmerin (0,5 %)
›sehr schlecht‹. Die Antwort ›teils gut/teils schlecht‹ wird als Abweichung von
einem normalen Zustand eines guten Gesundheitszustandes eingestuft und
deshalb der Kategorie ›nicht gut‹ zugeordnet.

Score ›Betreuungsgestaltung‹

Die retrospektive Beurteilung der Geburtsbetreuung wird mittels des Scores
›Betreuungsgestaltung‹ erfasst.

Die Studienteilnehmerinnen bewerten 15 Aussagen zur Betreuungsgestaltung
während des Geburtsverlaufs. Die Antwortkategorien sind ›trifft zu‹, ›trifft zum
Teil zu‹ und ›trifft nicht zu‹. Die Antwortmöglichkeit ›trifft zu‹ erhält zwei
Punkte, die Antwortmöglichkeit ›trifft zum Teil zu‹ erhält einen Punkt und ›trifft
nicht zu‹ keinen Punkt. Die Höchstpunktzahl beträgt 30 Punkte. Eine niedrigere
Punktzahl impliziert eine negativere Beurteilung der Betreuung, eine höhere
Punktzahl eine positivere Beurteilung.

Tab. 8.10.5: Score ›Betreuungsgestaltung‹

| Item | Trifft zu | Trifft zum Teil zu | Trifft nicht zu |
|---|---|---|---|
| Freundliche Begrüßung | 2 | 1 | 0 |
| Kreißsaal gemütlich | 2 | 1 | 0 |
| Schamgefühl wurde verletzt | 0 | 1 | 2 |
| Wusste immer, an wen ich mich wenden konnte | 2 | 1 | 0 |
| Hebamme hatte keine Zeit | 0 | 1 | 2 |

*(Fortsetzung)*

| | | | |
|---|---|---|---|
| Jederzeit Wünsche äußern | 2 | 1 | 0 |
| Sicher gefühlt | 2 | 1 | 0 |
| Sorgen um das Baby | 0 | 1 | 2 |
| Sorgen um Geburtsverlauf | 0 | 1 | 2 |
| Geburtsverlauf verständlich erklärt | 2 | 1 | 0 |
| Gespür für Bedürfnisse | 2 | 1 | 0 |
| Unterstützung Wehenveratmung | 2 | 1 | 0 |
| Verständnis Schmerzäußerungen | 2 | 1 | 0 |
| Hebamme ermutigend | 2 | 1 | 0 |
| Hebamme beruhigend | 2 | 1 | 0 |

## 8.11 Datenauswertung

Die Dateneingabe erfolgte mittels der Statistik-Software SPSS 12.0 für Windows (2002).

Alle Auswertungen erfolgten mit dem Programmpaket SAS (Version 8.2, SAS Institute Inc. 2001), wobei die statistischen Tests generell zweiseitig, zum Signifikanzniveau $\alpha = 5\,\%$ durchgeführt wurden.

Die Arbeitsschritte umfassten die Kodierung der Datenerhebungsinstrumente und Daten, die Entwicklung von Plausibilitätschecks sowie die Auswertung der vorliegenden Daten.

Die klinische Wirksamkeit der Intervention ›Versorgungskonzept Hebammenkreißsaal‹ wurde anhand der Intention-to-Treat Analyse, der Per-Protokoll Analyse und der As-Treated Analyse ermittelt.

Die primäre Auswertungsstrategie ist die Intention-to-Treat Analyse, bei der die Unterscheidung nach Hebammenkreißsaal (HKS) und Arztkreißsaal (AKS) nach der ursprünglichen Zuteilung bzw. Entscheidung erfolgt, also unabhängig davon, ob unter der Geburt der Kreißsaal gewechselt wurde oder nicht. Ergänzend hierzu werden die Auswertungen ebenfalls nach den Strategien As-Treated und Per-Protokoll durchgeführt. Dies dient dazu, mögliche Effekte aufgetretener Protokollverletzungen besser verstehen und bewerten zu können.

In der Intention-to-Treat-Analyse wird das Outcome der Studienteilnehmerinnen (gesunde Schwangere/Gebärende) in der Gruppe analysiert, der sie zu Studienbeginn angehört haben. Dieses Vorgehen entspricht den Verhältnissen in der Berufspraxis und stellt die primäre Analyse dar (Lewis & Machin 1993: 839; Newell 1992: 647 f.). Durch diese Vorgehensweise bleibt die Vergleichbarkeit der Gruppen erhalten (Hollis & Campbell 1999: 673). Die Besonderheit in dieser Studie besteht darin, dass Studienteilnehmerinnen nur von der Interventionsgruppe (Hebammenkreißsaal) in die Kontrollgruppe (ärztlich geleiteter Kreißsaal) wechseln können. Der umgekehrte Fall ist nicht möglich.

Bei der Per-Protokoll Analyse gehen nur die Studienteilnehmerinnen in die Auswertung ein, die protokollkonform an der Studie teilnehmen werden. Das heißt, alle vorzeitig ausscheidenden Studienteilnehmerinnen – das wären z. B. diejenigen Gebärenden, bei denen eine Hinzuziehung einer Ärztin/eines Arztes während der Geburt aufgrund einer Regelwidrigkeit erforderlich wird und die somit aus dem Hebammenkreißsaal in den ärztlich geleiteten Kreißsaal weitergeleitet werden – werden für die Referenzpopulation nicht berücksichtigt (Schulgen & Schumacher 2002: 148).

Bei der As-Treated Analyse werden Protokollverletzungen ausgeschlossen und die Studienteilnehmerinnen in der Gruppe ausgewertet, in der sie tatsächlich geboren haben (Hebammenkreißsaal oder üblicher ärztlich geleiteter Kreißsaal) (Schulgen & Schumacher 2002: 148).

Vorab wurden die Verteilungen ausgewählter Kontrollvariablen in den beiden Kreißsaalmodellen, zur Überprüfung der Vergleichbarkeit, in Häufigkeitstabellen dargestellt.

Die Verteilung der Daten für Merkmale mit zwei verschiedenen Ausprägungen (dichotome Merkmale) wurden in Kontingenztabellen dargestellt und mit Hilfe logistischer Regression ausgewertet. Dabei wurde jeweils eine logistische Regression nur in Abhängigkeit vom Kreißsaalmodell und zusätzlich unter Hinzunahme der Kontrollvariablen ›Geburtsjahr der Mutter‹, ›Parität‹ und ›Dauer des Hebammenkreißsaals‹[103] berechnet. Für die Parameterschätzer wurde der zugehörige p-Wert aus der Wald-Chi-Quadrat-Teststatistik und das Odds Ratio mit zugehörigem 95 %-Konfidenzintervall berechnet.

Das Odds Ratio (OR) ist eine zusammenfassende statistische Maßzahl, die für die Größe des Wirkungsunterschieds verwendet wird. Das OR sagt etwas über die Stärke eines Zusammenhangs von zwei Merkmalen aus. Der Odds (englisch: Chance) ist der Quotient der Wahrscheinlichkeit, dass das Zielereignis eintritt, zu der Wahrscheinlichkeit, dass es nicht eintritt (Schumacher et al. 2002: 58 f.; Cluett 2003b: 154).

Das Odds Ratio – der Quotient zweier Odds – ist definiert als die Chance für das Auftreten des jeweils betrachteten Ereignisses im Hebammenkreißsaal dividiert durch die Chance für das Auftreten des jeweils betrachteten Ereignisses im Arztkreißsaal.

Merkmale mit mehreren Ausprägungen (ordinale Merkmale) wurden, sofern sinnvoll, in dichotome Kategorien zusammengefasst und anschließend entsprechend wie oben beschrieben ausgewertet. Für ordinale Merkmale wurde

---

103 Die Kontrollvariable ›Dauer des Hebammenkreißsaals‹ wurde gewählt, da das Versorgungskonzept neu in der Referenzklinik eingeführt wurde. Die Annahme ist, dass sich im Laufe der Zeit der Erfahrungszuwachs der Hebammen eventuell auf die Betreuung im Hebammenkreißsaal auswirkt. Berechnet wurde die Kontrollvariable wie folgt: Differenz zwischen Eröffnung des Hebammenkreißsaals und Geburtsdatum des Kindes.

jeweils die Kontingenztabelle dargestellt und der Wilcoxon-Rangsummen-Test
bzw. der Chiquadrat-Test berechnet.

Für metrische Merkmale wurden zur Übersicht die wichtigsten Vertei-
lungskennzahlen (Mittelwert, Median, Quartile etc.) angegeben. Um auf Unterschiede dieser metrischen Variablen zwischen den Gruppen zu testen, wurde
der nicht-parametrische Wilcoxon-Rangsummen-Test angewendet.

Eine in klinischen Studien häufig anzutreffende Besonderheit ist die Betrachtung mehrerer Endpunkte. Dadurch kommt es in der Regel zu einer Vielzahl
statistischer Tests, wodurch das Problem des multiplen Testens auftritt (Bender
et al. 2007: e27). Ein möglicher Ausweg ist in solchen Situationen, das Signifikanzniveau abhängig von der Anzahl der durchgeführten Tests nach unten zu
korrigieren, z. B. nach der Methode von Bonferroni, bei der das multiple Ge-
samtniveau durch die Anzahl durchgeführter Tests dividiert und jeder p-Wert
mit dieser kleineren Schranke verglichen wird. Der Preis für eine derartige
Kontrolle ist allerdings die Vergrößerung des Fehlers zweiter Art, also eines
Verlustes an Power, wodurch tatsächlich vorhandene Unterschiede zwischen den
zu vergleichenden Gruppen mit einer geringeren Wahrscheinlichkeit aufgedeckt
werden können (Field 2005: 339 f.).

Da mit der hier durchgeführten Studie innerhalb der Hebammenforschung in
Deutschland aber auch wissenschaftliches Neuland betreten wird, ist gerade die
Betrachtung verschiedenartiger Aspekte beim Vergleich von Hebammenkreiß-
saal und üblichem, ärztlich geleitetem Kreißsaalmodell von besonderem Inter-
esse, d. h., die Auswertung der Studie beinhaltet gewollt auch einen explorativen
Aspekt im Sinne der Formulierung hypothesengenerierender Fragestellungen.

In der hier vorliegenden Arbeit wurde dem Problem des Multiplen Testens
nun dadurch begegnet, dass zu Beginn der Studie nur eine geringe Anzahl von
Haupthypothesen formuliert wurde. Da zur Überprüfung jeder dieser einzelnen
Haupthypothesen prinzipiell eine Vielzahl verschiedener Fragebogenitems zur
Verfügung stünde, wurden (ebenfalls vor Beginn der Auswertungen) thematisch
verwandte Items jeweils zu einem Score zusammengefasst. Die jeweiligen
Haupthypothesen sind darüber hinaus so gewählt, dass sie, untereinander betrachtet, ein möglichst heterogenes Spektrum von Outcomes bilden. Jeder einzelnen Nullhypothese wird somit nicht wiederholt die Möglichkeit gegeben,
abgelehnt zu werden. Die hier beschriebene Vorgehensweise sowie der bereits
oben geschilderte explorative Charakter der Untersuchung rechtfertigen somit
den Verzicht auf eine Korrektur des Alphaniveaus (Rothman 1990: 44 f.). Darüber hinaus sei an dieser Stelle betont, dass keiner der durchgeführten Tests
nachgeschoben oder aufgrund im Laufe der Auswertung gereifter Erkenntnisse
durchgeführt wurde.

# 9 Darstellung der Ergebnisse

In diesem Kapitel wird zum einen die Analysegruppe beschrieben und zum anderen die Ergebnisse der im Kapitel 6 dargestellten Hypothesen und Fragestellungen erörtert.

Alle Auswertungen erfolgen durchgängig nach der Intention-to-Treat Methode.

## 9.1 Beschreibung der Analysegruppe

Allgemein ist bei der Interpretation der Ergebnisse darauf zu achten, welche Bezugsgröße für die Berechnung gewählt wird. So ergeben sich eventuell unterschiedliche Auslegungen eines prozentualen Anteils, wenn einmal die gesamte Stichprobe und ein anderes Mal nur eine Gruppe (z. B. nur Frauen, die spontan geboren haben) zugrunde gelegt wird.

Die Analysegruppe speist sich aus zwei Quellen. Die Dokumentationsbögen, die während der Geburt von den betreuenden Hebammen ausgefüllt wurden, liegen von 238 Studienteilnehmerinnen vor. Von 198 Studienteilnehmerinnen (83,2 % der gesamten Analysegruppe) liegen Fragebögen vor, die acht Wochen nach der Geburt versandt und vollständig ausgefüllt zurückgeschickt wurden.

Um eine bessere Übersicht zu gewährleisten, werden in der folgenden Tabelle die Gruppen sowie Subgruppen der beiden Erhebungsinstrumente dargestellt.

Tab. 9.1.1: Darstellung der Analysegruppe, unterteilt nach den beiden Instrumenten ›Dokumentationsbogen‹ und ›Fragebogen‹ sowie des Geburtsmodus

| Erhebungsinstrument | Gruppen | Alle | HKS | AKS |
|---|---|---|---|---|
| | | n | n | n |
| Dokumentationsbogen Geburt | Gesamt | 238 | 92 | 146 |
| | Spontan- und vaginaloperative Geburten | 215 | 87 | 128 |
| | Spontangeburten | 195 | 81 | 114 |
| | Vaginaloperative Geburten | 20 | 6 | 14 |
| | Sectiones | 23 | 5 | 18 |
| Fragebogen acht Wochen p.p. | Gesamt | 198 | 82 | 116 |
| | Spontan- und vaginaloperative Geburten | 179 | 78 | 101 |
| | Spontangeburten | 162 | 72 | 90 |
| | Vaginaloperative Geburten | 17 | 6 | 11 |
| | Sectiones | 19 | 4 | 15 |

Im Folgenden wird die Analysegruppe der vorliegenden Studie näher beschrieben.

## Instrument ›Dokumentationsbogen‹

Es liegen 238 vollständige Dokumentationsbögen vor, die von den betreuenden Hebammen während der Geburt ausgefüllt wurden. Davon wurden bei Aufnahme zur Geburt 92 Studienteilnehmerinnen (38,7 %) in den Hebammenkreißsaal (Interventionsgruppe) und 146 Studienteilnehmerinnen (61,3 %) in den Arztkreißsaal (Kontrollgruppe) aufgenommen.

Während der Geburt sind 55,4 % der Studienteilnehmerinnen (n = 51), die die Geburt im Hebammenkreißsaal begonnen haben, in den ärztlich geleiteten Kreißsaal weitergeleitet worden.

Tab. 9.1.2: Vergleich des Alters der Mutter und der Parität der Gruppen HKS und AKS mittels des Instruments ›Dokumentationsbogen‹ (ITT)

| Soziodemographische Merkmale | HKS (n = 92) | | AKS (n = 146) | |
|---|---|---|---|---|
| | n | % | n | % |
| Alter der Mutter in Jahren[104] | | | | |
| < 18 | - | - | 3 | 2,1 |
| 18 – 29 | 40 | 43,5 | 76 | 52,1 |
| 30 – 34 | 30 | 32,6 | 48 | 32,9 |

---

104 Es wurden Altersklassen in Anlehnung an die Auswertung der Perinataldaten in Niedersachsen gebildet (Zentrum für Qualität und Management im Gesundheitswesen 2006).

(*Fortsetzung*)

| Soziodemographische Merkmale | HKS (n = 92) | | AKS (n = 146) | |
|---|---|---|---|---|
| | n | % | n | % |
| 35 – 39 | 20 | 21,7 | 16 | 11,0 |
| > 40 | 2 | 2,2 | 3 | 2,1 |
| Parität[105] | | | | |
| I | 46 | 50,0 | 87 | 59,6 |
| II | 33 | 35,9 | 46 | 31,5 |
| III | 9 | 9,8 | 10 | 6,8 |
| IV | 2 | 2,2 | 2 | 1,4 |
| V | 2 | 2,2 | 1 | 0,7 |

Wie in Tab. 9.1.2 ersichtlich, besteht hinsichtlich des Geburtsjahres der Mutter kein signifikanter Unterschied zum Niveau $\alpha = 5\%$ zwischen den beiden Gruppen (p = 0.13, Fisher's Exact Test). Dennoch sind Unterschiede des Alters der Mutter zu sehen. Wesentlich unterscheiden sich die Gruppen in der Altersklasse von 35 bis 39 Jahren. 21,7 % der Frauen der Interventionsgruppe entfallen auf diese Altersklasse und 11,0 % der Frauen der Kontrollgruppe. Keine Studienteilnehmerin der Interventionsgruppe ist jünger als 18 Jahre, in der Kontrollgruppe sind drei Frauen unter 18 Jahren. Zudem sind weniger Frauen der Interventionsgruppe (43,5 %) 18 bis 29 Jahre alt, in der Kontrollgruppe sind 52,1 % der Frauen in dieser Altersgruppe zu finden.

Zwischen der Interventions- und Kontrollgruppe besteht zudem kein signifikanter Unterschied hinsichtlich der Parität. In der Interventionsgruppe sind etwas seltener Erstgebärende als in der Kontrollgruppe vertreten (50 % vs. 59,6 %). 35,9 % der Frauen der Interventionsgruppe und 31,5 % der Kontrollgruppe haben ihr zweites Kind geboren. 9,8 % der Studienteilnehmerinnen der Interventionsgruppe und 6,8 % der Kontrollgruppe bekamen ihr drittes Kind.

Instrument ›Fragebogen acht Wochen p.p.‹

Insgesamt wurde an 238 Studienteilnehmerinnen acht bis zwölf Wochen nach der Geburt ein Fragebogen versandt. Davon wurden 198 ausgefüllt zurückgeschickt. Die Rücklaufquote entspricht 83,2 %. 82 Studienteilnehmerinnen der Interventionsgruppe (89,1 %) und 116 Studienteilnehmerinnen der Kontroll-

---

105 Hinsichtlich der Parität wurde der Bezug ›vorausgegangene lebend geborene Kinder‹ gewählt, da keine der 238 Studienteilnehmerinnen vor der aktuellen Geburt ein Kind tot geboren hat.

gruppe (79,5 %) haben den Fragebogen beantwortet. Die Fragebögen wurden von den Studienteilnehmerinnen zwischen der 8. und 21. Lebenswoche des Kindes ausgefüllt.

In der folgenden Tabelle werden die soziodemographischen merkmale der Interventions- und der Kontrollgruppe dargestellt.

Tab. 9.1.3: Vergleich soziodemographischer Merkmale der Gruppen HKS und AKS mittels des Instruments ›Fragebogen‹ (ITT)

| Soziodemographische Merkmale | HKS (n = 82) | | AKS (n = 116) | |
|---|---|---|---|---|
| | n | % | n | % |
| *Alter der Mutter in Jahren*[106] | 82 | | 116 | |
| < 18 | - | - | 2 | 1,7 |
| 18 – 29 | 35 | 42,7 | 51 | 44,0 |
| 30 – 34 | 26 | 31,7 | 44 | 37,9 |
| 35 – 39 | 19 | 23,2 | 16 | 13,8 |
| > 40 | 2 | 2,4 | 3 | 2,6 |
| *Parität*[107] | 82 | | 116 | |
| I | 41 | 50,0 | 69 | 59,5 |
| II | 31 | 37,8 | 40 | 34,5 |
| III | 6 | 7,3 | 7 | 6,0 |
| IV | 2 | 2,4 | - | - |
| V | 2 | 2,4 | - | - |
| *Familienstand* | 82 | | 114 | |
| Allein stehend | 2 | 2,4 | - | - |
| Feste Partnerschaft | 26 | 31,7 | 31 | 27,2 |
| Verheiratet | 53 | 64,6 | 83 | 72,8 |
| Getrennt | 1 | 1,2 | - | - |
| *Ausbildung* | 82 | | 111 | |
| Lehre | 52 | 63,4 | 70 | 63,1 |
| Fachschule | 10 | 12,2 | 18 | 16,2 |
| Uni- oder FH-Abschluss | 12 | 14,6 | 13 | 11,7 |
| Anderer Abschluss | 2 | 2,4 | - | - |
| Noch in Ausbildung | 3 | 3,7 | 3 | 2,7 |
| Keine Ausbildung | 3 | 3,7 | 7 | 6,3 |
| *Berufstätigkeit* | 82 | | 111 | |
| Angestellt | 55 | 67,1 | 79 | 71,2 |
| Freiberuflich | 5 | 6,1 | 3 | 2,7 |
| In Ausbildung | 3 | 3,7 | 3 | 2,7 |
| Im Studium | 1 | 1,2 | 1 | 0,9 |
| Hausfrau | - | - | 2 | 1,8 |
| Hausfrau und Mutter | 12 | 14,6 | 20 | 18,0 |

---

106 Es wurden Altersklassen in Anlehnung an die Auswertung der Perinataldaten in Niedersachsen gebildet (Zentrum für Qualität und Management im Gesundheitswesen 2006).

107 Hinsichtlich der Parität wurde der Bezug ›vorausgegangene lebend geborene Kinder‹ gewählt, da keine der 238 Studienteilnehmerinnen vor der aktuellen Geburt ein Kind tot geboren hat.

*(Fortsetzung)*

| Soziodemographische Merkmale | HKS (n = 82) | | AKS (n = 116) | |
|---|---|---|---|---|
| | n | % | n | % |
| Arbeitslos | 4 | 4,9 | 2 | 1,8 |
| *Haushaltsnettoeinkommen* | 77 | | 105 | |
| < 500 | 1 | 1,3 | 3 | 2,9 |
| 500 bis unter 1.000 | 9 | 11,7 | 7 | 6,7 |
| 1.000 bis unter 1.500 | 12 | 15,6 | 23 | 21,9 |
| 1.500 bis unter 2.000 | 15 | 19,5 | 27 | 25,7 |
| 2.000 bis unter 2.500 | 24 | 31,2 | 20 | 19,0 |
| 2.500 bis unter 3.000 | 9 | 11,7 | 15 | 14,3 |
| ≥ 3.000 | 7 | 9,1 | 10 | 9,5 |
| *Geburtsvorbereitungskurs* | 81 | | 116 | |
| Ja | 70 | 86,4 | 99 | 85,3 |
| Nein | 11 | 13,6 | 17 | 14,7 |

Tendenziell sind die Frauen, die im üblichen – ärztlich geleiteten – Kreißsaal-modell betreut wurden, etwas jünger. Hinsichtlich des Geburtsjahres der Mutter besteht jedoch kein signifikanter Unterschied zwischen den Gruppen (p = 0.40, Fisher's Exact Test).

Die größte Altersklasse ist in der Interventions- sowie in der Kontrollgruppe die Altersklasse von 18 und 29 Jahren (42,7 % bzw. 44,0 %). Darauf folgen die Altersklassen von 30 bis 34 Jahren (31,7 % und 37,9 %) und von 35 bis 39 Jahren (23,2 % und 13,8 %). Jünger als 18 Jahre sind lediglich zwei Frauen der Kon-trollgruppe und älter als 40 Jahre zwei Frauen der Interventions- und drei Frauen der Kontrollgruppe. Die Altersklassen der beiden Gruppen ähneln sich bis auf die Altersklasse von 35 bis 39 Jahren: 23,2 % der Frauen der Interven-tionsgruppe und 13,8 % der Frauen der Kontrollgruppe sind in dieser Alters-klasse zu finden.

Hinsichtlich der Parität der Studienteilnehmerinnen besteht kein signifi-kanter Unterschied zwischen der Interventions- und der Kontrollgruppe in der Analysegruppe ›Fragebogen‹ (p = 0.15, Fisher's Exact Test). In der Hebam-menkreißsaal-Gruppe sind etwas seltener Erstgebärende (50,0 %) als in der Arztkreißsaal-Gruppe (59,5 %) zu finden. In der Hebammenkreißsaal-Gruppe sind geringfügig mehr Zweitgebärende (37,8 %) und Drittgebärende (7,3 %) als in der Arztkreißsaal-Gruppe (34,5 % bzw. 6,0 %) vertreten. In der Hebam-menkreißsaal-Gruppe wurden jeweils zwei Viert- bzw. Fünftgebärende betreut.

196 Studienteilnehmerinnen (zwei Missings) machen im Fragebogen Anga-ben zum Familienstand. Insgesamt geben 96,3 % der Studienteilnehmerinnen der Interventionsgruppe (n = 79) und alle Studienteilnehmerinnen der Kon-trollgruppe (n = 114) an, dass sie entweder in fester Partnerschaft leben oder verheiratet sind.

Angaben zur Ausbildung machen 193 Studienteilnehmerinnen (fünf Missings). Wie in der Tabelle zu sehen ist, bestehen keine wesentlichen Unterschiede zwischen der Interventions- und der Kontrollgruppe, außer in Bezug auf die Angabe ›keine Ausbildung‹. 3,7 % der Studienteilnehmerinnen der Hebammenkreißsaal-Gruppe (n = 3) geben an, keine Ausbildung abgeschlossen zu haben, in der Arztkreißsaal-Gruppe sind es 6,3 % (n = 7).

Insgesamt 193 Frauen beantworten die Frage zur Berufstätigkeit in der Schwangerschaft (fünf Missings). Bezüglich der freiberuflichen und angestellten Berufstätigkeit sind keine Unterschiede zu sehen. Die Studienteilnehmerinnen der Kontrollgruppe geben häufiger ›Hausfrau‹ bzw. ›Hausfrau und Mutter‹ an als die Studienteilnehmerinnen der Interventionsgruppe (19,8 % bzw. 14,6 %). Ein Unterschied besteht in Bezug auf die Angabe ›arbeitslos‹. 4,9 % der Frauen der Interventionsgruppe (n = 4) und 1,8 % der Frauen der Kontrollgruppe (n = 2) sind arbeitslos.

182 Studienteilnehmerinnen (16 Missings) beantworten die Frage zum monatlichen Haushaltsnettoeinkommen nach der Geburt. Bei der zusammenfassenden Betrachtung des Haushaltsnettoeinkommens in drei Klassen – unter 500 bis zu 1.500 Euro (28,6 % vs. 31,5 %), 1.500 bis zu 3.000 Euro (62,4 % vs. 59,0 %) und mehr als 3.000 Euro (9,1 % vs. 9,5 %) – zeigen sich keine nennenswerten Unterschiede zwischen den beiden Gruppen der Studienteilnehmerinnen.

Die Studienteilnehmerinnen (n = 197, ein Missing), die den Fragebogen beantwortet haben, haben zu 85,8 % an einem Geburtsvorbereitungskurs teilgenommen. Zwischen den beiden Gruppen ist kein Unterschied in der Teilnahme an einem Kurs zu beobachten.

## 9.2   Zentrale Ergebnisse

Nachfolgend werden die Ergebnisse zu den Hypothesen bezüglich der Morbidität der Mutter, des Geburtsmodus, des psychischen sowie des physischen Wohlbefindens nach der Geburt und des Stillverhaltens dargestellt. Weiterhin werden die Ergebnisse zu den Hypothesen in Bezug auf den neonatalen Gesundheitszustand, medizinische Interventionen, hebammengeburtshilfliche Maßnahmen, die Mobilität während der Geburt und die endgültige Geburtsposition dargelegt.

### 9.2.1 Gesundheitsstatus der Mutter

Zunächst werden die Ergebnisse in Bezug auf den Gesundheitsstatus der Mutter dargestellt. Hier interessiert zum einen die Morbidität (Geburtsverletzungen und Blutverlust), der Geburtsmodus, das psychische und physische Wohlbefinden nach der Geburt sowie das Stillverhalten.

### Morbidität

Eine der Haupthypothesen dieser Studie betrachtet, ob es einen Unterschied in Bezug auf die maternale Morbidität zwischen den beiden Gruppen – Hebammenkreißsaal und üblicher ärztlich geleiteter Kreißsaal – gibt. Unter dem Aspekt ›Morbidität‹ werden das Auftreten von Geburtsverletzungen und der Blutverlust subsumiert.

### Geburtsverletzungen

Bei der Auswertung der Geburtsverletzungen werden nur die spontanen Geburten (n = 195) mittels des Instruments ›Dokumentationsbogen‹ berücksichtigt, da in der Referenzklinik im Datenerhebungszeitraum bei allen Gebärenden, die per Vakuumextraktion (n = 20) geboren haben, eine Episiotomie durchgeführt wurde. Alle Frauen, die per Sectio (n = 23) geboren haben, wurden ausgeschlossen.

Es wurde standardmäßig mittels logistischer Regression für die Fragestellung untersucht und für die Variablen ›Alter der Mutter‹, ›Parität‹ und ›Dauer des Hebammenkreißsaals‹ adjustiert.

21 Frauen der Interventionsgruppe (25,9 %) und 20 Frauen der Kontrollgruppe (17,5 %), die spontan geboren haben, erleiden keine Geburtsverletzung und weisen ein intaktes Perineum auf (OR 1.75, 95 %-KI 0.81 – 3.79, p = 0.16).

Bei 42 Frauen der Interventionsgruppe (51,9 %) und 52 Frauen der Kontrollgruppe (45,6 %) treten eine oder mehrere Rissverletzungen[108] auf (OR 1.19, 95 %-KI 0.66 – 2.16, p = 0.56).

Eine mediane oder mediolaterale Episiotomie wird bei 23 Frauen der Interventionsgruppe (28,4 %) und bei 49 Frauen der Kontrollgruppe (43,0 %) durchgeführt. Hier besteht kein signifikanter Unterschied zwischen den Gruppen (OR 0.56, 95 %-KI 0.29 – 1.09, p = 0.09).

---

108 Dammriss I° bis IV°, Scheiden-, Labien-, Klitorisriss

Blutverlust

Bei der Betrachtung des Blutverlustes wird die gesamte Stichprobe der Analysegruppe mittels des Instruments ›Dokumentationsbogen‹ (n = 238) zugrunde gelegt.

Mittels logistischer Regression wurde standardmäßig für die Fragestellung untersucht und für die Variablen ›Alter der Mutter‹, ›Parität‹ und ›Dauer des Hebammenkreißsaals‹ adjustiert.

Bezüglich des Blutverlustes von ≥ 500 ml besteht kein Unterschied zwischen den beiden Gruppen (n = 236, zwei Missings). Sieben Studienteilnehmerinnen der Interventionsgruppe (7,7 %) und elf Frauen der Kontrollgruppe (7,6 %) weisen einen Blutverlust von ≥ 500 ml auf (OR 0.83, 95 %-KI 0.29–2.37, p = 0.72) (siehe Tab. 9.2.1).

Tab. 9.2.1: Vergleich des Blutverlustes ≥ 500 ml der Gruppen HKS und AKS mittels des Instruments ›Dokumentationsbogen Geburt‹ (ITT)

| Blutverlust ≥ 500 ml | HKS (n = 91) | | AKS (n = 145) | | Alle (n = 236) | |
|---|---|---|---|---|---|---|
| | n | % | n | % | n | % |
| Ja | 7 | 7,7 | 11 | 7,6 | 18 | 7,6 |
| Nein | 84 | 92,3 | 134 | 92,4 | 218 | 92,4 |
| Alle | 91 | 100 | 145 | 100 | 236 | 100 |

Der Mittelwert bezüglich des Blutverlustes ≥ 500 ml beträgt in der Interventionsgruppe 287.9 ml (SD 92.0) und in der Kontrollgruppe 302.8 ml (SD 112.2) (p = 0.11).

Zudem wird erhoben, ob eine medikamentöse Blutungsprophylaxe vor Geburt der Plazenta in Form von Oxytocin intravenös verabreicht wurde. Bei der Auswertung werden die Geburten per Kaiserschnitt (n = 23) ausgeschlossen, da bei dieser geburtshilflichen Operation immer ein Oxytocintropf verabreicht wird. Daten von 214 Frauen (ein Missing), die spontan oder per VE geboren haben, werden mittels des Instruments ›Dokumentationsbogen‹ einbezogen.

Frauen der Interventionsgruppe erhalten signifikant seltener eine medikamentöse Blutungsprophylaxe (44,8 %) als Frauen der Kontrollgruppe (76,4 %) (OR 0.25; 95 %-KI 0.14–0.47; p < 0.0001).

## Schwere maternale Komplikationen

Das sehr seltene Ereignis einer Uterusruptur[109] trat bei einer Studienteilnehmerin der Kontrollgruppe auf. Die Zweitgebärende, die keine vorangegangene
Sectio in der Anamnese hat, hat ihr normalgewichtiges Kind (3.570 g) per Vakuumextraktion geboren. Im Geburtsverlauf wurde ihr Meptid® verabreicht und
eine Periduralanästhesie gelegt. Nach der Geburt fiel eine nicht zu stillende
Blutung auf. Letztendlich wurde eine Hysterektomie durchgeführt. Der Blutverlust belief sich insgesamt auf 1.000 ml.

In der Stichprobe sind während des Erhebungszeitraumes keine weiteren
schweren maternalen Komplikationen aufgeteten.

## Maternale Mortalität

Im gesamten Studienzeitraum ist keine Studienteilnehmerin während oder nach
der Geburt verstorben.

## Geburtsmodus

Eine Haupthypothese dieser Studie untersucht, ob es Unterschiede bezüglich des
Geburtsmodus zwischen der Interventions- und der Kontrollgruppe gibt.

In dieser Auswertung wird die gesamte Stichprobe mittels des Instruments
›Dokumentationsbogen‹ verwendet. Mittels logistischer Regression wurde dies für
die Fragestellung standardmäßig untersucht und für die Variablen ›Alter der
Mutter‹, ›Parität‹ und ›Dauer des Hebammenkreißsaals‹ adjustiert. Für die
Spontangeburt beträgt der p-Wert 0.03 und ist damit signifikant (OR 2.44, 95 %-KI
1.07 – 5.56). 88,0 % der Frauen der Interventionsgruppe und 78,1 % der Frauen
der Kontrollgruppe erleben eine Spontangeburt.

Es besteht zudem ein signifikanter Unterschied zwischen den Gruppen bezüglich der Geburt per Sectio (OR 0.32, 95 %-KI 0.10 – 0.96, p = 0.04). In der
Interventionsgruppe beträgt die Sectiorate 5,4 % und in der Kontrollgruppe
12,3 %.

Bezüglich der vaginaloperativen Geburten besteht kein signifikanter Unterschied zwischen den Gruppen (6,5 % vs. 9,6 %).

---

109 Uterusrupturen treten bei ≤ 1 % aller Geburten auf (Krause & Struck 2005: 557).

Geburtsdauer

Die Gesamtgeburtsdauer wird für die gesamte Stichprobe ›Dokumentationsbogen Geburt‹ (n = 238) explorativ betrachtet.

In die Auswertung der Gesamtgeburtsdauer sind alle Geburten mittels des
Instruments ›Dokumentationsbogen‹ eingeflossen (n = 236, zwei Missings). Es
besteht kein signifikanter Unterschied zwischen den beiden Gruppen bezüglich
der Gesamtgeburtsdauer (p = 0.30). Der Mittelwert liegt in der Interventionsgruppe bei 6.2 Stunden und in der Kontrollgruppe bei 6.6 Stunden.

Für eine genaue Betrachtung der Gesamtgeburtsdauer werden fünf Klassen in
Anlehnung an die Auswertung der niedersächsischen Perinatalerhebung gebil-
det (Zentrum für Qualität und Management im Gesundheitswesen 2006).
Hierbei wird die gesamte Stichprobe des Dokumentationsbogens (n = 236, zwei
Missings) einbezogen.

Tab. 9.2.2: Vergleich der Gesamtgeburtsdauer (Einteilung nach Klassen) der Gruppen
HKS und AKS mittels des Instruments ›Dokumentationsbogen Geburt‹ (ITT)

| Geburtsdauer | HKS (n = 91) | | AKS (n = 145) | |
|---|---|---|---|---|
| | n | % | n | % |
| 1 bis 2 Stunden | 16 | 17,6 | 13 | 9,0 |
| 3 bis 6 Stunden | 39 | 42,9 | 66 | 45,5 |
| 6 bis 12 Stunden | 27 | 29,7 | 53 | 36,6 |
| 12 bis 18 Stunden | 8 | 8,8 | 10 | 6,9 |
| 18 Stunden und darüber | 1 | 1,1 | 3 | 2,1 |

Wie in Tabelle 9.2.2 ersichtlich, haben nahezu doppelt so viele Frauen der Interventionsgruppe (17,6 %) im Vergleich zu den Frauen der Kontrollgruppe
(9,0 %) eine Gesamtgeburtsdauer von ein bis zwei Stunden. Ansonsten zeigen
sich in Bezug auf die Gesamtgeburtsdauer nur geringe Unterschiede zwischen
den beiden Gruppen.

Physisches Wohlbefinden nach der Geburt

Eine weitere Haupthypothese dieser Studie untersucht, ob Unterschiede in
Bezug auf das physische Wohlbefinden in den ersten zehn Tagen und acht
Wochen nach der Geburt zwischen den Frauen der Interventions- und der
Kontrollgruppe auftreten.

Mittels logistischer Regression wurde dies für die Fragestellung standardmäßig untersucht und für die Variablen ›Alter der Mutter‹, ›Parität‹ und ›Dauer
des Hebammenkreißsaals‹ adjustiert.

Die Studienteilnehmerinnen (n = 198), die den Fragebogen beantwortet haben, bewerten die gelisteten 17 Beschwerden zu zwei Zeitpunkten – in den ersten zehn Tagen und acht Wochen nach der Geburt – und konnten bei Bedarf sonstige Beschwerden hinzuzufügen.

In den ersten zehn Tagen postpartum geben die Frauen der Interventionsgruppe (n = 82) durchschnittlich 7,02 Beschwerden an. Frauen der Kontrollgruppe (n = 116) berichten von durchschnittlich 6,25 Beschwerden.

Acht Wochen nach der Geburt berichten die Studienteilnehmerinnen der Interventionsgruppe (n = 80) von durchschnittlich 3,26 Beschwerden. Frauen der Kontrollgruppe (n = 113) geben durchschnittlich 2,82 Beschwerden an.

In der folgenden Tabelle werden die berichteten Beschwerden zu zwei Zeitpunkten – in den ersten zehn Tagen p.p. und acht Wochen p.p. – aufgeteilt nach Interventions- und Kontrollgruppe dargestellt.

Tab. 9.2.3: Vergleich der körperlichen Beschwerden in den ersten zehn Tagen p.p. und acht Wochen p.p. zwischen den Gruppen HKS und AKS mittels des Instruments ›Fragebogen‹ (ITT)

| *Körperliche Be-schwerden*[110] | *In ersten zehn Tagen p.p.* | | | | | | *Acht Wochen p.p.* | | | | | |
| | *HKS (n = 82)* | | *AKS (n = 116)* | | *Alle (n = 198)* | | *HKS (n = 82)* | | *AKS (n = 116)* | | *Alle (n = 198)* | |
| | n | % | n | % | n | % | n | % | n | % | n | % |
|---|---|---|---|---|---|---|---|---|---|---|---|---|
| *Allgemein* | | | | | | | | | | | | |
| Müdigkeit | 68 | 84,0 | 97 | 83,6 | 165 | 83,8 | 59 | 73,8 | 81 | 71,7 | 140 | 72,5 |
| Kopfschmerzen | 23 | 28,0 | 25 | 21,7 | 48 | 24,4 | 19 | 23,8 | 24 | 21,4 | 43 | 22,4 |
| Körperl. Erschöpfung | 61 | 74,4 | 83 | 72,2 | 144 | 73,1 | 44 | 55,0 | 61 | 54,0 | 105 | 54,4 |
| Rückenschmerzen | 40 | 48,8 | 52 | 45,2 | 92 | 46,7 | 36 | 45,0 | 45 | 40,2 | 81 | 42,2 |
| *Brust*[111] | | | | | | | | | | | | |
| Wunde Brustwarzen | 53 | 69,7 | 73 | 81,1 | 126 | 75,9 | 14 | 20,6 | 10 | 15,2 | 24 | 17,9 |
| Schmerzen beim Stillen | 44 | 58,7 | 68 | 74,7 | 112 | 67,5 | 11 | 16,2 | 10 | 15,2 | 21 | 15,7 |
| Brustentzündung | 17 | 22,4 | 11 | 12,1 | 28 | 16,8 | 9 | 13,2 | 6 | 9,1 | 15 | 11,2 |
| *Urogenital* | | | | | | | | | | | | |
| Harnwegsinfekt | 1 | 1,2 | 2 | 1,7 | 3 | 1,5 | 2 | 2,5 | 3 | 2,7 | 5 | 2,6 |
| Probleme Wasserlassen | 26 | 31,7 | 35 | 30,4 | 61 | 31,0 | 1 | 1,3 | 3 | 2,7 | 4 | 2,1 |
| Harninkontinenz | 27 | 32,9 | 33 | 28,4 | 60 | 30,3 | 8 | 10.0 | 20 | 17,9 | 28 | 14,6 |
| Uterusinfektion | 1 | 1,2 | 4 | 3,4 | 5 | 2,5 | 1 | 1,3 | 1 | 0,9 | 2 | 1,0 |

---

110 Abweichungen vom Gesamtumfang durch Addition von ja und nein sind durch fehlende Angaben bedingt.

111 Schließt nur Frauen ein, die in den ersten zehn Tagen nach der Geburt gestillt haben.

*(Fortsetzung)*

| Körperliche Be-schwerden | In ersten zehn Tagen p.p. | | | | | | Acht Wochen p.p. | | | | | |
|---|---|---|---|---|---|---|---|---|---|---|---|---|
| | HKS (n = 82) | | AKS (n = 116) | | Alle (n = 198) | | HKS (n = 82) | | AKS (n = 116) | | Alle (n = 198) | |
| | n | % | n | % | n | % | n | % | n | % | n | % |
| Beschwerden Sectionarbe[112] | 3 | 75 | 11 | 73,3 | 14 | 73,7 | 3 | 75,0 | 3 | 20,0 | 6 | 31,6 |
| Beschwerden Dammnaht[113] | 53 | 91,4 | 67 | 85,9 | 120 | 88,2 | 7 | 12,1 | 8 | 10,5 | 15 | 11,2 |
| *Magen-Darm* | | | | | | | | | | | | |
| Hämorrhoiden | 34 | 41,5 | 34 | 30,1 | 68 | 34,9 | 17 | 21,5 | 20 | 18,2 | 37 | 19,6 |
| Verstopfung | 33 | 40,2 | 55 | 47,4 | 88 | 44,4 | 10 | 12,5 | 10 | 9,0 | 20 | 10,5 |
| Schmerzen Stuhlgang | 37 | 45,1 | 59 | 50,9 | 96 | 48,5 | 12 | 15,0 | 12 | 10,6 | 24 | 12,4 |
| Stuhlinkontinenz | 6 | 7,3 | 7 | 6,0 | 13 | 6,6 | 5 | 6,3 | 3 | 2,7 | 8 | 4,2 |

Beschwerden in den ersten zehn Tagen p.p.

In den ersten zehn Tagen nach der Geburt wird am häufigsten die Beschwerde ›Müdigkeit‹ von den Frauen der Hebammenkreißsaal- und der Arztkreißsaal-Gruppe angegeben (84,0 % bzw. 83,6 %). Am zweithäufigsten wird ›körperliche Erschöpfung‹ (74,4 % bzw. 72,2 %) aufgeführt, gefolgt von der Beschwerde ›Rückenschmerzen‹ (48,8 % bzw. 45,2 %).

Frauen beider Gruppen, die eine Dammnaht einer Episiotomie und/oder einer Geburtsverletzung erhalten haben (n = 136), berichten zu 88,2 % von Problemen damit. 14 der 19 Frauen, die eine Sectio erhalten haben, geben Schmerzen an der Sectionarbe an (73,7 %).

Frauen in der Interventions- und der Kontrollgruppe, die in den ersten zehn Tagen nach der Geburt stillen (n = 166), geben zu 75,9 % ›wunde Brustwarzen‹ (69,7 % bzw. 81,1 %) und zu 67,5 % ›Schmerzen beim Stillen‹ (58,7 % bzw. 74,7 %) an. Eine Brustentzündung geben 16,9 % der Frauen an (22,4 % bzw. 12,1 %).

Weitere häufig angegebene Beschwerden in den ersten zehn Tagen nach der Geburt sind ›Schmerzen beim Stuhlgang‹, ›Verstopfung‹, ›Hämorrhoiden‹ und ›Harninkontinenz‹.

In den ersten zehn Tagen nach der Geburt werden insgesamt 32 weitere Beschwerden unter der Rubrik ›Sonstige Beschwerden‹ von 29 Studienteilneh-

---

112 Schließt nur Frauen ein, die per Kaiserschnitt geboren haben.
113 Schließt nur Frauen ein, die eine Naht einer Geburtsverletzung oder einer Episiotomie erhalten haben.

merinnen (11 Frauen der Interventionsgruppe und 18 Frauen der Kontrollgruppe) aufgeführt. Zehn allgemeine Beschwerden werden gelistet: ›Muskelka-
ter und Nackenschmerzen‹, ›Schmerzen der Beckenknochen‹, in drei Fällen
›Schmerzen am Steißbein‹, ›Muskelzerrung am Rücken‹, ›niedriger Blutdruck‹,
›Eisenmangel‹, ›Eisenmangel wegen Blutverlust‹ und ›Erschöpfung und Kurzatmigkeit wegen hohem Blutverlust‹. Eine Frau berichtet von starken Beschwerden zum Zeitpunkt des Milcheinschusses. Im urogenitalen Bereich werden vier Mal Beschwerden durch ›Nachwehen‹, zwei Mal Beschwerden durch
›instabilen Beckenboden‹, jeweils ein Mal ›Druckgefühl im Dammbereich‹,
›Druck auf den After‹, ›Schmerzen durch Naht eines Scheidenrisses‹, ›Bluterguss
an der Scheidennaht‹ und ›Schürfung an den Schamlippen‹ genannt. Eine Studienteilnehmerin nennt Beschwerden aufgrund von ›Blähungen‹. Zwei Frauen
berichten von Beschwerden durch ›Babyblues‹, eine Frau von ›Hormon-
schwankungen und dadurch leicht depressive Verstimmung‹ und eine Frau von
Beschwerden durch ›Wochenbettdepression‹. Ansonsten werden folgende Beschwerden genannt: ›Fieber‹, ›Allergie an den Händen durch Hämorrhoiden-
salbe‹, ›plötzlich auftretende Allergie‹ und ›blaue Flecken durch Einstiche am
Rücken‹.

## Beschwerden acht Wochen p.p.

Auch acht Wochen nach der Geburt geben Frauen der Interventions- und der
Kontrollgruppe als häufigste Beschwerde ›Müdigkeit‹ (72,5 %) an, gefolgt von
den Beschwerden ›körperliche Erschöpfung (54,4 %), ›Rückenschmerzen‹
(42,0 %) und ›Kopfschmerzen‹ (22,3 %).

Weitere häufig angegebene Beschwerden acht Wochen nach der Geburt sind
›Hämorrhoiden‹, ›Harninkontinenz‹ und ›Schmerzen beim Stuhlgang‹.

11,2 % der Frauen der Interventions- und Kontrollgruppe, die eine
Dammnaht einer Episiotomie und/oder einer Geburtsverletzung erhalten
haben (n = 134), berichten von Beschwerden acht Wochen postpartum.

Sechs von 19 Frauen beider Gruppen, die ihr Kind per Sectio geboren haben,
berichten von Beschwerden an der Narbe (31,6 %). Hier besteht ein wesentlicher
Unterschied zwischen den Gruppen: 75,0 % der Frauen der Interventionsgruppe
und 20,0 % der Kontrollgruppe geben Beschwerden an der Sectionarbe an.

Frauen der Hebammenkreißsaal- und der Arztkreißsaal-Gruppe, die acht
Wochen nach der Geburt stillen (n = 134), berichten zu 17,9 % von ›wunden
Brustwarzen‹, zu 15,7 % von ›Schmerzen beim Stillen‹ und zu 11,2 % von einer
›Brustentzündung‹.

Neun Studienteilnehmerinnen (drei Frauen der Interventionsgruppe und
sechs der Kontrollgruppe) führen zwölf weitere Beschwerden auf, die sie acht
Wochen nach der Geburt verspürt haben. Alle bis auf zwei Beschwerden werden

unter ›wenig‹ eingestuft. Folgende Beschwerden werden genannt: ›Beckenboden‹, ›Bluterguss an der Scheidennaht‹, ›Druckgefühl im Dammbereich‹, zwei
Mal ›Schmerzen am Steißbein‹, ›Muskelzerrung am Rücken‹, ›niedriger Blutdruck‹ und ›schnelle Erschöpfung und Kurzatmigkeit wegen hohem Blutverlust‹. Zwei Frauen berichten von ›Wochenbettdepressionen‹. Eine Frau berichtet
von starken Beschwerden bezüglich ›Blut im Stuhl‹ und eine Frau von starken
Beschwerden in Bezug auf die ›Schilddrüse‹.

### Score ›Physisches Wohlbefinden 10 Tage p.p.‹

Der Score ›Physisches Wohlbefinden 10 Tage p.p.‹ kann für 190 Studienteilnehmerinnen (acht Missings) berechnet werden.

Mittels des Scores werden zwölf Beschwerden einbezogen, die in den ersten
zehn Tagen nach der Geburt bei allen Studienteilnehmerinnen – unabhängig
vom Geburtsmodus oder ob sie stillen – auftreten können.[114]

In der Interventionsgruppe beträgt das Minimum 2.0 und das Maximum 12.0.
Frauen der Interventionsgruppe berichten von keinen bis zu zehn Beschwerden.
In der Kontrollgruppe beträgt das Minimum 3.0 und das Maximum 12.0. Studienteilnehmerinnen dieser Gruppe berichten von keinen bis zu neun Beschwerden in den ersten zehn Tagen nach der Geburt. Der Median beträgt in
beiden Gruppen 8.0, das heißt, dass durchschnittlich vier Beschwerden in beiden
Gruppen berichtet werden.

Zwischen den Gruppen besteht kein signifikanter Unterschied hinsichtlich
des physischen Wohlbefindens in den ersten zehn Tagen postpartum ($p = 0.76$).

Tab. 9.2.4: Score ›Physisches Wohlbefinden 10 Tage p.p.‹, Vergleich zwischen den Gruppen
HKS und AKS mittels des Instruments ›Fragebogen‹ (ITT)

| Score ›Physisches Wohlbefinden 10 Tage p.p.‹ | HKS (n = 81) | AKS (n = 109) |
|---|---|---|
| Minimum | 2.0 | 3.0 |
| Median | 8.0 | 8.0 |
| Mittelwert | 7.6 | 7.7 |
| Maximum | 12.0 | 12.0 |
| SD | 2.2 | 1.9 |

### Score ›Physisches Wohlbefinden 8 Wochen p.p.‹

In die Auswertung mittels des Scores können 183 Studienteilnehmerinnen (15
Missings) einbezogen werden.

Mittels des Scores werden zwölf Beschwerden einbezogen, die acht Wochen

---

114 Ausgeschlossen werden die Beschwerden ›wunde Brustwarzen‹, ›Schmerzen beim Stillen‹,
    ›Brustentzündung‹, ›Beschwerden Sectionarbe‹ und ›Beschwerden Dammnaht‹.

nach der Geburt bei allen Studienteilnehmerinnen – unabhängig vom Geburtsmodus oder ob sie stillen – auftreten können.[115]

In der Hebammenkreißsaal-Gruppe beträgt das Minimum 5.0 und das Maximum 12.0. Nach acht Wochen berichten Frauen der Hebammenkreißsaal-Gruppe von keinen bis zu sieben Beschwerden. In der Arztkreißsaal-Gruppe beträgt das Minimum 2.0 und das Maximum 12.0. Frauen dieser Gruppe geben keine bis zu zehn Beschwerden an. Der Median beträgt in der Interventionsgruppe 9.0, das heißt, dass im Durchschnitt drei Beschwerden berichtet werden. In der Kontrollgruppe beträgt der Median 10.0, es werden durchschnittlich zwei Beschwerden berichtet.

Zum Zeitpunkt acht Wochen nach der Geburt besteht kein signifikanter Unterschied hinsichtlich des physischen Wohlbefindens zwischen den Gruppen ($p = 0.39$).

Tab. 9.2.5: Score ›Physisches Wohlbefinden 8 Wochen p.p.‹, Vergleich zwischen den Gruppen HKS und AKS mittels des Instruments ›Fragebogen‹ (ITT)

| Score ›Physisches Wohlbefinden 8 Wochen p.p.‹ | HKS (n = 79) | AKS (n = 104) |
|---|---|---|
| Minimum | 5.0 | 2.0 |
| Median | 9.0 | 10.0 |
| Mittelwert | 9.3 | 9.5 |
| Maximum | 12.0 | 12.0 |
| SD | 1.9 | 1.9 |

Häufig berichtete Beschwerden p.p.

In Abb. 9.2.1 werden vier allgemeine Beschwerden dargestellt: ›Müdigkeit‹, ›körperliche Erschöpfung‹, ›Rückenschmerzen‹ und ›Kopfschmerzen‹. Diese vier Beschwerden stehen zum Zeitpunkt acht Wochen nach der Geburt auf Rang eins bis vier der von allen Studienteilnehmerinnen angegebenen Beschwerden. In den ersten zehn Tagen stehen ›Müdigkeit‹ und ›körperliche Erschöpfung‹ auf dem ersten und zweiten Platz der berichteten Beschwerden.

Die Studienteilnehmerinnen der Hebammenkreißsaal- und der Arztkreißsaal-Gruppe geben am häufigsten die Beschwerde ›Müdigkeit‹ innerhalb der ersten zehn Tage p.p. (83,3 %) und acht Wochen p.p. (72,5 %) an. Auf Rang zwei der berichteten Beschwerden steht ›körperliche Erschöpfung‹ in den ersten zehn Tagen p.p. (72,3 %) und acht Wochen p.p. (54,4 %). An dritter Stelle werden nach acht Wochen ›Rückenschmerzen‹ (42,0 %) angegeben. In den ersten zehn Tagen p.p. stehen ›Rückenschmerzen‹ auf Platz vier (46,5 %). Nach acht Wochen steht die Beschwerde ›Kopfschmerzen‹ an vierter Stelle und wird zu 22,3 % angege-

---

115 Ausgeschlossen werden die Beschwerden ›wunde Brustwarzen‹, ›Schmerzen beim Stillen‹, ›Brustentzündung‹, ›Beschwerden Sectionarbe‹ und ›Beschwerden Dammnaht‹.

ben. ›Kopfschmerzen‹ werden in den ersten zehn Tagen zu 24,2 % genannt und stehen zu diesem Zeitpunkt an neunter Stelle (siehe Abb. 9.2.1).

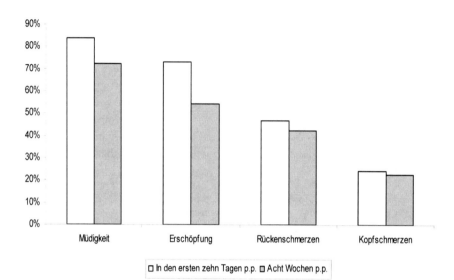

Abb. 9.2.1: Vergleich des Auftretens vier häufig genannter Beschwerden in den ersten zehn Tagen und acht Wochen p.p., gesamte Stichprobe mittels des Instruments ›Fragebogen‹

## Einschätzung des allgemeinen Gesundheitszustandes mittels der Self-rated Health Question

Alle Studienteilnehmerinnen (n = 198), die den Fragebogen ausgefüllt haben, beantworten die Frage nach der Einschätzung des allgemeinen Gesundheitszustandes. 73 Studienteilnehmerinnen der Hebammenkreißsaal-Gruppe (89,0 %) und 106 der Arztkreißsaal-Gruppe (91,4 %) bewerten acht Wochen nach der Geburt ihren Gesundheitszustand als ›gut‹ oder ›sehr gut‹ (OR 0.71, 95 %-KI 0.27 – 1.89, p = 0.49). Hier besteht kein signifikanter Unterschied zwischen den Gruppen (siehe Tab. 9.2.6).

Tab. 9.2.6: Vergleich der Einschätzung des allgemeinen Gesundheitszustandes der Gruppen HKS und AKS mittels des Instruments ›Fragebogen‹ (ITT)

| Gesundheitszustand | HKS (n = 82) | | AKS (n = 116) | | Alle (n = 198) | |
|---|---|---|---|---|---|---|
| | n | % | n | % | n | % |
| ›Gut‹ oder ›sehr gut‹ | 73 | 89,0 | 106 | 91,4 | 179 | 90,4 |
| ›Nicht gut‹ | 9 | 11,0 | 10 | 8,6 | 19 | 9,6 |
| Alle | 82 | 100 | 116 | 100 | 198 | 100 |

Insgesamt haben 9,6 % der Studienteilnehmerinnen (n = 19) ihren Gesundheitszustand als ›nicht gut‹ bewertet. Unter der Kategorie ›nicht gut‹ werden die Antwortmöglichkeiten ›teils gut/teils schlecht‹, ›schlecht‹ und ›sehr schlecht‹ zusammengefasst. 16 Frauen haben ihren Gesundheitszustand als ›teils gut/teils schlecht‹ bewertet. Zwei Frauen haben ihre Gesundheit als ›schlecht‹ eingestuft und eine Frau als ›sehr schlecht‹.

Die 19 Fälle, in denen die Studienteilnehmerinnen die Self-rated Health Question mit ›nicht gut‹ beantwortet haben, werden in einer Tabelle im Anlagenband (Anlage 4) hinsichtlich möglicher Einflussfaktoren dargestellt.

In der Tabelle werden das Kreißsaalmodell, in dem die Studienteilnehmerin betreut wurde (Hebammenkreißsaal, Arztkreißsaal oder Weiterleitung während der Geburt vom HKS zum AKS), das Alter, die Parität und der erlebte Geburtsmodus aufgeführt. Zudem wird die Antwort auf die Frage nach dem Stimmungstief in den ersten sieben Tagen nach der Geburt, die Anzahl der berichteten physischen Beschwerden acht Wochen postpartum und der Summenscore der EPDS dargestellt.

Von den 19 Frauen, die ihren Gesundheitszustand als ›nicht gut‹ einschätzen, gehören neun Frauen der Interventionsgruppe und zehn Frauen der Kontrollgruppe an. Drei Frauen der Interventionsgruppe haben im Hebammenkreißsaal geboren, sechs Frauen sind während der Geburt in den üblichen Kreißsaal weitergeleitet worden. Das Alter der Frauen reicht von 16 bis 43 Jahren. 16 Frauen haben spontan geboren und drei Frauen haben ihr Kind per Vakuumextraktion bekommen.

17 Frauen (zwei Missings) geben acht Wochen nach der Geburt zwei bis elf körperliche Beschwerden an. Sieben Frauen geben an, in den ersten sieben Tagen nach der Geburt ein ausgeprägtes Stimmungstief verspürt zu haben, sechs Frauen geben ›teils-teils‹ und sechs Frauen ›nein‹ an.

Zwölf Studienteilnehmerinnen weisen Summenscores der EPDS von $\geq$ 10 auf. Eine Frau hat 11 Punkte, jeweils zwei Frauen haben 12 bzw. 13 Punkte, drei Frauen 16, eine Frau 18, zwei Frauen 20 und eine Frau 25 Punkte.

### Psychisches Wohlbefinden nach der Geburt

Die Haupthypothese zum psychischen Wohlbefinden nach der Geburt untersucht, ob es Unterschiede zwischen den Frauen der Interventionsgruppe und der Kontrollgruppe bezüglich des Summenscores der EPDS (des Auftretens von depressiven Symptomen) acht Wochen nach der Geburt gibt.

Mittels logistischer Regression wurde dies für die Fragestellung standardmäßig untersucht und für die Variablen ›Alter der Mutter‹, ›Parität‹ und ›Dauer des Hebammenkreißsaals‹ adjustiert.

Alle 198 Studienteilnehmerinnen haben die zehn Aussagen der EPDS im Instrument ›Fragebogen‹ vollständig ausgefüllt.

International werden unterschiedliche Cut-off-Werte im Rahmen der Auswertung der EPDS eingesetzt. Garcia-Esteve et al. (2003) wenden in ihrer Studie in Spanien einen Cut-off-Wert von $\geq 9$ an. Einen Cut-off-Wert von $\geq 10$ setzen Bergant et al. in Österreich ein (Bergant et al. 1998a, 1998b, 1999, Bergant & Tran 2000). Berle et al. (2003) wählen in einer norwegischen Studie den Cut-off-Wert von $\geq 11$, Rubertsson et al. (2005) in einer Studie in Schweden den Cut-off-Wert von $\geq 12$ und Thompson et al. (2002) in einer australischen Studie den Cut-off-Wert von $> 12$. Cox et al. (1987) legen den Cut-off-Wert bei 12/13 fest. Den Cut-off-Wert von $\geq 13$ wählen unter anderem Brown & Lumley (1998b) in Australien und Declercq et al. (2002) in den USA.

In der vorliegenden Studie werden Berechnungen mit vier Cut-off-Werten ($\geq 10$, $\geq 11$, $\geq 12$ und $\geq 13$) durchgeführt (siehe Tab. 9.2.7).

Tab.9.2.7: Vergleich von vier verschiedenen Cut-off-Werten der EPDS zwischen den Gruppen HKS und AKS mittels des Instruments ›Fragebogen‹ (ITT)

| Cut-off-Wert | HKS (n = 82) | | AKS (n = 116) | | Alle (n = 198) | | OR | 95 %-KI | p-Wert |
|---|---|---|---|---|---|---|---|---|---|
| | n | % | n | % | n | % | | | |
| $\geq 10$ | 10 | 12,2 | 26 | 22,4 | 36 | 18,2 | 0.46 | 0.20 – 1.05 | 0.06 |
| $\geq 11$ | 8 | 9,8 | 21 | 18,1 | 29 | 14,6 | 0.42 | 0.17 – 1.05 | 0.06 |
| $\geq 12$ | 8 | 9,8 | 16 | 13,8 | 24 | 12,1 | 0.60 | 0.23 – 1.55 | 0.29 |
| $\geq 13$ | 8 | 9,8 | 9 | 7,8 | 17 | 8,6 | 1.35 | 0.48 – 3.80 | 0.57 |

Bei einem Cut-off-Wert $\geq 10$ zeigen insgesamt 18,2 % der Studienteilnehmerinnen erhöhte Werte bezüglich depressiver Verstimmung. Der Unterschied zwischen den beiden Gruppen ist deutlich: In der Interventionsgruppe sind es 12,2 % der Frauen, in der Kontrollgruppe 22,4 %.

14,6 % der gesamten Stichprobe weisen bei einem Cut-off-Wert $\geq 11$ erhöhte Depressionswerte auf. Die Frauen der Kontrollgruppe (18,1 %) zeigen nahezu doppelt so häufig wie die Frauen der Interventionsgruppe (9,8 %) erhöhte Depressionswerte.

Bei einem Cut-off-Wert von $\geq 12$ sind bei 12,1 % aller Studienteilnehmerinnen erhöhte Depressionswerte zu sehen. Der Unterschied zwischen den beiden Gruppen ist bei diesem Cut-off-Wert geringer (9,8 % vs. 13,8 %).

Bei einem Cut-off-Wert $\geq 13$ weisen insgesamt 8,6 % der Frauen depressive Symptome auf. In der Interventionsgruppe sind es 9,8 % der Frauen und in der Kontrollgruppe 7,8 %.

In Abbildung 9.2.2 sind die Summenscores der EPDS für beide Gruppen dargestellt. Das Minimum des Summenscores der EPDS beträgt in der gesamten Stichprobe (n = 198) null Punkte und das Maximum 25 Punkte. In der Interventionsgruppe zeigen 9,8 % der Studienteilnehmerinnen keine depressiven Symptome anhand der EPDS. Die höchste Punktzahl in der Interventionsgruppe beträgt 20. In der Kontrollgruppe erzielen 7,8 % der Frauen null Punkte (keine depressiven Symptome). Die Maximalpunktzahl in dieser Gruppe beträgt 25 Punkte.

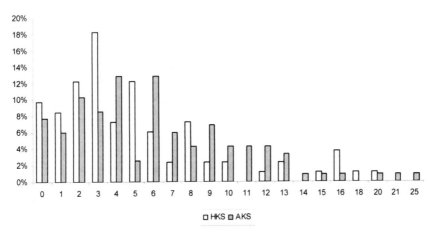

Abb. 9.2.2: Vergleich der Summenscores der EPDS acht Wochen nach der Geburt zwischen den Gruppen HKS und AKS mittels des Instruments ›Fragebogen‹ (ITT)

## Ausgeprägtes Stimmungstief in den ersten sieben Tagen nach der Geburt

Explorativ wird betrachtet, ob Frauen in den ersten sieben Tagen angeben unter einem ausgeprägten Stimmungstief gelitten zu haben.

Insgesamt 41,9 % der befragten Frauen (n = 83) geben an, in den ersten sieben Tagen nach der Geburt ein ausgeprägtes Stimmungstief erlebt zu haben. Frauen der Interventionsgruppe haben zu 40,2 % (n = 33) und Frauen der Kontrollgruppe zu 43,1 % (n = 50) ein Stimmungstief verspürt. Es besteht kein signifikanter Unterschied zwischen den Gruppen (OR 0.90, 95 %-KI 0.50 – 1.63, p = 0.74) (siehe Tab. 9.2.8).

Tab. 9.2.8: Vergleich der Angabe eines Stimmungstiefs in den ersten sieben Tagen nach der Geburt zwischen den Gruppen HKS und AKS mittels des Instruments ›Fragebogen‹ (ITT)

| Stimmungstief in den ersten sieben Tagen p.p. | HKS (n = 82) | | AKS (n = 116) | | Alle (n =198) | |
|---|---|---|---|---|---|---|
| | n | % | n | % | n | % |
| Ja | 33 | 40,2 | 50 | 43,1 | 83 | 41,9 |
| Nein | 49 | 59,8 | 66 | 56,9 | 115 | 58,1 |

Stillverhalten

Eine der Haupthypothesen dieser Studie betrachtet, ob es Unterschiede in Bezug auf das Stillverhalten sieben Tage und acht Wochen nach der Geburt zwischen den beiden Gruppen – Hebammenkreißsaal und üblicher ärztlich geleiteter Kreißsaal – gibt.

Mittels logistischer Regression wurde dies für die Fragestellung standardmäßig untersucht und für die Variablen ›Alter der Mutter‹, ›Parität‹ und ›Dauer des Hebammenkreißsaals‹ adjustiert.

Im Fragebogen werden die Studienteilnehmerinnen zur Ernährung ihres Kindes im Alter von sieben Tagen und von acht Wochen befragt. Vier Antworten stehen zur Verfügung: ›ausschließlich Muttermilch‹, ›Muttermilch und Wasser und/oder Tee‹, ›Muttermilch und Säuglingsnahrung‹ sowie ›ausschließlich Säuglingsnahrung‹. In der Auswertung werden unter ›ausschließliches Stillen‹ die beiden ersten Antwortmöglichkeiten zusammengefasst.

Sieben Tage nach der Geburt geben 87,8 % der Frauen der Interventionsgruppe (n = 82) und 67,0 % der Frauen der Kontrollgruppe (n = 115, ein Missing) an, ausschließlich zu stillen (OR 4.16, 95 %-KI 1.86 – 9.34, p = 0.0005). Hier besteht bezüglich des Stillverhaltens zum Zeitpunkt sieben Tage nach der Geburt ein signifikanter Unterschied zwischen den Gruppen (siehe Tab. 9.2.9).

Tab. 9.2.9: Vergleich des ausschließlichen Stillens sieben Tage nach der Geburt zwischen den Gruppen HKS und AKS mittels des Instruments ›Fragebogen‹ (ITT)

| *Ausschließliches Stillen sieben Tage nach der Geburt* | *HKS* *(n = 82)* | | *AKS* *(n = 115)* | | *Alle* *(n = 197)* | |
|---|---|---|---|---|---|---|
| | n | % | n | % | n | % |
| Ja | 72 | 87,8 | 77 | 67,0 | 149 | 75,6 |
| Nein | 10 | 12,2 | 38 | 33,0 | 48 | 24,4 |

Nach acht Wochen stillen 72,8 % der Frauen der Interventionsgruppe (n = 81, ein Missing) und 47,4 % der Frauen der Kontrollgruppe (n = 114, zwei Missings) ihre Kinder ausschließlich (OR 2.79, 95 %-KI 1.48 – 5.24, p = 0.0015). Zwischen den beiden Gruppen besteht in Bezug auf das Stillverhalten acht Wochen nach der Geburt ein signifikanter Unterschied (siehe Tab. 9.2.10).

Tab. 9.2.10: Vergleich des ausschließlichen Stillens acht Wochen nach der Geburt zwischen den Gruppen HKS und AKS mittels des Instruments ›Fragebogen‹ (ITT)

| *Ausschließliches Stillen acht Wochen nach der Geburt* | *HKS* *(n = 81)* | | *AKS* *(n = 114)* | | *Alle* *(n = 195)* | |
|---|---|---|---|---|---|---|
| | n | % | n | % | n | % |
| Ja | 59 | 72,8 | 54 | 47,4 | 113 | 57,9 |
| Nein | 22 | 27,2 | 60 | 52,6 | 82 | 42,1 |

Erster Kontakt mit dem Kind

Die Ergebnisse zum ersten Kontakt mit dem Kind werden im Zusammenhang mit dem Stillverhalten explorativ betrachtet. Die folgenden Auswertungen beziehen sich ausschließlich auf die Studienteilnehmerinnen, die ihr Kind spontan oder per Vakuumextraktion geboren und den Fragebogen beantwortet haben (n = 179). Frauen, die per Sectio geboren haben, wurden ausgeschlossen, da der direkte Kontakt zum Kind nach der Sectio meist nur erschwert möglich ist.

Insgesamt 177 Studienteilnehmerinnen (zwei Missings) haben die Frage nach dem Körperkontakt zu ihrem Baby direkt nach der Geburt beantwortet. 94,9 % der Frauen der Interventionsgruppe (n = 74) und 88,9 % der Frauen der Kontrollgruppe (n = 88) geben an, direkt nach der Geburt Körperkontakt zu ihrem Baby gehabt zu haben (p = 0.19).

Die Frage, ob nach der Geburt ausreichend ungestörte Zeit mit dem Baby verfügbar war, wurde von 179 Studienteilnehmerinnen beantwortet. 92,3 % der Frauen der Interventionsgruppe (n = 72) und 91,1 % der Frauen der Kontrollgruppe (n = 92) bejahen diese Frage (p = 0.67).

178 Frauen (ein Missing) antworten auf die Frage, ob sie ihr Kind nach der Geburt im Kreißsaal an die Brust anlegt haben. 85,9 % der Frauen der Interventionsgruppe (n = 67) und 72,0 % der Frauen der Kontrollgruppe (n = 72) haben ihr Kind zum ersten Mal im Kreißsaal angelegt. Hier besteht ein signifikanter Unterschied zwischen den Frauen der Interventions- und der Kontrollgruppe (p = 0.01).

## 9.2.2 Gesundheitsstatus des Neugeborenen

Eine der Haupthypothesen untersucht, ob es einen Unterschied bezüglich des Gesundheitszustandes des Neugeborenen zwischen den beiden Gruppen – Hebammenkreißsaal und üblicher ärztlich geleiteter Kreißsaal – gibt.

In der Interventionsgruppe (n = 92) sind 46 Mädchen (50 %) und 46 Jungen (50 %) und in der Kontrollgruppe (n = 146) 71 Mädchen (48,6 %) und 75 Jungen (51,4 %) geboren worden.

Es besteht kein signifikanter Unterschied hinsichtlich des durchschnittlichen Geburtsgewichts der Neugeborenen. Neugeborene der Interventionsgruppe wiegen durchschnittlich 3.535,7 g (SD 416.8) und Neugeborene der Kontrollgruppe 3.575,0 g (SD 465.4).

In der Interventionsgruppe sind acht Neugeborene mit einem Geburtsgewicht > 4.200 g (8,7 %) zu finden, in der Kontrollgruppe sind es insgesamt 14

Neugeborene (9,6 %). Ein Neugeborenes der Interventionsgruppe wiegt < 2.500 g.

Im Folgenden werden hinsichtlich des Gesundheitszustandes des Neugeborenen die Apgar-Werte, die Nabelschnur-pH-Werte, die Unterstützungs- und Reanimationsmaßnahmen, der Ruf des kinderärztlichen Dienstes sowie eine Verlegung in die Kinderklinik betrachtet.

Die Apgar-Werte und die Nabelschnur-pH-Werte werden in Tabelle 9.2.11 dargestellt.

Tab. 9.2.11: Vergleich des neonatalen Outcomes (Apgar-Werte und pH-Werte) zwischen den beiden Gruppen HKS und AKS mittels des Instruments ›Dokumentationsbogen Geburt‹ (ITT)

| Neonatales Outcome | HKS (n = 92) | | AKS (n = 146) | |
|---|---|---|---|---|
| | n | % | n | % |
| Apgar-Wert ≥ 7 | | | | |
| Apgar 1' | 92 | 100 | 143 | 98,0 |
| Apgar 5' | 92 | 100 | 145 | 99,3 |
| Apgar 10' | 92 | 100 | 144 | 98,6 |
| pH-Wert ≥ 7,20 | | | | |
| pH art[116] | 80 | 87,9 | 123 | 84,8 |
| pH ven[117] | 90 | 100 | 136 | 94,4 |

Es treten keine signifikanten Unterschiede bezüglich der Apgar-Werte nach einer Minute (p = 0.17), nach fünf Minuten (p = 0.43) und nach zehn Minuten (p = 0.23) zwischen den Gruppen auf. Alle Neugeborenen der Interventionsgruppe weisen Apgar-Werte ≥ 7 nach einer Minute sowie nach fünf und zehn Minuten auf. 98,0 % der Neugeborenen der Kontrollgruppe weisen nach einer Minute einen Apgar-Wert ≥ 7 auf, nach fünf Minuten sind es 99,3 % und nach zehn Minuten 98,6 %.

87,9 % der Neugeborenen der Interventionsgruppe weisen einen arteriellen pH-Wert ≥ 7,20 auf, in der Kontrollgruppe sind es 84,8 % der Neugeborenen (p = 0.88). Einen venösen pH-Wert ≥ 7,20 haben alle Kinder der Interventionsgruppe und 94,4 % der Kontrollgruppe (p = 0.10).

Ein Kind der Interventionsgruppe (1,1 %) sowie zwölf Kinder der Kontrollgruppe (8,2 %) erhalten eine O$_2$-Dusche. Ein Neugeborenes der Interventions- und sechs Neugeborene der Kontrollgruppe werden per Maske beatmet. Ein Kind der Kontrollgruppe ist intubiert worden.

Nach der Geburt ist der kinderärztliche Dienst in vier Fällen gerufen worden. Die Gründe laut Katalog D sind zwei Mal ›andere Atemstörungen – Anpas-

---

116 Abweichungen vom Gesamtumfang sind durch fehlende Angaben bedingt.
117 Abweichungen vom Gesamtumfang sind durch fehlende Angaben bedingt.

sungsstörungen‹, ein Mal ›Stoffwechselstörungen – Verdacht auf Hypoglykämie‹ und ein Mal ›Aspyhxie‹ und ›Schockzustand‹.

Drei Neugeborene werden nach der Geburt in die Kinderklinik verlegt. Gründe sind ›andere Atemstörungen – Anpassungsstörungen‹, ›Stoffwechselstörungen – Verdacht auf Hypoglykämie‹ und ein Mal ›Aspyhxie‹ und ›Schockzustand‹.

Auffälligkeiten laut Katalog D

Bei elf Kindern werden Auffälligkeiten laut Katalog D ›Postpartale Krankheiten/ Störungen des Neugeborenen‹ angegeben.

Bei sieben Neugeborenen wird die Auffälligkeit ›Andere Atemstörungen (Anpassungsstörungen)‹ angekreuzt. Bei einem Kind wird ›Asphyxie‹ und ›Schockzustand‹ angegeben. Angegeben werden bei einem Kind ›Hernien‹ und bei einem weiteren Kind ›Stoffwechselstörungen – Verdacht auf Hypoglykämie‹. Ein Kind wird mit einer Chromosomenanomalie (Trisomie 21) geboren.

In der folgenden Tabelle werden die elf Fälle von Kindern mit Auffälligkeiten laut Katalog D dargestellt. Aufgeführt werden das Kreißsaalmodell, der Geburtsmodus, die dokumentierten Auffälligkeiten, die Apgar-Werte, die Nabelschnur-pH-Werte, eine Intubation, der Ruf des kinderärztlichen Dienstes und die Verlegung in die Kinderklinik.

Tab. 9.2.12: Darstellung der elf Neugeborenen mit Auffälligkeiten laut Katalog D mittels des Instruments ›Dokumentationsbogen‹

| | Gruppe | Geburts-modus | Auffällig-keiten[118] | Apgar | pH art | pH ven | Intuba-tion | Kinder-arzt | Verle-gung |
|---|---|---|---|---|---|---|---|---|---|
| 1 | AKS | Sectio | Atemstörungen | 9/9/10 | 7,22 | 7,30 | Nein | Nein | Nein |
| 2 | AKS | Sectio | Atemstörungen | 6/9/10 | 7,29 | 7,33 | Nein | Nein | Nein |
| 3 | HKS | Spontan | Hernien | 9/10/10 | 7,49 | 7,50 | Nein | Nein | Nein |
| 4 | AKS | Spontan | Chromoso-menanomalie | 9/10/10 | 7,39 | 7,40 | Nein | Nein | Nein |
| 5 | AKS | Sectio | Asphyxie, Schockzustand | 2/3/4 | 7,03 | 7,19 | Ja | Ja | Ja[119] |
| 6 | AKS | Sectio | Atemstörungen | 8/9/10 | 7,17 | 7,21 | Nein | Nein | Nein |
| 7 | AKS | Spontan | Atemstörungen | 9/9/3 | 7,30 | 7,33 | Nein | Ja | Ja |
| 8 | AKS | Sectio | Atemstörungen | 9/9/10 | 7,23 | 7,36 | Nein | Nein | Nein |
| 9 | HKS | Spontan | Stoffwechsel-störung | 8/9/10 | 7,22 | 7,28 | Nein | Ja | Ja |
| 10 | AKS | Spontan | Atemstörungen | 4/7/8 | 7,39 | 7,46 | Nein | Ja | Nein |

118 Auffälligkeiten laut Katalog D
119 Das Neugeborene verstarb neun Tage nach der Geburt in der Kinderklinik.

*(Fortsetzung)*

| Gruppe | Geburts-modus | Auffällig-keiten | Apgar | pH art | pH ven | Intuba-tion | Kinder-arzt | Verle-gung |
|--------|---------------|------------------|-------|--------|--------|-------------|-------------|-----------|
| 11 AKS | VE | Atemstörungen | 7/8/10 | 7,09 | 7,23 | Nein | Nein | Nein |

Wie in Tabelle 9.2.12 ersichtlich, ist in vier Fällen, bei denen eine Auffälligkeit laut Katalog D diagnostiziert wird, der kinderärztliche Dienst zur oder nach der Geburt hinzugerufen worden. Drei Neugeborene sind in die nahegelegene Kinderklinik verlegt worden.

Perinatale Mortalität

Im Studienzeitraum verstarb kein Kind vor, während oder in den ersten sieben Lebenstagen nach der Geburt.

Ein Neugeborenes verstarb neun Tage nach der Geburt in der Kinderklinik. Die Studienteilnehmerin, eine Drittgebärende, ist im üblichen Kreißsaalmodell betreut worden und hat aufgrund eines pathologischen Herztonmusters des Kindes einen Kaiserschnitt erhalten. Das Kind wog 3.800 g, zeigte Apgarwerte von 02/03/04 und pH-Werte arteriell von 7,03 und venös von 7,19. Ein hinzugezogener Kinderarzt verlegte das Kind nach der Intubation in die nahe gelegene Kinderklinik. Dort verstarb es nach neun Tagen. Als Todesursache wurde ein nicht erkannter Herzfehler angegeben.

Auffälligkeiten Kinderfrüherkennungsuntersuchung U3

197 Studienteilnehmerinnen (ein Missing) beantworten im Fragebogen die Frage nach eventuellen Auffälligkeiten ihres Kindes bei der Kinderfrüherkennungsuntersuchung in der 4. bis 6. Lebenswoche (U3).

Bei 21 Kindern werden Auffälligkeiten dokumentiert. 19 Teilnehmerinnen benennen im Fragebogen die Auffälligkeiten.

Bei sieben Kindern wird eine Nabelhernie bzw. ein Nabelbruch festgestellt. Zwei dieser Kinder weisen außer der Diagnose Nabelbruch noch ein erweitertes Nierenbecken auf. Bei einem Kind wird eine Leistenhernie dokumentiert. Zwei Kinder haben eine Hüftdysplasie, ein Kind eine Hüftschiefstellung und ein Kind eine Hüftfehlstellung. Ein Kind weist eine Kopfschiefhaltung nach rechts sowie einen hängenden Mundwinkel links auf. Bei einem weiteren Kind wird von einem Rechtsdrall berichtet. Bei einem Kind ist ein Hämatom im Nickermuskel festgestellt worden. Ein Kind leidet unter einem Ventrikelseptumdefekt und

Hackenfüßen beidseits. Bei einem Kind sind Herzgeräusche zu hören. Ein Kind hat einen Kletterfuß. Ein Kind leidet an der angeborenen Stoffwechselerkrankung Galaktosämie.

### 9.2.3 Interventionen während der Geburt

In der vorliegenden Studie werden medizinische Interventionen sowie hebammengeburtshilfliche Maßnahmen betrachtet, die im Geburtsverlauf eingesetzt werden.

#### Medizinische Interventionen während der Geburt

Eine der Haupthypothesen untersucht, ob es Unterschiede bezüglich des Einsatzes von medizinischen Interventionen während der Geburt zwischen den beiden Gruppen – Hebammenkreißsaal und üblicher ärztlich geleiteter Kreißsaal – gibt.

Dies wurde für die Fragestellung mittels logistischer Regression standardmäßig untersucht und für die Variablen ›Alter der Mutter‹, ›Parität‹ und ›Dauer des Hebammenkreißsaals‹ adjustiert.

In der folgenden Tabelle werden die medizinischen Interventionen nach der Häufigkeit des Einsatzes und mit Angaben der Prozentzahlen gelistet.

Tab. 9.2.13: Vergleich der medizinischen Interventionen zwischen den Gruppen HKS und AKS mittels des Instruments ›Dokumentationsbogen Geburt‹ (ITT)

| Medizinische Interventionen | HKS[120] (n = 92) | | AKS[121] (n = 146) | | Alle (n = 238) | |
|---|---|---|---|---|---|---|
| | n | % | n | % | n | % |
| Kontinuierliches CTG | 91 | 98,9 | 146 | 100 | 237 | 99,6 |
| Wehenmittel[122] | 28 | 30,4 | 74 | 50,7 | 102 | 42,9 |
| Episiotomie | 29 | 31,5 | 63 | 43,2 | 92 | 38,7 |
| Amniotomie | 27 | 29,3 | 52 | 35,6 | 79 | 33,2 |
| PDA | 25 | 27,5 | 45 | 31,5 | 70 | 29,9 |
| Geburtseinleitung | 7 | 7,7 | 29 | 20,1 | 36 | 15,3 |
| Schmerzmittel[123] | 13 | 14,3 | 23 | 16,1 | 36 | 15,1 |
| Sectio | 5 | 5,4 | 18 | 12,3 | 23 | 9,7 |
| VE | 6 | 6,5 | 14 | 9,6 | 20 | 8,4 |

120 Abweichungen vom Gesamtumfang sind durch fehlende Angaben bedingt.
121 Abweichungen vom Gesamtumfang sind durch fehlende Angaben bedingt.
122 Als Wehenmittel wird intrapartal Oxytocin i.V. verabreicht.
123 Dolantin® oder Meptid®

*(Fortsetzung)*

| Medizinische Interventionen | HKS (n = 92) | | AKS (n = 146) | | Alle (n = 238) | |
|---|---|---|---|---|---|---|
| | n | % | n | % | n | % |
| FBA | 4 | 4,3 | 12 | 8,3 | 16 | 6,8 |

Die kontinuierliche fetale Herztonüberwachung mittels CTG während der Geburt wird als häufigste Intervention in beiden Gruppen eingesetzt (98,9 % vs. 100 %). Am zweithäufigsten wird die medizinische Intervention Wehenmittelgabe (Oxytocin) intrapartal angewandt. Hier ist ein deutlicher Unterschied zwischen den beiden Gruppen zu sehen: 50,7 % der Frauen der Kontrollgruppe erhielten im Geburtsverlauf Oxytocin, in der Interventionsgruppe 30,4 %.

Am vierthäufigsten wird die Intervention Amniotomie bei 29,3 % der Gebärenden der Interventionsgruppe und bei 35,6 % der Kontrollgruppe durchgeführt.

Hinsichtlich der Intervention Geburtseinleitung, die an sechster Stelle steht, ist ein deutlicher Unterschied zu verzeichnen. In der Interventionsgruppe wird die Geburt bei 7,7 % der Frauen eingeleitet und in der Kontrollgruppe bei 20,1 % der Frauen.

Bezüglich des Schmerzmanagements – entweder durch eine Periduralanästhesie oder mittels Dolantin® bzw. Meptid® – bestehen keine signifikanten Unterschiede zwischen den Gruppen.

## Score ›Medizinische Interventionen‹

Bei der Auswertung mittels des Scores ›Medizinische Interventionen‹, in dem die zehn gelisteten Interventionen (siehe Tab. 9.2.14) einbezogen werden, zeigt sich ein signifikanter Unterschied zwischen der Hebammenkreißsaal- und der Arztkreißsaal-Gruppe. Frauen der Hebammenkreißsaal-Gruppe erhalten signifikant seltener medizinische Interventionen während der Geburt ($p = 0.0003$) (Wilcoxon Teststatistik) (siehe Tab. 9.2.14).

Tab. 9.2.14: Score ›Medizinische Interventionen‹, Vergleich zwischen den Gruppen HKS und AKS mittels des Instruments ›Dokumentationsbogen‹ (ITT)

| Anzahl medizinischer Interventionen | HKS (n = 92) | | AKS (n = 146) | |
|---|---|---|---|---|
| | n | % | n | % |
| 1 | 28 | 30,4 | 19 | 13,0 |
| 2 | 24 | 26,1 | 29 | 19,9 |
| 3 | 15 | 16,3 | 37 | 25,3 |

*(Fortsetzung)*

| Anzahl medizinischer Interventionen | HKS (n = 92) | | AKS (n = 146) | |
|---|---|---|---|---|
| | n | % | n | % |
| 4 | 15 | 16,3 | 30 | 20,6 |
| 5 | 7 | 7,6 | 21 | 14,4 |
| 6 | 2 | 2,2 | 8 | 5,5 |
| 7 | 1 | 1,1 | 2 | 1,4 |

Keine der Studienteilnehmerinnen beider Gruppen erlebte die Geburt ohne den Einsatz medizinischer Interventionen. Frauen der Hebammenkreißsaal-Gruppe erhielten häufiger eine bzw. zwei Interventionen als Frauen der Arztkreißsaal-Gruppe. Der Einsatz von drei und vier medizinischen Interventionen ist häufiger bei Frauen in der Arztkreißsaal-Gruppe zu verzeichnen. Wie in der Tabelle zu sehen, erhielten Gebärende der Arztkreißsaal-Gruppe nahezu doppelt so häufig fünf Interventionen und mehr als doppelt so häufig sechs Interventionen im Geburtsverlauf.

## Variable ›Interventionsfreie Geburt‹

Insgesamt erleben 33,2 % der Gebärenden der gesamten Stichprobe (n = 238) eine Geburt ohne invasive Interventionen gemäß der Variable ›Interventionsfreie Geburt‹ (siehe Kap. 8.10).

Es besteht ein hoch signifikanter Unterschied zwischen der Hebammenkreißsaal- und der Arztkreißsaal-Gruppe (OR 3.42, 95 %-KI 1.82–6.43, p = 0.0001) (Fisher's Exact Test).

50,0 % der Gebärenden der Interventionsgruppe erleben eine interventionsfreie Geburt. In der Kontrollgruppe können 22,6 % der Frauen der Gruppe der interventionsfreien Geburt zugeordnet werden (siehe Tab. 9.2.15).

Tab. 9.2.15: Variable ›Interventionsfreie Geburt‹ – Vergleich der Gruppen HKS und AKS mittels des Instruments ›Dokumentationsbogen‹ (ITT)

| Interventionsfreie Geburt | HKS (n = 92) | | AKS (n = 146) | | Alle (n = 238) | |
|---|---|---|---|---|---|---|
| | n | % | n | % | n | % |
| Ja | 46 | 50,0 | 33 | 22,6 | 79 | 33,2 |
| Nein | 46 | 50,0 | 113 | 77,4 | 159 | 66,8 |
| Alle | 92 | 100 | 146 | 100 | 238 | 100 |

Hebammengeburtshilfliche Maßnahmen während der Geburt

Eine der Haupthypothesen der vorliegenden Studie untersucht, ob es Unterschiede bezüglich des Einsatzes von hebammengeburtshilflichen Maßnahmen während der Geburt zwischen den beiden Gruppen – Hebammenkreißsaal und üblicher ärztlich geleiteter Kreißsaal – gibt.

Mittels logistischer Regression wurde dies für die Fragestellung standardmäßig untersucht und für die Variablen ›Alter der Mutter‹, ›Parität‹ und ›Dauer des Hebammenkreißsaals‹ adjustiert.

In Tabelle 9.2.16 werden die hebammengeburtshilflichen Maßnahmen geordnet nach der Häufigkeit ihres Einsatzes aufgeführt.

Als häufigste Maßnahme während der Geburt setzen die betreuenden Hebammen das Bad ein. Am zweithäufigsten wenden die Hebammen die Akupunktur an und mit 16,4 % stehen die Massagen an dritter Stelle der hebammengeburtshilflichen Maßnahmen. Massagen werden mehr als doppelt so häufig bei Frauen der Interventionsgruppe als bei Frauen der Kontrollgruppe durchgeführt (25,0 % vs. 11,0 %). Frauen der Kontrollgruppe erhalten häufiger Rizinus und homöopathische Mittel als Frauen der Interventionsgruppe.

Weiterhin werden folgende hebammengeburtshilflichen Maßnahmen eingesetzt: Kälte-/Wärmeanwendungen, Rizinus, homöopathische Medikamente, sonstige Maßnahmen und ein Einlauf bzw. ein Klistier.

Tab. 9.2.16: Vergleich des Einsatzes von hebammengeburtshilflichen Maßnahmen zwischen den Gruppen HKS und AKS mittels des Instruments ›Dokumentationsbogen‹ (ITT)

| *Hebammengeburtshilfliche Maßnahmen* | *HKS* (n = 92) | | *AKS* (n = 146) | | *Alle* (n = 238) | |
|---|---|---|---|---|---|---|
| | n | % | n | % | n | % |
| Bad | 37 | 40,2 | 44 | 30,1 | 81 | 34,0 |
| Akupunktur | 23 | 25,0 | 22 | 15,1 | 45 | 18,9 |
| Massage/n | 23 | 25,0 | 16 | 11,0 | 39 | 16,4 |
| Kälte/Wärme | 19 | 20,7 | 19 | 13,0 | 38 | 16,0 |
| Rizinus | 7 | 7,6 | 14 | 9,6 | 21 | 8,8 |
| Homöopathie | 2 | 2,2 | 6 | 4,1 | 8 | 3,4 |
| Sonstiges | 4 | 4,3 | 3 | 2,1 | 7 | 2,9 |
| Einlauf/Klistier | 1 | 1,1 | 1 | 0,7 | 2 | 0,8 |

Score ›Hebammengeburtshilfliche Maßnahmen‹

In der Interventions- sowie der Kontrollgruppe wurden keine bis zu maximal fünf hebammengeburtshilfliche Maßnahmen eingesetzt. Der Mittelwert beträgt in der Hebammenkreißsaal-Gruppe 1.3 (SD 1.2) und in der Arztkreißsaal-Gruppe 0.9 (SD 1.1). Es besteht ein signifikanter Unterschied zwischen den beiden Gruppen hinsichtlich des Einsatzes von hebammengeburtshilflichen

Maßnahmen (p = 0.004) (Wilcoxon Teststatistik). Die Frauen der Interventionsgruppe erhalten signifikant häufiger begleitende Maßnahmen im Geburtsverlauf (siehe Tab. 9.2.17).

Tab. 9.2.17: Score ›Hebammengeburtshilfliche Maßnahmen‹, Vergleich zwischen den Gruppen HKS und AKS mittels des Instruments ›Dokumentationsbogen‹ (ITT)

| Hebammengeburtshilfliche Maßnahmen | HKS (n = 92) | AKS (n = 146) |
| --- | --- | --- |
| Minimum | 0.0 | 0.0 |
| Median | 1.0 | 0.0 |
| Mittelwert | 1.3 | 0.9 |
| Maximum | 5.0 | 5.0 |
| SD | 1.2 | 1.1 |

### 9.2.4 Mobilität während der Geburt

Folgend werden die Auswertungen zur Mobilität während der Geburt und zur endgültigen Geburtsposition dargestellt.

#### Mobilität während der Geburt

Eine der Haupthypothesen untersucht, ob es Unterschiede bezüglich der Mobilität während der Geburt zwischen den beiden Gruppen – Hebammenkreißsaal und üblicher ärztlich geleiteter Kreißsaal – gibt.

Mittels logistischer Regression wurde dies für die Fragestellung standardmäßig untersucht und für die Variablen ›Alter der Mutter‹, ›Parität‹ und ›Dauer des Hebammenkreißsaals‹ adjustiert.

223 Dokumentationen der Mobilität mittels des Instruments ›Dokumentationsbogen‹ werden in die Auswertung mit einbezogen. Der Zeitraum der Aufzeichnung erstreckt sich im Schnitt über eine Stunde bis einschließlich 14 Stunden sowohl in der Interventionsgruppe (n = 85) als auch in der Kontrollgruppe (n = 138).

Wird die Mobilität bei allen Geburten betrachtet, die eine vollständige Dokumentation der Mobilität (n = 223) vorliegen haben, zeigt sich ein signifikanter Unterschied zwischen der Interventions- und der Kontrollgruppe (p = 0.008). Frauen der Interventionsgruppe (n = 85) wechseln im Durchschnitt im Minimum 0.3 Mal pro Stunde und maximal 3.0 Mal pro Stunde die Position. Die Frauen der Kontrollgruppe (n = 138) wechseln im Durchschnitt mindestens 0.1 Mal pro Stunde und maximal 3.0 Mal pro Stunde ihre Position (siehe Tab. 9.2.18).

Werden ausschließlich Spontangeburten und vaginaloperative Geburten analysiert (n = 204), zeigt sich kein signifikanter Unterschied bezüglich der Mobilität zwischen der Hebammenkreißsaal- und Arztkreißsaal-Gruppe (p = 0.07). Frauen der Hebammenkreißsaal-Gruppe (n = 82) wechseln durchschnittlich 0.3 bis 3.0 Mal pro Stunde ihre Position. Frauen der Arztkreißsaal-Gruppe (n = 122) wechseln im Durchschnitt 0.2 bis 3.0 Mal stündlich die Position (siehe Tab. 9.2.18).

Wenn die Studienteilnehmerinnen, die während der Geburt keine PDA erhalten haben (n = 155), betrachtet werden, zeigt sich ein signifikanter Unterschied zwischen der Interventions- und der Kontrollgruppe (p = 0.004). Hier beträgt das Minimum an Positionswechseln in der Interventionsgruppe (n = 60) im Durchschnitt 0.5 Mal pro Stunde und das Maximum 3.0 Mal pro Stunde. In der Kontrollgruppe (n = 95) beträgt das Minimum an Positionswechseln durchschnittlich 0.4 Mal pro Stunde und das Maximum 3.0 Mal pro Stunde (siehe Tab. 9.2.18).

Tab. 9.2.18: Vergleich der Mobilität zwischen den Gruppen HKS und AKS mittels des Instruments ›Dokumentationsbogen‹ für ›Alle Geburten‹ sowie die Subgruppen ›Spontan und VE‹ und ›Geburten ohne PDA‹ (ITT)

| *Mobilität* | *Alle Geburten* *(n = 223)*[124] | | *Spontan und VE* *(n = 204)*[125] | | *Geburten ohne PDA* *(n = 155)*[126] | |
|---|---|---|---|---|---|---|
| | *HKS* *(n = 85)* | *AKS* *(n = 138)* | *HKS* *(n = 82)* | *AKS* *(n = 122)* | *HKS* *(n = 60)* | *AKS* *(n = 95)* |
| Minimum | 0.3 | 0.1 | 0.3 | 0.2 | 0.5 | 0.4 |
| Median | 1.3 | 1.0 | 1.3 | 1.0 | 1.5 | 1.2 |
| Mittelwert | 1.3 | 1.1 | 1.3 | 1.2 | 1.5 | 1.3 |
| Maximum | 3.0 | 3.0 | 3.0 | 3.0 | 3.0 | 3.0 |
| p-Wert | 0.008 | | 0.07 | | 0.004 | |

Endgültige Geburtsposition

Eine der Haupthypothesen dieser Studie untersucht, ob es Unterschiede bezüglich der endgültigen Geburtsposition zwischen den beiden Gruppen – Hebammenkreißsaal und üblicher ärztlich geleiteter Kreißsaal – gibt.

Standardmäßig wurde dies für die Fragestellung mittels logistischer Regression untersucht und für die Variablen ›Alter der Mutter‹, ›Parität‹ und ›Dauer des Hebammenkreißsaals‹ adjustiert.

In die Auswertung zur endgültigen Geburtsposition fließen nur die Fälle mit ein, in denen die Frau spontan geboren hat (n = 195). Vaginaloperative Geburten (n = 20) oder Sectios (n = 23) werden ausgeschlossen. Bei diesen Geburtsmodi

---

124 Sieben Missings in der HKS-Gruppe und acht Missings in der AKS-Gruppe.
125 Fünf Missings in der HKS-Gruppe und sechs Missings in der AKS-Gruppe.
126 Sieben Missings in der HKS-Gruppe und sechs Missings in der AKS-Gruppe.

kann keine aufrechte bzw. selbstgewählte Geburtsposition durch die Frau eingenommen werden.

Die folgende Tabelle gibt einen Überblick über die Positionen, die die Gebärenden zur Geburt eingenommen haben.

Tab. 9.2.19: Vergleich der Geburtspositionen zwischen den Gruppen HKS und AKS mittels des Instruments ›Dokumentationsbogen‹, nur Spontangeburten (ITT)

| Geburtsposition | HKS (n = 81) | | AKS (n = 114) | |
|---|---|---|---|---|
| | n | % | n | % |
| Stehen | - | - | 1 | 0,9 |
| Vierfüßler | 6 | 7,4 | 1 | 0,9 |
| Hocke(r) | 6 | 7,4 | 2 | 1,8 |
| Wasser | 7 | 8,6 | 1 | 0,9 |
| Seitenlage | 14 | 17,3 | 26 | 22,8 |
| Rückenlage | 48 | 59,3 | 83 | 72,8 |

Wie in der Tabelle 9.2.19 zu sehen ist, bestehen Unterschiede in Bezug auf die Geburtspositionen ›Vierfüßler‹, ›Hocke(r)‹ und ›Wassergeburt‹. Die Studienteilnehmerinnen der Interventionsgruppe nehmen häufiger diese Positionen ein. Zudem liegen die Frauen der Hebammenkreißsaal-Gruppe zur Geburt ihres Kindes seltener auf dem Rücken.

In der folgenden Tabelle wird dargestellt, wie viele Studienteilnehmerinnen eine alternative Geburtsposition zur Geburt ihres Kindes eingenommen haben (siehe Tab. 9.2.20). Unter ›alternative Geburtspositionen‹ werden die Positionen ›Stehen‹, ›Vierfüßlerstand‹, ›Hocke(r)‹ und ›Wassergeburt‹ subsumiert. Unter ›horizontale Geburtspositionen‹ fallen die Positionen ›Seitenlage‹ und ›Rückenlage‹

Tab. 9.2.20: Vergleich der aufrechten Geburtsposition zwischen den Gruppen HKS und AKS mittels des Instruments ›Dokumentationsbogen‹ – nur Spontangeburten (ITT)

| Alternative Geburtsposition | HKS (n = 81) | | AKS (n = 114) | |
|---|---|---|---|---|
| | n | % | n | % |
| Ja | 19 | 23,5 | 5 | 4,4 |
| Nein | 62 | 76,5 | 109 | 95,6 |

23,5 % der Frauen der Interventionsgruppe nehmen eine alternative Gebärposition zur Geburt ihres Kindes ein. In der Kontrollgruppe nehmen 4,4 % der Frauen eine alternative Position ein. Hier besteht ein signifikanter Unterschied zwischen den Gruppen (OR 5.93, 95 %-KI 2.06 – 17.06, p = 0.001).

## 9.3    Weitere Ergebnisse

Im folgenden Kapitel werden weitere relevante Ergebnisse der Studie explorativ betrachtet.

### 9.3.1   Weiterleitungen während und nach der Geburt

Im folgenden Kapitel werden die Konsultationen und die Weiterleitungen während und nach der Geburt explorativ betrachtet.

#### Konsultationen während und nach der Geburt

Insgesamt wird in drei Fällen eine Konsultation während der Geburtsbetreuung im Hebammenkreißsaal dokumentiert. In einem Fall hat die Hebamme den ärztlichen Dienst bei der Aufnahme der Studienteilnehmerin wegen einer stärkeren Zeichnungsblutung konsultiert. Bei der Aufnahme einer weiteren Studienteilnehmerin ist wegen des Verdachts auf Makrosomie eine Konsultation durchgeführt worden. Eine weitere ärztliche Konsultation ist wegen eines unklaren Blasensprungs bei Aufnahme zur Geburt initiiert worden. Alle Studienteilnehmerinnen sind in der Hebammenbetreuung verblieben..

Nach der Geburt haben in dieser Untersuchung die betreuenden Hebammen in 14 Fällen den ärztlichen Dienst konsultiert. Fünf Frauen sind nach der Konsultation in der Hebammenbetreuung verblieben. Hier waren zwei Mal als Indikation zur Konsultation ›Sonstiges‹ angegeben und drei Mal ›Komplizierte Geburtsverletzungen‹. Neun Frauen sind nach der Konsultation in die ärztliche Betreuung weitergeleitet worden. Als Indikation wurde in sieben Fällen ›Nahtversorgung Episiotomie oder Dammriss‹ und in zwei Fällen ›Plazentalösungsstörung‹ angegeben.

## Weiterleitungen während und nach der Geburt

Die Weiterleitungen während und nach der Geburt werden explorativ untersucht. 51 Frauen (55,4 %) sind im Geburtsverlauf in das übliche Kreißsaalmodell weitergeleitet worden. Zwölf Frauen (13,0 %) wurden in der postpartalen Phase weitergeleitet.

## Weiterleitungen während der Geburt

In der Gruppe der 51 weitergeleiteten Frauen befinden sich 36 Erstgebärende (70,6 %), elf Zweitgebärende (21,6 %), drei Drittgebärende (5,9 %) und eine Fünftgebärende (2 %).

Die Hebamme konnte bis zu drei Indikationen zur Weiterleitung dokumentieren. Mehrfachnennungen sind deshalb möglich. Den häufigsten Grund für eine Weiterleitung stellt die Periduralanästhesie (21 Nennungen) bei 19 Erstgebärenden und zwei Zweitgebärenden dar. Die Weiterleitung aufgrund einer Periduralanästhesie geht in drei Fällen mit der Verabreichung von Wehenmitteln und vier Mal mit einer protrahierten Eröffnungsperiode einher. Es kann angenommen werden, dass das Wehenmittel auch wegen einer zögerlich verlaufenden Wehentätigkeit verabreicht wurde.

Die Schmerzmittelgabe von Dolantin® oder Meptid® ist mit elf Nennungen der zweithäufigste Grund zur Weiterleitung. Sechs Erstgebärende, vier Zweitgebärende und eine Fünftgebärende haben eines dieser beiden Schmerzmittel erhalten.

Weitere Gründe zur Weiterleitung in ärztliche Betreuung sind ein pathologisches Herztonmuster des ungeborenen Kindes (acht Nennungen), grünes Fruchtwasser (fünf Nennungen), die Notwendigkeit einer medikamentösen Wehensteigerung mittels Oxytocin (fünf Nennungen), eine protrahierte Eröffnungsphase bzw. ein Geburtsstillstand in der Eröffnungsphase (vier Nennungen), eine protrahierte Austreibungsphase bzw. ein Geburtsstillstand in der Austreibungsphase (drei Nennungen), ein vorzeitiger Blasensprung ohne Geburtsbeginn innerhalb von 12 Stunden (zwei Nennungen) und jeweils eine Nennung bezüglich einer regelwidrigen Einstellung des kindlichen Kopfes, einer uterinen Blutung oder Fieber der Mutter.

Fünf Frauen der Hebammenkreißsaal-Gruppe und ihr Kind im Wasser gebären wollten, wurden während der Geburt in die ärztliche Betreuung übergeleitet, da die Wassergeburt bis August 2005 eine Indikation zur Weiterleitung darstellte.

40 Studienteilnehmerinnen haben nach der Weiterleitung spontan (78,4 %) geboren. Fünf Erstgebärende und eine Zweitgebärende haben per Vakuumextraktion (11,8 %) und fünf Erstgebärende per Sectio (9,8 %) geboren.

Im Anlagenband (Anlage 5) findet sich eine Tabelle, in der die 51 Fälle, in denen eine intrapartale Weiterleitung erfolgt ist, gelistet werden. Hierin werden die Parität der Frau, die Indikation(en) zur Weiterleitung und der Geburtsmodus dargestellt werden. Die Fälle werden nach der ersten genannten Indikation zur Weiterleitung sortiert gelistet.

Außergewöhnlich ist, dass von den zehn Frauen, die dem Hebammenkreißsaal bei Aufnahme zur Geburt zufällig zugeteilt wurden, sechs Erstgebärende und drei Zweitgebärende im Geburtsverlauf weitergeleitet werden. Gründe zur Verlegung waren in fünf Fällen eine Periduralanästhesie, in drei Fällen eine Schmerzmittelgabe (Dolantin® oder Meptid®) und in einem Fall pathologische Herztöne des Kindes.

Weiterleitungen nach der Geburt

Nach der Geburt werden zwölf Frauen in den ärztlich geleiteten Kreißsaal weitergeleitet. In acht Fällen geschieht dies zur Nahtversorgung einer Geburtsverletzung und/oder einer Episiotomie. Bei zwei Frauen beläuft sich der Blutverlust auf mehr als 500 ml, bei einer dieser Frauen wird zusätzlich eine manuelle Plazentalösung notwendig. Bei einer weiteren Frau wird eine manuelle Plazentalösung durchgeführt. Eine Frau ist aufgrund einer unvollständigen Plazenta sowie der Nahtversorgung einer mediolateralen Episiotomie und eines Dammrisses III. Grades weitergeleitet worden.

## 9.3.2 Retrospektive Sicht der Frauen auf die Betreuung während der Geburt

Über die zehn Haupthypothesen hinaus werden explorativ die retrospektive Sicht der Frauen auf ihre Betreuung während der Geburt untersucht. Hierbei wurden die Einflussfaktoren ›persönliche Kontrolle‹, ›Kontinuität‹, ›Wahlmöglichkeiten und Entscheidungen‹ sowie die ›Betreuungsgestaltung‹ betrachtet.

Persönliche Kontrolle

183 Studienteilnehmerinnen (15 Missings) haben im Fragebogen alle zehn Items der validierten Labour Agentry Scale (LAS) vollständig beantwortet und werden in die Auswertung miteinbezogen. Die LAS misst die erfahrene persönliche Kontrolle während der Geburt. Der Summenscore rangiert zwischen null und 70 Punkten.

Bei der Auswertung nach ITT beträgt das Minimum in der Interventionsgruppe (n = 76) 31.0 Punkte, das Maximum 70.0 Punkte. Der Median liegt bei
60.0 Punkten und der Mittelwert bei 58.5 Punkten. In der Kontrollgruppe
(n = 107) beträgt das Minimum 25.0 Punkte und das Maximum 70.0 Punkte.
Der Median liegt bei 58.0 Punkten und der Mittelwert bei 56.4 Punkten. Zwischen der Interventions- und der Kontrollgruppe besteht kein signifikanter
Unterschied (p = 0.07) (siehe Tab. 9.3.1).

Tab. 9.3.1: Labour Agentry Scale, Vergleich zwischen den Gruppen HKS und AKS mittels
des Instruments ›Fragebogen‹ (ITT)

| Labour Agentry Scale | HKS (n = 76) | AKS (n = 107) |
|---|---|---|
| Minimum | 31.0 | 25.0 |
| Median | 60.0 | 58.0 |
| Mittelwert | 58.5 | 56.4 |
| Maximum | 70.0 | 70.0 |
| SD | 8.8 | 8.8 |

## Kontinuität

Um die Kontinuität der Betreuung beurteilen zu können, werden verschiedene
Aspekte betrachtet. Die Studienteilnehmerinnen sind mittels des Fragebogens
zur Anzahl der betreuenden Hebammen während der Geburt, zur Anzahl der
ihnen bekannten Hebammen, zur Möglichkeit eines Gesprächs mit der Geburtshebamme nach der Geburt und zur häuslichen Wochenbettbetreuung
befragt worden.

## Betreuende Hebammen während der Geburt

192 Studienteilnehmerinnen (sechs Missings) beantworten die Frage nach der
Anzahl der betreuenden Hebammen im Geburtsverlauf bis zur Entlassung aus
dem Kreißsaal (siehe Abb. 9.3.1).
22,5 % der Frauen der Interventionsgruppe (n = 18) geben an, ausschließlich
von einer Hebamme betreut worden zu sein, in der Kontrollgruppe sind es
30,4 % der Frauen (n = 34). Von zwei Hebammen wurden 47,5 % der Frauen der
Interventionsgruppe und 46,4 % der Kontrollgruppe betreut. 22,5 % der Frauen
der Interventionsgruppe (n = 18) und 18,6 % der Frauen der Kontrollgruppe
(n = 21) wurden von drei Hebammen betreut. In der Interventionsgruppe
wurden sechs Frauen (7,5 %) von vier Hebammen versorgt. In der Kontrollgruppe wurde eine Frau (0,9 %) von vier Hebammen und jeweils zwei Frauen
(1,8 %) wurden von fünf bzw. sechs Hebammen betreut (p = 0.17).

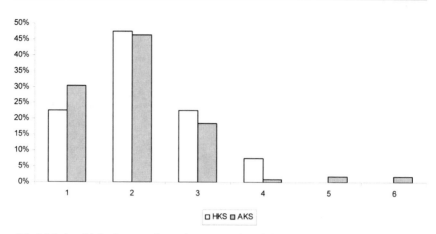

Abb. 9.3.1: Anzahl der betreuenden Hebammen während der Geburt, Vergleich zwischen den Gruppen HKS und AKS mittels des Instruments ›Fragebogen‹ (ITT)

Anzahl der bekannten Hebammen

Auf die Frage, wie viele der betreuenden Hebammen während der Geburt ihnen bekannt waren, antworten 187 Studienteilnehmerinnen (elf Missings). 27,6 % der Frauen der Interventionsgruppe war keine der betreuenden Hebammen, in der Kontrollgruppe war 37,8 % der Frauen keine Hebamme bekannt (p = 0.08).

Mehr Studienteilnehmerinnen der Hebammenkreißsaal-Gruppe (30,3 %) waren zwei Hebammen im Gegensatz zu 17,1 % der Arztkreißsaal-Gruppe bekannt (siehe Tab. 9.3.2).

Tab. 9.3.2: Anzahl bekannter Hebammen während der Geburt, Vergleich zwischen den Gruppen HKS und AKS mittels des Instruments ›Fragebogen‹ (ITT)

| Bekannte Hebamme | HKS (n = 76) | | AKS (n = 111) | |
|---|---|---|---|---|
| | n | % | n | % |
| Keine | 21 | 27,6 | 42 | 37,8 |
| Eine | 29 | 38,1 | 44 | 39,6 |
| Zwei | 23 | 30,3 | 19 | 17,1 |
| Drei | 2 | 2,6 | 5 | 4,5 |
| Vier | 1 | 1,3 | 1 | 0,9 |

79 Studienteilnehmerinnen geben an, die Hebamme bzw. die Hebammen in der Schwangerschaft über die geburtsvorbereitende Akupunktur kennengelernt zu haben (45 vs. 34). 43 Frauen kennen die Hebamme(n) durch einen Geburtsvorbereitungskurs (19 vs. 24). 27 Frauen geben, an die Hebamme von der vorherigen Geburt (15 vs. 12), bzw. 10 Frauen, die Hebamme durch die Wochenbettbetreuung beim vorangegangenen Kind (6 vs. 4) zu kennen. 26 Frauen

haben die Hebamme bei der Anmeldung zur Geburt getroffen (7 vs. 19) und 24 Frauen bei der Kreißsaalführung (4 vs. 20). 28 Frauen (13 vs. 15) geben weitere Gelegenheiten wie CTG-Kontrollen beim Überschreiten des Geburtstermins oder Anfertigung eines Gipsabdrucks des Bauches an.

### Gespräche nach der Geburt

198 Studienteilnehmerinnen haben die Frage nach einem möglichen Gespräch mit der Geburtshebamme postpartum beantwortet. Die Möglichkeit, ein Gespräch nach der Geburt mit der Geburtshebamme zu führen, haben 42,7 % der Frauen der Hebammenkreißsaal-Gruppe (n = 35) und 35,3 % der Arztkreißsaal-Gruppe (n = 41) in Anspruch genommen (p = 0.30).

### Häusliche Wochenbettbetreuung

197 Frauen (ein Missing) haben auf die Frage nach der häuslichen Wochenbettbetreuung geantwortet. 98,8 % der Frauen der Interventionsgruppe (n = 81) und 93,0 % der Frauen der Kontrollgruppe (n = 107) sind im Wochenbett zu Hause von einer Hebamme betreut worden (OR 5.820, 95 %-KI 0.650 – 52.146, p = 0.12).

Frauen, die eine häusliche Wochenbettbetreuung durch eine Hebamme erfahren haben (n = 185, drei Missings), wurden gefragt, ob diese Hebamme im Kreißsaalteam der Geburtsklinik arbeitet. 57,5 % der Frauen der Interventionsgruppe geben an, dass die betreuende Hebamme in der Geburtsklinik tätig ist. 69,5 % der Frauen der Kontrollgruppe wurden von einer Hebamme des Kreißsaalteams im häuslichen Wochenbett betreut. Frauen der Kontrollgruppe werden signifikant häufiger von einer Hebamme des Kreißsaalteams im Wochenbett zu Hause betreut (OR 0.48, 95 %-KI 0.25 – 0.93, p = 0.03).

### Wahlmöglichkeiten und Entscheidungen

Die Studienteilnehmerinnen haben sechs Antwortmöglichkeiten auf die Frage, wie wichtig es ihnen war, während der Geburt über das, was mit ihnen geschah, mitentscheiden zu können. Die Antworten ›absolut wichtig‹, ›wichtig‹ und ›meistens wichtig‹ werden zu ›ja‹ zusammengefasst und die Antworten ›absolut unwichtig‹, ›unwichtig‹ und meistens unwichtig‹ werden zu ›nein‹ zusammengefasst.

Insgesamt geben 96,5 % aller Studienteilnehmerinnen (n = 191) an, dass ihnen die Mitentscheidung während der Geburt wichtig war – 98,8 % der Frauen der Interventionsgruppe (n = 81) und 94,8 % der Frauen der Kontrollgruppe (n = 110) (OR 4.63, 95 %-KI 0.53–40.16, p = 0.17).

Die Frage »Wie häufig wurden Sie in Entscheidungen während der Geburt, die Sie und Ihre Geburt betrafen, miteinbezogen?« wurde gstellt. Die Antworten ›immer‹, ›sehr häufig‹ und ›häufig‹ werden zu ›ja, miteinbezogen‹ sowie die Antworten ›manchmal‹, ›selten‹ und ›nie‹ zu ›nein, nicht mit einbezogen‹ zu-zusammengefasst.

195 Studienteilnehmerinnen (drei Missings) beantworten diese Frage. 93,8 % der Frauen der Hebammenkreißsaal-Gruppe (n = 76) fühlen sich in Entscheidungen mit einbezogen. In der Arztkreißsaal-Gruppe fühlen sich 84,2 % der Frauen (n = 96) involviert. Es besteht ein signifikanter Unterschied zwischen den Gruppen (OR 2.97, 95 %-KI 1.02–8.66, p = 0.046).

## Betreuungsgestaltung

Im Fragebogen werden 15 zu bewertende Aussagen zur Betreuungsgestaltung während der Geburt gelistet. Die Antwortmöglichkeit ›trifft zu‹ erhält zwei Punkte, die Antwortmöglichkeit ›trifft zum Teil zu‹ erhält einen Punkt und ›trifft nicht zu‹ keinen Punkt. Die Antwort ›trifft zu‹ wird den beiden letzteren Antwortmöglichkeiten, die zusammengefasst werden, gegenübergestellt.

Tab. 9.3.3: Vergleich der 15 Aussagen zur ›Betreuungsgestaltung‹ zwischen den Gruppen HKS und AKS mittels des Instruments ›Fragebogen‹ (ITT)

| *Item* | *HKS*[127] *(n = 82)* | | *AKS*[128] *(n = 116)* | | *Alle* *(n = 198)* | |
|---|---|---|---|---|---|---|
| | n | % | n | % | n | % |
| Freundliche Begrüßung | 77 | 93,9 | 108 | 93,1 | 185 | 93,4 |
| Kreißsaal gemütlich | 71 | 86,6 | 96 | 82,8 | 167 | 84,3 |
| Schamgefühl verletzt | 7 | 8,5 | 6 | 5,2 | 13 | 6,6 |
| Wusste immer, an wen ich mich wenden konnte | 75 | 91,5 | 103 | 89,6 | 178 | 90,4 |
| Hebamme hatte keine Zeit | 11 | 13,6 | 16 | 13,8 | 27 | 13,7 |
| Jederzeit Wünsche äußern | 77 | 93,9 | 98 | 84,5 | 175 | 88,4 |
| Sicher gefühlt | 67 | 83,8 | 93 | 80,9 | 160 | 82,1 |
| Sorgen um das Baby | 20 | 24,4 | 47 | 40,5 | 67 | 33,8 |
| Sorgen um Geburtsverlauf | 35 | 42,7 | 61 | 52,6 | 96 | 48,5 |
| Geburtsverlauf verständlich erklärt | 64 | 78,0 | 86 | 74,1 | 150 | 75,8 |
| Gespür für Bedürfnisse | 63 | 76,8 | 75 | 65,2 | 138 | 70,1 |
| Unterstützung Wehenveratmung | 58 | 70,7 | 67 | 57,8 | 125 | 63,1 |

127 Abweichungen vom Gesamtumfang durch Addition von ja und nein sind durch fehlende Angaben bedingt.
128 Abweichungen vom Gesamtumfang durch Addition von ja und nein sind durch fehlende Angaben bedingt.

*(Fortsetzung)*

| Item | HKS (n = 82) | | AKS (n = 116) | | Alle (n = 198) | |
|---|---|---|---|---|---|---|
| | n | % | n | % | n | % |
| Verständnis Schmerzäußerungen | 76 | 92,7 | 101 | 87,8 | 177 | 89,8 |
| Hebamme ermutigend | 72 | 87,8 | 93 | 80,2 | 165 | 83,3 |
| Hebamme beruhigend | 69 | 84,1 | 92 | 80,0 | 161 | 81,7 |

Wie aus der Tabelle 9.3.3 ersichtlich wird, beurteilen die Frauen der Interventions- sowie der Kontrollgruppe 13 der Aussagen ähnlich. Größere Unterschiede zwischen den beiden Gruppen sind lediglich bei den Aussagen ›Während der Geburt konnte ich jederzeit meine Wünsche äußern‹ und ›Ich habe mir während der Geburt Sorgen um mein Baby gemacht‹ zu sehen. 93,9 % der Frauen der Interventionsgruppe stimmen der Aussage zu, dass sie während der Geburt jederzeit ihre Wünsche äußern konnten, Frauen der Kontrollgruppe stimmen zu 84,5 % zu. 40,5 % der Frauen der Arztkreißsaal-Gruppe geben an, sich während der Geburt Sorgen um ihr Baby gemacht zu haben, in der Hebammenkreißsaal-Gruppe geben dies 24,4 % an.

## Score ›Betreuungsgestaltung‹

Der Score ›Betreuungsgestaltung‹ wurde von 190 Studienteilnehmerinnen (acht Missings) vollständig ausgefüllt und konnte in die Auswertung mit einbezogen werden. Es zeigt sich ein signifikanter Unterschied zwischen der Hebammenkreißsaal- und der Arztkreißsaal-Gruppe in der positiven Bewertung der Betreuung während der Geburt (p = 0.01) (Wilcoxon Teststatistik) (siehe Tab. 9.3.4).

Tab. 9.3.4: Score ›Betreuungsgestaltung‹, Vergleich zwischen den Gruppen HKS und AKS mittels des Instruments ›Fragebogen‹ (ITT)

| Score ›Betreuungsgestaltung‹ | HKS (n = 79) | AKS (n = 111) |
|---|---|---|
| Minimum | 12.0 | 5.0 |
| Median | 28.0 | 27.0 |
| Mittelwert | 26.7 | 25.5 |
| Maximum | 30.0 | 30.0 |
| SD | 4.0 | 4.6 |

Bis auf zwei Frauen in der Interventionsgruppe (97,6 %) und eine Frau in der Kontrollgruppe (99,1 %) werden alle Frauen während der Geburt von einer oder mehreren nahestehenden Personen begleitet. Die Studienteilnehmerinnen in beiden Gruppen geben an, dass ihre Begleitperson von der Hebamme während der Geburt mit in das Geschehen einbezogen wurde (95,0 % vs. 93,9 %).

## Optionale Fragen am Ende des Fragebogens

Die optionalen Fragen am Ende des Fragebogens werden explorativ betrachtet.
Insgesamt haben 92,4 % der Studienteilnehmerinnen (n = 183), die den Fragebogen zurückgesandt haben, die Möglichkeit genutzt und die optionalen Fragen am Ende des Fragebogens ausgefüllt. Davon haben 41 Studienteilnehmerinnen lediglich die geschlossenen Fragen beantwortet. Zusätzlich haben zwei Studienteilnehmerinnen nur eine einzige geschlossene Frage nach einer eventuellen weiteren Studienteilnahme beantwortet. 140 Studienteilnehmerinnen (70,7 %) haben die offenen Fragen beantwortet.

## Freitext-Fragen zur Geburt und der Betreuung

127 Studienteilnehmerinnen haben etwas zu ihren Erfahrungen während der Geburt ihres Kindes, die ihnen besonders gut gefallen haben, geschrieben. Dabei äußern sich 68 Frauen positiv über die Hebamme bzw. die Hebammen und die Betreuung während der Geburt. 15 Frauen bewerten die Ärztinnen und Ärzte positiv. 30 Frauen erwähnen ihren Mann bzw. Partner und die große Unterstützung, die sie während der Geburt durch ihn erfahren haben.

89 Studienteilnehmerinnen beschreiben, welche Erfahrungen während der Geburt ihnen nicht gut gefallen haben. 19 Frauen erwähnen die Schmerzen bzw. Wehen während der Geburt. Zehn Studienteilnehmerinnen merken an, dass sie mit der betreuenden Hebamme nicht zurechtkamen. Fünf Frauen meinen, dass ihre betreuende Hebamme unmotiviert war. Wiederum zehn Frauen beurteilen die Ärztinnen und Ärzte als unfreundlich und nicht unterstützend. Vier Frauen haben einen Schichtwechsel der Hebammen als negativ erlebt.

Vorschläge zur Verbesserung der Betreuung während der Geburt machen 45 Frauen. Drei Frauen äußern den Wunsch nach einer Eins-zu-eins-Betreuung durch die Hebammen. Außerdem wird vorgeschlagen, den Schichtwechsel zwischen den Hebammen flexibler zu gestalten, insgesamt mehr Hebammen einzustellen und eine freie Wahl der Hebamme zu ermöglichen. Zwei Frauen wünschen sich mehr Hilfe bei der Veratmung der Wehen und beim ersten Anlegen und Stillen des Kindes. Zudem wird von drei Frauen angemerkt, dass Hebammen Frauen ernster nehmen sollten. Es wird auch für eine bessere Kommunikation zwischen Hebammen und Ärztinnen/Ärzten plädiert.

### Bewertung der Betreuung während der Geburt

183 Studienteilnehmerinnen beantworten die Frage zur Betreuung während der Geburt. Die Antwortmöglichkeiten ›sehr gut‹ und ›gut‹ werden als ›positiv‹ und die Antwortmöglichkeiten ›befriedigend‹, ›ausreichend‹, ›mangelhaft‹ und ›ungenügend‹ werden als ›negativ‹ zusammengefasst.

93,3 % der Frauen der Interventionsgruppe und 89,9 % der Frauen der Kontrollgruppe bewerten die Betreuung während der Geburt positiv.

### Anmerkungen

42 Studienteilnehmerinnen haben zusätzlich auf der letzten Seite des Fragebogens schriftliche Anmerkungen gemacht. Davon beziehen sich 26 Ausführungen auf konkrete Fragen aus dem Fragebogen, die ergänzt oder ausführlicher erklärt werden. Ansonsten werden weitere Erfahrungen, die während oder nach der Geburt gemacht wurden, beschrieben.

### Fragen zur Teilnahme an der Studie

42 Frauen machen Anmerkungen zur Studie. Davon bewerten 20 Frauen die Studie positiv. Zwei Frauen äußern, dass sie durch das Ausfüllen des Fragebogens ihre Geburt reflektieren konnten. Vier Frauen möchten über die Ergebnisse der Studie informiert werden.

Acht Frauen äußern Kritik an der Studie: Zwei Frauen geben an, während der Schwangerschaft zu oft auf eine eventuelle Studienteilnahme angesprochen worden zu sein, und eine Frau wurde zu einem ungünstigen Zeitpunkt angesprochen. Eine Frau empfand den Fragebogen als zu umfangreich. Zudem werden die Fragen zur Person bzw. zum Haushaltsnettoeinkommen von zwei Studienteilnehmerinnen als unpassend empfunden. Eine weitere Frau empfand die letzte Frage der Edinburgh Postnatal Depression Scale (Selbstgefährdung) übertrieben. Zudem wurde von einer Studienteilnehmerin geäußert, dass mittels eines Fragebogens der tatsächliche Ablauf einer Geburt und das Verhalten der Personen nicht erfasst werden kann.

Einige Frauen machen darüber hinaus Vorschläge für erweiterte Themenbereiche: Einbezug des Partners in die Befragung, mehr Fragen zur Babyernährung, Möglichkeit zur Beurteilung der Wochenbettstation, intensiver auf Dauer und Ablauf der Geburt eingehen, mehr Fragen zum ersten Kontakt mit dem Baby, Evaluation der Inanspruchnahme von Angeboten in der Schwangerschaft und Fragen zu alternativen Heilmethoden.

183 Frauen beantworten die Frage, wie die Teilnahme an der Studie empfunden wurde. 71 Frauen beantworten diese Frage mit ›sehr gut‹, 96 mit ›gut‹

und 16 mit ›teils-teils‹. Von den randomisierten Studienteilnehmerinnen (n = 12) haben sieben Teilnehmerinnen die Studienteilnahme als ›sehr gut‹ und fünf als ›gut‹ empfunden.

Die Frage »Würden Sie noch einmal an einer solchen Studie teilnehmen?« haben insgesamt 185 Studienteilnehmerinnen beantwortet. 159 Frauen würden wieder an einer solchen Studie teilnehmen und 18 eventuell. 18 Frauen möchten nicht noch einmal an einer Studie teilnehmen. Drei Frauen sind sich nicht sicher. Von den randomisierten Studienteilnehmerinnen (n = 13) können sich 12 eine erneute Teilnahme vorstellen.

## 9.4    Retrospektive Erhebung

295 Low-Risk-Frauen, die im Zeitraum vom 1. Februar 2005 bis 31. Januar 2006 in der Referenzklinik geboren haben, wurden nachträglich identifiziert und in die retrospektive Erhebung mit einbezogen. Diese 295 Fälle werden hinsichtlich demographischer Merkmale, maternaler Morbidität, medizinischer Interventionen, Geburtsmodi, Geburtsposition und neonatalem Outcome dargestellt.

Analysegruppe der retrospektiven Erhebung

In der folgenden Tabelle werden die Analysegruppe ›Retrospektive Erhebung‹ sowie die Subgruppen dargestellt.

Tab. 9.4.1: Darstellung der Analysegruppe ›Retrospektive Erhebung‹ und der Subgruppen

| Erhebungsinstrument | Gruppen | n |
|---|---|---|
| Patientinnenakte | Gesamt | 295 |
|  | Spontan- und vaginaloperative Geburten | 274 |
|  | Spontangeburten | 262 |
|  | Vaginaloperative Geburten | 12 |
|  | Sectiones | 21 |

Alter und Parität

Aus den 295 Patientinnenakten waren das Alter und die Parität verfügbar. Die größte Gruppe bilden die Frauen im Alter zwischen 18 und 29 Jahren, gefolgt von der Gruppe der 30- bis 34-Jährigen.

41,4 % der Frauen sind Erstgebärende, 29,5 % sind Zweitgebärende und 29,2 % sind Dritt- bzw. Mehrgebärende (siehe Tab. 9.4.2).

Tab. 9.4.2: Alter und Parität der Gebärenden – Retrospektive Erhebung

| *Soziodemographische Merkmale* | *Alle* *(n = 295)* | |
|---|---|---|
| | n | % |
| *Alter* | | |
| < 18 | 5 | 1,7 |
| 18 – 29 | 176 | 59,7 |
| 30 – 34 | 67 | 22,7 |
| 35 – 39 | 40 | 13,6 |
| > 40 | 7 | 2,4 |
| *Parität* | | |
| I | 122 | 41,4 |
| II | 87 | 29,5 |
| III und mehr | 86 | 29,2 |

Maternale Morbidität

Geburtsverletzungen

In die Auswertung der Geburtsverletzungen gehen nur Frauen ein, die spontan geboren haben (n = 262). Frauen, die vaginaloperativ oder per Sectio geboren haben, werden ausgeschlossen.

83 Frauen (31,7 %), die spontan geboren haben, haben keine Geburtsverletzung und weisen ein intaktes Perineum auf. Bei 126 Frauen (48,1 %) treten eine oder mehrere Rissverletzungen[129] auf.

32,1 % der Frauen (n = 84) haben eine Episiotomie (mediolateral oder median) erhalten.

Blutverlust

Vier Frauen (1,4 %) der gesamten Stichprobe (n = 290, fünf Missings) weisen einen Blutverlust von $\geq$ 500 ml nach der Geburt auf.

Geburtsmodus

262 Frauen (88,8 %) haben spontan geboren, 12 Frauen (4,1 %) per Vakuumextraktion und 21 Frauen (7,1 %) per Sectio.

Elf Erstgebärende und eine Drittgebärende haben ihr Kind vaginaloperativ geboren. Als häufigste Indikation zur VE wurde neun Mal das pathologische CTG genannt und drei Mal die protrahierte Austreibungsphase, in zwei Fällen

---

129 Dammriss I. bis IV. Grades, Scheiden-, Labien-, Klitorisriss.

wurden das pathologische CTG und eine protrahierte Austreibungsphase als Grund zur vaginaloperativen Geburt genannt.

17 Erstgebärende, drei Zweitgebärende und eine Drittgebärende haben ihr Kind per Sectio bekommen. Als Indikationen zur Sectio werden das pathologische CTG (15 Nennungen), die protrahierte Eröffnungsphase (10 Nennungen), die protrahierte Austreibungsphase (zwei Nennungen), grünes Fruchtwasser (zwei Nennungen) und jeweils eine Nennung Gesichts-/Stirnlage, sonstige regelwidrige Schädellage, relatives oder absolutes Missverhältnis sowie Verdacht auf Amnioninfektionsyndrom angegeben. Hierbei waren Mehrfachnennungen möglich.

## Maternale Mortalität

Bei den 295 retrospektiv ausgewerteten Geburten im Zeitraum vom 01.02.2005 bis 31.01.2006 ist keine Frau während oder nach der Geburt verstorben.

## Neonatales Outcome

In Tabelle 9.4.3 wird das neonatale Outcome dargestellt. Lediglich zwei Neugeborene (0,7 %) weisen einen Apgar-Wert nach einer Minute $< 7$ auf. Nach fünf Minuten hat ein Neugeborenes (0,3 %) einen Apgar-Wert $< 7$. Alle Neugeborenen (n = 295) haben nach zehn Minuten einen Apgar-Wert $\geq 7$.

86,4 % der Neugeborenen erreichen einen arteriellen Nabelschnur-pH-Wert $\geq 7,20$ und 95,9 % weisen einen venösen Nabelschnur-pH-Wert $\geq 7,20$ auf.

In drei Fällen (1,0 %) wird nach der Geburt der kinderärztliche Dienst hinzugezogen. Zwei Kinder (0,7 %) werden nach der Geburt in die Kinderklinik verlegt.

Tab. 9.4.3: Neonatales Outcome – Retrospektive Erhebung

| Neonatales Outcome | Alle (n = 295) | |
|---|---|---|
| | n | % |
| Apgar-Wert $\geq 7$ | | |
| Apgar 1' | 293 | 99,3 |
| Apgar 5' | 294 | 99,7 |
| Apgar 10' | 295 | 100 |
| pH-Wert $\geq 7,20$ | | |
| pH art | 255 | 86,4 |
| pH ven | 283 | 95,9 |

## Auffälligkeiten des Neugeborenen

Bei zwei Neugeborenen (0,6 %) werden Auffälligkeiten laut Katalog D angegeben. Bei einem Neugeborenen wird ›Asphyxie‹ angegeben und der kinderärztliche Dienst wird aus demselben Grund hinzugezogen. Das Kind wird nicht in die Kinderklinik verlegt. Bei einem zweiten Neugeborenen wird als Auffälligkeit ›Gaumen- und Lippenspalte‹ aufgeführt. Aus diesem Grund wird der kinderärztliche Dienst hinzugezogen und das Kind wird anschließend in die Kinderklinik verlegt.

Bei einem weiteren Kind erfolgen der Ruf des kinderärztlichen Dienstes sowie die Verlegung in die Kinderklinik. Gründe hierfür werden nicht angegeben.

## Perinatale Mortalität

Bei den 295 retrospektiv ausgewerteten Geburten verstarb kein Neugeborenes während und unmittelbar nach der Geburt.

## Medizinische Interventionen

In der retrospektiven Auswertung der Low-Risk-Geburten werden folgende vier medizinische Interventionen betrachtet: Geburtseinleitung, Amniotomie, Gabe von Dolantin® bzw. Meptid® und PDA.

Bei 5,4 % der Frauen (n = 16) wird eine Geburtseinleitung durchgeführt. Indikation zur Einleitung war in 14 Fällen ein vorzeitiger Blasensprung. Bei zwei Frauen wird wegen eines protrahierten Geburtsbeginns Cytotec® verabreicht.

Während der Geburt wird bei 108 Gebärenden (37,1 %) eine Amniotomie vorgenommen. 32 Amniotomien werden bei Erstgebärenden, 31 bei Zweitgebärenden, 26 bei Drittgebärenden, 14 bei Viertgebärenden, zwei bei Fünftgebärenden und drei bei Sechstgebärenden vorgenommen.

Wie in Tabelle 9.4.4 zu sehen ist, erhalten 68,1 % der Gebärenden keine Schmerzmittel. 11,2 % der Frauen haben Dolantin® bzw. Meptid® erhalten und 18,3 % haben eine PDA erhalten. Sieben Frauen (2,4 %) haben während der Geburt Dolantin® bzw. Meptid® und eine PDA erhalten.

Tab. 9.4.4: Schmerzmitteleinsatz während der Geburt – Retrospektive Erhebung

| *Schmerzmittel* | *Alle*<br>*(n = 295)* | |
| --- | --- | --- |
| | n | % |
| Kein | 201 | 68,1 |
| Dolantin®/Meptid® | 33 | 11,2 |

*(Fortsetzung)*

| Schmerzmittel | Alle (n = 295) | |
|---|---|---|
| | n | % |
| PDA | 54 | 18,3 |
| Dolantin®/Meptid® und PDA | 7 | 2,4 |

## Endgültige Geburtsposition

In die Betrachtung der endgültigen Geburtsposition werden nur die Frauen miteinbezogen, die spontan geboren haben (n = 260, zwei Missings). Insgesamt 6,5 % der Frauen (n = 17) nehmen zur Geburt eine alternative Geburtsposition[130] ein. Die genaue Aufteilung der Geburtspositionen ist in Tabelle 9.4.5 ersichtlich.

Tab. 9.4.5: Endgültige Geburtsposition (nur Spontangeburten) – Retrospektive Erhebung

| Geburtsposition | Spontangeburten (n = 260) | |
|---|---|---|
| | n | % |
| Stehen | - | - |
| Vierfüßler | 5 | 1,9 |
| Hocke(r) | 4 | 1,5 |
| Wassergeburt | 8 | 3,1 |
| Seitenlage | 43 | 16,5 |
| Rückenlage | 200 | 76,9 |

---

130 Unter ›alternative Geburtsposition‹ werden ›Stehen‹, ›Vierfüßler‹, ›Hocke(r)‹ und ›Wassergeburt‹ subsumiert.

# 10  Diskussion

In diesem Kapitel werden, nach Darstellung der Limitationen der Studie, die Ergebnisse unter Einbezug der Ergebnisse der internationalen Studien diskutiert.

## 10.1  Limitationen der Studie

Die vorliegende Untersuchung weist zwei Limitationen auf: Zum einen wurde die erforderliche Stichprobe nicht erreicht. Zum anderen konnte die angestrebte Randomisierung nicht durchgeführt werden.

Die im Vorfeld berechnete Stichprobe von 626 Studienteilnehmerinnen wurde nicht erzielt. Bei der Planung und Stichprobenberechnung der Studie wurde von 920 Geburten pro Jahr in der Referenzklinik und einem Anteil von circa 70 bis 80 % Low-Risk-Schwangeren (entsprechend den Aussagen der WHO 1996) ausgegangen. Im Jahr 2005 sank die Geburtenzahl jedoch auf 752. Laut der durchgeführten retrospektiven Analyse entsprachen in der Referenzklinik circa 60 % der Schwangeren den Einschlusskriterien der Studie. Zudem wirkte es sich auf den Rekrutierungsverlauf ungünstig aus, dass mehr als 50 % der Low-Risk-Frauen erst zu Geburtsbeginn die Klinik ohne vorherige Anmeldung aufsuchten (eigene Berechnung anhand der Klinikdaten). Bei Aufnahme zur Geburt war eine sinnvolle und rechtlich einwandfreie Aufklärung zur Studie nicht mehr möglich, so dass diese Frauen nicht teilnehmen konnten.

Insgesamt konnten 573 potenzielle Studienteilnehmerinnen erreicht werden, wovon 302 Frauen den Einschlusskriterien entsprachen und einer Studienteilnahme zustimmten. In der Schwangerschaft und bei Aufnahme zur Geburt in der Klinik wurden 63 Frauen aus der Studie ausgeschlossen, da sie nicht mehr den Einschlusskriterien entsprachen. Für 238 Studienteilnehmerinnen liegen vollständig ausgefüllte Geburtsdokumentationen vor (siehe Kapitel 8.8).

Die vorliegende Studie war als randomisierte kontrollierte Studie geplant. Die Randomisierung gestaltete sich schwierig, so dass ein erweitertes Studiendesign erforderlich wurde. Dies erlaubte eine Studienteilnahme ohne Randomisierung, wenn Frauen sich bereits in der Schwangerschaft für ein Kreißsaalmodell entschieden hatten (siehe Kapitel 8.1.1).

Bei den 25 in die Analyse eingeschlossenen Studien (siehe Kapitel 5) handelt es sich bei 12 um eine randomisierte kontrollierte Studie. Die weiteren 13 Studien wurden ohne Randomisation oder mit einem retrospektiven Design realisiert. In Deutschland wurde bisher keine randomisierte kontrollierte Studie im geburtshilflichen Bereich, die zwei Betreuungsmodelle miteinander vergleicht, durchgeführt. Zentrale Prinzipien des hebammengeleiteten Versorgungskonzeptes sind Wahlmöglichkeiten und die informierte Entscheidung sowie die Mit- und Selbstbestimmung der Frauen. Die Zufallszuteilung scheint diesen Prinzipien zu widersprechen. Oakley et al. (1996: 828 f.) haben sich aus diesem Grund in ihrer Studie, die die Betreuung von Low-Risk-Frauen durch Hebammen oder Ärztinnen/Ärzte untersucht, gegen eine Randomisierung entschieden, da sie meinen, dass dies eine unübliche Stichprobe erzeugen würde. Sie stellen sich die Frage, welche Frauen sich zufällig zuteilen lassen würden, da Wahlmöglichkeiten ein wichtiger Bestandteil des Hebammenmodells sind. Sind es eventuell Frauen, denen die Betreuungspersonen unwichtig sind? Oder sind es eher Frauen, die gerne eine hebammengeleitete Betreuung in Anspruch nehmen möchten? Zu vermuten ist, dass Frauen, die das übliche Modell und die Verfügbarkeit, z. B. einer Periduralanästhesie, wünschen, einer Randomisierung wahrscheinlich nicht zustimmen würden. Auch Johnson et al. (2005: 28) haben sich gegen die Durchführung ihrer Studie als RCT entschieden, da die Forscherinnen die Zufallszuteilung als unethisch betrachten und Frauen das Recht auf Wahlfreiheit gewähren wollten. Sie haben in ihrer Untersuchung ein hebammengeleitetes Modell mit dem üblichen Standardbetreuungsmodell im klinischen Setting verglichen. Homer et al. (2000: 11) konnten keine RCT durchführen, da das hebammengeleitete Modell bereits sechs Jahre existierte und Frauen sowie die in der Klinik tätigen Hebammen und Ärztinnen/Ärzte die Randomisierung ablehnten.

In der vorliegenden Studie haben sich lediglich 31 Frauen in der Schwangerschaft mit einer zufälligen Zuteilung einverstanden erklärt. Eine mögliche Ursache für die mangelnde Bereitschaft der Frauen zur Randomisierung kann darin begründet sein, dass sie erst zu einem Zeitpunkt in der Schwangerschaft erreicht wurden, in der sie sich bereits für eines der beiden Kreißsaalmodelle entschieden hatten. Einige Frauen nahmen längere Anfahrtswege in Kauf, um in der Referenzklinik das Angebot des Hebammenkreißsaals in Anspruch nehmen zu können. Frauen, die den üblichen Kreißsaal wählten, gaben als Grund zumeist Sicherheitsaspekte bzw. die Präsenz einer Ärztin oder eines Arztes an (Kolip & Rahden 2007: 30). Eine Randomisierung hätte die Chance der Frauen auf 50 % verringert, dem von ihnen präferierten Modell zugeteilt zu werden.

Die Ergebnisse dieser Studie geben – trotz der genannten Limitationen – Hinweise auf die Auswirkungen der eigenverantwortlichen Geburtshilfe durch Hebammen im klinischen Setting in Deutschland.

## 10.2 Diskussion der Ergebnisse

In diesem Kapitel erfolgt die Diskussion der Ergebnisse der Studie. Dargestellt werden die Themenkomplexe ›Gesundheitsstatus der Mutter‹, Gesundheitsstatus des Neugeborenen‹, ›Interventionen während der Geburt‹, ›Mobilität‹, ›Konsultationen und Weiterleitungen während und nach der Geburt‹, ›Retrospektive Sicht der Frauen auf ihre Betreuung‹ und ›Retrospektive Erhebung‹. Dies geschieht im Vergleich mit den Ergebnissen der internationalen Studien zu hebammengeleiteten Versorgungskonzepten, die im Kapitel 5 vorgestellt wurden. An Stellen, an denen es sinnvoll erscheint, werden auch die Ergebnisse der außerklinischen Perinatalerhebung in Deutschland des Jahres 2006 (Loytved 2009a) mit einbezogen. Zudem werden die Daten des Jahres 2006 der bundesweiten Perinatalerhebung (BQS 2007) zum Vergleich herangezogen.

### Gesundheitsstatus der Mutter

### Morbidität

Es zeigen sich keine statistisch signifikanten Unterschiede hinsichtlich der Geburtsverletzungen von Frauen, die spontan geboren haben (n = 195). Zwar weisen mehr Frauen der Interventionsgruppe im Gegensatz zu den Frauen der Kontrollgruppe (25,9 % vs. 17,5 %) überhaupt keine Geburtsverletzungen auf, aber die Rate der Rissverletzungen ist in der Interventionsgruppe etwas höher als in der Kontrollgruppe (51,9 % vs. 45,6 %). Die Rate an Episiotomien ist in der Interventionsgruppe niedriger. Sie liegt in dieser Gruppe bei 28,4 % und in der Kontrollgruppe bei 43,0 %, dieser Unterschied erreicht aber keine statistische Signifikanz (p = 0.09).

Auch andere Autorinnen und Autoren ähnlicher Studien berichten über niedrigere Episiotomieraten in den hebammengeleiteten Gruppen, die aber keine signifikanten Unterschiede aufweisen (Chapman et al. 1986: 185 f.; Homer et al. 2000: 10; Waldenström et al. 2001: 261; Janssen et al. 2007: 144). Einige Studien stellen höhere Dammrissraten bei den Frauen der Interventionsgruppe dar, die aber auch keine statistische Signifikanz erreichen (Kaufman & McDonald 1988: 97; Flint et al. 1989: 13 f.; MacVicar et al. 1993: 318 f.; Johnson et al. 2005: 24).

Die Daten der vorliegenden Studie wurden bezüglich ›Parität‹ kontrolliert. Gerade hinsichtlich von Geburtsverletzungen und Episiotomien spielt die Parität eine große Rolle. Außer der Studie von Johnson et al. (2005), die die Ergebnisse nochmals getrennt nach Erst- und Mehrgebärenden darstellen, wählt keine andere Studie ein solches Vorgehen. Wie schon im Kapitel 5 erwähnt, ist die Vergleichbarkeit der Studien bezüglich der Geburtsverletzungen erschwert, da in manchen Studien nicht nur Spontangeburten, sondern auch vaginaloperative Geburten in die Auswertung miteinbezogen werden.

In dieser Studie beträgt die Episiotomierate in der gesamten Stichprobe der Low-Risk-Frauen, die ihr Kind spontan geboren haben, 36,9 %. Wenn alle Low-Risk-Frauen der Studien-Stichprobe, die spontan oder vaginaloperativ geboren haben, betrachtet werden, ergibt sich eine Episiotomierate von 42,8 % (Interventionsgruppe 33,3 % und Kontrollgruppe 49,2 %). Die gesamte Rate liegt über den durchschnittlichen Episiotomieraten, die in der Bundesauswertung der Perinatalerhebung berichtet werden.

Die Daten der bundesweiten Perinatalerhebung zeigen eine Episiotomierate von 33,1 % bei allen vaginalen Entbindungen (Spontangeburten und vaginaloperative Geburten). In Krankenhäusern mit 1.000 oder mehr Geburten beträgt die Rate 31,8 %, in Krankenhäusern mit weniger als 1.000 Geburten 34,2 %. Die Episiotomierate wird nicht nach Parität unterschieden (BQS 2007: 5.32).

Die Empfehlung der WHO zur Höhe der Episiotomierate von unter 20 % kann in Deutschland nur in der außerklinischen Geburtshilfe eingehalten werden (Schücking 2003a: 27). Im Jahr 2006 erhielten 7,3 % der Gebärenden, die ihre Geburt außerklinisch begonnen und vaginal geboren haben (n = 9.058), einen Dammschnitt. Diese Auswertung schließt auch Frauen mit ein, die während der Geburt in eine Klinik verlegt wurden. Werden die Episiotomieraten nach Parität betrachtet, zeigt sich folgendes Bild: 12,4 % der Erstgebärenden, 3,4 % der Zweitgebärenden und 1,0 % der Drittgebärenden erhalten eine Episiotomie. Diese Ergebnisse sind auf alle 9.500 dokumentierten Geburten bezogen (Loytved 2009a: 44).

Um darzustellen, wie sich die allein verantwortliche Tätigkeit von Hebammen auf die Episiotomie auswirkt, wurde in dieser Studie zusätzlich eine Auswertung der Episiotomien nach Per-Protokoll (PP) durchgeführt. Hier werden nur die Spontangeburten mittels des Instruments ›Dokumentationsbogen‹ (n = 155) mit einbezogen. Grund für die weitere Auswertung nach PP ist, dass bei der Auswertung nach ITT die Geburten, die in den üblichen ärztlich geleiteten Kreißsaal weitergeleitet werden, mit berücksichtigt werden. Nach Hinzuziehung einer Ärztin/eines Arztes zur Geburt ist die Hebamme nicht mehr allein verantwortlich, sondern fungiert als Assistentin. Bei der Auswertung nach PP werden nur die Frauen in die Auswertung miteinbezogen, die protokollkonform behandelt wurden, d. h. Gebärende, die während der Geburt in den üblichen

Kreißsaal weitergeleitet wurden, werden ausgeschlossen. Die Auswertung nach PP zeigt folgende Ergebnisse: Alle spontanen Geburten des Instruments ›Dokumentationsbogen‹, die protokollkonform stattgefunden haben, werden einbezogen (n = 155). Eine Episiotomie wurde bei sechs Frauen der Interventionsgruppe (14,6 %) und bei 49 Frauen der Kontrollgruppe (43,0 %) durchgeführt. Hier zeigt sich ein signifikanter Unterschied zwischen den Gruppen (p = 0.01). Da die Interventionsgruppe bei der Auswertung nach PP nur 41 Studienteilnehmerinnen umfasst, ist dieses Ergebnis mit Vorsicht zu bewerten und soll nur verdeutlichen, dass die Höhe der Episiotomierate in der Interventionsgruppe bei der Auswertung nach ITT eventuell durch die Anwesenheit der Ärztin/des Arztes beeinflusst wird.

Insgesamt erscheint die Episiotomierate bei Low-Risk-Gebärenden in der Referenzklinik erhöht. Hier ist zu fragen, ob Maßnahmen, die eine Vermeidung einer Episiotomie begünstigen, stärker gefördert werden sollten. Die Episiotomierate kann nachweislich durch folgende Maßnahmen gesenkt werden: restriktive Indikationsstellung (nur bei vaginaloperativer Geburt oder kindlicher Indikation) (NCC-WCH 2007: 168 ff.; Walsh 2007: 79 ff.), alternative Geburtspositionen (Bodner-Adler et al. 2001: 768; Jonge et al. 2004: 39; Gupta et al. 2008: o. S.), Wassergeburt (Geissbühler et al. 2001: 874; Thöni & Mussner 2002: 979 f.), warme Kompressen am Damm (Albers et al. 1996: 272 f.) und das regelmäßige Durchführen einer Dammmassage während der Schwangerschaft durch die Frau (Labrecque et al. 1994: 22 f.; Beckmann & Garrett 2008: o. S.).

Bezüglich des Blutverlustes $\geq 500$ ml tritt in dieser Untersuchung kein signifikanter Unterschied zwischen der Hebammenkreißsaal- und der Arztkreißsaal-Gruppe auf. Dieses Ergebnis deckt sich mit den Ergebnissen der internationalen Studien, die in Kapitel 5 dargestellt wurden. Nur eine der internationalen Studien berichtet von einem signifikant höheren Blutverlust in der Kontrollgruppe von > 500 ml nach einer Spontangeburt oder > 1.000 ml nach einer Sectio (p < 0.001). Die Forscherinnen haben keine Erklärung für diesen Unterschied (Oakley et al. 1996: 827).

Ein Vergleich mit den Ergebnissen der klinischen und außerklinischen Perinatalerhebungen ist nicht möglich, da hier ein Blutverlust von mehr als 1000 ml erhoben wird (BQS 2007: 5.49, Loytved 2009a: 48).

In der vorliegenden Studie wurde Frauen in der Arztkreißsaal-Gruppe, die spontan oder vaginaloperativ geboren haben, signifikant häufiger eine medikamentöse Blutungsprophylaxe vor Geburt der Plazenta gegeben als Frauen der Interventionsgruppe (76,4 % vs. 44,8 %, p < 0.0001). Dies hat keinen Einfluss auf den postpartalen Blutverlust. Auch Waldenström & Nilsson (1997: 25) kommen zu einem ähnlichen Ergebnis: Obwohl doppelt so viele Frauen in der Kontrollgruppe Oxytocin nach der Geburt erhielten, unterschied sich der Blutverlust zwischen den beiden Gruppen nicht. Da der Blutverlust nach der

Geburt von den Hebammen bzw. Ärztinnen und Ärzten geschätzt wird, ist eine vorsichtige Interpretation der Ergebnisse angebracht. Enkin et al. (2006: 273 und 414) listen die prophylaktische Gabe von Oxytocin nach der Geburt als sinnvolle Maßnahme zur Vorbeugung einer postpartalen Nachblutung. Bisher existiert noch kein evidenzbasiertes Vorgehen für die Nachgeburtsperiode von Low-Risk-Frauen. Die RCTs, die zur Empfehlung eines aktiven Managements in der Plazentaphase geführt haben, bezogen Frauen mit unterschiedlichem Risikostatus mit ein. Studien, die das optimale Vorgehen in der Nachgeburtsperiode von Low-Risk-Frauen untersuchen, wären von Vorteil (Fahy 2009: 385).

Die Hypothese zur Morbidität der Frau (Kapitel 6.2) kann in dieser Untersuchung bestätigt werden. Hinsichtlich der Geburtsverletzungen und des Blutverlustes sind keine statistisch signifikanten Unterschiede zwischen der Interventions- und der Kontrollgruppe ersichtlich.

Obwohl die Episiotomie eine der häufigsten geburtshilflichen Interventionen darstellt (Zahn et al. 2006: 2), ist sie für die Frau ein massiver Eingriff, der mit – zum Teil langanhaltenden Beschwerden – einhergeht. Auf Informationsabenden wird die Frage nach Episiotomien von Schwangeren häufig gestellt und scheint mit ein Entscheidungskriterium zur Wahl der Klinik zu sein. In dieser Studie zeigt sich eine nicht signifikante Reduktion der Episiotomierate in der hebammengeleiteten Gruppe. Es wird sich zeigen, ob die Rate an Episiotomien mit wachsender Erfahrung der Hebammen im neuen Versorgungsmodell weiter sinken kann.

## Geburtsmodus

In der Hebammenkreißsaal-Gruppe haben signifikant mehr Frauen ihr Kind spontan geboren (88,0 % vs. 78,1 %, p = 0.03). Auch Johnson et al. (2005: 24 f.) berichten im Rahmen ihrer Studie von einem signifikanten Unterschied bezüglich der Spontangeburten. Erst- und Mehrgebärende der Interventionsgruppe haben ihre Kinder häufiger spontan geboren. Ergebnisse einer weiteren Studie sowie zwei Reviews zeigen, dass Studienteilnehmerinnen der hebammengeleiteten Gruppen signifikant häufiger eine Spontangeburt erleben (Ryan & Roberts 2005: 19; Hatem et al. 2008: o. S.; Hodnett et al. 2008: o. S.).

Zudem erhalten Frauen der Hebammenkreißsaal-Gruppe signifikant seltener einen Kaiserschnitt (5,4 % vs. 12,3 %, p = 0.04). Weitere Studien – wie die vorliegende Studie – stellen eine signifikant niedrigere Kaiserschnittrate in den hebammengeleiteten Gruppen fest (Oakley et al. 1995: 403; Harvey et al. 1996: 131; Ryan & Roberts 2005: 19; Janssen et al. 2007: 142). Johnson et al. stellen in der Gesamtstichprobe zwar keinen signifikanten Unterschied zwischen den Gruppen hinsichtlich der Sectiorate fest. Wenn ausschließlich Mehrgebärende in die Analyse einbezogen werden, zeigt sich, dass signifikant seltener Mehrgebärende der hebammengeleiteten Gruppe ihr Kind per Sectio bekommen (p < 0.01) (2005: 24 f.).

In dieser Studie ist bezüglich des Geburtsmodus ›vaginaloperative Geburt‹ ein Unterschied zwischen der Hebammenkreißsaal- und der Arztkreißsaal-Gruppe zu sehen (6,5 % vs. 9,6 %), der aber nicht signifikant ist. Einige Studien bestätigen das Ergebnis hinsichtlich eines nicht-signifikanten Unterschieds in Bezug auf vaginaloperative Geburten (unter anderem MacVicar et al. 1993: 319; Turnbull et al. 1996: 215; Waldenström et al. 1997: 414; Law & Lam 1999: 111; Waldenström et al. 2001: 260 f.).

Aus dem Jahr 2006 liegen 9.500 dokumentierte außerklinisch begonnene Geburten vor. 93,2 % der Frauen haben spontan geboren, 2,2 % haben eine Vakuumextraktion erhalten und 4,6 % eine sekundäre Sectio (Loytved 2009a: 41). Im Vergleich ist zu sehen, dass in der vorliegenden Untersuchung Frauen der Hebammenkreißsaal-Gruppe seltener spontan (88,0 %) und häufiger per VE gebären (6,5 %). Die Sectiorate ist ähnlich (5,4 %). Zu bedenken ist, dass die außerklinischen Daten nicht bezüglich ›Parität‹ kontrolliert wurden.

In der klinischen Perinatalerhebung wird im Rahmen von 557.068 Geburten von reifgeborenen Einlingen von 69,9 % Spontangeburten, 6,2 % vaginaloperativen Geburten und 12,4 % sekundären Sectiones berichtet (BQS 2007: 3.10). Die Stichprobe schließt aber nicht nur Low-Risk-Frauen mit ein und kann deshalb nur bedingt mit den Daten der vorliegenden Studie verglichen werden.

Die Hypothese zum Geburtsmodus (Kapitel 6.2) kann in dieser Untersuchung – zumindest teilweise – nicht bestätigt werden. Es zeigt sich, dass Frauen der Hebammenkreißsaal-Gruppe signifikant häufiger eine Spontangeburt und signifikant seltener einen Kaiserschnitt erleben. In Bezug auf den Geburtsmodus ›vaginaloperative Geburt‹ besteht ein moderater Unterschied zwischen den beiden Gruppen, der sich jedoch nicht als signifikant erwies. Angesichts steigender Sectioraten – auch bei Low-Risk-Frauen – ist das vorliegende Ergebnis äußerst positiv zu bewerten.

## Physisches Wohlbefinden

Insgesamt 17 körperliche Beschwerden (siehe Kapitel 8.9.2) werden von den Studienteilnehmerinnen zu zwei Zeitpunkten – in den ersten zehn Tagen und acht Wochen nach der Geburt – bewertet. 99 % aller Studienteilnehmerinnen (n = 196) geben in den ersten zehn Tagen mindestens ein körperliches Symptom an. Nach acht Wochen geben 87,4 % der Frauen (n = 186) mindestens ein Symptom an. In der Studie von Glazener et al. (1995: 283) geben etwas weniger der 1.249 Studienteilnehmerinnen in den ersten 13 Tagen mindestens ein körperliches Symptom an (85 %). Im Zeitraum bis zu acht Wochen geben auch hier von 1.116 Frauen 87 % mindestens eine Beschwerde an.

Am häufigsten werden in der vorliegenden Untersuchung nach acht Wochen die allgemeinen Beschwerden ›Müdigkeit‹, ›körperliche Erschöpfung‹, ›Rückenschmerzen‹ und ›Kopfschmerzen‹ angegeben. Schon zehn Tage nach der Geburt stehen ›Müdigkeit‹ und ›körperliche Erschöpfung‹ im Vordergrund. ›Rückenschmerzen‹ und ›Kopfschmerzen‹ werden auch häufig angegeben, aber in diesem Zeitraum überwiegen Probleme mit der Dammnaht, der Sectionarbe und der Brust.

Zu einem hohen Prozentsatz geben Frauen beider Gruppen in den ersten zehn Tagen Beschwerden an der Dammnaht[131] (88,2 %) und Beschwerden an der Sectionarbe[132] (73,7 %) an. Nach acht Wochen haben sich die Beschwerden bezüglich der Dammnaht verringert (11,2 %). Beschwerden an der Sectionarbe werden noch zu 31,6 % angegeben.

Probleme mit der Brust bzw. Stillprobleme treten in den ersten zehn Tagen sehr häufig auf und verringern sich zwar zum Zeitpunkt nach acht Wochen, werden aber immer noch häufig berichtet. Im Rahmen der Diskussion der Ergebnisse zum Stillverhalten wird auf die berichteten Stillprobleme eingegangen.

Die Ergebnisse dieser Studie stimmen mit Ergebnissen internationaler Studien überein (Glazener et al. 1995; Brown & Lumley 2000; Waldenström et al. 2001; Thompson et al. 2002; Schytt et al. 2005). Einschränkend muss angemerkt werden, dass die genannten Studien nicht nur Low-Risk-Frauen mit einbeziehen. Dennoch zeigen die Studien ähnliche Ergebnisse, so dass davon ausgegangen werden kann, dass der Risikostatus zum Zeitpunkt der Geburt – zumindest wenn keine schwerwiegenden Probleme vorliegen – keine oder wenig Auswirkungen auf die postpartale Zeit hat.

In der vorliegenden Studie steht im Mittelpunkt des Vergleichs des physischen Wohlbefindens ein Score, der aus zwölf körperlichen Beschwerden gebildet wurde (siehe Kapitel 8.10). Die fünf Beschwerden ›wunde Brustwarzen‹, ›Schmerzen beim Stillen‹, ›Brustentzündung‹, ›Beschwerden an der Sectionarbe‹ und ›Beschwerden an der Dammnaht‹ wurden nicht in den Score eingeschlossen, sondern getrennt betrachtet, da sie nicht alle Frauen betreffen. Zu beiden Zeitpunkten – in den ersten zehn Tagen und acht Wochen postpartum – zeigt sich kein signifikanter Unterschied zwischen der Hebammenkreißsaal- und der Arztkreißsaal-Gruppe.

Von den in Kapitel 5 analysierten Studien berichten nur zwei Studien über das physische Wohlbefinden der Frauen nach der Geburt. In der australischen Studie von Waldenström et al. (2001: 262 f.) bewerten die Studienteilnehmerinnen acht Wochen nach der Geburt zwölf körperliche Beschwerden. Bei keinen

---

131 Hierbei fließen nur die Frauen in die Auswertung mit ein, die eine Dammnaht erhalten haben.

132 Hierbei fließen nur die Frauen in die Auswertung mit ein, die per Sectio geboren haben.

der Beschwerden treten signifikante Unterschiede zwischen den Gruppen auf. Auch in dieser Studie geben die Frauen der hebammengeleiteten Gruppe und der Standardgruppe sehr häufig Müdigkeit bzw. Erschöpfung und Rückenschmerzen an. Zudem werden häufig Schmerzen an der Sectionarbe (71,7 % bzw. 79,5 %) und Beschwerden der Dammnaht (56,5 % bzw. 61,5 %) vermerkt. Die berichteten Beschwerden an der Dammnaht bzw. an der Sectionarbe erscheinen zum Zeitpunkt acht Wochen nach der Geburt hoch. In der Studie von Schytt et al. berichten die Frauen vier bis acht Wochen postpartum zu 36,4 % von Schmerzen an der Sectionarbe und zu 15,6 % von Beschwerden an der Dammnaht (2005: 212). Die Ergebnisse von Schytt et al. (2005) sind mit den Daten der vorliegenden Studie vergleichbar.

Waldenström & Nilsson (1997: 21 ff.) fragen in der schwedischen Birth-Centre-Studie acht Wochen nach der Geburt nach Beschwerden, die zu einer ärztlichen Behandlung geführt haben. Auch hier berichten die Frauen von Müdigkeit, Rückenschmerzen, Kopfschmerzen, Problemen mit der Sectionarbe oder der Dammnaht sowie Stillproblemen. Zwischen der Birth-Centre- und der Standard-Gruppe besteht kein signifikanter Unterschied hinsichtlich der berichteten Beschwerden.

In der vorliegenden Untersuchung fand die Befragung der Studienteilnehmerinnen acht Wochen nach der Geburt statt. Sie wurden gebeten, die Beschwerden, die sie in den ersten zehn Tagen nach der Geburt verspürt haben, retrospektiv zu beurteilen. Zusätzlich sollten sie ihre Beschwerden zum Befragungszeitpunkt acht Wochen nach der Geburt angeben. Es kann sein, dass die retrospektive Beurteilung nach über sechs Wochen ungenau ausfällt, da die Frauen zu diesem Zeitpunkt – bedingt durch die neue Situation als Mutter und die damit einhergehenden Veränderungen – Schwierigkeiten haben, sich zu erinnern. Internationale Studien befragen die Frauen zu mehreren und/oder späteren Zeitpunkten nach der Geburt und können so gegebenenfalls ein Bild der Veränderungen im ersten Jahr zeichnen (Brown & Lumley 1998b; Saurel-Cubizolles et al. 2000; Thompson et al. 2002; Schytt et al. 2005). Thompson et al. (2002: 92) zeigen in ihrer Studie, dass Beschwerden wie Harninkontinenz und Probleme mit der Dammnaht sich innerhalb der ersten sechs Monate verringern. Beschwerden wie Erschöpfung, Müdigkeit und Rückenschmerzen nehmen zwar leicht ab, werden aber nach sechs Monaten trotzdem noch häufig angegeben, zum Teil nimmt die Anzahl der Beschwerden sogar im Laufe der Zeit zu. Diese allgemeinen Beschwerden sind wahrscheinlich den Anforderungen der Mutterschaft sowie den körperlichen Auswirkungen der Schwangerschaft und der Geburt geschuldet.

Die Hypothese zum physischen Wohlbefinden in den ersten zehn Tagen und acht Wochen nach der Geburt (Kapitel 6.2) kann in dieser Untersuchung be-

stätigt werden. Es zeigten sich keine signifikanten Unterschiede zwischen den
beiden Gruppen.

Es erstaunt nicht, dass kein signifikanter Unterschied bezüglich des körperlichen Wohlbefindens in den ersten zehn Tagen und acht Wochen postpartum
zwischen der Hebammenkreißsaal- und Arztkreißsaal-Gruppe auftritt. Beschwerden wie Müdigkeit, Erschöpfung und Rückenschmerzen scheinen unabhängig vom Geburtsmodus (Brown & Lumley 1998b: 157 ff.) oder von dem
Betreuungsmodell während der Geburt (Waldenström & Nilsson 1997: 21 ff.;
Waldenström et al. 2001: 262 f.) bei jungen Müttern aufzutreten. Da aber bisher
wenige Studien, die hebammengeleitete Versorgungskonzepte untersuchen, die
Gesundheit der Frauen nach der Geburt betrachten, sind keine verlässlichen
Aussagen dazu möglich.

## SRHQ

90,4 % der Frauen der gesamten Stichprobe bewerten ihren allgemeinen Gesundheitszustand nach acht Wochen mittels der Self-rated Health Question als
›gut‹ oder ›sehr gut‹. 19 Studienteilnehmerinnen (9,6 %) bewerten ihren Gesundheitszustand als ›nicht gut‹. Zu einem ähnlichen Ergebnis kommen Schytt
et al. (2005: 214). In ihrer schwedischen Studie mit 2.407 Studienteilnehmerinnen schätzen 8,6 % der befragten Frauen zwei Monate postpartum ihren
Gesundheitszustand als ›nicht gut‹ ein. Signifikant häufiger bewerten Erstgebärende im Gegensatz zu Mehrgebärenden ihren Gesundheitszustand als ›nicht
gut‹. Dieses Ergebnis bestätigt sich in der vorliegenden Studie nicht. Hier bewerten 7,3 % der Erstgebärenden und 12,5 % der Mehrgebärenden ihren Gesundheitszustand als ›nicht gut‹.

Schytt et al. (2005: 214) stellen fest, dass körperliche Beschwerden wie Müdigkeit, Kopfschmerzen und wunde Brustwarzen negative Auswirkungen auf die
Einschätzung des allgemeinen Gesundheitszustandes haben können. 17 der 19
Frauen, die in der vorliegenden Studie ihre Gesundheit als ›nicht gut‹ eingeschätzt haben, geben acht Wochen nach der Geburt zwischen zwei und elf
körperliche Beschwerden an. Zudem weisen insgesamt 12 der 19 Frauen erhöhte
Depressionswerte der EPDS auf. Drei Frauen zeigen Summenscores von $\geq 10$
und neun Frauen einen Summenscore $\geq 13$. Bei einem Summenscore $\geq 13$ kann
von Symptomen einer postpartalen Depression ausgegangen werden.

Obwohl Frauen der Interventionsgruppe nach acht Wochen im Score ›Physisches Wohlbefinden acht Wochen p.p.‹ bis zu sieben Beschwerden und Frauen
der Kontrollgruppe bis zu zehn Beschwerden angeben, bewerten 89,0 %
bzw. 91,4 % der Studienteilnehmerinnen ihre allgemeine Gesundheit als gut.
Dies kann damit zusammenhängen, dass Frauen das Auftreten körperlicher
Beschwerden nach der Geburt als normal bzw. vorübergehend empfinden und

diese in ihren Alltag integrieren können. Zudem kann eine gewisse Euphorie über die Bewältigung der Geburt und das gesunde Kind – auch noch acht Wochen nach der Geburt – vorherrschen.

## Psychisches Wohlbefinden

In der Studie wurde die 10-Item Edinburgh Postnatal Depression Scale (EPDS) eingesetzt, um Symptome einer depressiven Verstimmung oder postpartalen Depression acht Wochen nach der Geburt erfassen zu können.

Die EPDS von Cox, Holden & Sagovsky (1987) ist ein validiertes Screening-Instrument, hat eine gute Akzeptanz von Seiten der Nutzerinnen und ist zu jedem Zeitpunkt nach der Geburt einsetzbar. Der Summenscore rangiert zwischen null und 30 Punkten. Höhere Summenwerte werden mit stärkeren Symptomen postpartaler Verstimmung bzw. Depression gleichgesetzt (Holden 1991: 217 f.; Cox & Holden 2003: 59 ff.). Brown & Lumley (2000: 1195) kategorisieren in ihrer Studie die Summenscores der EPDS wie folgt: Bei einem Summenscore unter 9 Punkten ist keine depressive Verstimmung erkennbar. Bei einem Summenscore zwischen 9 und 12 Punkten liegen die Frauen an der Grenze zu einer PPD. Frauen mit einem Summenscore von 13 und mehr Punkten leiden höchstwahrscheinlich an einer PPD.

In der vorliegenden Studie wurden Berechnungen mit vier Cut-off-Werten ($\geq 10$, $\geq 11$, $\geq 12$ und $\geq 13$) durchgeführt. Bei den Cut-off-Werten von $\geq 10$, $\geq 11$ und $\geq 12$ sind moderate Unterschiede zwischen der Hebammenkreißsaal- und der Arztkreißsaal-Gruppe zu sehen, die sich jedoch nicht als signifikant erweisen. Frauen der Arztkreißsaal-Gruppe zeigen bei allen drei Cut-off-Werten häufiger erhöhte Werte. Bei der Berechnung mit dem Cut-off-Wert $\geq 13$ weisen Frauen der Hebammenkreißsaal-Gruppe häufiger depressive Symptome als Frauen der Arztkreißsaal-Gruppe auf (9,8 % vs. 7,8 %). Dieser Unterschied erreicht keine Signifikanz.

Zwei Studien (Shields et al. 1997; Waldenström et al. 2000), die in Kapitel 5 beschrieben werden, setzen die EPDS ein. Die Ergebnisse von Waldenström et al. haben eine ähnliche Tendenz wie die vorliegende Untersuchung. Die Forscherinnengruppe wählte den Cut-off-Wert $\geq 12$. In der Team-Midwife-Gruppe zeigen zwei Monate nach der Geburt 16,0 % der Frauen depressive Werte und in der Standardgruppe 12,0 %. Dieser Unterschied ist nicht signifikant (2000: 165). Shields et al., die eine nicht validierte EPDS-Variante mit neun Items[133] einsetzen, berichten wiederum, dass signifikant weniger Frauen der hebammengeleiteten Gruppe depressive Symptome bei einem Cut-off-Wert $\geq 13$ zeigen als Frauen der Standardgruppe (p = 0.01) (1997: 97).

---

133 Die Aussage zur Selbstgefährdung wurde ausgeschlossen.

Eine Vielzahl internationaler Studien setzen unterschiedliche Cut-off-Werte zu verschiedenen Befragungszeitpunkten ein (siehe Kapitel 8.9.2). Das erschwert einen Vergleich mit der vorliegenden Studie.

Ballestrem et al. (2005: 31 f.) befragen sechs bis acht Wochen postpartum 772 Frauen. Dabei wählen sie den Cut-off-Wert von > 9,5 (entspricht ≥ 10). 17,0 % der Frauen zeigen depressive Symptome. In der vorliegenden Untersuchung zeigen bei diesem Cut-off-Wert acht Wochen postpartum 18,2 % der Studienteilnehmerinnen erhöhte Werte.

Sechs bis zwölf Wochen nach der Geburt setzen Berle et al. (2003: 154) die EPDS mit einem Cut-off-Wert von ≥ 11 in Norwegen ein. Hier zeigen 10,0 % der 411 Frauen erhöhte Werte. In der vorliegenden Studie weisen etwas mehr, nämlich 14,6 % der befragten Frauen depressive Symptome auf.

In einer schwedischen Studie werden 2.430 Frauen zwei Monate nach der Geburt mittels der EPDS befragt und ein Cut-off-Wert von ≥ 12 gewählt. 11,1 % der Studienteilnehmerinnen weisen erhöhte depressive Werte auf (Rubertsson et al. 2005: 99 f.). 12,1 % der Frauen der vorliegenden Untersuchung zeigen bei diesem Cut-off-Wert depressive Symptome.

Zwei Studien setzen die EPDS vier Monate p.p. ein und wählen den Cut-off-Wert ≥ 13 (Nielsen Forman et al. 2000; Hiltunen et al. 2004). Nielsen Forman et al. (2000: 1213 f.) berichten, dass 5,5 % der 5.091 Studienteilnehmerinnen in Dänemark erhöhte Werte aufweisen. Bei Hiltunen et al. (2004: 258) (Finnland) sind es 13,0 % der 162 Frauen. In der vorliegenden Untersuchung sind es wiederum 8,6 % der 238 Studienteilnehmerinnen. Die berichteten Ergebnisse der drei Studien unterscheiden sich voneinander. Eventuell liegen die Unterschiede in kulturellen Gegebenheiten, in den unterschiedlichen Befragungszeitpunkten (zwei Monate und vier Monate postpartum), den unterschiedlichen Stichprobengrößen, den Zielgruppen oder in der jeweiligen Übersetzung der EPDS begründet.

Die Hypothese zum psychischen Wohlbefinden acht Wochen nach der Geburt (Kapitel 6.2) kann in dieser Untersuchung bestätigt werden. Es findet sich kein signifikanter Unterschied zwischen den Frauen der Hebammenkreißsaal- und der Arztkreißsaal-Gruppe bezüglich des Auftretens von depressiven Symptomen bzw. postpartalen Depressionen acht Wochen postpartum.

In dieser Studie scheint das Betreuungsmodell keinen Einfluss auf das Auftreten von postpartalen depressiven Symptomen acht Wochen nach der Geburt zu haben. Zu bedenken ist aber, dass postpartale Depressionen multifaktoriell bedingt sind, und dass etliche, zum Teil nicht bestätigte Faktoren eine Rolle spielen können (Riecher-Rössler & Hofecker Fallahpour 2003: 57). Die Disposition der Frau für eine psychische Störung sowie eine mangelnde soziale Unterstützung, eine problematische Paarbeziehung und Stress sind als bedingende Faktoren in mehreren Studien identifiziert worden (Riecher-Rössler 1997: 105;

Nielsen Forman et al. 2000: 1212 f.; Kurstjens & Wolke 2001: 38). In der vorliegenden Studie liegen keine Informationen zu den genannten Faktoren vor.

## Stillverhalten

Hinsichtlich des Stillverhaltens zeigen sich sieben Tage und acht Wochen postpartum signifikante Unterschiede zwischen den Frauen der Hebammenkreißsaal- und der Arztkreißsaal-Gruppe. Sieben Tage nach der Geburt stillen Frauen der Hebammenkreißsaal-Gruppe zu 87,8 % und Frauen der Arztkreißsaal-Gruppe zu 67,0 % ausschließlich ($p = 0.0005$). Auch acht Wochen nach der Geburt stillen Frauen der Interventionsgruppe ihr Kind häufiger ausschließlich als Frauen der Kontrollgruppe (72,8 % vs. 47,4 %, $p = 0.0015$).

Insgesamt sechs Studien und zwei Reviews zu hebammengeleiteten Versorgungskonzepten stellen Ergebnisse zum Stillen dar. Eine Studie berichtet, dass signifikant mehr Frauen der hebammengeleiteten Gruppe angeben, stillen zu wollen (Mayes et al. 1987: 219). Ergebnisse zweier Reviews und einer Studie zeigen, dass signifikant mehr Frauen der Interventionsgruppe mit dem Stillen beginnen (Oakley et al. 1996: 826; Hatem et al. 2008: o. S.; Hodnett et al. 2008: o. S.). Hodnett et al. (2008: o. S.) berichten außerdem, dass Frauen der hebammengeleiteten Gruppe sechs bis acht Wochen postpartum signifikant häufiger stillen.

Vier Studien berichten von keinen Unterschieden zwischen der Interventions- und der Kontrollgruppe in Bezug auf das Stillverhalten (Chapman et al. 1986: 186; Waldenström & Nilsson 1994b: 13; Byrne et al. 2000: 271; Ryan & Roberts 2005: 19). Das Stillverhalten wurde in einer Studie zwölf Stunden nach der Geburt, in zwei Studien bei Entlassung, in drei Studien sechs bis acht Wochen postpartum und in einer Studie nochmals ein Jahr nach der Geburt erhoben.

Ein Vergleich mit den klinischen und außerklinischen Perinataldaten kann nicht vorgenommen werden, da die Dokumentation nur die Geburt und die unmittelbare Zeit danach umfasst.

Die ausschließliche Stillrate aller Studienteilnehmerinnen der vorliegenden Studie liegt acht Wochen postpartum bei 57,9 %. Dies ist vergleichbar mit den Ergebnissen der Bayern-Studie (Kohlhuber et al. 2008a: 1127 ff.). Hier stillen nach acht Wochen 60,2 % der Frauen ausschließlich. Zu bedenken ist, dass in der vorliegenden Studie die Stichprobe aus gesunden Frauen besteht und keine Risikogruppen wie sehr junge Mütter, sozial benachteiligte Frauen oder Frauen mit hohem Body-Mass-Index umfasst, dennoch ähneln sich die Stillraten.

Im Zusammenhang mit dem Stillverhalten werden in dieser Studie drei Faktoren, die das Stillverhalten beeinflussen können, explorativ betrachtet. Hierbei werden nur Frauen, die spontan oder vaginaloperativ geboren und den

Fragebogen beantwortet haben (n = 179), mit einbezogen. Keine signifikanten Unterschiede ergeben sich hinsichtlich des Körperkontaktes mit dem Baby direkt nach der Geburt sowie der Einschätzung der Frauen, ob die Dauer der ungestörten Zeit mit ihrem Kind ausreichend war. Bezüglich des ersten Anlegens im Kreißsaal zeigt sich ein signifikanter Unterschied zwischen den beiden Gruppen (p = 0.01). Frauen der Interventionsgruppe haben signifikant häufiger ihr Kind das erste Mal bereits im Kreißsaal angelegt.

Aufgrund der geringen Anzahl von Frauen, die eine Sectio erhalten und den Fragebogen beantwortet haben (n = 19), wurde diese Gruppe explorativ betrachtet. 18 Frauen geben an, nach der Geburt keinen direkten Körperkontakt zu ihrem Kind gehabt zu haben, was mit der Operation an sich und der postoperativen Überwachung erklärt werden kann. Nur fünf Frauen konnten ihr Kind, nach Beendigung des Kaiserschnitts, im Kreißsaal zum ersten Mal anlegen. Sieben Tage nach der Geburt stillen 78,9 % ihr Kind ausschließlich. Nach acht Wochen stillen 52,6 % der Frauen, die eine Sectio erhalten haben, ausschließlich.

Weitere Faktoren, die das Stillverhalten beeinflussen können, wurden betrachtet. Im häuslichen Wochenbett wurden die Studienteilnehmerinnen beider Gruppen zu einem recht hohen Prozentsatz von einer Hebamme betreut (98,8 % vs. 93,0 %). Leider liegen keine Informationen über die betreuende Hebamme, die Anzahl der Hebammenbesuche und bis zu welchem Zeitpunkt nach der Geburt diese stattgefunden haben vor.

Werden die berichteten körperlichen Beschwerden bezüglich des Stillens betrachtet, ergibt sich folgendes Bild: In den ersten zehn Tagen nach der Geburt geben Frauen der Interventions- und Kontrollgruppe zu einem hohen Prozentsatz die Beschwerden ›wunde Brustwarzen‹ (69,7 % bzw. 81,1 %). ›Schmerzen beim Stillen‹ (58,7 % bzw. 74,7 %) und ›Brustentzündung‹ (22,4 % bzw. 12,1 %) an. Auch acht Wochen nach der Geburt berichten Frauen der Interventions- und der Kontrollgruppe von Problemen wie ›wunde Brustwarzen‹ (20,6 % bzw. 15,2 %), ›Schmerzen beim Stillen‹ (16,2 % bzw. 15,2 %) und einer ›Brustentzündung‹ (13,2 % bzw. 9,1 %).

Diese Ergebnisse sind mit den Ergebnissen der Bayerischen Stillstudie (Rebhan et al. 2008: S10 f.) vergleichbar. Hier berichten mehr als die Hälfte der Mütter in den ersten zwei Monaten von Stillproblemen. Es zeigt sich, dass Stillprobleme die Stilldauer signifikant negativ beeinflussen. Die in der vorliegenden Studie häufig berichteten Stillprobleme in den ersten zehn Tagen könnten unter Umständen zum Abstillen geführt haben.

Waldenström & Nilsson (1994b: 13 ff.) kommen in ihrer randomisierten kontrollierten Birth-Centre-Studie zu anderen Ergebnissen hinsichtlich der Stillraten als diese Studie. Die Frauen der Interventions- sowie Kontrollgruppe stillen zwei Monate nach der Geburt zu 93,0 %. Die Autorinnen berichten aber darüber hinaus, ähnlich wie in der vorliegenden Studie, dass Frauen der Interventionsgruppe nach zwei Monaten häufiger Probleme wie wunde Brustwarzen, Milchstau, Brustentzündung und Mastitis angeben. Signifikante Unterschiede zeigen sich bezüglich wunder Brustwarzen (p = 0.03) und Brustentzündungen (p = 0.002). Waldenström & Nilsson kommen zu dem Schluss, dass die Betreuung im Birth Centre keinen Einfluss auf die Dauer des Stillens und das Stillen an sich hat. Die Einstellung der Frauen zum Stillen und soziodemographische Faktoren scheinen für den Stillerfolg bedeutsamer zu sein. Frauen, die gerne stillen möchten, werden Wege finden, dies zu tun, auch wenn sie Probleme haben und eventuell nicht adäquat unterstützt werden. Das kann für die vorliegende Studie auch vermutet werden.

Die Hypothese zum Stillverhalten sieben Tage und acht Wochen nach der Geburt (Kapitel 6.2) kann in dieser Untersuchung nicht bestätigt werden. Frauen der Interventionsgruppe stillen sieben Tage und acht Wochen postpartum signifikant häufiger ihre Kinder ausschließlich als Frauen der Kontrollgruppe.

Diese Ergebnisse können aber nicht ausschließlich positiv stimmen. Die Stillraten der Hebammenkreißsaal-Gruppe liegen sieben Tage und acht Wochen postpartum mit 87,8 % bzw. 72,8 % zwar über den berichteten Raten in Deutschland (Kersting & Dulon 2001: 273; Kohlhuber et al. 2008a: 1127 ff.), aber die Frauen der Arztkreißsaal-Gruppe stillen erheblich seltener ausschließlich. Hier ist zu prüfen, inwieweit stillförderliche Maßnahmen in der Klinik, eventuell bereits in der Schwangerschaft, analog zu den *Zehn Schritten zum erfolgreichen Stillen* (BFHI 2009a), umgesetzt werden könnten.

## Gesundheitsstatus des Neugeborenen

Der Gesundheitsstatus des Neugeborenen wurde in der vorliegenden Studie mittels verschiedener Outcome-Parameter ermittelt. Es sind keine signifikanten Unterschiede bezüglich der Apgar-Werte $\geq 7$ nach einer Minute sowie nach fünf und nach zehn Minuten zwischen den beiden Gruppen zu sehen. Alle Neugeborenen der Interventionsgruppe haben nach einer Minute, nach fünf und nach zehn Minuten Apgar-Werte $\geq 7$. In der Kontrollgruppe erreichen 98,0 % der Neugeborenen nach einer Minute einen Apgar-Wert von $\geq 7$, 99,3 % nach fünf Minuten und 98,6 % nach zehn Minuten.

Ein ähnliches Ergebnis wird in der außerklinischen Perinatalerhebung aus dem Jahr 2006 berichtet (Loytved 2009a). Hier weisen 99,4 % der Neugeborenen nach fünf Minuten einen Apgar-Wert $\geq 7$ auf (49). 93,0 % der Neugeborenen wurden in einem guten bis sehr guten Zustand geboren und 1,5 % in einem befriedigenden Zustand gemäß den Angaben des positiven Fetal Outcome (siehe Kapitel 3.4) (53 f.).

In den internationalen Studien und Reviews werden die Ergebnisse der vorliegenden Studie bestätigt (Klein et al. 1984: 1464; Flint et al. 1989: 13; Chambliss et al. 1992: 163; MacVicar et al. 1993: 320; Hundley et al. 1994: 1403; Oakley et al. 1996: 826; Turnbull et al. 1996: 215; Waldenström et al. 1997: 414 f.; Waldenström & Turnbull 1998: 1168; Law & Lam 1999: 111; Byrne et al. 2000: 273; Homer et al. 2000: 10; Spurgeon et al. 2001: 128 f.; Waldenström et al. 2001: 262; Cignacco et al. 2004: 257; Gottvall et al. 2005: 1258; Johnson et al. 2005: 25 f.; Janssen et al. 2007: 146; Tracy et al. 2007: 194; Hatem et al. 2008: o. S.; Hodnett et al. 2008: o. S.). Sie zeigen keine signifikanten Unterschiede in den Apgar-Werten der Neugeborenen der Interventions- und der Kontrollgruppe. Die genannten Studien berichten alle den Apgar-Wert nach fünf Minuten, darüber hinaus einige auch den Apgar-Wert nach einer Minute. Die Grenzwerte sind zum Teil unterschiedlich, die meisten Studien berichten von Apgar-Werten $< 7$ und manche von Apgar-Werten $< 8$. Einige Studien geben keine Grenzwerte an. Homer et al. (2000: 10) nennt den Grenzwert $< 4$.

Drei Studien (Harvey et al. 1996: 132; Bodner-Adler et al. 2004: 382; Ryan & Roberts 2005: 19 f.) berichten sogar von signifikant besseren Apgar-Werten nach einer Minute $< 7$ in der Interventionsgruppe. Nach fünf Minuten bestehen keine signifikanten Unterschiede mehr zwischen den Gruppen.

Auch hinsichtlich der Nabelschnur-pH-Werte ($\geq 7{,}20$) bestehen in der vorliegenden Studie keine signifikanten Unterschiede zwischen den Neugeborenen in der Hebammenkreißsaal- und in der Arztkreißsaal-Gruppe. Zwei Studien bestätigen dieses Ergebnis (Hundley et al. 1994: 1403; Cignacco et al. 2004: 257). Bodner-Adler et al. (2004) stellen einen signifikanten Unterschied bezüglich der Nabelschnur-pH-Werte fest. Neugeborene der Hebammenkreißsaal-Gruppe haben signifikant häufiger einen höheren pH-Wert als Neugeborene der Arztkreißsaal-Gruppe. In dieser Studie liegt der Grenzwert bei $< 7{,}1$ (p $= 0.001$) (2004: 382).

In den internationalen Studien und Reviews werden nur selten pH-Werte berichtet, da sie oftmals nicht bestimmt werden oder zumindest für die Neugeborenen, die in den hebammengeleiteten Modellen geboren werden, nicht verfügbar sind.

Laut Qualitätsindikator 5 der bundesweiten Perinatalerhebung wird ein ›kritisches Outcome bei Reifgeborenen‹ folgendermaßen definiert: 5-Minuten-Apgar unter 5 und pH-Wert unter 7,0 (BQS 2009b: 2.9). Kein Neugeborenes in dieser Studie fällt unter die Definition des kritischen Outcomes.

Unterstützungs- und Reanimationsmaßnahmen wie $O_2$-Dusche, Maskenbeatmung und Intubation werden in dieser Studie häufiger bei Neugeborenen der Kontrollgruppe eingesetzt. Zwölf Kinder der Kontrollgruppe bekommen nach der Geburt eine $O_2$-Dusche und bei sechs wird eine Maskenbeatmung eingesetzt.

In der Interventionsgruppe betrifft dies jeweils ein Kind. Ein Neugeborenes der Kontrollgruppe wurde intubiert.

In vier internationalen Studien werden Reanimationsmaßnahmen dargestellt: Zwei Studien berichten, dass in den Interventionsgruppen signifikant seltener Reanimationsmaßnahmen eingesetzt werden (Flint et al. 1989: 13 ff.; Ryan & Roberts 2005: 19). Janssen et al. (2007: 146) berichten, dass Neugeborene der Kontrollgruppe signifikant häufiger Medikamente im Rahmen einer Reanimation erhalten (p = 0.02). In der Studie von Hundley et al. (1994: 1403) erhalten Neugeborene der Interventionsgruppe häufiger Naloxon als Reanimationsmaßnahme. Naloxon wird Neugeborenen zur Unterbindung der atemdepressorischen Wirkung von Opioiden gegeben. Frauen der Interventionssowie der Kontrollgruppe haben zu 63,5 % bzw. 63,1 % intrapartal Pethidine erhalten. Eventuell haben die Frauen der Interventionsgruppe das Schmerzmittel in einem kurzen zeitlichen Abstand zur Geburt des Kindes erhalten.

Die Hinzuziehung des kinderärztlichen Dienstes erfolgt in dieser Studie in vier Fällen: bei einem Neugeborenen der Interventionsgruppe und bei drei Neugeborenen der Kontrollgruppe. Ein Kind der Interventions- und zwei Kinder der Kontrollgruppe werden anschließend in die Kinderklinik verlegt. Zwei internationale randomisierte kontrollierte Studien berichten von der Hinzuziehung des pädiatrischen Dienstes zur oder nach der Geburt. In beiden Studien besteht kein Unterschied zwischen den Gruppen (MacVicar et al. 1993: 320; Turnbull et al. 1996: 215).

Sieben Studien und drei Reviews zeigen keine Unterschiede bezüglich der Verlegungsraten nach der Geburt und bestätigen das Ergebnis der vorliegenden Studie (Flint et al. 1989: 13 ff.; MacVicar et a. 1993: 319 f.; Hundley et al. 1994: 1403; Johnson et al. 1996: 217; Waldenström et al. 1997: 414; Waldenström & Turnbull 1998: 1168; Law & Lam 1999: 111; Janssen et al. 2007: 146; Hatem et al. 2008: o. S.; Hodnett et al. 2008: o. S.).

In der vorliegenden Untersuchung werden bei elf Neugeborenen Auffälligkeiten laut Katalog D festgestellt. In der Interventionsgruppe wird bei einem Neugeborenen eine Stoffwechselstörung (Hypoglykämie) und bei einem Neugeborenen der Befund ›Hernien‹ dokumentiert. Bei acht Kindern der Kontrollgruppe werden ›andere Atemstörungen‹ und bei einem Kind ›Asphyxie‹ angegeben. In der Hebammenkreißsaal-Gruppe wird bei keinem Neugeborenen ›andere Atemstörungen‹ angegeben und die Kinder weisen sehr gute Apgar- und Nabelschnur-pH-Werte auf. Das könnte mit dem vorsichtigen und vorausschauenden Arbeiten der Hebammen im Hebammenkreißsaal und einer frühzeitigen Weiterleitung bei sich eventuell anbahnenden Komplikationen zusammenhängen.

Gottvall et al. (2005: 1258) kommen in ihrer Kohortenstudie zu einem anderen Ergebnis. Neugeborene der Birth-Centre-Gruppe haben hier signifikant häufiger ein respiratorisches Problem (p = 0.001). Vier weitere Studien berichten von keinem Unterschied in Bezug auf die Morbidität der Neugeborenen in der Interventions- und Kontrollgruppe (Oakley et al. 1996: 826 f.; Turnbull et al. 1996: 216 f.; Waldenström et al. 1997: 415; Janssen et al. 2007: 146). In der Review von Hatem et al. (2008: o. S.) findet sich kein Unterschied bezüglich des Auftretens von Krampfanfällen der Neugeborenen.

Die Ergebnisse von elf Studien und drei Reviews bezüglich der perinatalen Mortalität sind uneinheitlich. Dies hängt unter anderem mit den unterschiedlichen Zeitpunkten des Eintritts in die Studie (Zeitpunkt der Randomisierung), der Definition der Mortalität, der Auswertung nach Intention-to-Treat und den zum Teil geringen Stichprobengrößen zusammen. Um die Sicherheit der hebammengeleiteten Betreuung für Neugeborene zu überprüfen, sind umfangreiche Studien oder Meta-Analysen notwendig, da die perinatale Mortalität in Industrieländern in der Regel niedrig ist. Fahy & Colyvas (2005: 150) schlagen in ihrer Kritik an der retrospektiven Kohortenstudie von Gottvall et al. (2004), in der diese die Geburten im Stockholmer Birth Centre aus zehn Jahren mit Low-Risk-Geburten aus der Standardbetreuung vergleichen, vor, vergleichende Beobachtungsstudien durchzuführen. Dabei sollten möglichst viele hebammengeleitete Versorgungsmodelle und Kliniken mit einbezogen werden, um den Stichprobenumfang zu erhöhen. Hinterfragt wird zudem die Auswertung nach ITT innerhalb einer retrospektiven Kohortenstudie. Gottvall et al. (2004: 73 ff.) waren in ihrer retrospektiven Kohortenstudie zu dem Schluss gekommen, dass Kinder von Erstgebärenden, die im Birth Centre betreut werden, ein signifikant erhöhtes Mortalitätsrisiko gegenüber Neugeborenen in der Standardbetreuung haben (9,4/1.000 Geburten vs. 5,2/1.000 Geburten). Außer Gottvall et al. (2004) berichten noch Flint et al. (1989: 13 ff.) und MacVicar et al. (1993: 319) von einer höheren Mortalitätsrate im hebammengeleiteten Betreuungsmodell.

Fünf Studien berichten von einer geringeren perinatalen Mortalität in den hebammengeleiteten Versorgungskonzepten (Oakley et al. 1996: 826; Turnbull et al. 1996: 216 f.; Waldenström et al. 2001: 262 f.; Ryan & Roberts 2005: 19; Tracy et al. 2007: 198).

Keinen signifikanten Unterschied zwischen den beiden Versorgungsmodellen sehen Hatem et al. (2008: o. S.), Waldenström & Turnbull (1998: 1167 f.), Hundley et al. (1994: 1403) und Waldenström et al. (2001: 262 f.). Waldenström & Turnbull (1998: 1167 f.) merken an, dass das Ergebnis bezüglich einer erhöhten Mortalitätsrate in den hebammengeleiteten Modellen nahezu an eine Signifikanz grenzt.

In der vorliegenden Studie ist ein Neugeborenes der Kontrollgruppe neun Tage nach der Geburt verstorben. Dieser Todesfall wird der Gruppe der neonatalen Mortalität (Lack 2006: 1044) zugerechnet. Die Todesursache steht nicht im Zusammenhang mit der Geburtsbetreuung, sondern ist auf einen nicht erkannten Herzfehler zurückzuführen (siehe Kapitel 9.2.2).

In Bezug auf die Hypothese zum Gesundheitsstatus des Neugeborenen sind keine signifikanten Unterschiede zwischen den beiden Gruppen zu sehen, so dass die Hypothese angenommen werden kann. Da die Stichprobe der vorliegenden Studie klein ist, können die Ergebnisse als Trend gewertet werden. Es zeigt sich ein gutes Fetal Outcome aller Neugeborenen. Darüber hinaus benötigen Neugeborene der hebammengeleiteten Gruppe seltener Reanimationsmaßnahmen und es werden keine Atem- oder Anpassungsstörungen berichtet. Insgesamt kann von einem vorausschauenden und vorsichtigen Arbeiten der Hebammen ausgegangen werden sowie einer rechtzeitigen ärztlichen Hinzuziehung bei sich anbahnenden Komplikationen.

## Interventionen während der Geburt

### Medizinische Interventionen

In der vorliegenden Studie wurde ein Score ›Medizinische Interventionen‹, der zehn Interventionen umfasst, gebildet (siehe Kapitel 8.10). Es zeigt sich, dass Frauen der Hebammenkreißsaal-Gruppe signifikant seltener medizinische Interventionen während der Geburt erhalten als Frauen der Arztkreißsaal-Gruppe (p = 0.0003).

Nur eine der in Kapitel 5 besprochenen Studien (Oakley et al. 1995: 401) verwendet eine Skala zur Erfassung von 21 gewichteten medizinischen bzw. technologiebasierten Interventionen während der Geburt. Hier werden in der Interventionsgruppe signifikant seltener elf der gelisteten Interventionen eingesetzt.

Ansonsten werden in den internationalen Studien verschiedene medizinische Interventionen, die intrapartal eingesetzt werden, untersucht. Im Folgenden werden sieben der zehn im Score ›Medizinische Interventionen‹ erhobenen Interventionen skizziert. Die Interventionen ›Episiotomie‹, ›Sectio‹ und ›vaginaloperative Geburt‹ wurden bereits am Anfang dieses Kapitels dargestellt und diskutiert.

In der Referenzklinik wird, unabhängig davon, ob die Gebärende im Hebammenkreißsaal oder im üblichen Kreißsaalmodell betreut wird, ab einem bestimmten Zeitpunkt – spätestens in der Austreibungsphase – eine kontinuierliche CTG-Überwachung[134] vorgenommen. Dieses Vorgehen entspricht den Empfehlungen in Deutschland, bei denen eine CTG-Überwachung, unabhängig

---

134 In der Studien-Stichprobe wurde kein internes CTG eingesetzt.

vom Risikostatus einer Gebärenden befürwortet wird. In der Leitlinie *Anwendung des CTG während Schwangerschaft und Geburt* wird ein 30-minütiges Aufnahme-CTG, intermittierende Kontrollen während der Eröffnungsphase und eine kontinuierliche Überwachung ab der späten Eröffnungsphase empfohlen (DGGG 2008b). Deshalb ist es nicht verwunderlich, dass bis auf zwei Gebärende alle Frauen intrapartal ein kontinuierliches CTG erhalten haben.

Der Nutzen der kontinuierlichen CTG-Überwachung bei Low-Risk-Frauen ist umstritten (Albers 2001: 370 ff.; Gourounti & Sandall 2007: 1033; Walsh 2007: 75 f.). International werden in manchen hebammengeleiteten Versorgungskonzepten die fetale Herztonkontrolle mittels Pinard-Hörrohr oder Sonicaid intermittierend vorgenommen. Falls eine Indikation zur CTG-Überwachung eintritt, wird die Gebärende in das übliche Modell verlegt (Hundley et al. 1994: 1400; Waldenström et al. 1997: 411). Hundley et al. (1994: 1403) berichten, dass in der Kontrollgruppe häufiger ein fetaler Distress erkannt wurde, der zum Einsatz einer internen fetalen Überwachung führte. Dies könnte auf die häufigere kontinuierliche CTG-Überwachung in dieser Gruppe zurückzuführen sein.

Laut BQS-Auswertung wurde bei 94,9 % aller Geburten im Jahr 2006 ein Geburts-CTG geschrieben. Hierunter werden externe und interne sowie intermittierende und kontinuierliche CTG-Kontrollen subsumiert (BQS 2007: 3.7).

Zwei Studien berichten ähnliche Ergebnisse wie die vorliegende Studie zum Einsatz des kontinuierlichen CTG (Law & Lam 1999: 110; Bodner-Adler et al. 2004: 380). Im Gegensatz dazu berichten acht Studien und eine Review, dass eine kontinuierliche CTG-Überwachung signifikant häufiger in der Kontrollgruppe eingesetzt wird (Mayes et al. 1987: 217 f.; MacVicar et al. 1993: 318 f.; Hundley et al. 1994: 1401; Oakley et al. 1995: 405; Turnbull et al. 1996: 214 ff.; Waldenström et al. 1997: 414; Waldenström & Turnbull 1998: 1165; Homer et al. 2000: 10; Janssen et al. 2007: 142).

In der vorliegenden Untersuchung wurde bei 30,4 % der Frauen der Interventionsgruppe zur Wehenverstärkung Oxytocin während der Geburt eingesetzt, in der Kontrollgruppe bei 50,7 % der Frauen. Hier besteht ein signifikanter Unterschied ($p = 0.007$). Dies wird auch in fünf Studien und zwei Reviews berichtet (Flint et al. 1989: 14; Chambliss et al. 1992: 163; Waldenström et al. 1997: 414; Waldenström & Turnbull 1998: 1165; Law & Lam 1999: 110; Bodner-Adler et al. 2004: 381; Hodnett et al. 2008: o. S.).

In der bundesweiten Perinatalerhebung wird von 31,1 % an Wehenmitteleinsatz subpartu bei allen Geburten berichtet (BQS 2007: 5.30).

Während der Geburt erfolgte bei 29,3 % der Frauen der Interventionsgruppe und bei 35,6 % der Frauen der Kontrollgruppe eine Amniotomie. Vier internationale Studien und eine Review stellen Ergebnisse zur Amniotomie dar und berichten wie diese Studie keine signifikanten Unterschieden zwischen den

Gruppen (Flint et al. 1989: 14; Law & Lam 1999: 111; Bodner-Adler et al. 2004: 381; Cignacco et al. 2004: 257; Hatem et al. 2008: o. S.).

Die außerklinische Perinatalerhebung berichtet im Jahr 2006 von 12,7 % Amniotomien. 5,0 % haben in den 30 Minuten vor der Geburt stattgefunden, 7,7 % fanden länger als 30 Minuten vor der Geburt des Kindes statt (Loytved 2009a: 47). Diese Zeiteinteilung wurde in den internationalen Studien sowie der vorliegenden Studie nicht vorgenommen. Es kann aber durchaus sinnvoll sein, wenn davon ausgegangen wird, dass eine frühe Amniotomie Komplikationen wie eine Infektion, schmerzhaft empfundene Wehen oder fetale Herztondezelerationen zur Folge haben kann (Enkin et al. 2006: 293 f.). Eine Amniotomie in der letzten Phase der Geburt kann aber eventuell einem protrahierten Verlauf entgegenwirken.

In der BQS-Auswertung werden nur Amniotomien im Zusammenhang mit Einleitungen erfasst (BQS 2007: 5.28).

In der vorliegenden Studie wurden in der Hebammenkreißsaal-Gruppe signifikant seltener Geburten medikamentös eingeleitet (7,7 % vs. 20,1 %). Dieses Ergebnis wird von sechs Studien bestätigt (MacVicar et al. 1993: 318 f.; Turnbull et al. 1996: 214; Waldenström et al. 1997: 414; Gottvall et al. 2004: 72; Johnson et al. 2005: 24 f.; Ryan & Roberts 2005: 19).

Zu beachten ist allerdings, dass in der vorliegenden Studie nur Frauen eingeschlossen wurden, die einen Geburtsbeginn zeigten (Wehen und/oder Blasensprung). Das heißt, dass keine Studienteilnehmerin eine Einleitung aufgrund einer Terminüberschreitung, suspekter bzw. pathologischer fetaler Herzfrequenzmuster oder auf Wunsch erhalten hat. Bei einem vorzeitigen Blasensprung haben die Hebammen die Möglichkeit, einen Rizinuscocktail als einleitende Maßnahme einzusetzen. Frauen der Arztkreißsaal-Gruppe erhalten etwas häufiger Riszinus (9,6 %) als Frauen der Hebammenkreißsaal-Gruppe (7,6 %). Im Hebammenkreißsaal wird bei einem vorzeitigen Blasensprung zwölf Stunden, in Abhängigkeit von Entzündungszeichen und Fruchtwasser (Farbe, Geruch), abgewartet. Falls bis dahin keine muttermundswirksamen Wehen in Gang gekommen sind, wird die Frau in den Arztkreißsaal weitergeleitet und erhält eine medikamentöse Geburtseinleitung. Die höhere Einleitungsrate im Arztkreißsaal kann eventuell mit einem zeitlich kürzeren Abwarten nach einem vorzeitigen Blasensprung erklärt werden.

In dieser Studie wurde in der Interventionsgruppe bei 4,3 % der Geburten eine Fetalblutanalyse vorgenommen und in der Kontrollgruppe bei 8,3 % der Geburten. Dieses nicht signifikante Ergebnis wird von Waldenström et al. (1997: 414) nicht bestätigt. In der Birth-Centre-Studie werden signifikant häufiger Fetalblutanalysen in der Kontrollgruppe durchgeführt (p = 0.03). Dies könnte mit dem häufigeren Einsatz der CTG-Überwachung in der Kontrollgruppe zusammenhängen.

Eine fetale Blutgasanalyse sollte bei einem suspekten oder pathologischen CTG zur Abklärung eingesetzt werden. Die ausschließliche Beurteilung mittels CTG führt zu falsch positiven Befunden und unnötigen operativen Interventionen (Gnirs & Schneider 2006: 639). Eventuell kann das nicht signifikante Ergebnis der vorliegenden Studie durch den Einsatz der kontinuierlichen CTG-Überwachung in beiden Gruppen erklärt werden.

Im Rahmen der Interventionen wurden schmerzerleichternde Maßnahmen (Periduralanästhesie und Opioide) betrachtet. 27,5 % der Frauen, die im Hebammenkreißsaal betreut wurden, haben eine PDA erhalten. Im Arztkreißsaal haben 31,5 % der Frauen eine PDA erhalten. Neun internationale Studien berichten ebenfalls von einem nicht signifikanten Unterschied bezüglich des Einsatzes einer PDA (Klein et al. 1984: 1464; Harvey et al. 1996: 130 f.; Turnbull et al. 1996: 214; Waldenström et al. 1997: 414; Law & Lam 1999: 110; Homer et al. 2000: 10 f.; Waldenström et al. 2001: 260; Johnson et al. 2005: 24 f.; Janssen et al. 2007: 144). Darüber hinaus berichten drei Reviews und acht Studien von einem signifikant häufigeren Einsatz der PDA in der Standardbetreuungsgruppe.

Im Jahr 2006 haben laut BQS-Bericht (2007: 3.21 f.) 23,0 % der Frauen, unabhängig vom Geburtsmodus, eine PDA erhalten.

Kein signifikanter Unterschied besteht in dieser Studie hinsichtlich der Gabe von Meptid® oder Dolantin® im Hebammenkreißsaal und im üblichen Kreißsaal (14,3 % vs. 16,1 %).

Laut der BQS-Auswertung wurden bei allen Geburten im Jahr 2006 zu 26,2 % Analgetika eingesetzt (BQS 2007: 5.30).

In den internationalen Studien werden meist Ergebnisse hinsichtlich des Einsatzes von Lachgas und von Opioiden dargestellt. Sieben Studien und eine Review stellen keine signifikanten Unterschiede zwischen den Gruppen fest (Kaufman & McDonald 1988: 97; Harvey et al. 1996: 132 f.; Turnbull et al. 1996: 214; Law & Lam 1999: 110; Spurgeon et al. 2001: 128 f.; Waldenström et al. 2001: 260; Cignacco et al. 2004: 257; Johnson et al. 2005: 24 ff.; Hatem et al. 2008: o. S.).

In einigen Studien werden hohe Raten an verabreichten Analgetika berichtet. In der Studie von Waldenström et al. (2001: 260) erhalten 46,3 % der Studienteilnehmerinnen der Interventionsgruppe und 52,6 % der Kontrollgruppe Pethidin. Darüber hinaus benutzen 50,5 % der Frauen der Interventionsgruppe und 56,0 % der Kontrollgruppe Lachgas. Eine PDA erhalten in dieser Studie 30,4 % bzw. 31,8 % der Frauen. In der Studie von Hundley et al. (1994: 1401) nehmen 84,1 % bzw. 83,3 % der Studienteilnehmerinnen Lachgas in Anspruch und 63,4 % bzw. 63,1 % erhalten Pethidin. Hundley et al. stellen zudem einen signifikanten Unterschied bezüglich des Einsatzes einer PDA fest. 14,7 % der Frauen der Interventionsgruppe und 17,7 % der Kontrollgruppe erhalten eine

PDA (p $= 0.005$). Law & Lam (1999: 110) berichten, dass 37,3 % der Frauen der Interventionsgruppe bzw. 42,9 % der Frauen der Kontrollgruppe Pethidin erhalten. Johnson et al. (2005: 26) berichten von einem signifikant höheren Einsatz an Pethidin im hebammengeleiteten Modell (39,3 % vs. 27,6 %, p $< 0.001$). Die Forscherinnen vermuten, dass Frauen Vertrauen zu den bekannten Hebammen hatten und deswegen eher nach Schmerzmitteln fragten. Das Ergebnis kann aber auch die Einstellung der Hebammen zur Analgetikagabe widerspiegeln.

Der zum Teil berichtete hohe Einsatz an Schmerzmitteln, auch in den hebammengeleiteten Modellen, kann verschiedene Gründe haben. Eventuell liegt es daran, dass Gebärende in den hebammengeleiteten Versorgungsmodellen beim Einsatz von Lachgas oder Pethidin nicht in das übliche Versorgungsmodell verlegt werden müssen. Zum anderen kann es in einer anderen geburtshilflichen Kultur begründet sein. Möglicherweise ist die Anwendung von nicht-pharmakologischen schmerzerleichternden Maßnahmen noch nicht weit verbreitet und die Gabe von Schmerzmitteln wird von den Hebammen als unproblematisch angesehen. In Deutschland stellt sich die Situation anders dar. Die Anwendung von Lachgas ist in der Geburtshilfe nicht mehr üblich. Der Einsatz von Analgetika bewirkt eine Verlegung der Gebärenden in den üblichen Kreißsaal. Das bedeutet, Hebammen im Hebammenkreißsaal benötigen andere Methoden, um Frauen in ihrer Wehenarbeit zu unterstützen.

Die Hypothese zum Einsatz von medizinischen Interventionen während der Geburt (Kapitel 6.2) kann in dieser Untersuchung nicht bestätigt werden. Frauen der Interventionsgruppe erhalten insgesamt signifikant seltener medizinische Interventionen als Frauen der Kontrollgruppe.

## Interventionsfreie Geburt

In dieser Studie wurde die Variable ›Interventionsfreie Geburt‹ aus der Studie von Schwarz (2008: 111) (siehe Kapitel 8.10) eingesetzt. Anhand dieser Variablen soll die Gruppe von Geburten definiert werden, bei denen keine der elf erfassten invasiven Interventionen eingesetzt wurden. Schwarz kreiert eine zweite Variable ›normale Geburt‹, um Low-Risk-Gebärende zu definieren. Die Stichprobe der vorliegenden Studie entspricht dieser Variablen und besteht ausschließlich aus Low-Risk-Frauen.

Für das Jahr 1999 zeigt Schwarz (2008: 120 f.) auf, dass bei 91,8 % der Geburten im Normal-Kollektiv invasive Interventionen eingesetzt wurden. Das heißt, dass nur 8,2 % der Low-Risk-Frauen eine interventionsfreie Geburt erlebt haben.

Die Ergebnisse dieser Studie stellen sich anders dar: In der Hebammenkreißsaal-Gruppe erfahren 50,0 % der Frauen keine invasiven Interventionen während der Geburt, in der Arztkreißsaal-Gruppe sind es 22,6 %. Hier besteht ein signifikanter Unterschied zwischen den beiden Gruppen (p = 0.0001). Insgesamt erleben 33,2 % der Low-Risk-Frauen der gesamten Stichprobe eine interventionsfreie Geburt.

Sind diese unterschiedlichen Ergebnisse zu erklären? Die Interventionsraten sind seit dem Jahr 1999 weiter angestiegen (Schwarz 2009a: 263 ff.), so dass vermutet werden könnte, ähnliche, wenn nicht ungünstigere Ergebnisse hinsichtlich der invasiven Interventionen bei Low-Risk-Frauen im Studienzeitraum zu sehen. Zu berücksichtigen ist aber, dass Schwarz eine retrospektive Sekundäranalyse mit mehr als einer Millionen Fälle durchgeführt hat. Die vorliegende Studie wurde kontrolliert prospektiv, aber nicht randomisiert durchgeführt, und die Stichprobe umfasst 238 Studienteilnehmerinnen. Zudem kann angenommen werden, dass, da der Hebammenkreißsaal neu eingeführt wurde, eine hohe Motivation von Seiten der Hebammen bestand und dies sich auf ihre Arbeit – auch im üblichen Kreißsaalmodell – ausgewirkt hat.

Das Ergebnis hinsichtlich der ›interventionsfreien Geburt‹ kann als sehr positiv angesehen werden und zeigt, dass im hebammengeleiteten Modell seltener invasive Interventionen eingesetzt werden. Zudem gibt es Hinweise darauf, dass bei einem geringeren Einsatz von invasiven Interventionen im hebammengeleiteten Modell ein gutes mütterliches und kindliches Outcome erzielt werden kann.

## Hebammengeburtshilfliche Maßnahmen

Um die eingesetzten hebammengeburtshilflichen Maßnahmen erfassen zu können, wurde ein Score ›Hebammengeburtshilfliche Maßnahmen‹ mit acht begleitenden Interventionen gebildet (siehe Kapitel 8.10 und 9.2.3). Es zeigt sich, dass in der Interventionsgruppe signifikant häufiger hebammengeburtshilfliche Maßnahmen eingesetzt werden (p = 0.004).

Zu diesem Ergebnis kommen auch Hundley et al. (1994: 1402), die berichten, dass Gebärende der Hebammenkreißsaal-Gruppe signifikant häufiger natürliche Maßnahmen zur Schmerzerleichterung erhalten (p < 0.001). Oakley et al. (1995: 404) haben in ihrer Studie einen Score ›Self-Care Comfort Measures‹ mit elf begleitenden Maßnahmen eingesetzt (siehe Kapitel 5.4). In der hebammengeleiteten Gruppe werden signifikant häufiger diese Maßnahmen angewandt (p < 0.001). Auch Harvey et al. (1996: 133) stellen fest, dass in der Interventionsgruppe signifikant häufiger Maßnahmen wie Massagen, Bäder und Duschbäder eingesetzt werden (p < 0.000).

In den internationalen Studien zur hebammengeleiteten Geburtshilfe finden sich darüber hinaus nicht viele Informationen zum Einsatz von hebammengeburtshilflichen bzw. begleitenden Maßnahmen. Dies kann an Unterschieden in der Geburtskultur zwischen den Ländern liegen, das heißt, inwieweit alternative bzw. begleitende Maßnahmen von Hebammen eingesetzt und von Frauen in den einzelnen Ländern nachgefragt werden. Eventuell besteht kein großer Bedarf bezüglich des Einsatzes von begleitenden Maßnahmen, da in den meisten Ländern in hebammengeleiteten Modellen Lachgas und Analgetika von Hebammen eigenständig angewandt werden können.

In der klinischen Perinatalerhebung wird angegeben, dass bei 3,7 % aller erfassten Geburten im Jahr 2006 Akupunktur und bei 6,1 % ›alternative Analgesien‹[135] eingesetzt wurden (BQS 2007: 5.30).

In der außerklinischen Perinatalerhebung werden ›begleitende Maßnahmen unter der Geburt‹ dargestellt. Diese werden in drei Kategorien eingeteilt: ›keine Intervention‹, ›mäßige Intervention‹ und ›invasiv‹. Den jeweiligen Kategorien sind begleitende Maßnahmen und medizinische Interventionen zugeordnet (siehe Kapitel 3.4). Im Jahr 2006 haben 31,6 % der Gebärenden keine Interventionen erhalten, 24,7 % erfuhren mäßige Interventionen und 43,7 % invasive Interventionen (Loytved 2009a: 46).

Da es sich bei begleitenden Maßnahmen und Homöopathika um nichtinvasive Interventionen handelt, die eingesetzt werden können, den physiologischen Geburtsverlauf und die Gebärende zu unterstützen, erscheint die Klassifikation und die Gleichsetzung mit medizinischen Interventionen ungewöhnlich. Amniotomien und Episiotomien können als invasive medizinische Interventionen eingestuft werden, die nicht primär auf die Unterstützung eines physiologischen Verlaufes ausgerichtet sind und die nur bei berechtigter Indikation ihre Anwendung finden sollten. Zusätzlich wird im Bericht darauf hingewiesen, dass die Hebammenverbände nicht nur medizinische Interventionen und die Gabe von Medikamenten (Homöopathie eingeschlossen) als invasiv einstufen. Auch begleitende Maßnahmen werden kritisch gesehen, denn sie könnten die Gebärende und den Geburtsverlauf stören (Wiemer 2009: 14). Da die Geburt ein kraftvolles, anstrengendes und meist schmerzhaftes Ereignis ist, benötigen Frauen, insbesondere Erstgebärende, zuweilen Unterstützung, um damit umgehen zu können. Dazu eignen sich begleitende und kostengünstige Maßnahmen wie Massagen, Hydrotherapie, Bewegung, Homöopathie oder Akupunktur (Simkin 1995: 161 ff.). Die Schmerzerfahrung kann mit Gefühlen von Kontrollverlust und Angst einhergehen. Begleitende Maßnahmen können, im Gegensatz zur PDA oder zu Analgetika, Frauen helfen, unabhängiger und selbstbestimmter damit umzugehen (Simkin & Bolding 2004: 489 ff.). Tiran (2010: 153) plädiert dafür, dass Hebammen ein Basiswissen im Bereich von komplementärmedizinischen Maßnahmen haben sollten. Sie ist der Meinung, dass diese Maßnahmen den

---

135 Der Begriff ›alternative Analgesien‹ wird nicht näher definiert. Es kann angenommen werden, dass unter dieser Kategorie der Einsatz von z. B. TENS oder Quaddeln angegeben wird.

physiologischen Verlauf der Geburt unterstützen und schmerz- und stresslindernd wirken können. Der Einsatz dieser Maßnahmen kann die Zufriedenheit von Frauen, aber auch von Hebammen erhöhen und zu einer Verbesserung der Geburtsbetreuung beitragen.

In der vorliegenden Studie zeigt sich, dass 62,7 % der Weiterleitungen in den üblichen Kreißsaal aufgrund einer Schmerzmittelgabe stattgefunden haben. Eventuell könnte ein gezielterer Einsatz von begleitenden bzw. schmerzerleichternden Maßnahmen Frauen in der Geburtsarbeit unterstützen. Bisher werden in Deutschland hebammengeburtshilfliche Maßnahmen selten systematisch eingesetzt und überprüft.

Die Hypothese zu den hebammengeburtshilflichen Maßnahmen wird in dieser Untersuchung abgelehnt. Frauen der Interventionsgruppe erhalten signifikant häufiger hebammengeburtshilfliche Maßnahmen während der Geburt. Dieses Ergebnis war zu erwarten, da Hebammen in Deutschland oftmals komplementärmedizinische und begleitende Maßnahmen in ihrer Betreuung einsetzen (Münstedt et al. 2006: 1126). Eventuell lässt sich der signifikant häufigere Einsatz in der hebammengeleiteten Gruppe durch die Philosophie des Modells erklären, in dem medizinische Interventionen möglichst vermieden werden sollen. Da im Hebammenkreißsaal überdies keine Opioide verfügbar sind, greifen Hebammen möglicherweise auf andere Maßnahmen zurück, um die Frauen in ihrer Geburtsarbeit zu unterstützen. Zudem können auch Erwartungen der Frauen Grund für den Einsatz von hebammengeburtshilflichen Maßnahmen sein.

Mobilität während der Geburt

In der vorliegenden Studie wird die Mobilität durch die betreuende Hebamme während des Geburtsverlaufs ab dem Zeitpunkt der Betreuung der Gebärenden im Kreißsaal dokumentiert. Dazu kreuzt sie alle 15 Minuten auf dem Dokumentationsbogen die Position an, die die Frau eingenommen hat (siehe Kapitel 8.9.1). Die Mobilität sollte in dieser Studie nicht als Intervention eingesetzt und überprüft werden, sondern es sollte ein möglichst realistisches Bild der Mobilität der Gebärenden gewonnen werden. Hierzu wurde die Variable ›Mobilität‹ kreiert (siehe Kapitel 8.10). Anhand der Variablen können die Positionswechsel, die durchschnittlich pro Stunde von der Gebärenden vorgenommen werden, dargestellt werden. Es zeigt sich, dass Frauen der hebammengeleiteten Gruppe signifikant häufiger pro Stunde ihre Position wechseln.

Durch eine PDA können motorische Blockaden entstehen, die möglicherweise die Gebärende in ihrer Mobilität einschränken (Gogarten 2008b: 9). Deshalb wurde eine weitere Auswertung der Mobilität vorgenommen, bei der nur die Studienteilnehmerinnen mit einbezogen wurden, die keine PDA erhalten haben (n = 155). Auch hier zeigt sich, dass Frauen der Hebammenkreißsaal-Gruppe signifikant häufiger pro Stunde Positionswechsel vornehmen. Außerdem erfolgte eine weitere Auswertung der Mobilität nur der Frauen, die spontan oder vaginaloperativ geboren haben (n = 204). Hier zeigte sich kein signifikanter Unterschied zwischen den Frauen der Hebammenkreißsaal- und der Arztkreißsaal-Gruppe bezüglich ihrer Positionswechsel.

In Studien stellt die Dokumentation, Darstellung und Messung der Mobilität während der Geburt eine Herausforderung dar. Eine Lösung kann sein, die Frauen postpartal zu ihrem Bedürfnis nach Bewegung während der Geburt zu befragen und ob sie diesem Bedürfnis nachgehen konnten. Dieses Vorgehen wird in den Studien von Chapman et al. (1986) und Hundley et al. (1997) gewählt. In der Studie von Chapman et al. (1986: 184) fühlen sich signifikant weniger Frauen der Interventionsgruppe in ihrer Bewegungsfreiheit eingeschränkt. Bei Hundley et al. (1997: 1276 ff.) geben die Frauen der hebammengeleiteten Gruppe signifikant häufiger an, dass sie sich bewegen konnten und von den Hebammen dazu ermuntert wurden. Byrne et al. (2000: 271 ff.) werten die Alternativen zur Mobilität während der Geburt mittels ›Bett‹ und ›Bewegung‹ aus. Hier besteht kein signifikanter Unterschied zwischen den Frauen der Interventions- und der Kontrollgruppe.

Die Bewegungsfreiheit von Gebärenden kann durch kontinuierliche CTG-Überwachung, Infusionen oder durch eine ungünstige Einrichtung der Räumlichkeiten eingeschränkt werden. Viele Kreißsäle sind so konzipiert, dass das Bett im Zentrum steht und wenig andere Sitz- und Hilfsmöglichkeiten zur Verfügung stehen. Eine mangelnde Ermutigung und Ermunterung durch die Betreuungspersonen spielt ebenfalls eine Rolle (Simkin 1995: 162; Walsh 2007: 80 f.). In der US-amerikanischen Studie von Declercq et al. berichten 71 % der befragten Frauen, nach Aufnahme in der Klinik nicht mehr mobil gewesen zu sein. 67 % geben an, dass sie an Apparate angeschlossen waren, 32 % haben Schmerzmittel bekommen, die es unmöglich machten, sich zu bewegen, und 28 % wurde es nicht gestattet, sich außerhalb des Bettes zu bewegen (2002: 25).

Die Hypothese zur Mobilität kann in dieser Studie nicht bestätigt werden. Frauen der Interventionsgruppe wechseln signifikant häufiger ihre Positionen pro Stunde als Frauen der Kontrollgruppe.

Einen Grund für die niedrigere Mobilität in der Kontrollgruppe könnte der häufigere Einsatz von medizinischen Interventionen darstellen. Frauen der Kontrollgruppe erhalten häufiger eine Geburtseinleitung oder eine Wehenverstärkung mittels Oxytocin. Diese Interventionen bedingen oftmals eine CTG-Überwachung über einen längeren Zeitraum, die wiederum die Bewegungsfreiheit einschränkt.

Wie bereits erwähnt, ist die Erfassung der Mobilität während der Geburt schwierig. Das entwickelte und in der Studie eingesetzte Instrument zur Erhebung der Mobilität stellt einen Kompromiss zwischen dem Machbaren und dem Wünschenswerten dar. In Diensten, in denen die betreuende Hebamme sehr beschäftigt ist, wird die viertelstündliche Dokumentation der Mobilität zum Teil problematisch sein. In ruhigeren Phasen, wenn die Hebamme über einen längeren Zeitraum bei der Gebärenden verweilen kann, ist die Dokumentation einfacher. Es zeigte sich, dass 223 Dokumentationen der Mobilität (93,7 %) in die Auswertung mit einbezogen werden konnten.

Geburtsposition

In der vorliegenden Studie nehmen signifikant mehr Frauen der Interventionsgruppe, die spontan geboren haben, eine alternative Position (Stehen, Vierfüßler, Hocke(r) und Wassergeburt) zur Geburt ihres Kindes ein. Trotz des signifikanten Unterschieds zwischen den beiden Gruppen zeigt sich, dass 76,6 % der Frauen der Interventionsgruppe sowie 95,6 % der Kontrollgruppe zum Zeitpunkt der Geburt auf dem Rücken oder der Seite liegen.

Drei Studien bestätigen dieses Ergebnis (Hundley et al. 1997: 1278; Waldenström & Nilsson 1997: 21 f.; Bodner-Adler et al. 2004: 381). Waldenström & Nilsson werten in ihrer Studie ›andere Positionen‹ versus ›Rückenlage und halbsitzende Position‹ aus. Signifikant mehr Frauen der Birth-Centre-Gruppe wählten eine andere Geburtsposition (1997: 21 f.). Auch Hundley et al. (1997: 1278) berichten, dass signifikant mehr Gebärende der Interventionsgruppe eine alternative Position wählten (14,3 % vs. 8,7 %), dennoch nimmt die Mehrzahl der Frauen eine liegende oder halbliegende Position ein. Bodner-Adler et al. (2004: 381) subsumieren unter ›alternativer Geburtsposition‹ zusätzlich zur aufrechten Position und der Wassergeburt auch die Seitenlage. Die Mehrzahl der Frauen beider Gruppen befindet sich zur Geburt des Kindes in Rückenlage (67,1 % bzw. 87,6 %).

In der außerklinischen Perinatalerhebung werden die Spontangeburten bezüglich der Geburtspositionen ausgewertet – unabhängig vom tatsächlichen Geburtsort. Lediglich 9,9 % der Frauen nehmen die Rückenlage und 14,5 % die Seitenlage ein. 75,6 % der Frauen wählen eine aufrechte Geburtsposition oder eine Wassergeburt (Loytved 2009a: 43).

Die klinische Perinatalerhebung bezieht in die Auswertung der Geburtspositionen alle Spontangeburten und vaginaloperativen Geburten mit ein. 80,2 % der Geburten finden im Kreißbett statt, wobei die Position an sich nicht näher definiert wird. 3,5 % der Frauen haben auf dem Hocker, 2,8 % im Wasser und 4,2 % in ›anderer Position‹ geboren (BQS 2007: 5.32).

Es ist erstaunlich, dass entgegen den bekannten Vorteilen einer aufrechten

Position und evidenzbasierten Empfehlungen (Enkin et al. 2006: 417; NCC-WCH 2007: 162) sich der Großteil der Gebärenden zur Geburt ihres Kindes in Rückenlage befindet. Zu den Vorteilen der aufrechten Position zählen unter anderem eine geringere Rate an Episiotomien und eine seltenere Gabe von Oxytocin (Bodner-Adler et al. 2001: 768 ff.), eine kürzere Austreibungsphase (Chen et al. 1987: 80 f.) und weniger berichtete Schmerzen (Gupta et al. 2008: o. S.). Bezüglich der Geburtsverletzungen besteht keine Einigkeit: Albers et al. (1996: 274) berichten von einer geringeren Rate an Geburtsverletzungen und Gupta et al. (2008: o. S.) von häufiger auftretenden Dammrissen bei aufrechter Geburtsposition. Ein höherer Blutverlust wird bei Geburten auf einem Gebärhocker berichtet (Stewart & Spiby 1989: 329 ff.; Crowley et al. 1991: 670; Waldenström & Gottvall 1991: 7 ff.).

Die Rückenlage hat sich zur Norm in der westlichen industrialisierten Welt entwickelt und Frauen scheinen sehr vertraut mit dieser Geburtsposition zu sein. Befragte Frauen in der Studie von Jonge & Lagro-Janssen (2004: 49 ff.) in den Niederlanden geben an, dass die Hebamme der wichtigste Einflussfaktor auf ihre Geburtsposition war. Nach Meinung der Frauen sollten Hebammen bereits in der Schwangerschaft über verschiedene Geburtspositionen informieren. Viele Hebammen sind nicht vertraut mit alternativen bzw. aufrechten Geburtspositionen und fühlen sich unsicher. Zudem können die Arbeitsbedingungen der Hebamme bei der Begleitung einer Geburt in aufrechter Position unbequemer sein (Jonge et al. 2008: 351 ff.). Da Hebammen eine wichtige Rolle in Bezug auf andere Geburtspositionen spielen, reicht es nicht aus, Frauen die Wahl zu lassen und darauf zu vertrauen, dass sie die Position einnehmen werden, die für sie bequem ist. Hebammen sollten Frauen dabei aktiv unterstützen und Vorschläge machen, beginnend in der Schwangerschaft und in Geburtsvorbereitungskursen. Fortbildungen zu aufrechten Geburtspositionen für Hebammen und Hilfsmittel, um aufrechte Geburten rückenschonend begleiten zu können, sind förderlich.

Die Hypothese zur endgültigen Geburtsposition konnte in der vorliegenden Studie nicht bestätigt werden. Es zeigte sich, dass Studienteilnehmerinnen der Hebammenkreißsaal-Gruppe signifikant häufiger eine alternative Geburtsposition zur Geburt ihres Kindes einnehmen. Es ist positiv zu bewerten, dass alternative Geburtspositionen auch im klinischen Setting ermöglicht werden. Angesichts der noch niedrigen Raten sollte die Einrichtung der Kreißsäle hinsichtlich der Möglichkeit, andere Geburtspositionen einzunehmen, kritisch betrachtet werden. Es reicht nicht aus, Hilfsmittel wie Hocker, Seile und Gebärwannen bereitzustellen, sondern die Gebärenden sollten aktiv unterstützt werden, die für sie richtige Geburtsposition zu finden.

Weiterleitungen während und nach der Geburt

Ärztliche Konsultationen während der Geburt wurden in der vorliegenden
Studie nur in drei Fällen in Anspruch genommen. Alle Frauen verblieben nach
der Konsultation im Hebammenkreißsaal. Nach der Geburt wurde in 14 Fällen
der ärztliche Dienst konsultiert und führte bei neun Frauen zur Weiterleitung in
das übliche Kreißsaalmodell. Die Maßnahme der Konsultation scheint für
Hebammen ungewöhnlich zu sein. In der täglichen Arbeit – außerhalb des
Hebammenkreißsaals – finden Konsultationen mit Ärztinnen und Ärzten häufiger und eher unabgesprochen statt, da beide Berufsgruppen gemeinsam an der
Betreuung der Gebärenden beteiligt sind. Eventuell ist die Hemmschwelle höher,
während der Betreuung im Hebammenkreißsaal zu konsultieren.

Die intrapartale Weiterleitungsrate beträgt in dieser Studie 55,4 %. Die
Weiterleitung in die ärztliche Betreuung erfolgte bei 36 Erstgebärenden (70,6 %)
und 15 Mehrgebärenden (29,4 %). Die häufigsten Gründe zur Weiterleitung
waren Analgetika bzw. Analgesien, ein pathologisches Herztonmuster des Kindes, grünes Fruchtwasser, eine medikamentöse Wehenverstärkung, eine protrahierte Eröffnungs- oder Austreibungsphase bzw. ein Geburtsstillstand in der
Eröffnungs- oder Austreibungsphase.

In 14 Studien und drei Reviews, die Weiterleitungen thematisieren, werden
intrapartale Weiterleitungsraten zwischen 6 % und 64,0 % berichtet (Klein et
al. 1984; Chapman et al. 1986; Chambliss et al. 1992; Mac Vicar et al. 1993;
Hundley et al. 1994; Turnbull et al. 1996: Waldenström et al. 1997; Waldenström
& Turnbull 1998; Law & Lam 1999; Byrne et al. 2000; Homer et al. 2000; Cignacco & Büchi 2003; Bodner-Adler et al. 2004; Gottvall et al. 2004; Ryan &
Roberts 2005; Hodnett et al. 2008).

Drei Studien bestätigen die höhere Rate an Verlegungen von Erstgebärenden.
Bei Hundley et al. (1994: 1400) ist dieser Unterschied signifikant: 43 % der
Erstgebärenden und 8,0 % der Mehrgebärenden wird intrapartal verlegt. In der
Studie von Klein et al. (1984: 1463) werden 63 % der Erst- und 19 % der
Mehrgebärenden weitergeleitet. Waldenström et al. (1997: 413) berichten von
einer Verlegungsrate von 29,4 % bei Erstgebärenden und 4,2 % bei Mehrgebä-
renden.

62,7 % der Weiterleitungen (n = 32) in der vorliegenden Untersuchung erfolgten aufgrund des Einsatzes von schmerzerleichternden Maßnahmen. In 21
Fällen wird die Periduralanästhesie angegeben (19 Erstgebärende und zwei
Mehrgebärende). Elf Mal wird die Schmerzmittelgabe von Dolantin® oder Me-
ptid® vermerkt (sechs Erstgebärende und fünf Mehrgebärende). In Großbritannien, Australien und Schweden werden Lachgas und Opioide zur Schmerzerleichterung in den hebammengeleiteten Versorgungskonzepten durch die
Hebammen verabreicht und bedingen keine Weiterleitung in das übliche Ver-

sorgungskonzept. Zur Schmerzerleichterung stehen Frauen, die im Hebammenkreißsaal in Deutschland betreut werden, Buscopan® supp, Bewegung,
aufrechte Positionen, Hydrotherapie und komplementärmedizinische Maßnahmen wie Homöopathie, Akupunktur oder Aromatherapie zur Verfügung.

In der außerklinischen Perinatalerhebung wird für das Jahr 2006 eine intrapartale Verlegungsrate von 12,3 % berichtet. Hauptverlegungsgründe sind hier
eine protrahierte Eröffnungsperiode oder ein Geburtsstillstand, ein pathologisches CTG oder eine verlängerte Austreibungsperiode. Eindeutige Informationen zu Verlegungen aufgrund des Wunsches nach einer Periduralanästhesie sind
nicht erhältlich, da dieser Verlegungsgrund im Befund-Katalog nicht genannt
wird. Es kann vermutet werden, dass bei Wunsch nach einer PDA der Befund ›E
100 Wunsch der Mutter‹ angegeben wird. Dies wurde in 5,1 % der Verlegungen
angegeben (Loytved 2009a: 28).

Obwohl die Low-Risk-Klientel sich in der klinischen und außerklinischen
hebammengeleiteten Geburtshilfe ähnelt, besteht ein großer Unterschied in den
Weiterleitungsraten. Dies kann möglicherweise durch eine andere Einstellung
der Frauen bedingt sein. Frauen, die sich für eine außerklinische Geburt entscheiden, wissen, dass sie in die Klinik verlegt werden müssen, falls sie
Schmerzmittel benötigen oder Komplikationen auftreten. Dagegen wählen
Frauen eventuell bewusst den Hebammenkreißsaal, da sie – trotz hebammengeleiteter Geburtshilfe – die zusätzliche Absicherung durch die medizinischen
Möglichkeiten des Krankenhauses für wichtig erachten (Kolip & Rahden 2007:
19).

Die Weiterleitungsrate in der vorliegenden Studie überrascht, da die Einschlusskriterien des Hebammenkreißsaals streng sind und nur ausgesprochene
Low-Risk-Frauen eingeschlossen werden. Da der Hebammenkreißsaal neu implementiert wurde, verfügten die Hebammen zu Beginn noch über wenig Erfahrung in der eigenverantwortlichen Betreuung und agierten eventuell sehr
vorsichtig und leiteten frühzeitig weiter. Es wäre zu überprüfen, ob die Ein- und
Ausschlusskriterien mit wachsender Erfahrung der Hebammen – mit aller ge-
botenen Vorsicht – überprüft und eventuell modifiziert werden könnten. Zu
ähnlichen Erkenntnissen kommen Cignacco et al. (2004: 259) in ihrer Studie des
neu eingeführten Hebammenmodells im Universitätsspital Bern.

Darüber hinaus kann vermutet werden, dass die räumliche Nähe der beiden
Versorgungskonzepte im klinischen Setting – in dieser Studie befinden sich
beide Modelle in denselben Räumlichkeiten – eine Weiterleitung während der
Geburt begünstigt. Eide et al. (2009: o. S.) berichten in ihrer Studie aus Norwegen von einer intrapartalen Verlegungsrate von 29,0 %. Sie nehmen an, dass
durch die räumliche Nähe und die schnelle Verfügbarkeit einer Ärztin/eines
Arztes eine Weiterleitung erleichtert wird.

In der vorliegenden Studie wurden nach der Geburt zwölf Frauen weitergeleitet (13,0 %). Bei acht Frauen geschah dies zur Nahtversorgung einer Geburtsverletzung und/oder einer Episiotomie. In der MidU-Studie berichten
Begley et al. (2009), dass zu Beginn der Studie sieben Frauen (0,6 %) postpartal
zur Nahtversorgung verlegt wurden, da die Hebammen noch nicht genug Erfahrung mit dem Nähen hatten (2009: 134). Das kann in der vorliegenden Studie
aufgrund der kleinen Fallzahl nicht bestätigt werden.

## Retrospektive Sicht der Frauen auf die Betreuung während der Geburt

Die retrospektive Sicht der Frauen auf Aspekte ihrer Betreuung wie persönliche
Kontrolle, Kontinuität, Einbezug in Entscheidungen und Betreuungsgestaltung
wurde explorativ betrachtet. Zum Teil werden in den internationalen Studien
ebenfalls diese und ähnliche Aspekte erfragt. Die Vergleichbarkeit ist erschwert,
da in Ermangelung validierter Instrumente oftmals nur singuläre Fragen oder
selbstkonstruierte Items eingesetzt werden.

Frauen der Hebammenkreißsaal-Gruppe und der Standard-Gruppe geben
ähnliche Werte bezüglich der erfahrenen persönlichen Kontrolle während der
Geburt an. Das Kontrollgefühl wurde mittels der validierten Labour Agentry
Scale (LAS) erhoben. Dieses Instrument wurde international häufig eingesetzt,
aber bisher noch nicht in einer Studie, die die hebammengeleitete Geburtshilfe
untersucht. Zwei der in Kapitel 5 besprochenen Studien fragen sechs Wochen
postpartum nach der erfahrenen Kontrolle. Eine Studie bestätigt das vorliegende
Ergebnis (Byrne et al. 2000: 271) und eine Studie nicht. Hier geben Frauen der
Hebammen-Gruppe ein höheres intrapartal erfahrenes Kontrollgefühl an (Flint
et al. 1989: 13 f.).

Das Konzept des Hebammenkreißsaals versucht eine Kontinuität der Betreuung umzusetzen. Frauen der Hebammenkreißsaal-Gruppe kannten zu
72,4 % und Frauen der Arztkreißsaal-Gruppe zu 62,2 % ihre Geburtshebamme.
Es ist zwar ein Unterschied zu sehen, der aber nicht signifikant ist. Keine der
eingeschlossenen Studien bestätigt dieses Ergebnis. Vier Studien und eine Review berichten, dass die Frauen der hebammengeleiteten Gruppe signifikant
häufiger die betreuende Geburtshebamme kannten (Flint et al. 1989: 14;
Hundley et al. 1997: 1276; Spurgeon et al. 2001: 127 f.; Hicks et al. 2003: 622 ff.;
Hatem et al. 2008: o. S.). Das Ergebnis der vorliegenden Studie kann auch so
gedeutet werden, dass eine ›positive Kontamination‹ durch die Angebote des
Hebammenkreißsaals stattgefunden hat. Viele Frauen, die den Arztkreißsaal
gewählt haben, nehmen möglicherweise Angebote wie die Akupunktursprechstunde in Anspruch und lernen so Hebammen kennen (Kolip & Rahden 2007:
23).

Erfreulicherweise wurden 98,8 % bzw. 93,0 % der Studienteilnehmerinnen im ambulanten Wochenbett von einer Hebamme betreut. Bei Studienteilnehmerinnen der Arztkreißsaal-Gruppe fand die Wochenbettbetreuung signifikant häufiger durch eine Hebamme des geburtshilflichen Teams statt (p = 0.03). Das kann unter Umständen daran liegen, dass Frauen, die den Hebammenkreißsaal wählen, längere Anfahrtswege zur Klinik in Kauf nehmen. Eventuell liegen die Wohnorte dieser Frauen außerhalb des Tätigkeitsbereichs der Hebammen des geburtshilflichen Teams.

Frauen beider Kreißsaalmodelle war eine Mitentscheidung während der Geburt wichtig (98,8 % bzw. 94,8 %). Signifikant häufiger in Entscheidungen während der Geburt mit einbezogen fühlen sich die Frauen der Hebammenkreißsaal-Gruppe. Dieses Ergebnis wird durch eine Studie und eine Review bestätigt (Spurgeon et al. 2001: 128 f.; Hodnett et al. 2008: o. S.).

Insgesamt äußern sich die Studienteilnehmerinnen der gesamten Stichprobe positiv über die Betreuung während der Geburt. Die Ergebnisse mittels des Scores ›Betreuungsgestaltung‹ zeigen jedoch eine signifikant bessere Bewertung der Betreuungsgestaltung durch die Frauen in der hebammengeleiteten Betreuung (p = 0.01). Eine signifikant höhere Betreuungszufriedenheit der Frauen der hebammengeleiteten Gruppe berichten acht Studien und eine Review (MacVicar et al. 1993: 320 f.; Waldenström & Nilsson 1993b: 7 ff.; Oakley et al. 1996: 827; Waldenström & Turnbull 1998: 1166; Shields et al. 1998: 88; Spurgeon et al. 2001: 128 f.; Harvey et al. 2002: 265; Hicks et al. 2003: 622 f.).

70,7 % der Studienteilnehmerinnen haben die offenen Fragen am Ende des Fragebogens beantwortet. Diese berichteten Erfahrungen, Anmerkungen und Vorschläge stellen einen großen Fundus dar, der in der vorliegenden Arbeit leider nicht ausführlich dargestellt werden kann. Als positive Erfahrung während der Geburt werden am häufigsten die Unterstützung durch die Hebamme oder den Partner beschrieben. Unter den negativen Erfahrungen werden Wehen bzw. Schmerzen, unfreundliche und unmotivierte Ärztinnen/Ärzte sowie Hebammen oder ein Schichtwechsel gelistet. Verbesserungsvorschläge werden hinsichtlich einer Eins-zu-eins-Betreuung durch die Hebammen und einen flexiblen Schichtwechsel gemacht.

Zusätzlich zur guten Rücklaufquote des Fragebogens von 83,2 %, zeigt die Beantwortung der optionalen bzw. offenen Fragen ein großes Interesse von Seiten der Frauen und das Bedürfnis, sich zur Geburt und ihrer Betreuung zu äußern.

Retrospektive Erhebung

Ein Vergleich der Ergebnisse der retrospektiven Erhebung mit den Ergebnissen der vorliegenden Studie ist nur bedingt möglich, da die beiden Stichproben sich hinsichtlich des Alters und der Parität unterscheiden. Außerdem ist zu bedenken, dass die Frauen der retrospektiven Erhebung nachträglich identifiziert wurden und möglicherweise nicht in allen Punkten den Low-Risk-Kriterien entsprechen.

Die Frauen der retrospektiven Erhebung (n = 295) sind jünger als die Frauen der Studienstichprobe (n = 238). 59,7 % der Frauen der retrospektiven Erhebung sind in der Altersgruppe zwischen 18 und 29 Jahren zu finden. In der Stichprobe der Studie sind es 48,7 % in der genannten Altersklasse. Zwischen 30 und 34 Jahren sind 22,7 % der Frauen der retrospektiven Erhebung und 32,8 % der Frauen der Studie.

In der retrospektiven Erhebung finden sich seltener Erstgebärende (41,4 %) im Gegensatz zur Stichprobe der Studie (55,9 %). Darüber hinaus sind in der retrospektiven Erhebung 29,5 % Zweitgebärende und 29,2 % Dritt- und Mehrgebärende eingeschlossen. In der Stichprobe der Studie finden sich 33,2 % Zweitgebärende und 10,1 % Dritt- und Mehrgebärende.

Frauen der retrospektiven Analysegruppe, die spontan geboren haben, weisen im Vergleich mit der Studienstichprobe häufiger einen intakten Damm auf (31,7 % vs. 21 %) und erhalten etwas seltener eine Episotomie (32,1 % vs. 36,9 %). Die Rate an Geburtsverletzungen unterscheidet sich nicht.

Die Frauen der retrospektiven Erhebung haben häufiger spontan geboren (88,8 % vs. 81,9 %). Zudem haben sie seltener eine VE (4,1 % vs. 8,4 %) oder eine Sectio (7,1 % vs. 9,7 %) erhalten.

Das neonatale Outcome ist in beiden Gruppen vergleichbar gut.

Frauen der retrospektiven Erhebung erhalten seltener Meptid® oder Dolantin® (11,2 % vs. 15,1 %) und seltener eine PDA (18,3 % vs. 29,9 %).

Zur Geburt nehmen 6,5 % der Gebärenden der retrospektiven Erhebung eine alternative Geburtsposition ein, in der Studienstichprobe sind es 12,3 % der Frauen.

Es ist anzunehmen, dass die unterschiedlichen Ergebnisse hauptsächlich auf die Unterschiede bezüglich des Alters und der Parität zurückzuführen sind. Da keine weiteren soziodemographischen Merkmale der Frauen der retrospektiven Erhebung verfügbar sind, können die Gruppen darüber hinaus leider nicht miteinander verglichen werden.

# Schluss

# 11 Zusammenfassung

Dies ist die erste Studie in Deutschland, die zwei verschiedene gebrutshilfliche Betreuungsmodelle im klinischen Setting untersucht. In der vorliegenden Arbeit wird anhand einer prospektiv kontrollierten Interventionsstudie untersucht, ob das Versorgungskonzept Hebammenkreißsaal Auswirkungen auf Gesundheit und Wohlbefinden von Mutter und Kind zeigt.

Die Geburtsdokumentationen von 238 Low-Risk-Frauen, die im Zeitraum von 18 Monaten (Januar 2005 bis Juli 2006) im Hebammenkreißsaal oder im üblichen ärztlich geleiteten Kreißsaalmodell in der Referenzklinik betreut wurden, wurden in die Auswertung miteinbezogen. 92 Studienteilnehmerinnen wurden im neuen Versorgungskonzept Hebammenkreißsaal und 146 Studienteilnehmerinnen im üblichen Kreißsaal betreut.

Zum Untersuchungszeitpunkt $t_1$ erfolgte die Dokumentation der Geburt durch die betreuende Hebamme ab dem Zeitpunkt der Aufnahme der Studienteilnehmerin zur Geburt im Kreißsaal. Der Dokumentationsbogen ›Geburt‹ wurde in Anlehnung an existierende Dokumentationen wie den klinischen Perinatalerhebungsbogen in Niedersachsen (Zentrum für Qualität und Management im Gesundheitswesen 2004) sowie den Dokumentationsbogen zur Erhebung von außerklinischen Geburten (Loytved 2004a) entwickelt. Abgefragt werden übliche Items zur Schwangeren, zum Geburtsverlauf, zur fetalen Überwachung, zu medizinischen und komplementärmedizinischen Maßnahmen, zur Geburt, zur Nachgeburtsperiode und Angaben zum Kind. Ferner wird alle 15 Minuten die körperliche Aktivität bzw. Mobilität der Gebärenden sowie Konsultationen und/oder eine Weiterleitung dokumentiert.

Alle 238 Studienteilnehmerinnen haben zum Untersuchungszeitpunkt $t_2$ circa acht Wochen nach der Geburt einen Fragebogen zugesandt bekommen. 198 Fragebögen wurden vollständig ausgefüllt zurückgeschickt (Rücklaufquote 83,2 %).

Der Fragebogen besteht mehrheitlich aus geschlossenen Fragen, die thematisch in chronologischer Form gestellt werden. Nach allgemeinen Fragen zum Kind folgen Fragen zur Betreuung und zu Interventionen während der Geburt.

Als nächstes werden der erste Kontakt mit dem Baby und die Ernährung des Kindes thematisiert, um dann nach dem körperlichen und seelischen Wohlbefinden nach der Geburt zu fragen. Zum Schluss werden sozioökonomische Fragen gestellt. Am Ende des Fragebogens werden offene Fragen zu den gemachten Erfahrungen während der Geburt, zur Teilnahme an der Studie platziert sowie Platz für persönliche Anmerkungen gelassen.

Darüber hinaus wurde für den Zeitraum vom 01.02.2005 bis 31.01.2006 eine separate ergänzende retrospektive Analyse der klinikinternen Patientinnendokumentationen durchgeführt. Dabei wurden 295 Low-Risk-Frauen identifiziert, die zwar den Einschlusskriterien der Studie entsprachen, aber im Rahmen der Studie nicht erreicht werden konnten. Für diese Frauen wurde ein modifizierter Dokumentationsbogen ›Geburt‹ anhand der Daten aus der Patientinnendokumentation ausgefüllt. Auf diese Weise konnte eine annähernde Vollerhebung zu den ausgewählten Zielgrößen für die Gruppe der Low-Risk-Frauen im Zeitraum von zwölf Monaten erreicht werden.

Zusammenfassend kann festgestellt werden, dass die Betreuung von gesunden Schwangeren und Gebärenden durch Hebammen im klinischen Setting positive Auswirkungen auf die Gesundheit von Mutter und Kind hat. Zudem wird durch die hebammengeleitete Geburtshilfe die Möglichkeit einer physiologischen Geburt gefördert.

Die maternale Morbidität – gemessen an Geburtsverletzungen und Episiotomien sowie dem postpartalen Blutverlust – unterscheidet sich nicht signifikant zwischen den beiden Gruppen.

Signifikant mehr Frauen der Hebammenkreißsaal-Gruppe bekommen ihr Kind spontan und signifikant weniger Frauen per Sectio. In Bezug auf vaginaloperative Geburten konnte die Studie keinen Hinweis auf einen Unterschied liefern.

Hinsichtlich des physischen Wohlbefindens in den ersten zehn Tagen und acht Wochen nach der Geburt bestehen keine signifikanten Unterschiede. Auch das psychische Wohlbefinden, das mittels der EPDS gemessen wird, zeigt nach acht Wochen keinen signifikanten Unterschied zwischen den Frauen der hebammengeleiteten Gruppe und der üblichen Kreißsaal-Gruppe.

Frauen der Hebammenkreißsaal-Gruppe stillen sieben Tage und acht Wochen nach der Geburt signifikant häufiger ihr Kind ausschließlich als Frauen der Arztkreißsaal-Gruppe.

Der Gesundheitsstatus der Neugeborenen ist gut. Es sind keine signifikanten Unterschiede bezüglich der Apgar-Werte und der Nabelschnur-pH-Werte zwischen den beiden Gruppen ersichtlich.

Frauen im üblichen Kreißsaalmodell erhalten während der Geburt signifikant häufiger medizinische Interventionen, wie z.B. eine Geburtseinleitung, eine Amniotomie oder Oxytocin zur Wehenverstärkung. Signifikant mehr Frauen der hebammengeleiteten Gruppe erleben eine interventionsfreie Geburt. Während der Geburt werden signifikant häufiger hebammengeburtshilfliche Maßnahmen bei Gebärenden der Hebammenkreißsaal-Gruppe eingesetzt.

Im Geburtsverlauf wechseln die Frauen der Interventionsgruppe signifikant häufiger ihre Position. Zudem nehmen sie signifikant häufiger eine alternative Geburtsposition zur Geburt ihres Kindes ein.

Die überwiegende Mehrheit der Studienteilnehmerinnen in der hebammengeleiteten Gruppe und in der üblichen Kreißsaal-Gruppe bewertet ihre Betreuung während der Geburt positiv. Die intrapartale Betreuungsgestaltung wird von den Frauen der Hebammenkreißsaal-Gruppe signifikant besser beurteilt.

# 12  Ausblick

Das Versorgungskonzept Hebammenkreißsaal bietet eine Betreuungsoption für gesunde Schwangere und Gebärende im klinischen Setting durch Hebammen, die die Ressourcen, Bedürfnisse und den Bedarf von Frauen und ihren Familien in den Mittelpunkt der Betreuung stellt. Der Wunsch vieler Frauen, auch in der Klinik eine möglichst interventionsarme Geburt mit kontinuierlicher und vertrauter Unterstützung zu erleben, kann in diesem Modell umgesetzt werden.

Frauen sollten in Deutschland auch innerhalb der klinischen Geburtshilfe Wahlmöglichkeiten angeboten werden. Bislang besteht für Frauen die Möglichkeit einer außerklinischen Geburt – zu Hause, im Geburtshaus oder in einer Hebammenpraxis – oder einer Klinikgeburt. Innerhalb des klinischen Settings bestehen nur bedingt Variationsmöglichkeiten, wie z. B. die Geburt mit einer Beleghebamme oder die Wahl zwischen einer kleineren oder größeren Klinik und der Option einer angeschlossenen Kinderklinik.[136] Es besteht der Eindruck, dass Schwangere, die zur Geburt eine Klinik aufsuchen, unabhängig von ihrem Risikostatus eine standardisierte Betreuung mit zahlreichen, zum Teil unnötigen bzw. nicht evidenzbasierten Interventionen erfahren. Das Versorgungskonzept Hebammenkreißsaal bietet eine Erweiterung der klinischen Geburtsmöglichkeiten.

Die vorliegende Untersuchung weist ähnliche Ergebnisse auf wie internationale Studien im Bereich der hebammengeleiteten Versorgung und bestätigt die positiven Auswirkungen der hebammengeleiteten Geburtshilfe. Die Ergebnisse zeigen unter anderem ein gutes Outcome von Mutter und Kind, den selteneren Einsatz von medizinischen Interventionen während der Geburt und eine höhere Rate an Spontangeburten. Zudem sind positive Auswirkungen auf Gesundheit und Wohlbefinden von Mutter und Kind nach der Geburt zu erkennen. Da der Stichprobenumfang der vorliegenden Studie nicht ausreichend groß war,

---

136 Inzwischen existieren allerdings zehn Hebammenkreißsäle in Deutschland (Stand Januar 2010). Bei dieser Anzahl kann aber nicht von einer flächendeckenden Versorgung gesprochen werden.

kann sie als Pilotstudie gesehen werden, die Ergebnisse internationaler Untersuchungen bestätigen konnte und aus der lehrreiche Schlüsse gezogen werden
können.

Grundsätzlich hat sich eine große Bereitschaft der Frauen zur Teilnahme an
der Studie gezeigt. Die hohe Rücklaufquote des postpartalen Fragebogens von
83,2 % und die Bereitschaft der Studienteilnehmerinnen, auch die optionalen
bzw. offenen Fragen zu beantworten, zeigt ein großes Bedürfnis der Frauen, ihre
Erfahrungen rund um die Geburt ihres Kindes mitzuteilen. Keine der Studienteilnehmerinnen bewertete die Studienteilnahme als negativ und über 95 % der
Frauen würde nochmals an einer solchen Studie teilnehmen.

Positiv zu werten ist, dass in einer weiteren dreijährigen Förderphase
(Laufzeit 2007 bis 2010, gefördert durch das BMBF) eine multizentrische Studie
in vier Referenzkliniken mit implementiertem Hebammenkreißsaal durch den
Verbund Hebammenforschung unter Leitung von Prof. Dr. Friederike zu Sayn-
Wittgenstein – in Zusammenarbeit mit Prof. Dr. Manfred Haubrock – durch-
geführt wird.

Die *Multicenter-Studie Versorgungskonzept Hebammenkreißsaal*[137] ist eine
Weiterentwicklung der in dieser Arbeit vorgestellten Studie. Auch hier wird das
Versorgungskonzept Hebammenkreißsaal mit dem üblichen klinischen Betreuungsmodell für gesunde Schwangere und Gebärende verglichen. Zusätzlich
zu der postpartalen Befragung der Mütter nach acht Wochen wurde ein zweiter
Befragungszeitpunkt nach sechs Monaten gewählt. Die Studienteilnehmerinnen
werden zu zwei Zeitpunkten nach der Geburt zu ihrem Geburtserleben, ihrem
körperlichen und emotionalen bzw. psychischen Wohlbefinden nach der Geburt, der Unterstützung durch Familie und Partner, der Gesundheit ihres Kindes
und dem Stillverhalten befragt. Dieses Vorgehen stellt ein Novum in Deutschland dar (Bauer & Sayn-Wittgenstein 2009a: 17 ff.; Bauer & Sayn-Wittgenstein
2009b: 714).

Mittels eines Piggyback-Designs wird zudem die ökonomische Evaluations-
studie *Kosten-Nutzen- und Kosten-Wirksamkeits-Analysen verschiedener Ver-
sorgungsangebote in der Geburtshilfe* durchgeführt. Anhand der beiden ökonomischen Evaluationsverfahren werden der Hebammenkreißsaal und das übliche Kreißsaalmodell bewertet. Ziel ist die Identifikation des Versorgungsmodells für gesunde Schwangere, das bei gleicher Kostenlage eine höhere Qualität
oder bei gleicher Qualität niedrigere Kosten aufzeigt (Knape & Haubrock 2007a:
116 f.; Knape et al. 2009a: 285 ff.). Die Wirksamkeitsindikatoren und Sach-

---

137 In der Multicenter-Studie umfasst die Stichprobe 1.238 Studienteilnehmerinnen. 666 Low-
   Risk-Frauen wurden im Versorgungskonzept Hebammenkreißsaal und 572 Frauen im
   üblichen Kreißsaalmodell betreut. Die Rücklaufquoten der Fragebögen acht Wochen sowie
   sechs Monate nach der Geburt liegen bei 94,4 % bzw. 91,7 %.

kosten werden mittels der klinischen Daten der Multicenter-Studie erfasst. Ferner werden in der postpartalen Befragung acht Wochen und sechs Monate nach der Geburt die generischen Index-Instrumente SF-36 (SF-6D) (Brazier et al. 1998) und EQ-5D (EuroQuol-Group 1990) sowie die international validierte EPDS (Cox et al. 1987) eingesetzt. Betriebswirtschaftliche Daten werden direkt in den Kliniken und bei den Kostenträgern erhoben. Um den Personalaufwand für die jeweilige Geburt evaluieren zu können, dokumentieren die Hebammen und die eventuell an der Geburt beteiligten Ärztinnen und Ärzte ihre direkten und indirekten Tätigkeiten in einem Zeiterfassungsinstrument (Knape & Haubrock 2007b: S189; Knape et al. 2009a: 284 ff.). Darüber hinaus bewerten die Studienteilnehmerinnen mittels des Willingness-to-pay-Ansatzes ihre Präferenz hinsichtlich des Kreißsaalmodells zu drei Zeitpunkten – in der Schwangerschaft, acht Wochen und sechs Monate nach der Geburt (Knape & Haubrock 2007c: 132; Knape et al. 2009b: 713).

Ein ganz ähnliches Studiendesign weist die *Cost-effectiveness Study* der National Perinatal Epidemiology Unit in Oxford auf, die im Rahmen der *Birthplace Study* die Geburten von Low-Risk-Frauen, die in verschiedenen Versorgungsmodellen (zu Hause, im hebammengeleiteten oder im üblichen Versorgungsmodell) in Großbritannien betreut werden, evaluiert. Auch hier werden die langfristigen gesundheitlichen Auswirkungen mittels des EQ-5D oder SF-6D ermittelt (National Perinatal Epidemiology Unit 2010).

Die umfassende, über die reine Kostenanalyse hinausgehende, ökonomische Evaluation hebammengeleiteter Versorgungskonzepte erscheint angesichts der knappen Ressourcen im Gesundheitswesen erforderlich. Drohende oder vollzogene Schließungen von hebammengeleiteten Modellen in Großbritannien, USA und Dänemark[138] werden oftmals mit finanziellen Schwierigkeiten der Kliniken bzw. Klinikverbünde begründet. Schon vor 15 Jahren betonten Hundley et al. (1995a: 109) und Young et al. (1997: 471), dass bei der Planung und Bereitstellung von alternativen Betreuungsmodellen durch Hebammen nicht ausschließlich die Kosten berücksichtigt werden sollten. Auch die Outcomes und die Zufriedenheit der Frauen mit der Betreuung sollten in die Analysen mit einbezogen werden. Zu bedenken ist, dass mit der Bereitstellung von Wahlmöglichkeiten für Frauen im klinischen Setting auch für Kliniken positive Effekte verbunden sein können. Hebammengeleitete Versorgungskonzepte können – jenseits einer eventuellen Kostenreduktion und niedrigeren Interventionsraten – für Kliniken eine interessante Option sein, da die neuen Modelle möglicherweise eine andere Gruppe von Schwangeren ansprechen. Darüber

---

138 Zwischen 2002 und 2009 wurden zehn hebammengeleitete Modelle im klinischen Setting in Dänemark aufgrund finanzieller Probleme der Kliniken geschlossen (Kjaergaard 2009).

hinaus können geburtshilfliche Modelle die Außenwirkung der Klinik positiv verstärken (Cignacco et al. 2004: 260).

Die vorliegende Studie zeigt eine intrapartale Weiterleitungsrate von über 50 %. Dies wirft zum einen die Frage auf, welche Kompetenzen und Fähigkeiten Hebammen benötigen, um eigenständig in hebammengeleiteten Modellen arbeiten zu können. In Deutschland werden Hebammen grundsätzlich für eine eigenverantwortliche Betreuung von Frauen mit physiologisch verlaufender Schwangerschaft, Geburt und Wochenbett ausgebildet. In der üblichen klinischen Geburtshilfe finden selten interventionsfreie Geburten statt, so dass sich die Frage stellt, ob erweiterte Kompetenzen in der Beurteilung der Prognose des physiologischen Geburtsverlaufes sowie zum alternativen Vorgehen bei protrahierten Geburtsverläufen stärker gefördert und entwickelt werden sollten. Da ein hoher Anteil der Weiterleitungen aufgrund von Schmerzmitteln oder dem Wunsch nach einer PDA erfolgen, sind konkrete Interventionsmöglichkeiten für Hebammen vonnöten, um Gebärende adäquat unterstützen zu können. In einem ersten Schritt können auf lokaler Ebene in jedem Hebammenkreißsaal Fortbildungen und Schulungen zu komplementärmedizinischen und schmerzerleichternden Methoden stattfinden und als Arbeitshilfe ein Handbuch für die praktische Hebammenarbeit entwickelt werden. Darüber hinaus sollten aber auf Forschungsebene Maßnahmen und Interventionen untersucht werden, die Gebärende in ihrer Geburtsarbeit wirksam unterstützen können. Diese Ergebnisse sollten dann über einen Expertenstandard oder eine Leitlinie den Hebammen zugänglich gemacht werden.

Zum anderen kann vermutet werden, dass die räumliche Nähe der beiden Kreißsaalmodelle sowie das Arbeiten des Hebammenteams in beiden Versorgungskonzepten eventuell Weiterleitungen begünstigt, so dass die Implementierung neuer bzw. erweiterter Modelle wünschenswert wäre. Hier ist an getrennte Hebammenteams, die eventuell im Rotationssystem arbeiten, oder an kleinere, überschaubare Teams, die eine bestimmte Anzahl von Frauen gemeinsam betreuen, zu denken. Dabei ist jedoch Innovationswille gefragt, da die momentanen Strukturen und die zum Teil knappe Personalausstattung in geburtshilflichen Abteilungen vieles leider zunächst unmöglich erscheinen lässt.

Das in der Referenzklinik umgesetzte Modell des Versorgungskonzeptes Hebammenkreißsaal kann die Kontinuität der Betreuung in der gesamten Lebensphase von Schwangerschaft, Geburt und Wochenbett noch nicht ausreichend gewährleisten. Auch hier wären neue Modelle bei der Umsetzung einer höheren Betreuungskontinuität hilfreich. Erstrebenswert wären eine umfassendere Betreuung bereits in der Schwangerschaft und die Betreuung im stationären Wochenbett durch Hebammen.

Klinisch tätige Hebammen erfahren durch den Hebammenkreißsaal eine Erweiterung ihrer eigenverantwortlichen Arbeit in der Geburtshilfe, die eventuell zu einer höheren Arbeitszufriedenheit führen kann. Es wäre zu überprüfen, ob die eigenverantwortliche Tätigkeit im Hebammenkreißsaal auch Auswirkungen auf die Arbeit im üblichen Setting hat.

Forschungsbedarf besteht noch hinsichtlich der längerfristigen Auswirkungen der hebammengeleiteten Geburtshilfe auf die Gesundheit und das Wohlbefinden von Frauen und ihren Kindern nach der Geburt. Insgesamt besteht in der postpartalen Phase noch ein Forschungsbedarf, insbesondere im Hinblick auf förderliche Ünterstützungsmaßnahmen, auch bezüglich des Stillens.

Darüber hinaus sollte die Sicht der Frauen auf die erfahrene Betreuung und ihr Geburtserleben stärker fokussiert werden. Die Ergebnisse könnten wertvolle Hinweise für die Optimierung der Betreuung in der Lebensphase von Schwangerschaft, Geburt und Wochenbett bieten.

Interessant wäre zudem eine prospektive Studie, die die hebammengeleitete Geburtshilfe für Low-Risk-Frauen in unterschiedlichen Settings in Deutschland untersucht (Geburtshaus, Hausgeburt, Hebammenkreißsaal, eigenverantwortlich tätige Beleghebammen). Von Vorteil wäre hierbei die Entwicklung von Indikatoren zur einheitlichen Darstellung der erforderlichen Outcomes. Ferner wären die prospektive Befragung der Frauen zur Wahl ihres Geburtsortes sowie die retrospektive Befragung zum Geburtserleben sowie der Gesundheit und dem Wohlbefinden von Mutter und Kind von Interesse.

Wie in der vorliegenden Arbeit dargestellt, zeigt die hebammengeleitete Versorgung und die kontinuierliche Betreuung von Frauen, ihren Kinder und ihren Familien im klinischen Setting positive Auswirkungen. Eine Weiterentwicklung des Versorgungskonzeptes Hebammenkreißsaal wäre im Sinne der Gesundheitsförderung und dem Wohlbefinden von Mutter und Kind von großem Vorteil.

# Literatur

Adewuya, A., Ologun, Y. & Ibigbami, O. (2006). Post-traumatic stress disorder after childbirth in Nigerian women; prevalence and risk factors. *BJOG: An International Journal of Obstetrics & Gynaecology,* 113: 284–288.

Afschar, P., Schöll, W., Bader, A., Bauer, M. & Winter, R. (2004). A prospective randomised trial of atosiban versus hexoprenaline for acute tocolysis and intrauterine resuscitation. *BJOG: An International Journal of Obstetrics & Gynaecology,* 111 (4): 316–318.

Ahner, R. (2006). Gebärhaltung. In: Schneider, H., Husslein, P. & Schneider, K. (Hrsg.). *Die Geburtshilfe* (610–616). 3. Auflage. Heidelberg: Springer Medizin Verlag.

Ahrendt, C. & Gorontzy, D. (2007). Familienplanung. In: Geist, C., Harder, U. & Stiefel, A. (Hrsg.). *Hebammenkunde – Lehrbuch für Schwangerschaft, Geburt, Wochenbett und Beruf* (50–74). 4., aktualisierte Auflage. Stuttgart: Hippokrates Verlag.

Albers, L.L., Anderson, D., Cragin, L., Moore Daniels, S., Hunter, C., Sedler, K.D. & Teaf, D. (1996). Factors Related to Perineal Trauma in Childbirth. *Journal of Nurse-Midwifery,* 41 (4): 269–276.

Albers, L.L., Anderson, D., Cragin, L., Moore Daniels, S., Hunter, C., Sedler, K.D. & Teaf, D. (1997). The Relationship of Ambulation in Labor to Operative Delivery. *Journal of Nurse-Midwifery,* 42 (1): 4–8.

Albers, L.L. (2001). Monitoring the Fetus in Labor: Evidence to Support the Methods. *Journal of Midwifery & Women's Health,* 46 (6): 366–373.

Alexander, S., Wildman, K., Zhang, W., Langer, M., Vutuc, C. & Lindmark, G. (2003). Maternal health outcomes in Europe. *European Journal of Obstetrics & Gynecology and Reproductive Biology,* 111: S78-S87.

Alfirevic, Z., Devane, D. & Gyte, G.M. (2008). Continuous cardiotocography (CTG) as a form of electronic fetal monitoring (EFM) for fetal assessment during labour (Cochrane Review). *The Cochrane Library, Issue 4.*

Anderson, G.M. (2004). Making sense of rising caesarean section rates. *British Medical Journal,* 329: 696–697.

Andrews, C.M. & Andrews, E.C. (1983). Nursing, Maternal Postures, and Fetal Position. *Nursing Research,* 32 (8): 336–341.

Anim-Somuah, M., Smyth, R. & Howell, C. (2008). Epidural versus non-epidural or no analgesia in labour (Cochrane Review). *The Cochrane Library, Issue 4.*

Ansara, D., Cohen, M.M., Gallop, R., Kung, R. & Schei, B. (2005). Predictors of women's physical health problems after childbirth. *Journal of Psychsomatic in Obstetrics & Gynecology*, 26 (2): 115–125.

Antonovsky, A. (1997). *Salutogenese. Zur Entmystifizierung der Gesundheit.* Deutsche erweiterte Herausgabe von A. Franke. Tübingen: Dgvt-Verlag.

AOK Bundesverband (2009). *Lexikon – Reichsversicherungsordnung.* URL: http://www.aok-bv.de/lexikon/r/index_00132.html. Zugriff am 28.10.2009.

Ausbildungs- und Prüfungsverordnung für Hebammen und Entbindungspfleger (Heb-APrV). in der Fassung der Bekanntmachung vom 16. März 1987 (BGBl. I S. 929), zuletzt geändert durch Artikel 11 des Gesetzes vom 2. Dezember 2007 (BGBl. I S. 2686).

Ayerle, G.M., Luderer, C. & Behrens, J. (2009). Die Begleitung von Familien mit besonderen Belastungen durch Familienhebammen: Das Spektrum gesundheitsfördernder Leistungen und die Perspektive der Nutzerinnen. In: Behrens, J. (Hrsg.). *Kongress »Pflegebedürftig« in der »Gesundheitsgesellschaft«. Hallesche Beiträge zu den Gesundheits- und Pflegewissenschaften* (6–25).

Ayerle, G.M. (2009). Prädikat Familienhebamme. *Hebammenforum*, (7): 529–535.

Bader, W., Ast, S. & Hatzmann, W. (2000). Die Bedeutung der Akupunktur in der Plazentarperiode. *Deutsche Zeitschrift für Akupunktur,* (4): 264–268.

Ballestrem, C. von, Strauß, M. & Kächele, H. (2005). Contribution to the epidemiology of postnatal depression in Germany – implications for the utilization of treatment. *Archives of Women's Mental Health,* 8: 29–35.

Bates, C. (1997). *Debating midwifery: normality in midwifery.* London.

Bauer, N. (2000). Geburtshäuser – Impulse für einen Wandel in der Geburtshilfe. *Clio,* 51: 8.

Bauer, N. & Sayn-Wittgenstein, F. zu (2005). Gesundheitsförderung im Geburtsprozess. *Deutsche Hebammen Zeitschrift,* (8): 55–58.

Bauer, N. & Sayn-Wittgenstein, F. zu (2006). Hebammenkreißsaal: Besonderheiten eines randomisiert, kontrollierten Studiendesigns. *Die Hebamme,* 19: 107–109.

Bauer, N. (2007). Wochenbettbetreuung zu Hause. In: Geist, C., Harder, U. & Stiefel, A. (Hrsg.). *Hebammenkunde – Lehrbuch für Schwangerschaft, Geburt, Wochenbett und Beruf* (487–496). 4., aktualisierte Auflage. Stuttgart: Hippokrates Verlag.

Bauer, N. & Sayn-Wittgenstein, F. zu (2009a). *Which concepts of care for childbearing women help to promote normality in birth? Aspects of the German multicentre study midwife-led care.*

Bauer, N.H. & Sayn-Wittgenstein, F. zu (2009b). The German multicenter trial midwife-led unit. *Journal of Perinatal Medicine, 9th World Congress of Perinatal Medicine, October, 24–28, 2009. Berlin, Germany,:* 714.

Baumgarten, K. (2009). Tagung der Hausgeburtshebammen. *Deutsche Hebammen Zeitschrift,* (7): 39.

Baumgärtner, B. & Stahl, K. (2005). *Einfach schwanger? Wie erleben Frauen die Risikoorientierung in der ärztlichen Schwangerenvorsorge?.* Frankfurt am Main: Mabuse-Verlag.

Baumgärtner, B. (2006). Kaiserschnittwunsch als Aufforderung zum Dialog. *Die Hebamme,* 19 (4): 224–226.

Beauchamp, T. & Childress, J. (2001). *Principles of Biomedical Ethics.* 5. Auflage. New York: Oxford University Press.

Beck, C.T. (1996). A Meta-Analysis of Predictors of Postpartum Depression. *Nursing Research*, 45 (5): 297–303.

Beck, C.T., Records, K. & Rice, M. (2006). Further Development of the Postpartum Depression Predictors Inventory-Revised. *Journal of Obstetric, Gynecologic and Neonatal Nursing*, 35: 735–745.

Beckmann, M. & Garret, A. (2008). Antenatal Perineal Massage for Reducing Perineal Trauma (Cochrane Review). *The Cochrane Library, Issue 2*.

Beech, B.L. & Phipps, B. (2006). Normal birth: women's stories. In: Downe, S. (Hrsg.). *Normal Childbirth – evidence and debate* (59–70). 3. Auflage. Edinburgh [u.a.]: Churchill Livingstone Elsevier.

Begley, C., Devane, D. & Clarke, M. (2009). *The report of the MidU study – An evaluation of midwifery-led care in the Health Service Executive the Eastern Area*. Trinity College, Dublin.

Behrens, J. & Langer, G. (2006). *Evidence-based Nursing and Caring. Interpretativ-hermeneutische und statistische Methoden für tägliche Pflegeentscheidungen. Vertrauensbildende Entzauberung der »Wissenschaft«*. 2., vollständig überarbeitete und ergänzte Auflage. Bern, Göttingen, Toronto, Seattle: Verlag Hans Huber.

Bender, R., Lange, S. & Ziegler, A. (2007). Multiples Testen. Artikel Nr. 12 der Statistik-Serie in der DMW. *Deutsche Medizinische Wochenschrift*, 132: e26-e29.

Bengel, J., Strittmaier, R. & Willmann, H. (2001). *Was erhält den Menschen gesund? Diskussionsstand und Stellenwert. Antonowskys Modell der Salutogenese – Diskussionsstand und Stellenwert*. Erweiterte Neuauflage. Köln: BZgA.

Benjamin, Y., Walsh, D. & Taub, N. (2001). A comparison of partnership caseload midwifery care with conventional team midwifery care: labour and birth outcomes. *Midwifery*, 17: 234–240.

Bennett, A. (1985). The Birth of a First Child: Do Women's Reports Change Over Time? *BIRTH*, 12 (3): 153–158.

Berg, D. & Süss, J. (1994). Die erhöhte Mortalität in der Hausgeburtshilfe. *Geburtshilfe & Frauenheilkunde*, 54: 131–138.

Berg, D. (1995). Überwachung und Leitung der Geburt. In: Siebert, W. & Eldering, G. (Hrsg.). *Alternativen der klinischen Geburtshilfe* (19–26). München: Hans Marseille Verlag.

Berg, M., Lundgren, I., Hermansson, E. & Wahlberg, V. (1996). Women's experience of the encounter with the midwife during childbirth. *Midwifery*, 12: 11–15.

Bergant, A., Moser, R., Heim, K. & Ulmer, H. (1998a). Burden of childbirth – Associations with obstetric and psychosocial factors. *Archives of Women's Mental Health*, 1: 77–81.

Bergant, A., Nguyen, T., Heim, K., Ulmer, H. & Dapunt, O. (1998b). Deutschsprachige Fassung und Validierung der ›Edinburgh postnatal depression scale«. *Deutsche Medizinische Wochenschrift*, 123 (3): 35–40.

Bergant, A.M., Heim, K., Ulmer, H. & Illmensee, K. (1999). Early Postnatal Depressive Mood: Associations with Obstetric and Psychosocial Factors. *Journal of Psychosomatic Research*, 46 (4): 391–394.

Bergant, A. & Tran, A. (2000). Postpartale Depression: Frühdiagnostik mit Hilfe der Edinburgh Postnatal Depression Scale (EPDS). *Die Hebamme*, 13 (3): 165–168.

Bergmann, R.L., Kamtsiucis, P., Bergmann, K.E., Huber, M. & Dudenhausen, J.W. (2000). Kompetente Eltern. Welche Beratung wünschen junge Eltern in der Schwangerschaft, und was erwarten sie von der Entbindungsklinik ihrer Wahl? *Deutsche Hebammen Zeitschrift*, (10): 577–581.

Bergström, M., Kieler, H. & Waldenström, U. (2009). Effects of natural childbirth preparation versus standard antenatal education on epidural rates, experience of childbirth and parental stress in mothers and fathers: a randomised controlled multicentre trial. *BJOG: An International Journal of Obstetrics & Gynaecology*, 116 (9): 1167–1176.

Berle, J., Aarre, T., Mykletun, A., Dahl, A. & Holsten, F. (2003). Screening for postnatal depression – Validation of the Norwegian version of the Edinburgh Postnatal Depression Scale, and assessment of risk factors for postnatal depression. *Journal of Affective Disorders*, 76: 151–156.

Berliner Hebammenverband; Pro Familia Landesverband Berlin; Selbstbestimmte Geburt und Familie e.V.; Senatsverwaltung für Gesundheit Umwelt und Verbraucherschutz; Senatsverwaltung für Wirtschaft Technologie und Frauen (2009). *Kaiserschnitt: Ja! Nein! Vielleicht?*. Berlin.

Biró, M.A., Waldenström, U. & Pannifex, J.H. (2000). Team Midwifery Care in a Tertiary Level Obstetric Service: A Randomized Controlled Trial. *BIRTH*, 27 (3): 168–173.

Biró, M.A., Waldenström, U., Brown, S. & Pannifex, J.H. (2003). Satisfaction with Team Midwifery Care for Low- and High-Risk Women: A Randomized Controlled Trial. *BIRTH*, 30 (1): 1–10.

Blanch, G., Lavender, T., Walkinshaw, S. & Alfirevic, Z. (1998). Dysfunctional labor: a randomised trial. *BJOG: An International Journal of Obstetrics & Gynaecology*, 105: 117–120.

Bloom, S.L., McIntire, D.D., Kelly, M.A., Beimer, H.L., Burpo, R.H., Garcia, M.A. & Leveno, K.J. (1998). Lack of effect of walking on labor and delivery. *The New England Journal of Medicine*, 339 (2): 76–79.

Bluff, R. & Holloway, I. (1994). 'The know best': woman's perceptions of midwifery care during labour and childbirth. *Midwifery*, (10): 157–164.

Bodner-Adler, B., Bodner, K., Joura, E., Husslein, P., Wagenbichler, P., Kaider, A. & Mayerhofer, K. (2001). Einfluss der unterschiedlichen Geburtspositionen auf mütterliche Geburtsverletzungen und kindliche Parameter während spontaner vaginaler Geburt. *Geburtshilfe & Frauenheilkunde*, 61: 766–770.

Bodner-Adler, B., Bodner, K., Kimberger, O., Wagenbichler, P., Kaider, A., Husslein, P. & Mayerhofer, K. (2003). The effect of epidural analgesia on obstetric lacerations and neonatal outcome during spontaneous vaginal delivery. *Archives of Gynaecology and Obstetrics*, 267: 130–133.

Bodner-Adler, B., Bodner, K., Kimberger, O., Lozanov, P., Husslein, P. & Mayerhofer, K. (2004). Influence of the birth attendant on maternal and neonatal outcomes during normal vaginal delivery: A comparison between midwife and physician management. *Wiener Klinische Wochenschrift*, 116 (11–12): 379–384.

Bodner-Adler, B., Bodner, K., Pateisky, N., Kimberger, O., Chalubinski, K., Mayerhofer, K. & Husslein, P. (2005). Influence of labor induction on obstetric outcomes in patients with prolonged pregnancy: a comparison between elective labor induction and spontaneous onset of labor beyond term. *Wiener Klinische Wochenschrift*, 117 (7–8): 287–292.

Borrmann, B. (2005). *Kurz- und mittelfristige Auswirkungen des Stillens auf die maternale*

*Gesundheit post partum.* Inaugural-Dissertation zur Erlangung des Grades Doktorin der Philosophie, Universität Osnabrück.

Borup, L., Wurlitzer, W., Hedegaard, M., Kesmodel, U.S. & Hvidman, L. (2009). Acupuncture as Pain Relief During Delivery: A Randomized Controlled Trial. *BIRTH*, 36 (1): 5–12.

Brailey, S. (2006). Die Spontangeburt bei bestehendem Risiko – Förderung physiologischer Prozesse durch die Hebamme. In: Cignacco, E. (Hrsg.). *Hebammenarbeit – Assessment, Diagnosen und Interventionen bei (patho)physiologischen und psychosozialen Phänomenen* (199–222). Bern, Göttingen, Toronto, Seattle: Verlag Hans Huber.

Braun, M.L.G., Giugliani, E.R., Mattos Soares, M.E., Giugliani, C., Proenco de Oliveira, A. & Machado Danelon, C.M. (2003). Evaluation of the Impact of the Baby-Friendly Hospital Initiative on Rates of Breastfeeding. *American Journal of Public Health*, 93 (8): 1277–1279.

Braun, B. (2006). *Geburten und Geburtshilfe in Deutschland.* Schwäbisch Gmünd: GEK Edition, Schriftenreihe zur Gesundheitsanalyse, Band 43.

Brazier, J., Usherwood, T., Harper, R. & Gandek, B. (1998). Deriving a preference-based single index from the UK SF-36 Health Survey. *Journal of Clinical Epidemiology*, 51 (11): 1115–1128.

Breese McCoy, S.J., Beal, J.M., Miller Shipman, S.B., Payton, M.E. & Watson, G.H. (2006). Risk Factors for Postpartum Depression: A Retrospective Investigation at 4-Weeks Postnatal and a Review of the Literature. *Journal of the American Osteopathic Association*, 106 (4): 193–198.

Brindle, S., Douglas, F., Teijlingen, E. van & Hundley, V. (2005). Midwifery research: questionnaire surveys. *Midwives*, 8 (4): 156–158.

Brockman, A. & Reichard, D. (2000). Schwangerschaft und Geburt im »Zangengriff« Medizin. In: Kolip, P. (Hrsg.). *Weiblichkeit ist keine Krankheit. Die Medikalisierung körperlicher Umbruchphasen im Leben von Frauen* (58–87). Weinheim, München: Juventa.

Broesskamp-Stone, U. & Ackermann, G. (2007). *Best Practice in der Gesundheitsförderung und Prävention. Konzept und Leitlinien für Entscheidungsfindung und fachliches Handeln. Version 1.0.* Gesundheitsförderung Schweiz.

Brown, S., Lumley, J., Small, R. & Astbury, J. (1994). *Missing voices. The experience of motherhood.* Melbourne [u.a.]: Oxford University Press.

Brown, S. & Lumley, J. (1994). Satisfaction With Care in Labor and Birth: A Survey of 790 Australian Women. *BIRTH*, 21 (1): 4–13.

Brown, S. & Lumley, J. (1997). The 1993 Survey of Recent Mothers: Issues in Survey Design, Analysis and Influencing Policy. *International Journal of Quality in Health Care*, 9 (4): 265–275.

Brown, S. & Lumley, J. (1998a). Changing childbirth: lessons from an Australian Survey of 1336 women. *British Journal of Obstetrics and Gynaecology*, 105: 143–155.

Brown, S. & Lumley, J. (1998b). Maternal health after childbirth: results of an Australian population based survey. *British Journal of Obstetrics and Gynaecology*, 105: 156–161.

Brown, S. & Lumley, J. (2000). Physical health problems after childbirth and maternal depression at six to seven months postpartum. *British Journal of Obstetrics and Gynaecology*, 107: 1194–1201.

Bryanton, J., Gagnon, A.J. & Johnston, C.H.M. (2008). Predictors of Women's Perceptions of the Childbirth Experience. *Journal of Obstetric, Gynecologic and Neonatal Nursing,* 37 (1): 24–34.

Bryar, R.M. (2003). *Theorie und Hebammenpraxis.* Bern, Göttingen, Toronto, Seattle: Verlag Hans Huber.

Buitendijk, S., Zeitlin, J., Cuttini, M., Langhoff-Roos, J. & Bottu, J. (2003). Indicators of fetal and infant health outcomes. *European Journal of Obstetrics & Gynecology and Reproductive Biology,* 111: S66-S77.

Bund Deutscher Hebammen e.V.; Bund freiberuflicher Hebammen Deutschlands e.V.; Netzwerk zur Förderung der Idee der Geburtshäuser in Europa e.V. (1999). *Leitlinien für Geburtshäuser.* Karlsruhe: Eigenverlag.

Bund Deutscher Hebammen e.V. (2001). *Empfehlungen zur Zusammenarbeit von Hebamme und Ärztin/Arzt in der Geburtshilfe.* Karlsruhe: Eigenverlag.

Bund Deutscher Hebammen e.V.; Bund freiberuflicher Hebammen Deutschlands e.V.; Netzwerk zur Förderung der Idee der Geburtshäuser in Deutschland e.V. (2002). *Hebammengeleitete Geburtshilfe. Empfehlungen und Auswahlkriterien für die Wahl des Geburtsortes.* 2. Auflage. Karlsruhe: Eigenverlag.

Bund Deutscher Hebammen e.V. (2004). *Die Familienhebamme.* Karlsruhe.

Bund Deutscher Hebammen e.V. (o. J.). *Plädoyer für eine normale Geburt. Standpunkt.* Karlsruhe.

Bund freiberuflicher Hebammen Deutschland e.V. (2009). *Über uns.* URL: www.bfhd.de/ueberuns.htm. Zugriff am 25.08.2009.

Bundesausschuss der Ärzte und Krankenkassen. Richtlinien der Ärzte und Krankenkassen über die ärztliche Betreuung während der Schwangerschaft und nach der Entbindung (»Mutterschaftsrichtlinien«). In der Fassung vom 10. Dezember 1985 (veröffentlicht im Bundesanzeiger Nr. 60a vom 27. März 1986), zuletzt geändert am 24. März 2003, veröffentlicht im Bundesanzeiger Nr. 126 vom 11. Juli 2003, in Kraft getreten am 12. Juli 2003.

Bundesgeschäftsstelle Qualitätssicherung gGmbH (2004). *BQS-Bundesauswertung 2003 Geburtshilfe.* Düsseldorf.

Bundesgeschäftsstelle Qualitätssicherung gGmbH (2006). *BQS-Bundesauswertung 2005 Geburtshilfe.* Düsseldorf.

Bundesgeschäftsstelle Qualitätssicherung gGmbH (2007). *BQS-Bundesauswertung 2006 Geburtshilfe.* Düsseldorf.

Bundesgeschäftsstelle Qualitätssicherung gGmbH (2008). *BQS-Bundesauswertung 2007 Geburtshilfe.* Düsseldorf.

Bundesgeschäftsstelle Qualitätssicherung gGmbH (2009a). *BQS-Bundesauswertung 2008 Geburtshilfe. Vollständigkeit der Bundesdaten (Dokumentationsraten) Vollständigkeit der Krankenhäuser.* Düsseldorf.

Bundesgeschäftsstelle Qualitätssicherung gGmbH (2009b). *BQS-Bundesauswertung 2008 Geburtshilfe.* Düsseldorf.

Bundesministerium für Gesundheit (2009). *Daten des Gesundheitswesens 2009.* URL: http://www.bmg.bund.de/nn_1168300/SharedDocs/Publikationen/DE/Daten-des-Gesundheitswesens2009,templateId=raw,property=publicationFile.pdf/Daten-des-Gesundheitswesens2009.pdf. Zugriff am 26.11.2009.

Bundeszentrale für gesundheitliche Aufklärung (o. J.). *Pränataldiagnostik – Beratung, Methoden und Hilfen. Eine Erstinformation.* Köln.

Byrne, J.P., Crowther, C.A. & Moss, J.R. (2000). A randomised controlled trial comparing birthing centre care with delivery suite care in Adelaide, Australia. *Australian and New Zealand Journal of Obstetrics and Gynaecology*, 40 (3): 268–274.

Caldeyro-Barcia, R. (1979). Influence of maternal bearing down efforts during second stage on fetal well-being. *Birth and the Family Journal*, 6 (1): 7–15.

Cammu, H., Clasen, K., Wettere, L.v. & Derde, M. (1994). ›To bathe or not to bathe‹ during the first stage of labor. *Acta Obstet Gynecol Scand*, 73: 468–472.

Campbell, R., Macfarlane, A., Hempsall, V. & Hatchard, K. (1999). Evaluation of midwife-led care provided at the Royal Bournemouth Hospital. *Midwifery*, 15: 183–193.

Carolan, M. & Hodnett, E. (2007). ›With woman‹ philosophy: examining the evidence, answering the questions. *Nursing Inquiry*, 14 (2): 140–152.

Chalmers, I., Enkin, M. & Keirse, M.J.N.C. (1989). *Effective Care in Pregnancy and Childbirth*. Oxford: Oxford University Press.

Chalmers, B. (1992). WHO appropriate technology for birth revisted. *British Journal of Obstetrics and Gynaecology*, 99: 709–710.

Chalmers, B. & Porter, R. (2001). Assessing Effective Care in Normal Labor: The Bologna Score. *BIRTH*, 28 (2): 79–83.

Chalmers, B. & Mangiaterra, V.P.R. (2001). WHO Principles of Perinatal Care: The Essential Antenatal, Perinatal, and Postpartum Care Course. *BIRTH*, 28 (3): 202–207.

Chalubinski, K. & Husslein, P. (2006). Normale Geburt. In: Schneider, H., Husslein, P. & Schneider, K. (Hrsg.). *Die Geburtshilfe* (595–616). 3. Auflage. Heidelberg: Springer.

Chambliss, L.R., Daly, C., Medearis, A., Ames, M., Kayne, M. & Paul, R. (1992). The Role of Selection Bias in Comparing Cesarean Birth Rates Between Physician and Midwifery Management. *Obstetrics & Gynecology*, 80 (2): 161–165.

Chan, D.P. (1963). Positions During Labour. *British Medical Journal*, (i): 100–102.

Chapman, M., Jones, M., Springs, J., Swiet, E. de & Chamberlain, G. (1986). The use of a birthroom: a randomised controlled trial comparing delivery with that in the labour ward. *British Journal of Obstetrics and Gynaecology*, 93: 182–187.

Chen, S., Aisaka, K., Mori, H. & Kigawa, T. (1987). Effects of Sitting Position on Uterine Activity During Labor. *Obstetrics and Gynecology*, 69 (1): 67–73.

Cheung, W., Ip, W. & Chan, D. (2007). Maternal anxiety and feelings of control during Labour: A study of Chinese first-time pregnant women. *Midwifery*, 23: 123–130.

Chong, Y. & Kwek, K.Y. (2010). Safer childbirth: avoiding medical interventions for non-medical reasons. *The Lancet*, 375: 440–442.

Cignacco, E. & Büchi, S. (2003). ›Hebammengeburt‹. Ein Evaluationsbericht *Schweizer Hebamme*, (5): 4–7.

Cignacco, E. & Büchi, S. (2004). ›Hebammengeburt‹ – ein neues Betreuungsmodell in der Schweiz. *Die Hebamme*, 17: 84–90.

Cignacco, E., Büchi, S. & Oggier, W. (2004). Hebammengeleitete Geburtshilfe in einem Schweitzer Spital. *Pflege*, 17: 253–261.

Cluett, E.R. (2003a). Experimentelle Forschung. In: Cluett, E. R. & Bluff, R. (Hrsg.). *Hebammenforschung* (61–96). Bern, Göttingen, Toronto, Seattle: Verlag Hans Huber.

Cluett, E.R. (2003b). Einführung in Statistik in der Hebammenforschung. In: Cluett, E. R. & Bluff, R. (Hrsg.). *Hebammenforschung* (123–163). Bern, Göttingen, Toronto, Seattle: Verlag Hans Huber.

Cluett, E.R., Pickering, R.M., Getliffe, K. & St George Saunders, N.J. (2004). Randomised controlled trial of labouring in water compared with standard of augmentation for management of dystocia in first stage of labour. *British Medical Journal,*

Cluett, E., Nikodem, V., McCandish, R. & Burns, E. (2008). Immersion in water in pregnancy, labour and birth (Cochrane review). *The Cochrane Library, Issue 2.*

Coalition for Improving Maternity Services (1996). *The Mother-Friendly Childbirth Initiative.* Ponte Vedra Beach.

Coalition for Improving Maternity Services (2000). *Having A Baby? 10 Questions to ask.* Ponte Vedra Beach.

Cox, J., Holden, J. & Sagovsky, R. (1987). Detection of postnatal depression. Development of the 10-Item Edinburgh Postnatal Depression Scale. *British Journal of Psychiatry,* 150: 782–786.

Cox, J. & Holden, J. (2003). *Perinatal Mental Health – a guide to the Edinburgh Postnatal Depression Scale (EPDS).* 4. Auflage. London: Gaskell.

Coyle, K., Hauck, Y., Percival, P. & Kristjanson, L. (2001). Normality and collaboration: mothers' perceptions of birth centre versus hospital care. *Midwifery,* 17: 182–193.

Coyle, K., Hauck, Y., Percival, P. & Kristjanson, L. (2001). Ongoing relationship with a personal focus: mothers' perceptions of birth centre versus hospital care. *Midwifery,* 17: 171–181.

Cragin, L. & Kennedy, H.P. (2006). Linking Obstetric and Midwifery Practice With Optimal Outcomes. *Journal of Obstetric, Gynecologic and Neonatal Nursing,* 35 (6): 779–785.

Cronberg-Willman, M. (2009). Schriftliche Auskunft. *21.12.2009.*

Crowley, P., Elbourne, D., Ashurst, H., Garcia, J., Murphy, D. & Duignan, N. (1991). Delivery in an obstetric birth chair: a randomized controlled trial. *British Journal of Obstetrics and Gynaecology,* 98: 667–674.

Dachs, C. (2009a). *Schriftliche Auskunft am 28.08.2009.*

Dachs, C. (2009b). Ein historischer Moment in der Geschichte der Hebammenausbildung – primärqualifizierend studieren. *Hebammenforum,* (11): 916–917.

Dachs, C. (2010). Herausforderung und Chance – Neuer Modellstudiengang in Bochum. *Hebammenforum,* (1): 42.

Dangel-Vogelsang, B. & Korporal, J. (1998). Qualitätssicherung in der außerklinischen Geburtshilfe. *Pflege,* 11 (6): 342–349.

Dannecker, C. & Anthuber, C. (2000). The effects of childbirth on the pelvic- floor. *Journal of Perinatal Medicine,* 28: 175–184.

Dannecker, C., Hillemanns, P., Strauss, A., Hasbargen, U., Hepp, H. & Anthuber, C. (2004a). Episiotomy and perineal tears presumed to be imminent: randomized controlled trial. *Acta Obstetrica et Gynecologica Scandinavica,* 83: 364–368.

Dannecker, C., Baur, C., Ruckhäberle, E., Peschers, U., Jundt, K., Reich, A., Bäuerele, M. & Schneider, K. (2004b). Einfluss des Geburtstrainers Epi-No auf die mütterliche Beckenbodenfunktion sechs Monate nach Entbindung – Follow-up einer prospektiven randomisierten Studie. *Geburtshilfe & Frauenheilkunde,* 64: 1192–1198.

Dannecker, C., Hillemanns, P., Strauss, A., Hasbargen, U., Hepp, H. & Anthuber, C. (2005). Episiotomy and perineal tears presumed to be imminent: the influence on the urethral pressure profile, analmanometric and other pelvic floor findings – follow-up study of a randomized controlled trial. *Acta Obstetrica et Gynecologica Scandinavica,* 84 (1): 65–71.

David, M., Kraker von Schwarzenfeld, H. & Kentenich, H. (1998). Geburtshausentbindung

– eine sichere Alternative zur Klinikgeburt? *Geburtshilfe & Frauenheilkunde*, 58: 208–215.

David, M., Kraker von Schwarzenfeld, H., Dimer, J. & Kentenich, H. (1999). Perinatal outcome in hospital and birth center obstetric care. *International Journal of Gynecology & Obstetrics*, 65: 149–156.

David, M., Pachaly, J. & Vetter, K. (2002). Die Wahrscheinlichkeit einer Spontangeburt – Möglichkeiten und Grenzen von Risikoscores. *Zeitschrift für Geburtshilfe und Neonatologie*, 206: 219–227.

David, M., Pachaly, J., Vetter, K. & Kentenich, H. (2004). Geburtsort Geburtshaus – Perinataldaten im Vergleich zu Klinikentbindungen in Bayern und Berlin. *Zeitschrift für Geburtshilfe und Neonatologie*, 208: 110–117.

David, M. (2006). Sectio auf Wunsch? Eine kritische Analyse der steigenden Sectiorate aus frauenärztlicher Sicht. *Die Hebamme*, 19 (4): 231–235.

David, M., Pachaly, J., Wiemer, A. & Groß, M. (2006a). Außerklinische Geburtshilfe in Deutschland – Perinataldaten »großer«, »mittlerer« und »kleiner« Geburtshäuser im Vergleich. *Zeitschrift für Geburtshilfe und Neonatologie*, 210 (5): 166–172.

David, M., Berg, G., Werth, I., Pachaly, J., Mansfeld, M. & Kentenich, H. (2006b). Intrapartum transfer from a birth centre to a hospital – reasons, procedures, and consequences. *Acta Obstetrica et Gynecologica Scandinavica*, 85: 422–428.

David, M. & Kentenich, H. (2008). Subjektive Erwartungen von Schwangeren an die heutige Geburtsbegleitung. *Der Gynäkologe*, 41 (1): 21–27.

David, M., Gross, M.M., Wiemer, A., Pachaly, J. & Vetter, K. (2009). Prior cesarean section – An acceptable risk for vaginal delivery at free-standing midwife-led birth centers? Results of the analysis of vaginal birth after cesarean section (VBAC) in German birth centers. *European Journal of Obstetrics & Gynecology and Reproductive Biology*, 142: 106–110.

Declercq, E.R., Sakala, C., Corry, M.P., Applebaum, S. & Risher, P. (2002). *Listening to Mothers: Report of the First National U.S. Survey of Women's Childbearing Experiences*. New York: Maternity Center Association.

Declercq, E., Menacker, F. & MacDorman, M. (2005). Rise in »no indicated risk« primary caesareans in the United States, 1991–2001: cross sectional analysis. *British Medical Journal*, 330: 71–72.

Declercq, E.R., Sakala, C., Corry, M.P. & Applebaum, S. (2006). *Listening to Mothers II: Report of the Second National U.S. Survey of Women's Childbearing Experiences*. Childbirth Connection New York.

Declercq, E., Cunnigham, D.K., Johnson, C. & Sakala, C. (2008). Mothers' Reports of Postpartum Pain Associated with Vaginal and Cesarean Deliveries: Results of a National Survey. *BIRTH*, 35 (1): 16–24.

Deklaration des Weltärztebundes von Helsinki. Ethische Grundsätze für die medizinische Forschung am Menschen. Deutsche Fassung 2001/2002.

Dennis, C. (2004). Can we identify mothers at risk for postpartum depression in the immediate postpartum period using the Edinburgh Postnatal Depression Scale? *Journal of Affective Disorders*, 78: 163–169.

Dennis, C., Janssen, P. & Singer J., (2004). Identifying women at-risk for postpartum depression in the immediate postpartum period. *Acta Psychiatrica Scandinavica*, 110: 338–346.

Dennis, C. & Creedy, D. (2004). Psychosocial and psychological interventions for preventing postpartum depression (Cochrane Review). *The Cochrane Library, 4.*

Department of Health (1993). *Changing Childbirth. Part I. Report of the Expert Maternity Group.* London: HMSO.

Deutsche BKK (2008). *2007 jedes dritte Kind per Kaiserschnitt geboren – Kosten für Kaiserschnitt doppelt so hoch wie natürliche Geburt.* URL: http://www.deutschebkk.de/ueber-uns/presse/pressearchiv/einzelansicht/artikel/deutsche-bkk-2007-jedes-dritte-kind-per-kaiserschnitt-geboren.html. Zugriff am 20.07.2009.

Deutsche Gesellschaft für Gynäkologie und Geburtshilfe e.V. (2001). *Vorgehen beim vorzeitigen Blasensprung. DGGG-Leitlinie AWMF 015/029.*

Deutsche Gesellschaft für Gynäkologie und Geburtshilfe e.V. (Arbeitsgruppe der DGPM und der AGMFM) (2004). *Anwendung des CTG während Schwangerschaft und Geburt. DGGG-Leitlinie AWMF 015/036.*

Deutsche Gesellschaft für Gynäkologie und Geburtshilfe (DGGG); Arbeitsgemeinschaft Medizinrecht (AG MedR) (2008a). *Empfehlungen zur Zusammenarbeit von Arzt und Hebamme in der Geburtshilfe. AWMF 015/030 (S1).*

Deutsche Gesellschaft für Gynäkologie und Geburtshilfe e.V. (Arbeitsgruppe der DGPM und der AGMFM) (2008b). *Anwendung des CTG während Schwangerschaft und Geburt. DGGG-Leitlinie AWMF 015/036.*

Deutsche Gesellschaft für Gynäkologie und Geburtshilfe e.V. (DGGG); Arbeitsgemeinschaft Materno-Fetale Medizin (AGMFM) (2008c). *Anwendung von Prostaglandinen in Geburtshilfe und Gynäkologie. DGGG-Leitlinie AWMF 015/031 (S1).*

Deutscher Hebammenverband (2008). *5-Punkte-Papier zum Thema Familienhebamme.* URL: http://www.hebammenverband.de. Zugriff am 13. Oktober 2009.

Deutscher Hebammenverband e.V. (2009a). *Verzeichnis der Hebammenschulen in Deutschland.* URL: http://www.hebammenverband.de/index.php?eID=tx_nawsecuredl&u=0&file=fileadmin/user_upload/pdf/Verzeichnis_Hebammenschule_Stand_30-7-09.pdf&t=1251311457&hash=a70d6e5ea4528245d9f20749b2f2bd23. Zugriff am 02.08.2009.

Deutscher Hebammenveband e.V. (2009b). *Struktur.* URL: http://www.hebammenverband.de/index.php?id=3. Zugriff am 25.08.2009.

Deutscher Hebammenverband e.V. (2009c). *Der Pädagogische Fachbeirat.* URL: http://www.hebammenverband.de. Zugriff am 25.08.2009.

Deutsches Netzwerk für Qualitätsentwicklung in der Pflege (DNQP) (2009). *Expertenstandard Entlassungsmanagement in der Pflege.* Aktualisierung. Osnabrück: Eigenverlag.

Deutsches Institut für medizinische Dokumentation und Information (DIMDI) (2009). *ICD-10-GM Version 2009, Kapitel XV: Schwangerschaft, Geburt und Wochenbett (O00 – O99).* URL: http://www.dimdi.de/static/de/klassi/diagnosen/icd10/htmlgm2009/block-o94-o99.htm. Zugriff am 03.09.2009.

Devane, D., Begley, C.M., Horey, D. & OBoyle, C. (2007). Evaluating Maternity Care: A Core Set of Outcome Measures. *BIRTH, 34* (2): 164–172.

Díaz, A., Schwarcz, R., Fescina, R. & Caldeyro-Barcia, R. (1980). Vertical position during the first stage of the course of labor, and neonatal outcome. *European Journal of Obstetrics & Gynecology and Reproductive Biology,* 11: 1–7.

Diefenbacher, A. (2004). *Praxisratgeber Recht für Hebammen.* Stuttgart: Hippokrates.

Douglas, F., Teijjlingen, E.v., Brindle, S., Hundley, V., Bruce, J. & Torrance, N. (2005). Designing questionnaires for midwifery research. *Midwives*, 8 (5): 212–215.

Downe, S. (2001). Is there a future for normal birth? Who knows what ›normal birth‹ really means today? *The Practising Midwife*, 4 (6): 10–12.

Downe, S. (2004). Risk and normality in the maternity services. In: Frith, L. & Draper, H. (Hrsg.). *Ethics and Midwifery* (91–109). 2. Auflage. Edinburgh [u.a.]: Elsevier Science Limited, Books for Midwives.

Downe, S. & McCourt, C. (2006). From being to becoming: reconstructing childbirth knowledges. In: Downe, S. (Hrsg.). *Normal Childbirth - evidence and debate* (3–24). Edinburgh, London: Churchill Livingstone.

Drack, G. & Schneider, H. (2006). Pathologische Geburt. In: Schneider, H., Husslein, P. & Schneider, K. (Hrsg.). *Die Geburtshilfe* (705–744). 3. Auflage. Heidelberg: Springer.

DUDEN (2007). *Duden Band 5. Das Fremdwörterbuch.* 9., aktualisierte Auflage. Mannheim, Leipzig, Wien, Zürich: Dudenverlag.

Duff, E. (2002). Normal birth: ›commonplace‹, ›according to rule‹ or ›well-adjusted‹? *MIDIRS Midwifery Digest*, 12 (3): 313–314.

Dulon, M. & Kersting, M. (2000). Stillförderung in Geburtskliniken in Deutschland: Ergebnisse der SuSe-Studie. *Der Frauenarzt*, 41 (11): 1248–1255.

Dulon, M., Kersting, M. & Schach, S. (2001). Duration of beastfeeding and associated factors in Western and Eastern Germany. *Acta Paediatrica*, 90: 931–935.

Dunkley, J. (2003). *Gesundheitsförderung und Hebammenpraxis.* Bern, Göttingen, Toronto, Seattle: Verlag Hans Huber.

Ebeling, M. (2007). Psychische Beeinträchtigungen und Erkrankungen im Wochenbett. In: Geist, C., Harder, U. & Stiefel, A. (Hrsg.). *Hebammenkunde - Lehrbuch für Schwangerschaft, Geburt, Wochenbett und Beruf* (522–530). 4., aktualisierte Auflage. Stuttgart: Hippokrates Verlag.

Eberhard, J., Stein, S. & Geissbühler, V. (2005). Experience of pain and analgesia with water and land births. *Journal of Psychosomatic Obstetrics & Gynaecology*, 26 (2): 127–133.

Eberhard-Gran, M., Eskild, A., Tambs, K., Opjordsmoen, S. & Samuelsen, S. (2001). Review of validation studies of the Edinburgh Postnatal Depression Scale. *Acta Psychiatrica Scandinavica*, 104: 243–249.

Edwards, G. & Davies, N. (2001). Elective caesarean section - the patient's choice? *Journal of Obstetrics and Gynaecology*, 21 (2): 128–129.

Eide, B.I., Vika Nilsen, A.B. & Rasmussen, S. (2009). Births in two different delivery units in the same clinic - A prospective study of healthy primiparous women. *BMC Pregnancy and Childbirth*, 9: 25.

Eldering, G., Bonifer, O., Langer, M. & Stähler von Amerongen, K. (2006). Komplementäre Medizin. In: Schneider, H., Husslein, P. & Schneider, K. (Hrsg.). *Die Geburtshilfe* (998–1013). 3. Auflage. Heidelberg: Springer.

Ellerbrock, B. & Rahden, O. von (1999). Foedeklinikken in Dänemark - ein Modell für den Hebammenkreißsaal in Bremen? *Deutsche Hebammen Zeitschrift*, (11): 634–638.

Elliott, S., Anderson, M., Brough, D., Watson, J.P. & Rugg, A. (1984). Relationship Between Obstetric Outcome and Psychological Measures in Pregnancy and the Postnatal Year. *Journal of Reproductive & Infant Psychology*, 2: 18–32.

Enkin, M., Keirse, M.J., Neilson, J., Crowther, C., Duley, L., Hodnett, E. & Hofmeyr, J.

(2000). *A guide to effective care in pregnancy and childbirth.* 3. Auflage. Oxford, New York: Oxford University Press.

Enkin, M., Keirse, M.J., Neilson, J., Crowther, C., Duley, L., Hodnett, E. & Hofmeyr, J. (2006). *Effektive Betreuung während Schwangerschaft und Geburt. Ein evidenzbasiertes Handbuch für Hebammen und GeburtshelferInnen.* 2., vollst. überarb. Auflage. Bern, Göttingen, Seattle, Toronto: Verlag Hans Huber.

Erb, L., Hill, G. & Houston, D. (1983). A Survey of Parents' Attitudes Toward Their Cesarean Births in Manitoba Hospitals. *BIRTH,* 10 (2): 85–91.

Escobar, G.J., Fischer, A., Kun Li, D., Kremers, R. & Armstrong, M.A. (1995). Score for Neonatal Acute Physiology: Validation in Three Kaiser Permanente Neonatal Intensive Care Units. *Pediatrics,* 96 (5): 918–922.

EURO-PERISTAT; with SCPE; EUROCAT; EURONEOSTAT (2008). *European Perinatal Health Report. Data from 2004.* URL: http://www.europeristat.com. Zugriff am 10.01.2009.

EuroQuol-Group (1990). *EQ-5D Health Questionnaire.* URL: http://www.euroqol.org/fileadmin/user_upload/Documenten/PDF/Sample_UKenglishclin_website.pdf. Zugriff am 27.02.2010.

Fabian, H.M., Radestad, I.J. & Waldenstöm, U. (2004). Characteristics of Swedish women who do not attend childbirth and parenthood education classes during pregnancy. *Midwifery,* 20: 226–235.

Fahy, K. & Colyvas, K. (2005). Safety of the Stockholm Birth Center Study: A Critical Review. Commentary on: Gottvall, K.; Grunewald, C.; Waldenström, U. Safety of birth centre care: Perinatal mortality over a 10-year period. BJOG 2004; 111:71–78. *BIRTH,* 32 (2): 145–150.

Fahy, K.M. (2009). Third Stage of Labour Care for Women at Low Risk of Postpartum Haemorrhage. *Journal of Midiwfery & Women's Health,* 54 (5): 380–386.

Fayers, P.M. & Sprangers, M.A. (2002). Understanding self-rated health. *The Lancet,* 359: 187–188.

Feldman, E. & Hurst, M. (1987). Outcomes snd Procedures in Low Risk Birth: A Comparison of Hospital and Birth Care Settings. *BIRTH,* 14 (1): 18–24.

Felice, E., Saliba, J., Grech, V. & Cox, J. (2006). Validation of the Maltese version of the Edinburgh Postnatal Depression Scale. *Archives of Women's Mental Health,* 9: 75–80.

Field, A. (2005). *Discovering Statistics Using SPSS.* 2. Auflage. London [u.a.]: Sage Publications.

Filipp, S. (1995). Ein allgemeines Modell für die Analyse kritischer Lebensereignisse. In: Filipp, S. (Hrsg.). *Kritische Lebensereignisse* (19–41). 3. Auflage. Weinheim: Psychologie Verlags Union.

Fleiss, J.L. (1981). *Statistical methods for rates and proportions.* 2. ed Auflage. New York [u.a.]: Wiley.

Fleming, V. (1998). Women with midwives with women: a model of interdependence. *Midwifery,* 14 (3): 137–143.

Flint, C., Poulengeris, P. & Grant, A. (1989). The ›Know your midwife‹ scheme – a randomised trial of continuity of care by a team of midwives. *Midwifery,* 5 (1): 11–16.

Flynn, A., Kelly, J., Hollins, G. & Lynch, P. (1978). Ambulation in labour. *British Medical Journal,* 2: 591–593.

Fowles, E.R. (1998). Labor Concerns of Women Two Months After Delivery. *BIRTH*, 25 (4): 235 – 240.

Fraser, W., Hatem-Asmar, M., Krauss, I., Maillard, F., Bréart, G., Blais, R. & L'Équipe d'évaluation des projects-pilotes sages-femmes, (2000). Comparison of Midwifery care to Medical care in Hospitals in the Quebec Pilot Projects Study: Clinical Indicators. *Canadian Journal of Public Health*, 91 (1): 5 – 11.

Freeman, L.M., Timperley, H. & Adair, V. (2004). Partnership in midwifery care in New Zealand. *Midwifery*, 20 (1): 2 – 14.

Freeman, L.M. (2006). Continuity of carer and partnership. A review of the literature *Women and Birth*, 19 (2): 39 – 44.

Frey, B. (2009). Bevor das Kind in den Brummen gefallen ist. *Hebammenforum*, (7): 550 – 552.

Friebe-Hoffmann, U. & Beck, L. (2007). Medikamentöse Analgesie in der Geburtshilfe. *Der Gynäkologe*, 40 (3): 190 – 193.

Fuhrmann, I., Rahden, O.v. & Stenz, G. (2000). Hebammenkreißsaal: Meilensteine eines BDH-Projektes. *Hebammenforum*, (10): 385 – 388.

Gagnon, A.J., Waghorn, K. & Covell, C. (1997). A Randomized Trial of One-to-One Nurse Support of Women in Labor. *BIRTH*, 24 (2): 71 – 77.

Gamble, J.A. & Creedy, D.K. (2001). Women's Preference for a Cesarean Section: Incidence and Associated Factors. *BIRTH*, 28 (2): 101 – 110.

Garcia, J., Evans, J. & Redshaw, M. (2004). »Is There Anything Else You Would Like to Tell Us« – Methodological Issues in the Use of Free-Text Comments from Postal Surveys. *Quality & Quantity*, 38: 113 – 125.

Garcia-Esteve, l., Ascaso, C., Ojuel, J. & Navarro, P. (2003). Validation of the Edinburgh Postnatal Depresion Scale (EPDS) in Spanish mothers. *Journal of Affective Disorders*, 75: 71 – 76.

Gardosi, J., Sylvester, S. & B-Lynch, C. (1989). Alternative positions in the second stage of labour: a randomized controlled trial. *British Journal of Obstetrics and Gynaecology*, 96: 1290 – 1296.

Geburtshaus Hamburg (2009). *Netzwerk der GH*. URL: http://www.geburtshaus-hamburg.de/haus/netzwerk.html. Zugriff am 20.11.2009.

Geissbühler, V., Eberhard, J., Chiffelle, C. & Stein, S. (2001). 3000 Wassergeburten im Vergleich mit 4000 Landgeburten: Prospektive Frauenfelder Studie. *Geburtshilfe & Frauenheilkunde*, 61: 872 – 879.

Geist, C., Friedrich, J. & Tegethoff, D. (2007). Laktation und Stillen. In: Geist, C., Harder, U. & Stiefel, A. (Hrsg.). *Hebammenkunde - Lehrbuch für Schwangerschaft, Geburt, Wochenbett und Beruf* (442 – 486). 4., aktualisierte Auflage. Stuttgart: Hippokrates Verlag.

Geist, C. (2007). Wochenbettbetreuung in der Klinik. In: Geist, C., Harder, U. & Stiefel, A. (Hrsg.). *Hebammenkunde - Lehrbuch für Schwangerschaft, Geburt, Wochenbett und Beruf* (420 – 426). 4., aktualisierte Auflage. Stuttgart: Hippokrates Verlag.

Gemeinsamer Bundesausschuss. Bekanntmachung der Vereinbarung gemäß § 137 Abs. 1 Satz 3 Nr. 2 SGB V: Vereinbarung über Maßnahmen zur Qualitätssicherung der Versorgung von Früh- und Neugeborenen vom 20. September 2005, Inkrafttreten am 01. Januar 2006.

Gemeinsamer Bundesausschuss (2009a). *Mit Vertragsunterzeichnung startet die sektorenübergreifende Qualitätssicherung der medizinischen Versorgung in Deutschland*

*(Pressemitteilung 27/2009 vom 28.08.2009)*. URL: http://www.g-ba.de. Zugriff am 07.09.2009.

Geraedts, M. & Neumann, M. (2004). Evaluation geburtshilflicher Qualitätsindikatoren-Studie im Auftrag der BQS Bundesgeschäftsstelle Qualitätssicherung gGmbH. Evaluating Quality Indicators in Obstetrics *Geburtshilfe & Frauenheilkunde*, 64: 375–380.

Gesellschaft für Qualität in der außerklinischen Geburtshilfe e.V. (Hrsg.) (2003). *Außerklinische Geburtshilfe in Deutschland – Qualitätsbericht 2002.*

Gesellschaft für Qualität in der außerklinischen Geburtshilfe e.V. (2009). *Geburtenzahl*. URL: http://www.quag.de/content/geburtenzahl.htm. Zugriff am 01.11.2009.

Gesetz über den Beruf der Hebamme und des Entbindungspflegers (Hebammengesetz – HebG). Hebammengesetz vom 4. Juni 1985 (BGBl. I S. 902), zuletzt geändert durch Artikel 2 des Gesetzes vom 30. September 2008 (BGBl. I S. 1910).

Gesetz zum Schutz der erwerbstätigen Mutter (Mutterschutzgesetz – MuSchG). Mutterschutzgesetz in der Fassung der Bekanntmachung vom 20. Juni 2002 (BGBI. I S. 2318), zuletzt geändert durch Artikel 14 des Gesetzes vom 17. März 2009 (BGBI. I S. 550).

Gesetz zur Einführung einer Modellklausel in die Berufsgesetze der Hebammen; Logopäden; Physiotherapeuten und Ergotherapeuten. Vom 25. September 2009, Bundesgesetzblatt Jahrgang 2009 Teil I Nr. 64, ausgegeben zu Bonn am 2. Oktober 2009.

Gesundheitsberichterstattung des Bundes (1998). *Gesundheitsbericht für Deutschland, 3.4 Säuglingssterblichkeit.* URL: http://www.gbe-bund.de/gbe10/abrechnung.prc_abr_test_logon?p_uid=gasts&p_aid=&p_knoten=FID&p_sprache=D&p_suchstring=829::Sterbef%E4lle. Zugriff am 03.09.2009.

Gesundheitsberichterstattung des Bundes (2009a). *Niedergelassene Ärztinnen und Ärzte mit Schwerpunktbezeichnung Frauenheilkunde und Geburtshilfe (Ad-hoc-Tabelle).* URL: http://www.gbe-bund.de/oowa921-install/servlet/oowa/aw92/dboowasys921.xwdevkit/xwd_init?gbe.isgbetol/xs_start_neu/i37142608/50459699. Zugriff am 25.08.2009.

Gesundheitsberichterstattung des Bundes (2009b). *Gesundheit in Deutschland, 2006, Kapitel 4.2.1 Krankenhäuser.* URL: http://www.gbe-bund.de/gbe10/ergebnisse.prc_pruef_verweise?p_uid=gasts&p_aid=49284390&p_fid=10861&p_ftyp=TXT&p_pspkz=D&p_sspkz=&p_wsp=&p_vtrau=4&p_hlp_nr=&sprache=D&p_sprachkz=D&p_lfd_nr=119&p_news=&p_modus=2&p_window=&p_janein=J. Zugriff am 01.01.2010.

Glazener, C.M., Abdalla, M., Stroud, P., Naji, S., Templeton, A. & Russell, I.T. (1995). Postnatal maternal morbidity: extent, causes, prevention and treatment. *British Journal of Obstetrics and Gynaecology*, 102: 282–287.

Glazener, C.M. (1997). Sexual function after childbirth: women's experiences, persistent morbidity and lack of professional recognition. *British Journal of Obstetrics and Gynaecology*, 104: 330–335.

Gloger-Tippelt, G. (1988). *Schwangerschaft und erste Geburt. Psychologische Veränderungen der Eltern.* Stuttgart, Berlin, Köln, Mainz: Kohlhammer.

Gnirs, J. & Schneider, K. (2006). Geburtsüberwachung. In: Schneider, H., Husslein, P. & Schneider, K. (Hrsg.). *Die Geburtshilfe* (618–658). 3. Auflage. Heidelberg: Springer.

Goeckenjan, M. & Vetter, K. (2009). Gesetzliche Schwangerenvorsorge – Lässt sich das Erfolgskonzept der Schwangerenvorsorge in Deutschland weiter optimieren? In: Bitzer, E. M., Walter, U., Lingner, H. & Schwartz, F. (Hrsg.). *Kindergesundheit stärken* (36 – 44). Heidelberg: Springer.

Goer, H. (1999). Does Walking Enhance Labor Progress? *BIRTH*, 26 (2): 127 – 129.

Goer, H. (2007). The Evidence Basis for the Ten Steps of Mother-Friendly Care – Methods. *The Journal of Perinatal Education*, 16 (1): 5S-9S.

Gogarten, W. (2008a). Entwicklung und Methoden der Schmerzlinderung. *Deutsche Hebammen Zeitschrift*, (8): 6 – 8.

Gogarten, W. (2008b). Besonderheiten der PDA. *Deutsche Hebammen Zeitschrift*, (8): 9 – 12.

Goodman, P., Mackey, M.C. & Tavakoli, A.S. (2004). Factors related to childbirth satisfaction. *Journal of Advanced Nursing*, 46 (2): 212 – 219.

Gottvall, K. & Waldenström, U. (2002a). Does Birth Center Care During a Woman's First Pregnancy Have Any Impact on Her Future Reproduction? *BIRTH*, 29 (3): 177 – 181.

Gottvall, K. & Waldenström, U. (2002b). Does a traumatic birth experience have an impact on future reproduction? *BJOG: An International Journal of Obstetrics & Gynaecology*, 109: 254 – 260.

Gottvall, K. (2004). *Birth Centre Care – Reproduction and Infant Health*. Thesis. Karolinska Institut, Stockholm, Sweden.

Gottvall, K., Grunewald, C. & Waldenström, U. (2004). Safety of birth centre care: perinatal mortality over a 10-year period. *BJOG: An International Journal of Obstetrics & Gynaecology*, 111: 71 – 78.

Gottvall, K., Winbladh, B., Cnattingius, S. & Waldenström, U. (2005). Birth centre care over a 10-year period: Infant morbidity during the first month after birth. *Acta Paediatrica*, 94: 1253 – 1260.

Gould, D. (2000). Normal labour: a concept analysis. *Journal of Advanced Nursing*, 31 (2): 418 – 427.

Gourounti, K. & Sandall, J. (2007). Admission cardiotocography versus intermittent auscultation of fetal heart rate: Effects on neonatal Apgar score, on the rate of caesarean sections and on the rate of an instrumental delivery. A systematic review *International Journal of Nursing Studies*, 44: 1029 – 1035.

Gray, J.E., Richardson, D.K., McCormick, M.C., Workman-Daniels, K. & Goldmann, D.A. (1992). Neonatal Therapeutic Intervention Scoring System: A Therapy-Based Severity-of-Illness Index. *Pediatrics*, 90 (4): 561 – 567.

Green, J.M., Coupland, V.A. & Kitzinger, J.V. (1990). Expectations, Experience, and Psychological Outcomes of Childbirth: A Prospective Study of 825 Women. *BIRTH*, 17 (1): 15 – 24.

Green, J.M. (1998). Postnatal Depression or Perinatal Dysphoria? Findings From a Longitudinal Community-Based Study using the Edinburgh Postnatal Depression Scale. *Journal of Reproductive & Infant Psychology*, 16 (2/3): 143 – 155.

Green, J.M., Renfrew, M.J. & Curtis, P.A. (2000). Continuity of carer: what matters to women? A review of the evidence *Midwifery*, 16: 186 – 196.

Green, J.M. & Baston, H.A. (2003). Feeling in Control During Labor: Concepts, Correlates, and Consequences. *BIRTH*, 30 (4): 235 – 247.

Groh, E. (2003). Birth centres in Germany. In: Kirkham, M. (Hrsg.). *Birth Centres – A Social Model for Maternity Care* Edinburgh [u.a.]: Elsevier Science Limited, Books for Midwives.

Groß, M. (2001). *Gebären als Prozess. Empirische Befunde für eine wissenschaftliche Neuorientierung.* Bern, Göttingen, Toronto, Seattle: Verlag Hans Huber.

Groß, M.M. (2003). Die Geburtserfahrung – eine Übersichtsarbeit. *Geburtshilfe & Frauenheilkunde,* 63: 321–325.

Groß, M. (2006). Mütterliche Komplikationen nach Sectio caesarea. *Hebammenforum,* (9): 688–697.

Guilliland, K. & Pairman, S. (1994). The midwifery partnership – a model for practice. *New Zealand College of Midwives Journal,* 11: 5–9.

Habben, J. (2001). Team 1- ein dänisches Hebammenprojekt. *Die Hebamme,* 2: 100–102.

Haenggi-Bally, D. & Heinzl, S. (2004). Ist die natürliche Geburt »out«? Hintergründe und Überlegungen zum Wunsch-Kaiserschnitt. *Schweiz Med Forum,* 4: 1244–1251.

Hall, S.M. & Holloway, I.M. (1998). Staying in control: women's experiences of labour in water. *Midwifery,* 14: 30–36.

Halves, C. & Nieting, A. (2009). Familienhebammen in sozial benachteiligten Familien. In: Bitzer, E. M., Walter, U., Lingner, H. & Schwartz, F. (Hrsg.). *Kindergesundheit stärken* (51–57). Heidelberg: Springer.

Hamburger Sozialforschungsgesellschaft e.V. (2001). *Bestandsaufnahme von Hebammentätigkeiten in den Kliniken.* Hamburg.

Hanson, S. (2002). Definitions of Normality. *Midwifery Matters,* 95: 3–4.

Hantoushzadeh, S., Alhusseini, N. & Lebaschi, A.H. (2007). The effects of acupuncture during labour on nulliparous women: A randomised controlled trial. *Australian and New Zealand Journal of Obstetrics and Gynaecology,* 47: 26–30.

Harder, U. (2005). Die Bedeutung des Wochenbetts. In: Harder, U. (Hrsg.). *Wochenbettbetreuung in der Klinik und zu Hause* (2–7). 2., überarbeitete Auflage. Stuttgart: Hippokrates.

Harder, U. & Hauser, R. (2007). Einleitung der Geburt. In: Geist, C., Harder, U. & Stiefel, A. (Hrsg.). *Hebammenkunde – Lehrbuch für Schwangerschaft, Geburt, Wochenbett und Beruf* (322–328). 4., aktualisierte Auflage. Stuttgart: Hippokrates.

Harding, D. & Foureur, M. (2009). New Zealand and Canadian midwives' use of complementary and alternative medicine. *MIDIRS Midwifery Digest,* 19 (3): 340–346.

Harvey, S., Jarrell, J., Brant, R., Stainton, C. & Rach, D. (1996). A Randomized, Controlled Trial of Nurse-Midwifery Care. *BIRTH,* 23 (3): 128–135.

Harvey, S., Rach, D., Stainton, M.C., Jarrell, J. & Brant, R. (2002). Evaluation of satisfaction with midwifery care. *Midwifery,* 18: 260–267.

Hasseler, M. (2002a). *Ganzheitliche Wochenpflege? Eine Evaluation verschiedener stationärer Betreuungsformen in der postpartalen Phase.* Bern, Göttingen, Toronto, Seattle: Verlag Hans Huber.

Hasseler, M. (2002b). Bedeutung qualifizierter Fort- und Weiterbildung für die Umsetzung neuer Betreuungsformen am Beispiel der stationären Wochenbettbetreuung. *Kinderkrankenschwester,* 21 (3): 106–110.

Hatem, M., Sandall, J., Devane, D., Soltani, H. & Gates, S. (2008). Midwife-led versus other models of care for childbearing women (Cochrane Review). *The Cochrane Library,* Issue 4.

Hebammen-Vergütungsvereinbarung (2007). Vertrag über die Versorgung mit Hebammenhilfe nach § 134a SGB V zwischen den Berufsverbänden der Hebammen und den Spitzenverbänden der Krankenkassen.

Hellmers, C. (2005). *Geburtsmodus und Wohlbefinden. Eine prospektive Untersuchung an Erstgebärenden unter besonderer Berücksichtigung des (Wunsch-) Kaiserschnittes.* Aachen: Shaker Verlag.

Helms, G. & Perl, F.M. (2004). Die normale Geburt. In: Beckermann, M. J. & Perl, F. M. (Hrsg.). *Frauen-Heilkunde und Geburts-Hilfe* (1249 – 1291). Basel: Schwabe.

Hemminki, E. & Saarikoski, S. (1983). Ambulation and delayed amniotomy in the first stage of labor. *European Journal of Obstetrics & Gynecology and Reproductive Biology,* 15: 129 – 139.

Hendrix, M., Van Horck, M., Moreta, D., Nieman, F., Nieuwenhuijze, M., Severens, J. & Nijhuis, J. (2009). Why women do not accept randomisation for place of birth: feasibility of a RCT in the Netherlands. *BJOG: An International Journal of Obstetrics & Gynaecology,* 116: 537 – 544.

Hetherington, S.E. (1990). A Controlled Study of the Effect of Prepared Childbirth Classes on Obstetric Outcomes. *BIRTH,* 17 (2): 86 – 90.

Hicks, C., Spurgeon, P. & Barwell, F. (2003). Changing Childbirth: a pilot project. *Journal of Advanced Nursing,* 42 (6): 617 – 628.

Hildingsson, I., Radestad, I., Rubertsson, C. & Waldenström, U. (2002). Few women wish to be delivered by caesarean section. *BJOG: An International Journal of Obstetrics & Gynaecology,* 109: 618 – 623.

Hildingsson, I., Waldenström, U. & Radestad, I. (2003). Swedish Women's Interest in Home Birth and In-Hospital Birth Center Care. *BIRTH,* 30 (1): 11 – 22.

Hiltunen, P., Raudaskoski, T., Ebeling, H. & Moilanen, I. (2004). Does pain relief during delivery decrease the risk of postnatal depression? *Acta Obstetrica et Gynecologica Scandinavica,* 83: 257 – 261.

Hobel, C.J., Hyvarinen, M.A., Okada, D.M. & Oh, W. (1973). Prenatal and intrapartum high-risk screening. *American Journal of Obstetrics and Gynecology,* 117 (1): 1 – 9.

Hochschule für Gesundheit (2009). .. URL: http://www.fh-gesundheit.de. Zugriff am 26.11.2009.

Hodnett, E.D. & Simmons- Tropea, D.A. (1987). The Labour Agentry Scale: Psychometrics Properties of an Instrument Measuring Control During Childbirth. *Research in Nursing & Health,* 10: 301 – 310.

Hodnett, E.D. & Osborn, R.W. (1989a). A Randomized Trial of the Effects of Monitrice Support During Labor: Mothers' Views Two to Four Weeks Postpartum. *BIRTH,* 16 (4): 177 – 183.

Hodnett, E.D. & Osborn, R.W. (1989b). Effects of Continuous Intrapartum Professional Support on Childbirth Outcomes. *Reserach in Nursing & Health,* 12: 289 – 297.

Hodnett, E.D., Lowe, N.K., Hannah, M.E., Willan, A.R., Stevens, B., Weston, J.A., Ohlsson, A.G.A., Muir, H.A., Myhr, T.L. & Stremler, R. (2002). Effectiveness of Nurses as Providers of Birth Labor Support in North American Hospitals. *Journal of the American Medical Association,* 18 (288): 1373 – 1381.

Hodnett, E. (2003). Labour Agentry Scale: A Measure of a Woman's Sense of Control over the Childbirth Experience. In: Redman, B. K. (Hrsg.). *Measurement Tools in Patient Education* (276 – 280). 2. Auflage. New York: Springer Publishing Company.

Hodnett, E., Gates, S., Hofmeyr, G. & Sakala, C. (2008). Continuous support for women during childbirth (Cochrane Review). *The Cochrane Library, Issue 3.*

Hodnett, E., Downe, S., Edwards, N. & Walsh, D. (2008). Home-like versus conventional institutional settings for birth (Cochrane Review). *The Cochrane Library, Issue 3.*

Hofemann, K. & Naegele, G. (2000). Sozialpolitische Rahmenbedingungen: Die soziale Absicherung bei Pflegebedürftigkeit. In: Rennen-Allhoff, B. & Schaeffer, D. (Hrsg.). *Handbuch Pflegewissenschaft* (217–242). Weinheim und München: Juventa Verlag.

Holden, J.M. (1991). Postnatal Depression: Its Nature, Effects, and Identification Using the Edinburgh Postnatal Depression Scale. *BIRTH,* 18 (4): 211–221.

Hollis, S. & Campbell, F. (1999). What is meant by intention to treat analysis? Survey of published randomised controlled trials. *British Medical Journal,* 319: 670–674.

Homer, C., Davis, G., Petocz, P. & Barclay, L. (2000). Birth centre or labour ward? A comparison of the clinical outcomes of low-risk women in a NSW hospital. *Australian Journal of Advanced Nursing,* 18 (1): 8–12.

Homer, C.S., Davis, G.K., Brodie, P.M., Sheehan, A., Barclay, L.M., Wills, J. & Chapman, M.G. (2001a). Collaboration in maternity care: a randomised controlled trial comparing community-based continuity of care with standard hospital care. *British Journal of Obstetrics and Gynaecology,* 108: 16–22.

Homer, C.S., Matha, D.V., Jordan, L.G., Wills, J. & Davis, G.K. (2001b). Community-based continuity of midwifery care versus standard hospital care: a cost analysis. *Australian Health Review,* 24 (1): 85–93.

Homer, C.S., Davis, G.K., Cooke, M. & Barclay, L.M. (2002). Women's experiences of continuity of midwifery care in a randomized controlled trial in Australia. *Midwifery,* 18: 102–112.

Homer, C., Brodie, P. & Leap, N. (2008). Getting started: what is midwifery continuity of care? In: Homer, C., Brodie, P. & Leap, N. (Hrsg.). *Midwifery Continuity of Care* (2–24). Chatswood, NSW: Elsevier Australia.

Hopp, H. & Weitzel, H. (2006). Vaginaloperative Geburt. In: Schneider, H., Husslein, P. & Schneider, K. (Hrsg.). *Die Geburtshilfe* (746–759). 3. Auflage. Heidelberg: Springer.

Hornemann, A., Bohlmann, M., Altgassen, C., Wille, C., Thill, M., Diedrich, K. & Finas, D. (2008). Primäre Sectiones subventionieren Spontangeburten. Spielen finanzielle Interessen bei steigenden Sectioraten eine Rolle? *Geburtshilfe & Frauenheilkunde,* 68: 1082–1088.

Horschitz, H. (2000). *Schriftliche Mitteilung vom 25.05.2000.*

Horschitz, H. & Kurtenbach, H. (2003). *Hebammengesetz.* 3. überarbeitete und erweiterte Auflage. Hannover: Elwin Staude Verlag.

Horschitz, H. (2006). *Schriftliche Mitteilung vom 21.11.2006.*

Huch, A. & Chaoui, R. (2006). Sectio caesarea. In: Schneider, H., Husslein, P. & Schneider, K. (Hrsg.). *Die Geburtshilfe* (782–798). 3. Auflage. Heidelberg: Springer.

Hundelshausen, B. von & Hänel, F. (2006). Geburtshilfliche Anästhesie und Analgesie. In: Schneider, H., Husslein, P. & Schneider, K. (Hrsg.). *Die Geburtshilfe* (890–916). 3. Auflage. Heidelberg: Springer.

Hundley, V., Cruickshank, F., Lang, G., Glazener, C., Milne, J., Turner, M., Blyth, D., Mollison, J. & Donaldson, C. (1994). Midwife managed delivery unit: a randomised controlled comparison with consultant led care. *British Medical Journal,* 309: 1400–1404.

Hundley, V.A., Donaldson, C., Lang, G.D., Cruickshank, F.M., Glazener, C.M., Milne, J.M.

& Mollison, J. (1995a). Costs of intrapartum care in a midwife-managed delivery unit and a consultant-led labour ward. *Midwifery,* 11: 103 – 109.

Hundley, V.A., Cruickshank, F.M., Milne, J.M., Glazener, C.M., Lang, G.D., Turner, M., Blyth, D. & Mollison, J. (1995b). Satisfaction and continuity of care: staff views of care in a midwife-managed delivery unit. *Midwifery,* 11: 163 – 173.

Hundley, V., Milne, J. & Glazener, C. (1997). Satisfaction and the three C's: continuity, choice and control. Women's views from a randomised controlled trial of midwife-led care. *British Journal of Obstetrics and Gynaecology,* 104: 1273 – 1280.

Hunter, S., Hofmeyr, G. & Kulier, R. (2008). Hands and knees posture in late pregnancy or labour for fetal malposition (lateral or posterior) (Cochrane Review). *The Cochrane Library, Issue 4.*

Huntley, A.L., Coon, J.T. & Ernst, E. (2004). Complementary and alternative medicine for labor pain: A systematic review. *American Journal of Obstetrics and Gynecology,* 191: 36 – 44.

Husslein, P. & Egarter, C. (2006). Geburtseinleitung. In: Schneider, H., Husslein, P. & Schneider, K. (Hrsg.). *Die Geburtshilfe* (672 – 681). 3. Auflage. Heidelberg: Springer.

ICH Harmonised Tripartite Guideline. Guideline for Good Practice E6. ICH E6, 1 May 1996

Initiative Babyfreundliches Krankenhaus (BFHI) (2009a). *Zehn Schritte zum erfolgreichen Stillen.* URL: http://www.babyfreundlich.org/fileadmin/download/info_material/ Zehn_Schritte.pd. Zugriff am 01.09.2009.

Initiative Babyfreundliches Krankenhaus (BFHI) (2009b). *Babyfreundliche Krankenhäuser und Krankenhäuser in Vorbereitung (Stand 08/2009).* URL: http://www.baby-freundlich.org/fileadmin/download/krankenhaussuche/KH-BF-ohneAZ_2009-08- 19.pdf. Zugriff am 01.09.2009.

Initiative Babyfreundliches Krankenhaus (BFHI) (2009c). *Informationen für Krankenhäuser.* URL: http://www.baby freundlich.org/fileadmin/download/info_material/ KH.Erstinformation_Krankenhaueser2009-01.pdf. Zugriff am 01.09.2009.

Institut für Qualität und Wirtschaftlichkeit im Gesundheitswesens (IQWIG) (2009). *Gesundheitsinformation - Fortpflanzung.* URL: http://www.gesundheitsinformation.de/ fortplanzung. Zugriff am 26.07.2009.

International Confederation of Midwives (2005). *Definition of the Midwife. Adopted by the International Confederation of Midwives Council meeting, 19th July, 2005, Brisbane, Australia. Supersedes the ICM »Definition of the Midwife« 1972 and its amendments of 1990* The Hague.

Jadad, A.R. & Enkin, M.W. (2007). *Randomized Controlled Trials - Questions, Answers, and Musings.* 2. Auflage. Malden, Mass. [u.a.]: Blackwell/BMJ Books.

Janssen, P.A., Carty, E.A. & Reime, B. (2006). Satisfaction With Planned Place of Birth Among Midwifery Clients in British Columbia. *Journal of Midwifery & Women's Health,* 51 (2): 91 – 97.

Janssen, P.A., Ryan, E.M., Etches, D.J., Klein, M.C. & Reime, B. (2007). Outcomes of Planned Hospital Birth Attended by Midwives Compared with Physicians in British Columbia. *BIRTH,* 34 (2): 140 – 147.

Johanson, R., Newburn, M. & Macfarlane, A. (2002). Has the medicalisation of childbirth gone too far? *British Medical Journal,* 324: 892 – 895.

Johnson, M., Stewart, H., Langdon, R., Kelly, P. & Yong, L. (2005). A comparison of the outcomes of partnership caseload midwifery and standard hospital care in low risk mothers. *Australian Journal of Advanced Nursing*, 22 (3): 21–27.

Johnston-Robledo, I. (1998). Beyond Lamaze: Socioeconomic Status and Women's Experiences with Childbirth Preparation. *Journal of Gender, Culture and Health*, 3 (3): 159–169.

Johnstone, F., Aboelmagd, M. & Harouny, A. (1987). Maternal posture in second stage and fetal acid base status. *British Journal of Obstetrics and Gynaecology*, 94: 753–757.

Jonas, W., Nissen, E., Ransjö-Arvidson, A., Matthiesen, A. & Uvnäs-Moberg, K. (2008). Influence of oxytocin or epidural analgesia on personality profile in breastfeeding women: a comparative study. *Archives of Women's Mental Health*, 11: 335–345.

Jonge, A. de & Lagro-Janssen, A. (2004). Birthing positions. A qualitative study into the views of women about various birthing positions. *Journal of Psychosomatic Obstetrics & Gynaecology*, 25: 47–55.

Jonge, A. de, Teunissen, T. & Lagro-Janssen, A. (2004). Supine position compared to other positions during the second stage of labor: a meta-analytic review. *Journal of Psychosomatic Obstetrics and Gynaecology*, 25: 35–45.

Jonge, A. de, Teunissen, D.A., Diem, M.T.v., Scheepers, P.L. & Lagro-Janssen, A.L. (2008). Women's position during the second stage of labour: views of primary care midwives. *Journal of Advanced Nursing*, 63 (4): 347–356.

Kane Low, L. & Miller, J. (2006). A Clinical Evaluation of Evidence-Based Maternity care Using the Optimality Indes. *Journal of Obstetric, Gynecologic and Neonatal Nursing*, 35: 786–793.

Kane Low, L., Seng, J.S. & Miller, J.M. (2008). Use of the Optimality Index-United States in Perinatal Clinical Research: A Validation Study. *Journal of Midiwfery & Women's Health*, 53 (4): 302–309.

Kartmann, E.M. (2001). *Methoden der Geburtseinleitung: Vergleich »Wehencocktail« und Prostaglandine. Inaugural-Dissertation zur Erlangung der Doktorwürde*.

Kaufman, K. & McDonald, H. (1988). A Retrospective Evaluation of a Model of Midwifery Care. *BIRTH*, 15 (2): 95–99.

Kehrbach, A., Krahl, A., Bauer, N. & Sayn-Wittgenstein, F. zu (2007). Prävention ist Beziehung. Am Beispiel Hebammenkreißsaal. *Hebammenforum*, (5): 348–353.

Kelly, A., Kavanagh, J. & Thomas, J. (2009). Castor oil, bath and/ or enema for cervical priming and induction of labour (Cochrane Review). *The Cochrane Library, Issue 4*.

Kennedy, H.P. (2000). A Model of exemplary midwifery practice: results of a delphi study. *Journal of Midwifery & Women's Health*, 45 (1): 4–19.

Kennedy, H.P., Tatano Beck, C. & Watson Driscoll, J. (2002). A light in the fog: caring for women with postpartum depression. *Journal of Midwifery & Women's Health*, 47 (5): 318–330.

Kenny, P., Brodie, P., Eckerman, S. & Hall, J. (1994). *Westmead Hospital Team Midwifery Project Evaluation. Centre for Health Economics Research and Evaluation, Westmead Hospital* Westmead, New South Wales, Australia.

Kersting, M. & Dulon, M. (2001). Stillen in Deutschland – Grundlagen und Rahmenbedingungen. Über das Stillen in Deutschland – die SuSe-Studie In: Bundeszentrale für gesundheitliche Aufklärung (BZgA) (Hrsg.). *Stillen und Muttermilchernährung – Grundlagen, Erfahrungen und Empfehlungen* (269–278). Köln: BZgA.

Kirchner, S. (2004). Das Wuchern der Heilverfahren. *Hebammenforum*, (5): 322–327.

Kirchner, S. (2005). Psychosoziale Veränderungen im Wochenbett. In: Harder, U. (Hrsg.). *Wochenbettbetreuung in der Klinik und zu Hause* (8 – 19). 2., überarbeitete Auflage. Stuttgart: Hippokrates.

Kjaergaard, H. (2009). Models of midwifery care in Denmark (Vortrag). *Post Conference Meeting, Osnabrück, 13.11.2009.*,

Klein, M., Papageorgiou, A., Westreich, R., Spector-Dunsky, L., Elkins, V., Kramer, M.S. & Gelfand, M.M. (1984). Care in a birth room versus a conventional setting: a controlled trial. *Canadian Medical Association,* 131 (15): 1461 – 1466.

Klenk, M. (2005). Der Hebammenkreißsaal – Wege zur Praxis. *Hebammenforum,* (5): 337 – 339.

Klenk, M. & Felchner, B. (2010). Berufshaftpflichtversicherung: Keine Prämienänderung zum 1.1.2010. Wichtige Informationen zu Ihrer Berufshaftpflicht- und Rechtsschutzversicherung *Hebammenforum,* (1): 41.

Knape, N. & Haubrock, M. (2007a). Gesundheitsökonomische Evaluationen in der Präventionsforschung. Kosten-Nutzen- und Kosten-Wirksamkeitsanalysen alternativer geburtshilflicher Versorgungsformen. *Prävention und Gesundheitsförderung,* 2 (S1): 116 – 117.

Knape, N. & Haubrock, M. (2007b). Economic evaluations in midwifery-led care in Germany. *Journal of Perinatal Medicine,* 35 (S II): S189.

Knape, N. & Haubrock, M. (2007c). Gesundheitsökonomische Evaluationen in der Geburtshilfe – Ressourcenallokationen zwischen Bedarf und Bedürfnis der Gebärenden – Die Alternativen ärztlicher Kreißsaal und Hebammenkreißsaal – Eine Kosten-Nutzen- und Kosten-Wirksamkeitsbetrachtung. *Zeitschrift für Geburtshilfe und Neonatologie,* 211 (S2): 132.

Knape, N., Haubrock, M. & Sayn-Wittgenstein, F. zu (2009a). Methodische Überlegungen zur gesundheitsökonomischen Evaluation verschiedener Betreuungskonzepte in der Geburtshilfe. In: Behrens, J. (Hrsg.). *Kongress »Pflegebedürftig« in der »Gesundheitsgesellschaft«. Hallesche Beiträge zu den Gesundheits- und Pflegewissenschaften* (282 – 290).

Knape, N., Haubrock, M., Sayn-Wittgenstein, F. zu & Schaefers, R. (2009b). Preferences of pregnant women comparing midwife-led and consultant-led care – First Results from a cost-benefit analysis. *Journal of Perinatal Medicine, 9th World Congress of Perinatal Medicine, October, 24 – 28, 2009. Berlin, Germany,:* 713.

Knobloch, R. (2005). Geburtsdokumentation. *Hebammenforum,* (8): 582 – 586.

Knorz, B. & Sayn-Wittgenstein, F.z. (2009). Bedarfsspezifische gesundheitsbildende Maßnahmen von Hebammen für sozial benachteiligte schwangere Mädchen und Frauen. Nutzerinnenorientierung im Kontext der Gesundheitsförderung Barbara. In: Behrens, J. (Hrsg.). *Kongress »Pflegebedürftig« in der »Gesundheitsgesellschaft«. Hallesche Beiträge zu den Gesundheits- und Pflegewissenschaften* (291 – 296).

Kohlhuber, M., Rebhan, B., Schwegler, U., Koletzko, B. & Fromme, H. (2008a). Breastfeeding rates and duration in Germany: a Bavarian cohort study. *British Journal of Nutrition,* 99: 1127 – 1132.

Kohlhuber, M., Rebhan, B., Schwegler, U. & Fromme, H. (2008b). Kohortenstudie Stillverhalten in Bayern – Methoden, Teilnahmeraten und Repräsentativität. *Das Gesundheitswesen (Supplement),* 70 (1): S5-S7.

Kolip, P. & Rahden, O. von (2007). *Abschlussbericht des Teilprojektes 4 des Instituts für*

*Public Health und Pflegeforschung (IPP) und des Bremer Instituts für Präventionsforschung und Sozialmedizin (BIPS) »Entscheidungskriterien für oder gegen eine Geburt im Hebammenkreißsaal«. Verbundprojekt »Frauen- und familienorientierte geburtshilfliche Versorgungskonzepte: Gesundheitsförderung im Geburtsprozess – Implementierung eines Modellprojektes Hebammenkreißsaal«.* Bremen.

Kolip, P., Baumgärtner, B. & Rahden, O. von (2009). Entbindungsort und Entbindungsmodus. In: Bitzer, E. M., Walter, U., Lingner, H. & Schwartz, F. (Hrsg.). *Kindergesundheit stärken* (58–65). Heidelberg: Springer.

Kötter, C. (2009). *Telefonische Auskunft am 17.09.2009.*

Krahl, A., Bauer, N. & Sayn-Wittgenstein, F. zu (2009). Neue Pfade der Betreuung gehen. *Deutsche Hebammen Zeitschrift,* (9): 10–13.

Kramer, M., Chalmers, B. & Hodnett, E. (2001). Promotion of Breastfeeding Intervention Trial (PROBIT): a randomized trial in the Republic of Belarus. *JAMA,* 285: 413–420.

Krause, M. & Struck, D. (2005). Beschwerden und Komplikationen unter der Geburt. In: Gerhard, I. & Feige, A. (Hrsg.). *Geburtshilfe integrativ Konventionelle und komplementäre Therapie* (518–581). München: Elsevier GmbH, Urban & Fischer Verlag.

Kunst, A.E., Bos, V. & Lahelma, E. (2005). Trends in socioeconomic inequalities in self-assessed health in 10 European countries. *International Journal of Epidemiology,* 34: 295–305.

Kurstjens, S. & Wolke, D. (2001). Postnatale und später auftretende Depressionen bei Müttern: Prävalenz und Zusammenhänge mit obstetrischen, soziodemographischen sowie psychosozialen Faktoren. *Zeitschrift für klinische Psychologie und Psychotherapie,* 30 (1): 33–41.

Labrecque, M., Marcoux, S., Pinault, J., Laroche, C. & Martin, S. (1994). Prevention of Perineal Trauma by Perineal Massage During Pregnancy: A Pilot Study. *BIRTH,* 21 (1): 20–25.

Labrecque, M., Nouwen, A., Bergeron, M. & Rancourt, J. (1999). A Randomized Controlled Trial of Nonpharmacologic Approaches for Relief of Low Back Pain During Labor. *Journal of Family Practice,* 48 (4): 259–263.

Lack, N., Zeitlin, J., Krebs, L., Künzel, W. & Alexander, S. (2003). Methodological difficulties in the comparison of indicators of perinatal health across Europe. *Obstetrics & Gynecology,* 111: S33-S44.

Lack, N. (2006). Perinatale Mortalität. In: Schneider, H., Husslein, P. & Schneider, K. (Hrsg.). *Die Geburtshilfe* (1038–1048). 3. Auflage. Heidelberg: Springer.

Lang, C. (2009). *Bonding – Bindung fördern in der Geburtshilfe.* München: Urban & Fischer.

Lange, C., Schenk, L. & Bergmann, R. (2007). Verbreitung, Dauer und zeitlicher Trend des Stillens in Deutschland. Ergebnisse des Kinder- und Jugendgesundheitssurveys (KiGGS) *Bundesgesundheitsblatt Gesundheitsforschung Gesundheitsschutz,* (5/6): 624–633.

Larkin, P., Begley, C.M. & Devane, D. (2009). Women's experiences of labour and birth: an evolutionary concept analysis. *Midwifery,* 25: e49-e59.

Lavender, T., Walkinshaw, S.A. & Walton, I. (1999). A prospective study of women's views of factors contibuting to a positive birth experience. *Midwifery,* 15: 40–46.

Lavender, T. & Kingdon, C. (2006). Keeping birth normal. In: Page, L. A. & McCandlish, R.

(Hrsg.). *The New Midwifery – Science and Sensitivity in Practice* (333 – 357). 2. Auflage. Philadelphia: Churchill Livingstone Elsevier.

Law, Y.Y. & Lam, K. (1999). A Randomized Controlled Trial Comparing Midwife-Managed Care and Obstetrician-Managed Care for Women Assessed to Be at Low Risk in the Initial Intrapartum Period. *Journal of Obstetrician and Gynaecology Research*, 25 (2): 107 – 112.

Lawrence, A., Lewis, L., Hofmeyr, G.J., Dowswell, T. & Styles, C. (2009). Maternal positions and mobility during first stage labour (Cochrane Review). *The Cochrane Library, Issue 2.*

Leap, N. (2000). ›The Less We Do, the More We Give‹. In: Kirkham, M. (Hrsg.). *The Midwife-Mother-Relationship* (1 – 18). Basingstoke [u.a.]: Palgrave Macmillian.

Leap, N. (2009). Woman-centred or women-centred care: does it matter? *British Journal of Midwifery*, 17 (1): 12 – 16.

Lee, H. & Ernst, E. (2004). Acupuncture for labor pain management: A systematic review. *American Journal of Obstetrics and Gynecology*, 191: 1573 – 1579.

Leeman, L., Fontaine, P., King, V., Klein, M.C. & Ratcliffe, S. (2003a). The Nature and Management of Labor Pain: Part I. Nonpharmacologic Pain Relief. *American Family Physician*, 68 (6): 1109 – 1112.

Leeman, L., Fontaine, P., King, V., Klein, M.C. & Ratcliffe, S. (2003b). The Nature and Management of Labor Pain: Part II. Pharmacologic Pain Relief. *American Family Physician*, 68 (6): 1115 – 1120.

Leighton, B.L. & Halpern, S.H. (2002). The effects of epidural analgesia on labor, maternal, and neonatal outcomes: A systematic review. *American Journal of Obstetrics and Gynecology*, 186 (5): S69-S77.

Lerchl, A. (2005). Where are the Sunday babies? Observations on a market decline in weekend births in Germany. *Naturwissenschaften*, 92: 592 – 594.

Lewis, J. & Machin, D. (1993). Intention to treat – who should use ITT? *British Journal of Cancer*, 68: 647 – 650.

Lewis, L., Webster, J., Carter, A., McVeigh, C. & Devenish-Mears, P. (2008). Maternal positions and mobility during first stage labour (Cochrane Review) (clone). *The Cochrane Library, Issue 4.*

Lippens, F. (2007). Besonderheiten der Hausgeburtshilfe. In: Geist, C., Harder, U. & Stiefel, A. (Hrsg.). *Hebammenkunde – Lehrbuch für Schwangerschaft, Geburt, Wochenbett und Beruf* (304 – 309). 4., aktualisierte Auflage. Stuttgart: Hippokrates Verlag.

Liu, S., Liston, R.M., Joseph, K., Heaman, M., Sauve, R., Kramer, M.S. & for the Maternal Health Study Group of the Canadian Perinatal Surveillance Sytem, (2007). Maternal mortality and severe morbidity associated with low-risk planned cesarean delivery versus planned vaginal delivery at term. *Canadian Medical Association Journal*, 176 (4): 455 – 460.

Lohe, P. von der (2008). Deutsche Gesellschaft für Hebammenwissenschaft gegründet. *Hebammenforum*, (8): 637 – 638.

Lothian, J.A. (2007). The Evidence Basis for the Ten Steps of Mother-Friendly Care – Introduction. *The Journal of Perinatal Education*, 16 (1): 1S-4S.

Loytved, C. (2003). Sind Risikokriterien in der Schwangerenvorsorge eine gute Einschätzungshilfe für die Geburt? *Die Hebamme*, 16: 80 – 84.

Loytved, C. (2004a). *Außerklinische Geburtshilfe in Deutschland – Qualitätsbericht 2003.* Auerbach/V.: Verlag Wissenschaftliche Scripten.

Loytved, C. (2004b). Geduld in der Geburtshilfe aus historischer Perspektive. *Die Hebamme,* 17 (1): 18–21.

Loytved, C. & Wenzlaff, P. (2007). *Außerklinische Geburt in Deutschland – German Out-Of-Hospital Birth Study 2000 – 2004.* Bern, Göttingen, Toronto, Seattle: Verlag Hans Huber.

Loytved, C. (2008). *Außerklinische Geburtshilfe in Deutschland – Qualitätsbericht 2005.* Auerbach/V.: Verlag Wissenschaftliche Scripten.

Loytved, C., Röhnisch, S., Hellmers, C. & Schücking, B. (2009). Perinatale Sterblichkeit in Europa. *Die Hebamme,* 22 (2): 102 – 104.

Loytved, C. (2009a). *Außerklinische Geburtshilfe in Deutschland – Qualitätsbericht 2006.* Auerbach/V.: Verlag Wissenschaftliche Scripten.

Loytved, C. (2009b). *Außerklinische Geburtshilfe in Deutschland – Qualitätsbericht 2007.* Auerbach/V.: Verlag Wissenschaftliche Scripten.

Lübke, M. & Harder, U. (2007). Psychopharmaka, Spasmolytika und Analgetika. In: Geist, C., Harder, U. & Stiefel, A. (Hrsg.). *Hebammenkunde – Lehrbuch für Schwangerschaft, Geburt, Wochenbett und Beruf* (298 – 300). 4., aktualisierte Auflage. Stuttgart: Hippokrates.

Lumley, J. (1985). Assessing Satisfaction With Childbirth. *BIRTH,* 12 (3): 141 – 145.

Lumley, J. & Brown, S. (1993). Attenders and Nonattenders at Childbirth Education Classes in Australia: How Do They and Their Births Differ? *BIRTH,* 20 (3): 123 – 130.

Lütje, W.M. (2004). *Einflussgrößen auf Zufriedenheit und Erleben in der Geburtshilfe.* Zur Erlangung des akademischen Grades eines Doktors der Medizin, Technische Universität München des Klinikums rechts der Isar.

Lutz, U. & Kolip, P. (2006). *Die GEK-Kaiserschnittstudie.* Bremen, Schwäbisch Gmünd: GEK Edition, Schriftenreihe zur Gesundheitsanalyse, Band 42.

Luyben, A. (2001). Geburtshilfe im 21. Jahrhundert: Erwartungen und Perspektiven. *Die Hebamme,* 2: 71 – 77.

MacDorman, M.F., Declercq, E., Menacker, F. & Malloy, M.H. (2008). Neonatal Mortality for Primary Cesarean and Vaginal Births to Low-Risk Women: Application of an ›Intention-to-Treat‹ Model. *BIRTH,* 35 (1): 3 – 8.

Macfarlane, A., Gissler, M., Bolumar, F. & Rasmussen, S. (2003). The availability of perinatal health indicators in Europe. *European Journal of Obstetrics & Gynecology and Reproductive Biology,* 111: S15-S32.

MacVicar, J., Dobbie, G., Owen-Johnstone, L., Jagger, C., Hopkins, M. & Kennedy, J. (1993). Simulated home delivery in hospital: a randomised controlled trial. *British Journal of Obstetrics and Gynaecology,* 10: 316 – 323.

Mahmood, T. (2003). Evaluation of an experimental midwife-led unit in Scotland. *Journal of Obstetrics and Gynaecology,* 23 (2): 121 – 129.

Makowsky, K. (2009). Familienhebammen: Frühe Unterstützung – Frühe Stärkung? Wirkungsevaluation des Projektes Familienhebammen im Landkreis Osnabrück. In: Behrens, J. (Hrsg.). *Kongress »Pflegebedürftig« in der »Gesundheitsgesellschaft«. Hallesche Beiträge zu den Gesundheits- und Pflegewissenschaften* (328 – 337).

Mander, R. (2007). *Caesarean – Just another way of birth?* London, New York: Routledge.

Manderbacka, K., Lahelma, E. & Martikainen, P. (1998). Examining the continuity of self-rated health. *International Journal of Epidemiology,* 27: 208 – 213.

Manderbacka, K. (1998). Examining what self-rated health question is understood to mean by respondents. *Scandinavian Journal of Public Health,* 26 (2): 145 – 153.

Maternity Care Working Party (2007). *Making normal birth a reality – Consensus statement from the Maternity Care Working Party. our shared views about the need to recognise, facilitate and audit normal birth.*

Matthey, S., Henshaw, C., Elliot, S. & Barnett, B. (2006). Variability in use of cut-off scores and formats on the Edinburgh Postnatal Depression Scale – implications for clinical and research practice. *Archives of Women's Mental Health,* 9: 309 – 315.

Mayberry, L.J., Clemments, D. & De, A. (2002). Epidural analgesia side effects, co-interventions, and care of women during childbirth: A systematic review. *American Journal of Obstetrics and Gynecology,* 186 (5): S81-S93.

Mayerhofer, K., Bodner-Adler, B., Bodner, K., Rabl, M., Kaider, A., Wagenbichler, P., Joura, E.A. & Husslein, P. (2002). Traditional Care of the Perineum During Birth. A Prospective, Randomized, Multicenter Study of 1,076 Women *The Journal of Reproductive Medicine,* 47: 477 – 482.

Mayes, F., Oakley, D., Wranesh, B., Springer, N., Krumlauf, J. & Crosby, R. (1987). A retrospective comparison of certified nurse-midwife and physician management of low risk births. *Journal of Nurse-Midwifery,* 32 (4): 216 – 221.

McCourt, C. & Page, L. (1996). *Report on the Evaluation of One-to-One Midwifery.* London.

McCourt, C., Page, L., Hewison, J. & Vail, A. (1998). Evaluation of One-to-One Midwifery: Women's Responses to Care. *BIRTH,* 25 (2): 73 – 80.

McCrea, B.H. & Wright, M.E. (1999). Satisfaction in childbirth and perceptions of personal control in pain relief during labour. *Journal of Advanced Nursing,* 29 (4): 877 – 884.

McKay, S. (1993). Models of Midwifery Care. Denmark, Sweden, and the Netherlands *Journal of Nurse-Midwifery,* 38 (2): 114 – 120.

McLachlan, H.L., Forster, D.A., Davey, M., Lumley, J., Farell, T., Oats, j., Gold, L., Waldenström, U., Albers, L. & Biró, M.A. (2008). COSMOS: COmparing Standard Maternity care with One-to-one midwifery Support: a randomised controlled trial. *BMC Pregnancy and Childbirth,* 8 (35)

McManus, T. & Calder, A. (1978). Upright posture and the efficiency of labour. *The Lancet,* (1): 72 – 74.

McNiven, P.S., Williams, J.I., Hodnett, E., Kaufman, K. & Hannah, M.E. (1998). An Early Labor Assessment Program: A Randomized, Controlled Trial. *BIRTH,* 25 (1): 5 – 10.

Mead, M. (2006). Midwives' practices in 11 UK maternity units. In: Downe, S. (Hrsg.). *Normal Childbirth – evidence and debate* (71 – 83). 3. Auflage. Edinburgh [u.a.]: Churchill Livingstone Elsevier.

Mehlhorn, G., Beckmann, M. & Binder, H. (2005). Analgesie bei postpartalen Kontraktionen mittels TENS vs. Metamizol – Eine plazebokontrollierte Doppelblindstudie. *Geburtshilfe & Frauenheilkunde,* 65 (3): 266 – 271.

Melzack, R., Bélanger, E. & Lacroix, R. (1991). Labor Pain: Effect of Maternal Position on Front and Back Pain. *Journal of Pain and Symptom Management,* 6 (8): 476 – 480.

Menacker, F., Declercq, E. & Macdorman, M.F. (2006). Cesarean Delivery: Background, Trends, and Epidemiology. *Seminars in Perinatology,* 30 (5): 235 – 241.

Meuser, T., Wiese, R., Molitor, D., Grond, S. & Stamer, U. (2008). Eine Umfrage zur geburtshilflichen Schmerztherapie in Deutschland. *Der Schmerz,* 22 (2): 184 – 190.

Michel, S.C., Rake, A.T.K., Seifert, B., Chaoui, R., Huch, R., Marincek, B. & Kubik-Huch,

R.A. (2002). MR Obstetric Pelvimetry: Effect of Birthing Postion on Pelvic Bony Dimensions. *American Journal of Roentgenology*, 179: 1063–1067.

Midwives' Information and Resource Service; In collaboration with The Centre for Reviews and Dissemination (2008). *Informed Choice. Supported by the Royal College of Midwives and the National Childbirth Trust.* Bristol.

Midwives' Information and Resource Service (MIDIRS) (2009). *Midirs Informed Choice.* URL: http://www.infochoice.org/ic/ic.nsf/RevLeaflets?OpenForm. Zugriff am 06.09.2009.

Miquelutti, M.A., Cecatti, J.G. & Makuch, M.Y. (2007). Upright position during the first stage of labor: a randomised controlled trial. *Acta Obstetricia et Gynecologia Scandinavica*, 86: 553–558.

Moehler, E., Brunner, R., Wiebel, A., Reck, C. & Resch, F. (2006). Maternal depressive symptoms in the postnatal period are associated with long-term impairment of mother-child bonding. *Archives of Women's Mental Health*, 9: 273–278.

Monti, F., Agostini, F., Marano, G. & Lupi, F. (2008). The course of maternal depressive symptomatology during the first 18 months potspartum in an Italian sample. *Archives of Women's Mental Health*, 11: 231–238.

Morano, S., Cerutti, F., Mistrangelo, E., Pastorino, D., Benussi, M., Costatini, S. & Ragni, N. (2007). Outcomes of the first midwife-led birth centre in Italy: 5 years' experience. *Arch Gynecol Obstet*, 276: 333–337.

Mueller, U. & Heinzel-Gutenbrunner, M. (2001). Krankheiten und Beschwerden (subjektive Gesundheit) unter Bewertung der eigenen Gesundheit. *Bundesinstitut für Bevölkerungsforschung beim Statistischen Bundesamt Wiesbaden*, (102c)

Mukherjee, S. (2006). Rising cesarean section rates. *The Journal of Obstetrics and Gynecology of India*, 56 (4): 298–300.

Müller-Markfort, E. (2009). Gebären in vertrautem Miteinander. *Deutsche Hebammen Zeitschrift*, (12): 22–23.

Münstedt, K., Brüggmann, D. & Georgi, R. von (2006). Komplementäre und alternative Methoden in der Geburtshilfe. *Der Frauenarzt*, 47 (12): 1124–1131.

Murphy, P.A. & Fullerton, J.T. (2001). Measuring Outcomes of Midwifery Care: Development of an Instrument to Assess Optimality. *Journal of Midiwfery & Women's Health*, 46 (5): 274–284.

Nasir, A., Korejo, R. & Noorani, K. (2007). Child birth in squatting position. *Journal of the Pakistan Medical Association*, 57 (1): 19–22.

National Collaborating Centre for Women's and Children's Health (2007). *Intrapartum care – care for healthy women and their babys during childbirth. Clinical Guideline September 2007.*

National Institute for Health and Clinical Excellence (NICE) (2001). *Electronic fetal monitoring. The use and interpretation of cardiotocography in intrapartum fetal surveillance.*

National Perinatal Epidemiology Unit (2010). *Birthplace – Cost-effectiveness Study.* URL: http://www.npeu.ox.ac.uk/birthplace/component-studies/ces. Zugriff am 28.02.2010.

Nationales Zentrum Frühe Hilfen (o.J.). *Aufgaben und Ziele.* Köln.

Nerum, H., Halvorsen, L., Sorlie, T. & Oian, P. (2006). Maternal Request for Cesarean Section due to Fear of Birth: Can It Be Changed Through Crisis-Oriented Counseling? *BIRTH*, 33 (3): 221–228.

Netzwerk der Geburtshäuser in Deutschland e.V. (2008). *Geburtshäuser nehmen festen Platz im deutschen Gesundheitssystem ein – Vertragsabschluss zwischen Geburtshäusern und Krankenkassen ermöglicht Geburtshäuser nehmen festen Platz im deutschen Gesundheitssystem ein Vertragsabschluss zwischen Geburtshäusern.* Frankfurt.

Neuhaus, W., Piroth, C., Kienke, P., Göhring, U. & Mallmann, P. (2002). A psychosocial analysis of women planning birth outside hospital. *Journal of Obstetrics and Gynaecology,* 22 (2): 143 – 149.

Neumeyer, E. & Korporal, J. (1996). Anmerkungen zur Kontroverse um die »Mortalität in der Hausgeburtshilfe«. In: Linder, R. & Klarck, S. (Hrsg.). *Hausgeburten, Praxisgeburten, Geburtshäuser, Entbindungsheime. Dokumentation der Zweiten deutschen Arbeitstagung Haus- und Praxisgeburten* (281 – 299). Frankfurt am Main: Mabuse Verlag.

Newell, D.J. (1992). Intention-to-Treat Analysis: Implications for Qualtitative and Qualitative Research. *International Journal of Epidemiology,* 21 (5): 837 – 841.

Niedersächsisches Landesamt für Statistik (2007). *Statistische Berichte Niedersachsen A IV 9 – j / 2005 Kostendaten der Krankenhäuser in Niedersachsen 2005.* Hannover.

Nielsen Forman, D., Videbech, P., Hedegaard, M., Dalby Salvig, J. & Secher, N. (2000). Postpartum depression: identification of women at risk. *British Journal of Obstetrics and Gynecology,* 107: 1210 – 1217.

Nieting, A. (2009). Nichts ist mächtiger, als eine Idee deren Zeit gekommen ist. *Hebammenforum,* (7): 526 – 528.

Nolan, M.L. (1995). A comparison of attenders at antenatal classes in the voluntary and statutory sectors: education and organisational implications. *Midwifery,* 11: 138 – 145.

North Staffordshire Changing Childbirth Research Team (McLachlan, B.K., Rouse, P.M., Baines, M.A., Jones, P.W., Wyatt, J.C. & Johanson, R.B. (2000). A randomised study of midwifery caseload care and traditional ›shared-care‹. *Midwifery,* 16: 295 – 302.

O'Boyle, D. (2006). Why Informed Consent is Important in the Exercise of Maternal Choice. In: Symon, A. (Hrsg.). *Risk and Choice in Maternity Care. An international perspective* (23 – 33). Edinburgh [u.a.]: Churchill Livingstone Elsevier.

O'Cathain, A. (2004). Can Leaflets Deliver Informed Choice? In: Kirkham, M. (Hrsg.). *Informed Choice in Maternity Care* (71 – 85). Basingstoke [u.a.]: Palgrave Macmillan.

O'Hara, M.W. & Swain, A.M. (1996). Rates and risk of postpartum depression – a meta-analysis. *International Review of Psychiatry,* 8 (1): 37 – 54.

Oakley, A. (1980). *Women confined – Towards a sociology of childbirth.* Oxford: Robertson.

Oakley, D., Murtland, T., Mayes, F., Hayashi, R., Petersen, B.A., Rorie, C. & Andersen, F. (1995). Processes of Care – Comparisons of Certified Nurse-Midwives and Obstetricians. *Journal of Nurse-Midwifery,* 40 (5): 399 – 417.

Oakley, D., Murray, M.E., Murtland, T., Hayashi, R., Andersen, F., Mayes, F. & Rooks, J. (1996). Comparison of Outcomes of Maternity Care by Obstetricians and Certified Nurse-Midwives. *Obstetrics & Gynecology,* 88 (5): 823 – 829.

Öchsner, T. (2009). Ein Leben ohne Kind. *Süddeutsche Zeitung, 30.07.2009:* 5.

Olofsson, C., Ekblom, A., Ekman-Ordeberg, G., Hjelm, A. & Irestedt, L. (1996). Lack of analgesic effect of systemically administered morphine or pethidine on labour pain. *British Journal of Obstetrics and Gynaecology,* 103: 968 – 972.

Österreichisches Hebammengremium (2009). *Studiengänge.* URL: www.hebammen.at/studiengaenge.php. Zugriff am 25.08.2009.

O'Cathain, A. & Thomas, K.J. (2004). »Any other comments?« Open questions on questionnaires – a bane or a bonus to research. *BMC Medical Research Methodology*, 25 (4)

Pädagogischer Fachbeirat (2004). *Kriterienkatalog für die Praxisorte in der Hebammenausbildung im klinischen Bereich.*

Pädagogischer Fachbeirat des Deutschen Hebammenverbandes (2008). *Rahmencurriculum für eine modularisierte Hebammenausbildung.* Karlsruhe.

Pairman, S. (2006). Midwifery partnership: working ›with‹ women. In: Page, L. A. & McCandlish, R. (Hrsg.). *The New Midwifery – Science and Sensitivity in Practice* (73 – 96). 2. Auflage. Philadelphia: Churchill Livingstone Elsevier.

Pateisky, N., Geraedts, M. & Lack, N. (2004). Qualitätssicherung in der Geburtshilfe. In: Schneider, H., Husslein, P. & Schneider, K. (Hrsg.). *Die Geburtshilfe* (974 – 982). 2. Auflage. Heidelberg: Springer.

Petersen, J. & Jahn, A. (2008). Suspicious Findings in Antenatal Care and Their Implications from the Mothers' Perspective: A Prospective Study in Germany. *BIRTH*, 35 (1): 41 – 49.

Petrus, U. (2009). *Hebammen in der Schule.* URL: http://www.hebammen-an-schulen.de. Zugriff am 02.09.209.

Philipp, B.L., Merewood, A., Miller, L.W., Chawla, N., Murphy-Smith, M.M., Gomes, J.S., Cimo, S. & Cook, J.T. (2001). Baby-Friendly Hospital Initiative Improves Breastfeeding Initiation Rates in a US Hospital Setting. *Pediatrics*, 108 (3): 677 – 681.

Phipps, B. (2002). Normal birth – does it matter? How important is normal birth to a woman – and how do we define ›normal‹? *The Practising Midwife*, 5 (2): 23 – 24.

Polleit, H. (2005). Wochenbettbetreuung in der Klinik. In: Harder, U. (Hrsg.). *Wochenbettbetreuung in der Klinik und zu Hause* (193 – 209). 2., überarbeitete Auflage. Stuttgart: Hippokrates.

Posmontier, B. (2008). Functional Status Outcomes in Mothers With and Without Postpartum Depression. *Journal of Midiwfery & Women's Health*, 53 (4): 310 – 318.

Prechtl, H.F.R. (1980). The Optimality Concept. *Early Human Development*, 4 (3): 201 – 205.

Prendiville, W., Elbourne, D. & McDonald, S. (2004). Active versus expectant management in the third stage of labour (Cochrane Review). *The Cochrane Library, Issue 2.*

Proctor, S. (1998). What Determines Quality in Maternity Care? Comparing the Perceptions of Childbearing Women and Midwives. *BIRTH*, 25 (2): 85 – 93.

ProFamilia (2006). *Schwangerschaft – Vorgeburtliche Untersuchungen.* Frankfurt am Main.

Prüfer, P. & Rexroth, M. (1996). *Verfahren zur Evaluation von Survey-Fragen: Ein Überblick.* ZUMA-Arbeitsbericht Nr. 96/05. Mannheim.

Raab-Steiner, E. & Benesch, M. (2008). *Der Fragebogen. von der Forschungsidee zur SPSS-Auswertung.* Wien: Facultas.wuv.

Ragnar, I., Altman, D., Tydén, T. & Olsson, S. (2006). Comparison of the maternal experience and duration of labour in two upright delivery positions – a randomised controlled trial. *British Journal of Obstetrics and Gynaecology*, 113: 165 – 170.

Rahden, O. von & Krauss, S. (2002). Aufbau des ersten Hebammenkreißsaals in Deutschland. *Die Hebamme*, (3): 132 – 134.

Rahden, O. von (2005). Eine Alternative in der klinischen Geburtshilfe in Deutschland. *Hebammenforum*, (5): 333 – 336.

Ramnerö, A., Hanson, U. & Kihlgren, M. (2002). Acupuncture treatment during labor – a randomised controlled trial. *International Journal of Obstetrics and Gynaecology,* 109: 637–644.

Rana, T.G., Rajopadhyaya, R., Bajracharya, B., Karmacharya, M. & Osrin, D. (2003). Comparison of midwifery-led and consultant-led maternity care for low risk deliveries in Nepal. *Health Policy and Planning,* 18 (3): 330–337.

Rath, W. & Zahradnik, H. (2004). Die medikamentöse Geburtseinleitung: Spiegelbild der aktuellen Geburtshilfe zwischen Evidence-based Medicine, klinischen Empfehlungen und Wunsch der Schwangeren. *Geburtshilfe & Frauenheilkunde,* 64: 245–249.

Rebhan, B. (2008). *Die prospektive Kohortenstudie »Stillverhalten in Bayern«: Analyse von Daten zur Kindergesundheit, zur Säuglingsernährung und zu Genussmittelkonsum und Rauchverhalten der Mütter.* Dissertation zum Erwerb des Doktorgrads der Human-biologie, Ludwigs-Maximillians-Universität zu München.

Rebhan, B., Kohlhuber, M., Schwegler, U., Koletzko, B. & Fromme, H. (2008). Stillfrequenz und Stillprobleme – Ergebnisse der Bayerischen Stillstudie. *Das Gesundheitswesen (Supplement),* 70 (Suppl. 1): S8-S12.

Reddy, K., Reginald, P.W., Spring, J. & Mishra, N. (2004). A free-standing low-risk maternity unit in the United Kingdom: does it have a role? *Journal of Obstetrics and Gynaecology,* 24 (4): 360–366.

Reichsversicherungsordnung (RVO). Reichsversicherungsordnung in der im Bundesgesetzblatt Teil III, Gliederungsnummer 820–1, veröffentlichten bereinigten Fassung, das zuletzt durch Artikel 15a des Gesetzes vom 17. März 2009 (BGBl. I S. 550) geändert worden ist.

Reime, B. (2004). Qualität von Hebammenbetreuung im Kreißsaal. *Hebammenforum,* (3): 19–20.

Reinharz, D., Blais, R., Fraser, W.D., Contandriopoulos, A. & L'Équipe d'évaluation des projects-pilotes sages-femmes, (2000). Cost-effectiveness of Midwifery Services vs. Medical services in Quebec. *Canadian Journal of Public Health,* 91 (1): 12–15.

Reisenberger, K. & Husslein, P. (2006). Vorzeitiger Blasensprung am Termin. In: Schneider, H., Husslein, P. & Schneider, K. (Hrsg.). *Die Geburtshilfe* (684–690). 3. Auflage. Heidelberg: Springer.

Richardson, D.K., Corcoran, J.D., Escobar, G.J. & Lee, S.K. (2001). SNAP-II and SNAPPE-II: Simplified newborn illness severity and mortality risk scores. *The Journal of Pediatrics,* 138 (1): 92–100.

Richtlinie 2005/36/EG des Europäischen Parlaments und des Rates. vom 7. September 2005 über die Anerkennung von Berufsqualifikationen.

Riecher-Rössler, A. (1997). Psychische Störungen und Erkrankungen nach der Entbindung. *Fortschritte der Neurologie – Psychiatrie FDN,* 65: 97–107.

Riecher-Rössler, A. & Hofecker Fallahpour, M. (2003). Depressive Erkrankungen in der Postpartalzeit. *Die Hebamme,* 16: 52–57.

Riegl, G.F. (2005). Patientenzentriertes Qualitätsmanagement von Geburtskliniken mit Benchmarking II. *Geburtshilfe & Frauenheilkunde,* 65 (10): 990–992.

Riegl, G. (2008). Die Geburtsklinik als Zugpferd für das Krankenhaus der Zunkunft – Wettbewerbsvorteile für Geburtskliniken mit Wöchnerinnenforschung und Benchmarking. *Der Gynäkologe,* 41 (1): 28–35.

Roberts, J.E., Mendez-Bauer, C. & Wodell, D.A. (1983). The Effects of Maternal Position on Uterine Contractility and Efficiency. *BIRTH*, 10 (4): 243–249.

Roberts, J.E., Goldstein, S.A., Gruener, J.S., Maggio, M. & Mendez-Bauer, C. (1987). A Descriptive Analysis of Involuntary Bearing-down Efforts During the Expulsive Phase of Labor. *Journal of Obstetric, Gynecologic and Neonatal Nursing*, (1): 48–55.

Romano, A.M. & Lothian, J.A. (2008). Promoting, Protecting, and Supporting Normal Birth: A Look at the Evidence. *Journal of Obstetric, Gynecologic and Neonatal Nursing*, 37 (1): 94–105.

Römer, A., Weigel, M., Zieger, W. & Melchert, F. (2000). Veränderungen der Zervixreife und Geburtsdauer nach geburtsvorbeitender Akupunkturtherapie. Das Mannheimer Schema. *Geburtshilfe & Frauenheilkunde*, 60: 513–518.

Römer, A. & Seybold, B. (2003). Akupunkur in der Geburtshilfe. *Geburtshilfe & Frauenheilkunde*, 63: 274–279.

Rooks, J.P. (1999). The Midwifery Model of Care. *Journal of Nurse-Midwifery*, 44 (4): 370–374.

Roth-Kleiner, M. (2007). Hohe Rate an Kaiserschnittentbindungen und zunehmende Inzidenz des neonatalen Atemnotsyndroms in der Schweiz. *Paediatrica*, 18 (5): 45–46.

Rothman, K. (1990). No adjustments are needed for multiple comparisons. *Epidemiology*, 1 (1): 43–46.

Rowley, M.J., Hensley, M.J., Brinsmead, M.W. & Wlodarczyk, J.H. (1995). Continuity of care by a midwife team versus routine care during pregnancy and birth: a randomised trial. *The Medical Journal of Australia*, 163: 289–293.

Royal College of Midwives (2001). *Position Paper No. 4a. WOMAN-CENTRED CARE*. 4. Auflage. London.

Royal College of Midwives (2008). *Midwifery Practice Guideline: Evidence based guidelines for midwifery-led care in labour*. 4. Auflage. London.

Rubertsson, C., Wickberg, B., Gustavsson, P. & Radestad, I. (2005). Depressive symptoms in early pregnancy, two months and one year postpartum - prevalence and psychosocial risk factors in a national Swedish sample. *Archives of Women's Mental Health*, 8: 97–104.

Rudman, A., El-Khouri, B. & Waldenström, U. (2007). Women's satisfaction with intrapartum care - a pattern approach. *Journal of Advanced Nursing*, 59 (5): 474–487.

Rush, J., Burlock, S., Lambert, K., Loosley-Millman, M. & Hutchison, B. (1996). The Effects of Whirlpool Baths in Labor: A Randomized, Controlled Trial. *BIRTH*, 23 (3): 136–143.

Ryan, M. & Roberts, C. (2005). A retrospective cohort study comparing the clinical outcomes of a birth centre and labour ward in the same hospital. *Australian Midwifery Journal*, 18 (2): 17–21.

Salis, B. (2005). »So richtig Hebamme sein.« *Hebammenforum*, (5): 326–332.

Salis, B. (2009). Bauchgefühl ist nicht genug. *Hebammenforum*, (6): 458–461.

Sandall, J. (1995). Choice, continuity and control: changing midwifery, towards a sociological perspective. *Midwifery*, 11: 201–209.

Sandall, J. & Kelly, B. (2002). Delivering Maternity Care: Does Control in Childbirth Matter to Women? *26th International Triennial Congress International Confederation of Midwives, 14.–18. April 2002, Vienna*

Sandall, J. (2004). Normal birth is a public health issue. *MIDIRS Midwifery Digest,* 14 (Suppl. 1): 54–58.

Sandall, J. (2006). Promoting normal birth: weighing the evidence. In: Downe, S. (Hrsg.). *Normal Childbirth – evidence and debate* (161–171). 3. Auflage. Edinburgh [u.a.]: Churchill Livingstone Elsevier.

Sandall, J., Page, L., Homer, C. & Leap, N. (2008). Midwifery continuity of care; what is the evidence? In: Homer, C., Brodie, P. & Leap, N. (Hrsg.). *Midwifery Continuity of Care* (26–46). Chatswood, NSW: Elsevier Australia.

Sandall, J., Hatem, M., Devane, D., Soltani, H. & Gates, S. (2009). Discussions of findings from a Cochrane review of midwife-led versus other models of care for childbearing women: continuity, normality and safety. *Midwifery,* 25: 8–13.

Sandin-Bojö, A.F., Hall-Lord, M., Axelsson, O., Udén, G. & Wilde Larsson, B. (2004). Midwifery care: devopment of an instrument to measure quality based on the World Health Organization's classification of care in normal birth. *Journal of Clinical Nursing,* 13: 75–83.

Sandin-Bojö, A., Wilde Larsson, B., Axelsson, O. & Hall-Lord, M.L. (2006). Intrapartal care documented in a Swedish maternity unit and considered in relation to World Health Organization recommendations for care in normal birth. *Midwifery,* 22: 207–217.

Sandin-Bojö, A., Hall-Lord, M.L., Axelsson, O. & Wilde Larsson, B. (2007). Intrapartal care in a Swedish maternity unit after a quality-improvement programme. *Midwifery,* 23: 113–122.

Sandin-Bojö, A. (2008). Care in Labor: A Swedish Survey Using the Bologna Score. *BIRTH,* 35 (4): 321–328.

SAS (2001). *Version 8.2.* Cary N.C.: SAS Institute Inc.

Saultz, J.W. (2003). Defining and Measuring Continuity of Care. *Annals of Family Medicine,* 1 (3): 134–143.

Saurel-Cubizolles, M., Romito, P., Lelong, N. & Ancel, P. (2000). Women's health after childbirth: a longitudinal study in France and Italy. *British Journal of Obstetrics and Gynaecology,* 107: 1202–1209.

Sayn-Wittgenstein, F. zu, Müller-Rockstroh, B. & Krahl, A. (2004). *Handlungsformen und Handlungspotentiale in der außerklinischen Geburtshilfe. Abschlussbericht AGIP 7.* Osnabrück.

Sayn-Wittgenstein, F. zu, Kolip, P., Schücking, B., Bauer, N., Ellerbrock, B., Kehrbach, A., Rahden, O. von & Siebe, A. (2005). Der Verbund Hebammenforschung: Gesundheitsförderung im Geburtsprozess. *Pflege & Gesellschaft,* 10 (1): 3–16.

Sayn-Wittgenstein, F. zu, Kehrbach, A. & Kirchner, S. (2007). *Abschlussbericht des Teilprojektes 1 der Fachhochschule Osnabrück »Konzeptentwicklung Hebammenkreißsaal«. Verbundprojekt »Frauen- und familienorientierte geburtshilfliche Versorgungskonzepte: Gesundheitsförderung im Geburtsprozess – Implementierung eines Modellprojektes Hebammenkreißsaal«.* Osnabrück.

Sayn-Wittgenstein, F. zu (Hrsg.) (2007). *Geburtshilfe neu denken. Bericht zur Situation und Zukunft des Hebammenwesens in Deutschland.* Bern, Göttingen, Toronto, Seattle: Verlag Hans Huber.

Sayn-Wittgenstein, F. zu & Schäfers, R. (2009). *Gesundheitssystemforschung im Kontext der Frauengesundheitsberichterstattung – Analyse der Datenlage zu den Versorgungsleistungen durch Hebammen.* Osnabrück.

Schäfers, R. (2003). Hebammengeleitete Schwangerenvorosrge im Krankenhaus. *Hebammenforum*, 3: 158 – 160.

Scherman, S., Smith, J. & Davidson, M. (2008). The first year of a midwifery-led model of care in Far North Queensland. *Medical Journal of Australia*, 188 (2): 85 – 88.

Schiemann, D. (1993). *Postnatales Rooming-in. Eine empirische Untersuchung – Konsequenzen für die Praxis*. Bern, Göttingen, Toronto, Seattle: Verlag Hans Huber.

Schild, R., Meurer, B., Hart, N., Goecke, T. & Feige, A. (2008). Die Schwangerenvorsorge im Normalkollektiv – was ist evidenzbasiert? *Geburtshilfe & Frauenheilkunde*, 68: 52 – 61.

Schild, R. & Schling, S. (2009). Evidenzlage des Anamnesekatalogs im deutschen Mutterpass. *Der Gynäkologe*, 42: 87 – 92.

Schlinzig, T., Johansson, S., Gunnar, A., Ekström, T. & Norman, M. (2009). Epigenic modulation at birth – altered DNA-methylation in white blood cells after Caesarean section. *Acta Paediatrica*, 98: 1096 – 1099.

Schneider, K.M., Pildner von Steinburg, S. & Fischer, T. (2005). Ist die hohe Kaiserschnittrate vertretbar? *Deutsche Hebammen Zeitschrift*, (5): 50 – 54.

Schneider, E. (2006). *Familienhebammen – Eine empirische Untersuchung zu einem speziellen Handlungsfeld*. 2. Auflage. Frankfurt am Main: Mabuse-Verlag.

Schneider, H. & Gnirs, J. (2006). Intrapartale Asphyxie. In: Schneider, H., Husslein, P. & Schneider, K. (Hrsg.). *Die Geburtshilfe* (660 – 670). 3. Auflage. Heidelberg: Springer.

Schneider, H. (2006). Übertragung. In: Schneider, H., Husslein, P. & Schneider, K. (Hrsg.). *Die Geburtshilfe* (692 – 702). 3. Auflage. Heidelberg: Springer.

Schneider, E. (2009). Familienhebammen im Wandel der Zeit – Rückblick, aktueller Stand und Perspektiven. In: Nakhla, D., Eickhorst, A. & Cierpka, M. (Hrsg.). *Praxishandbuch für Familienhebammen* (11 – 16). Frankfurt am Main: Mabuse-Verlag.

Schroth, U., Knobloch, R. & Selow, M. (2004). Dokumentation in der Geburtshilfe. In: Diefenbacher, M. (Hrsg.). *Praxisratgeber Recht für Hebammen* (83 – 119). Stuttgart: Hippokrates.

Schücking, B. (2002). Generative Gesundheit von Frauen. In: Hurrelmann, K. & Kolip, P. (Hrsg.). *Geschlecht, Gesundheit und Krankheit* (225 – 240). Bern, Göttingen, Toronto, Seattle: Verlag Hans Huber.

Schücking, B.A. (2003a). Kinderkriegen und Selbstbestimmung. In: Schücking, B. A. (Hrsg.). *Selbstbestimmung der Frau in Gynäkologie und Geburtshilfe* (21 – 35). Göttingen: V & R unipress.

Schücking, B. (2003b). Schwangerschaft, Geburt und Wochenbett als Grundlagen der Mutter-Kind-Beziehung. In: Keller, H. (Hrsg.). *Handbuch der Kleinkindforschung* (1023 – 1046). 3., korrigierte, überarbeitete und erweiterte Auflage. Bern, Göttingen, Toronto, Seattle: Verlag Hans Huber.

Schücking, B. (2004). »Wunschkaiserschnitt« Selbstbestimmt und risikolos? *Dr.med Mabuse*, 148 (März/April): 27 – 30.

Schücking, B., Hellmers, C. & Ellerbrock, B. (2008a). *Abschlussbericht des Teilprojektes 3 der Universität Osnabrück »Handlungsleitlinien bei medizinischen Interventionen«. Verbundprojekt »Frauen- und familienorientierte geburtshilfliche Versorgungskonzepte: Gesundheitsförderung im Geburtsprozess – Implementierung eines Modellprojektes Hebammenkreißsaal«*. Osnabrück.

Schücking, B., Hellmers, C., Borrmann, B. & Gebker, S. (2008b). Mütterliches Wohlbefinden rund um Schwangerschaft, Geburt und Wochenbett. In: Borke, J. & Eickhorst, A.

(Hrsg.). *Systemische Entwicklungsberatung in der frühen Kindheit* (211 – 235). Wien: Facultas.

Schücking, B. (2009). Kaiserschnitt-Symposium: Der Ruf nach mehr Forschung rund um die Geburt. *Deutsche Gesellschaft für Gynäkologie und Geburtshilfe e.V., Pressedienst,* 1: 3 – 5.

Schulgen, G. & Schumacher, M. (2002). Intention-to-Treat Analyse. In: Schumacher, M. & Schulgen, G. (Hrsg.). *Methodik klinischer Studien. Methodische Grundlagen der Planung, Durchführung und Auswertung* (147 – 155). Berlin, Heidelberg, New York: Springer.

Schumacher, M. & Schulgen, G. (2002). Kontrollierte klinische Studien – eine Einführung. In: Schumacher, M. & Schulgen, G. (Hrsg.). *Methodik klinischer Studien – Methodische Grundlagen der Planung, Durchführung und Auswertung* (1 – 19). Berlin [u.a.]: Springer.

Schumacher, M., Schulgen, G. & Olschewski, M. (2002). Statistische Analyse eines qualitativen Zielkriteriums – Auswertung einer klinischen Studie zur Behandlung des akuten Herzinfarkts. In: Schumacher, M. & Schulgen, G. (Hrsg.). *Methodik klinischer Studien. Methodische Grundlagen der Planung, Durchführung und Auswertung* (49 – 69). Berlin, Heidelberg, New York: Springer.

Schumann, M. (2006). Westdeutsche Hebammen zwischen Hausgeburtshilfe und klinischer Geburtsmedizin (1945 – 1989). In: Bund Deutscher Hebammen e.V. (Hrsg.). *Zwischen Bevormundung und beruflicher Autonomie – Die Geschichte des Bundes deutscher Hebammen* (113 – 172). Karlsruhe: Bund Deutscher Hebammen e.V.

Schuster, U. (2001). Zufriedenheit der Frauen mit der Betreuung im ausschließlich von Hebammen geleiteten Kreißsaal. *Die Hebamme,* (1): 54 – 56.

Schwarz, C. & Schücking, B. (2002). Wie häufig kommt eine ›normale‹ Geburt heute in der Klinik vor? *Die Hebamme,* (3): 127 – 131.

Schwarz, C. (2004). Immer weniger normal verlaufende Geburten – Woran liegt das? *Hebammenforum,* (7): 91 – 94.

Schwarz, C.M. & Schücking, B.A. (2004a). Adieu, normale Geburt? Ergebnisse eines Forschungsprojekts *Hebamme.ch,* (3): 127 – 131.

Schwarz, C.M. & Schücking, B.A. (2004b). Welche Auswirkungen hat eine Einleitung auf die nachfolgende Geburt? *Die Hebamme,* 17: 91 – 94.

Schwarz, C. (2006). Eine Intervention gebiert weitere. *Deutsche Hebammen Zeitschrift,* (1): 30 – 32.

Schwarz, C.M. (2008). *Entwicklung der geburtshilflichen Versorgung am Beispiel geburtshilflicher Interventionsraten 1984 – 1999 in Niedersachsen.* Dissertation, Technische Universität Berlin.

Schwarz, C. (2009a). Sterben ungestörte Geburtsverläufe aus? *Hebammenforum,* (4): 262 – 266.

Schwarz, C. (2009b). *Schriftliche Auskunft am 01.07.2009.*

Schwarz, C. (2010). »da wär' ich teilweise gar nicht mehr zurecht gekommen«. *Hebammenforum,* (1): 11 – 15.

Schweizerischer Hebammenverband (2009). URL: www.hebamme.ch/de/heb/beruf/schulen.cfm. Zugriff am 25.08.2009.

Schytt, E., Lindmark, G. & Waldenström, U. (2004). Symptoms of stress incontinence 1 year after childbirth: prevalence and predictors in a national Swedish sample. *Acta Obstet Gynecol Scand*, 83: 928–936.

Schytt, E., Lindmark, G. & Waldenström, U. (2005). Physical symptoms after childbirth: prevalence and associations with self-rated health. *BJOG: An International Journal of Obstetrics & Gynaecology*, 112: 210–217.

Schytt, E. (2006). *Women's Health After Childbirth*. Thesis. Karolinska Institutet, Stockholm, Sweden.

Schytt, E. & Waldenström, U. (2007). Risk Factors for Poor Self-Rated Health in Women at 2 Months and 1 Year after Childbirth. *Journal of Women's Health*, 16 (3): 390–405.

Schytt, E., Waldenström, U. & Olsson, P. (2009). Self-rated health – what does it capture at 1 year after childbirth? Investigation of a survey question employing thinkaloud interviews. *Scandinavian Journal of Caring Sciences*, 23 (4): 711–720.

Selow, M. (2007). Das Belegsystem mitgestalten. *Deutsche Hebammen Zeitschrift*, (8): 6–8.

Seng, J.S., Kane Low, L., Ben-Ami, D. & Liberzon, I. (2005). Cortisol Level and Perinatal Outcome in Pregnant Women With Posttraumatic Stress Disorder: A Pilot Study. *Journal of Midwifery & Women's Health*, 50 (5): 392–398.

Seng, J.S., Mugisha, E. & Miller, J.M. (2008). Reliability of a Perinatal Outcomes Measure: The Optimality Index-US. *Journal of Midiwfery & Women's Health*, 53 (2): 110–114.

Shakespeare, J., Blake, F. & Garcia Jo, (2003). A qualitative study of the acceptability of routine screening of postnatal women using the Edinburgh Postnatal Depression Scale. *British Journal of General Practice*, 53: 614–619.

Shields, N., Reid, M., Cheyne, H., Holmes, A., McGinley, M., Turnbull, D. & Smith, L. (1997). Impact of midwife-managed care in the postnatal period: An exploration of psychosocial outcomes. *Journal of Reproductive & Infant Psychology*, 15 (2): 91–108.

Shields, N., Turnbull, D., Reid, M., Holmes, A., McGinley, M. & Smith, L.N. (1998). Satisfaction with midwife-managed care in different time periods: a randomized controlled trial of 1299 women. *Midwifery*, 14: 85–93.

Shields, S.G. & Candib, L.M. (2010). Introduction. In: Shields, S. G. & Candib, L. M. (Hrsg.). *Woman-Centered Care in Pregnancy and Childbirth* (1–12). Oxford, New York: Radcliffe Publishing.

Simkin, P. (1991). Just Another Day in a Woman's Life? Women's Long-Term Perceptions of Their First Birth Experience. Part I. *BIRTH*, 18 (4): 203–210.

Simkin, P. (1992). Just Another Day in a Woman's Life? Part II: Nature and Consistency of Women's Long-Term Memories of Their First Birth Experiences. *BIRTH*, 19 (2): 64–81.

Simkin, P. (1995). Reducing Pain and Enhancing Progress in labor: A Guide to Non-pharmacologic Methods for Maternity Caregivers. *BIRTH*, 22 (3): 161–171.

Simkin, P. & Bolding, A. (2004). Update on Nonpharmacologic Approaches to Relieve Labor Pain and Prevent Suffering. *Journal of Midwifery & Women's Health*, 49 (6): 489–504.

Skinner, J. (1999). Midwifery partnership: individualism contractualism or feminist praxis? *New Zealand College of Midwives Journal*, 21: 14–17.

Smith, C., Collins, C., Cyna, A. & Crowther, C. (2006). Complementary and alternative therapies for pain management in labour (Cochrane Review). *The Cochrane Library*, Issue 4.

Smyth, R., Alldred, S. & Markham, C. (2008). Amniotomy for shortening spontaneous labour (Cochrane Review). *The Cochrane Library, Issue 3*.

Society of Obstetricians and Gynaecologists of Canada; Association of Women's Health; Obstetric and Neonatal Nurses of Canada; Canadian Association of Midwives; College of Family Physicians of Canada (2008). Joint Policy Statement on Normal Childbirth. *Journal of Obstetrics and Gynaecology Canada*, 30 (12): 1163–1165.

SÖS Södersjukhuset (2009). *Obstetrics/Gynaeocology*. URL: http://www.sodersjukhuset.se/sv/Functions/InEnglish/ObstetricsGynaeocology/. Zugriff am 22.12.2009.

Sozialgesetzbuch (SGB) – Fünftes Buch (V) – Gesetzliche Krankenversicherung. Fünftes Buch Sozialgesetzbuch – Gesetzliche Krankenversicherung – (Artikel 1 des Gesetzes vom 20. Dezember 1988, BGBl. I S. 2477), das zuletzt durch Artikel 1 des Gesetzes vom 30. Juli 2009 (BGBl. I S. 2495) geändert worden ist.

Spiby, H. & Munro, J. (2009). The development and peer review of evidence-based gudielines to support midwifery led care in labour. *Midwifery*, 25: 163–171.

SPSS for Windows (2002). *Rel. 12.0.* Chicago: SPSS Inc.

Spurgeon, P., Hicks, C. & Barwell, F. (2001). Antenatal, delivery and postnatal comparisons of maternal satisfaction with two pilot Changing Childbirth schemes compared with a traditional model of care. *Midwifery*, 17: 123–132.

Stadlmayr, W., Schneider, H., Amsler, F., Bürgin, D. & Bitzer, J. (2004). How do ostetric variables influence the dimensions of the birth experience as assessed by Salmon's item list (SIL-Ger)? *European Journal of Obstetrics & Gynecology and Reproductive Biology*, 115: 43–50.

Stadlmayr, W., Amsler, F., Lemola, S., Stein, S., Alt, M., Bürgin, D., Surbek, D. & Bitzer, J. (2006). Memory of childbirth in the second year: The long-term effect of a negative birth experience and its modulation by the perceived intranatal relationship with caregivers. *Journal of Psychosomatic Obstetrics & Gynecology*, 27 (4): 211–224.

Stadlmayr, W., Bitzer, J., Amsler, F., Simoni, H., Alder, J., Surbek, D. & Bürgin, D. (2007). Acute stress reactions in the first 3 weeks postpartum: A study of 222 parturients. *European Journal of Obstetrics & Gynecology and Reproductive Biology*, 135: 65–72.

Stadlmayr, W., Cignacco, E., Surbeck, D. & Büchi, S. (2009). Screening-Instrumente zur Erfassung von Befindlichkeitsstörungen nach der Geburt. *Die Hebamme*, 22 (1): 13–19.

Stahl, K. (2003). Die Risikoeinschätzung in der Schwangerenvorsorge. *Die Hebamme*, 16: 85–89.

Stahl, K. (2009). Wie zufrieden sind Frauen mit ihrer Geburtsklinik? *Zeitschrift für Geburtshilfe und Neonatologie*, 213: 11–17.

Staschek, B. (2009). Zwischen Wunsch und Wirklichkeit. *Hebammenforum*, (7): 536–541.

Statistisches Bundesamt (2007). *Geburten in Deutschland*. Wiesbaden.

Statistisches Bundesamt (2008a). Zahl der Woche Nr. 032 vom 12.08.2008: 50 % der Hebammen und Entbindungspfleger sind ambulant tätig. *Pressemitteilung*.

Statistisches Bundesamt (2008b). *Grunddaten der Krankenhäuser 2007. Fachserie 12, Reihe 6.1.1.* Wiesbaden.

Statistisches Bundesamt (2008c). *Statistisches Jahrbuch 2008 Für die Bundesrepublik Deutschland*. Wiesbaden.

Statistisches Bundesamt (2009a). *Geburten und Sterbefälle*. URL: http://www.destatis.de/jetspeed/portal/cms/Sites/destatis/Internet/DE/Navigation/Statistiken/Bevoelkerung/GeburtenSterbefaelle/GeburtenSterbefaelle.psml. Zugriff am 31.07.2009.

Statistisches Bundesamt (2009b). Zahl der Woche Nr. 014 vom 07.04.2009: Anteil der Kaiserschnittentbindungen steigt 2007 auf knapp 30 %. *Pressemitteilung.*

Stewart, P. & Spiby, H. (1989). A randomized study of the sitting position for delivery using a newly designed obstetric chair. *British Journal of Obstetrics and Gynaecology,* 96: 327 – 333.

Stiefel, A., Harder, U. & Hauser, R. (2007). Überwachung von Schwangerschaft und Geburt. In: Geist, C., Harder, U. & Stiefel, A. (Hrsg.). *Hebammenkunde – Lehrbuch für Schwangerschaft, Geburt, Wochenbett und Beruf* (641 – 663). 4., aktualisierte Auflage. Stuttgart: Hippokrates.

Stolzenberg, R. (2000). Frauengesundheitszentren und Geburtshäuser. Von Autonomie und Abgrenzung zu Einfluss und Kooperation. In: Kolip, P. (Hrsg.). *Weiblichkeit ist keine Krankheit. Die Medikalisierung körperlicher Umbruchphasen im Leben von Frauen* (215 – 237). Weinheim, München: Juventa.

Stone, P.W. (1997). Maternity Care Outcomes: Assessing a Nursing Model of Care for Low-Risk Pregnancy. *Outcomes Management for Nursing Practice,* 2 (2): 72 – 75.

Stone, P.W., Zwanziger, J., Walker, P.H. & Buenting, J. (2000). Economic Analysis of Two Models of Low-Risk Maternity Care: A Freestanding Birth Center Compared to Traditional Care. *Research in Nursing & Health,* 23: 279 – 289.

Stremler, R., Hodnett, E., Petryshen, P., Stevens, B., Weston, J. & Willan, A.R. (2005). Randomized Controlled Trial of Hands- and Knees Positioning for Occipitoposterior Position in Labor. *BIRTH,* 32 (4): 243 – 251.

Strobino, D.M. & Baruffi, G. (1984). Evaluation of a Measure of Neonatal Morbidity. *Medical Care,* 22 (9): 818 – 826.

Strobino, D. (2006). *Measures of Neonatal Morbidity (Lecture 9).ocw.jhsph.edu/courses/ PreventingInfantMortality/./Lecture9.pdf* Zugriff am 10.08.2008.

Sturrock, W.A. & Johnson, J.A. (1990). The Relationship Between Childbirth Education Classes and Obstetric Outcome. *BIRTH,* 17 (2): 82 – 85.

Symon, A.G., Paul, J., Butchart, M. & Dugard, P. (2007). Self-Rated »No-« and »Low-« Risk Pregnancy: A Comparison of Outcomes for Women in Obstetric-Led and Midwife-Led Units in England. *BIRTH,* 34 (4): 323 – 330.

Tarkka, M. & Paunonen, M. (1996). Social support and its impact on mothers' experiences of childbirth. *Journal of Advanced Nursing,* 23: 70 – 75.

Taschner, U. (2009). Auswirkungen einer Sectio auf Bonding und Stillen. *Die Hebamme,* 22: 24 – 29.

Techniker Krankenkasse Baden-Württemberg (2008). *Baden-Württemberg: Kaiserschnitt-Rate bei 30 Prozent.Pressemitteilung vom 14. November 2008* Zugriff am Abruf am 01.09.2009.

Techniker Krankenkasse Bayern (2009). *Kaiserschnitt wird zum Trend.Pressemitteilung vom 1. Juli 2009,* Zugriff am Abruf am 01.09.2009.

Teijlingen, E.R. van, Hundley, V., Rennie, A., Graham, W. & Fitzmaurice, A. (2003). Maternity Satisfaction Studies and Their Limitations: »What Is, Must Still Be Best«. *BIRTH,* 30 (2): 75 – 82.

The Joint Commission (2010). *Sentinel Events.* URL: http://www.jointcommission.org/ SentinelEvents/PolicyandProcedures/. Zugriff am 27.02.2010.

Thompson, J.F., Roberts, C.L., Currie, M. & Ellwood, D.A. (2002). Prevalence and Persistence of Health Problems After Childbirth: Associations with Parity and Method of Birth. *BIRTH*, 29 (2): 83–94.

Thöni, A. & Mussner, K. (2002). Gebären und geboren werden im Wasser – Vergleichende Studie nach 969 Wassergeburten. *Geburtshilfe & Frauenheilkunde*, 62: 977–981.

Tiran, D. (2006). Midwives' responsibilities when caring for women using complementary therapies during labour. *MIDIRS Midwifery Digest*, 16 (1): 77–80.

Tiran, D. (2010). Complementary Therapies in Labour: A Woman-Centred Approach. In: Walsh, D. & Downe, S. (Hrsg.). *Essential Midwifery Practice: Intrapartum Care* (141–158). Chichester: Wiley-Blackwell.

Tracy, S.K., Dahlen, H., Caplice, S., Laws, P., Wang, Y.A., Tracy, M.B. & Sullivan, E. (2007). Birth Centers in Australia: A National Population-Based Study of Perinatal Mortality Associated with Giving Birth in a Birth Center. *BIRTH*, 34 (3): 194–201.

Turnbull, D., Reid, M., McGinley, M. & Shields, N.R. (1995). Changes in midwives' attitudes to their professional role following the implementation of the midwifery development unit. *Midwifery*, 11: 110–119.

Turnbull, D., Holmes, A., Shields, N., Cheyne, H., Twaddle, S., Gilmour, W.H., McGinley, M., Reid, M., Johnstone, I., Geer, I., McIlwaine, G. & Lunan, C. (1996). Randomized controlled trial of efficacy of midwife-managed care. *The Lancet*, 348 (9022): 213–218.

Universität Zürich (2006). *Leitfaden zur sprachlichen Gleichbehandlung von Frau und Mann*. 4. Auflage.

Urbschat, I. (2001). Die Medikalisierung schwangerer Frauen. Eine Auswertung der niedersächsischen Perinataldaten von 1992 bis 1996. *Hebammenforum*, (3): 155–161.

Verbund Hebammenforschung (Hrsg.) (2007). *Handbuch Hebammenkreißsaal – Von der Idee zur Umsetzung*. Osnabrück: Eigenverlag.

Verma, A., Okun, N.B., Maguire, T.O. & Mitchell, B.F. (1999). Morbidity Assessment Index for Newborns: A composite tool for measuring newborn health. *American Journal of Obstetrics and Gynecology*, 181 (3): 701–708.

Verma, A., Weir, A., Drummond, J. & Mitchell, B.F. (2005). Performance profile of an outcome measure: morbidity assessment index for newborns. *Journal of Epidemiology and Community Health*, 59: 420–426.

Vetter, K. & Goeckenjan, M. (2006). Schwangerenvorsorge. In: Schneider, H., Husslein, P. & Schneider, K. (Hrsg.). *Die Geburtshilfe* (184–198). 3. Auflage. Heidelberg: Springer.

Wagner, M. (1994). *Pursuing the birth machine. The search for appropriate birth technology*. Camperdown NSW: ACE Graphics.

Wagner, M. (2003). *Fische können das Wasser nicht sehen – Die Notwendigkeit einer Humanisierung der Geburt*. Göttingen, Osnabrück: V & R Unipress.

Waldenström, U. & Gottvall, K. (1991). A Randomized Trial of Birthing Stool or Conventional Semirecumbent Position for Second-Stage Labor. *BIRTH*, 18 (1): 5–10.

Waldenström, U. & Nilsson, C. (1993a). Characteristics of women choosing birth center care. *Acta Obstetrica et Gynecologica Scandinavica*, 72: 181–188.

Waldenström, U. & Nilsson, C. (1993b). Women's Satisfaction with Birth Center Care: A Randomized, Controlled Study. *BIRTH*, 20 (1): 3–13.

Waldenström, U. & Nilsson, C. (1994a). Experience of childbirth in birth center care. A randomized controlled study *Acta Obstetrica et Gynecologica Scandinavica*, 73: 547–554.

Waldenström, U. & Nilsson, C. (1994b). No effect of birth centre care on either duration or experience of breast feeding, but more complications: findings from a randomised controlled trial. *Midwifery,* 10: 8 – 17.

Waldenström, U. (1996). Modern maternity care: does safety have to take the meaning out of birth? *Midwifery,* (12): 165 – 173.

Waldenström, U., Borg, I., Olsson, B., Sköld, M. & Wall, S. (1996a). The Childbirth Experience: A Study of 295 New Mothers. *BIRTH,* 23 (3): 144 – 153.

Waldenström, U., Bergman, V. & Vasell, G. (1996b). The complexity of labor pain: experiences of 278 women. *Journal of Psychosomatic Obstetrics & Gynaecology,* 17: 215 – 228.

Waldenström, U. & Nilsson, C. (1997). A Randomized Controlled Study of Birth Center Care versus Standard Maternity Care: Effects on Women's Health. *BIRTH,* 24 (1): 17 – 26.

Waldenström, U. (1997). Challenges and issues for midwifery. *Australian Collge of Midwives Incorporated Journal,* 10 (3): 11 – 17.

Waldenström, U., Nilsson, C. & Winbladh, B. (1997). The Stockholm Birth Centre Trial: maternal and infant outcome. *British Journal of Obstetrics and Gynaecology,* 104: 410 – 418.

Waldenström, U. & Turnbull, D. (1998). A systematic review comparing continuity of midwifery care with standard maternity services. *British Journal of Obstetrics and Gynaecology,* 105: 1160 – 1170.

Waldenström, U. & Lawson, J. (1998). Birth Centre Practices in Australia. *Australian and New Zealand Journal of Obstetrics and Gynaecology,* 38: 42 – 50.

Waldenström, U. (1998). Continutiy of carer and satisfaction. *Midwifery,* 14: 207 – 213.

Waldenström, U. (1999). Experience of labor and birth in 1111 women. *Journal of Psychosomatic Research,* 47 (5): 471 – 482.

Waldenström, U., Brown, S., McLachlan, H., Forster, D. & Brennecke, S. (2000). Does Team Midwife Care Increase Satisfaction with Antenatal, Intrapartum, and Postpartum Care? A Randomized Controlled Trial. *BIRTH,* 27 (3): 156 – 167.

Waldenström, U., McLachlan, H., Forster, D., Brennecke, S. & Brown, S. (2001). Team midwife care: maternal and infant outcomes. *Aust N Z J Obstet Gynaecol,* 41 (3): 257 – 264.

Waldenström, U. (2003a). The Stockholm birth centre. In: Kirkham, M. (Hrsg.). *Birth Centres. A Social Model for Maternity Care* (143 – 159). London: Elsevier.

Waldenström, U. (2003b). Women's Memory of Childbirth at Two Months and One Year after the Birth. *BIRTH,* 30 (4): 248 – 254.

Waldenström, U., Hildingsson, I., Rubertsson, C. & Radestad, I. (2004). A negative birth experience: prevalence and risk factors in a national sample. *BIRTH,* 31 (1): 17 – 27.

Waldenström, U. & Aarts, C. (2004). Duration of breastfeeding and breastfeeding problems in relation to length of postpartum stay: a longitudinal study of a national Swedish sample. *Acta Paediatrica,* 93: 669 – 676.

Waldenström, U. (2004). Why Do Some Women Change Their Opinion About Childbirth Over Time? *BIRTH,* 31 (2): 102 – 107.

Waldenström, U., Hildingsson, I. & Ryding, E. (2006). Antenatal fear of childbirth and its association with subsequent caesarean section and experience of childbirth. *BJOG,* 113: 638 – 646.

Waldenström, U. (2007). Normal childbirth and evidence based practice. *Woman and Birth,* 20: 175 – 180.

Waldenström, U. & Rudman, A. (2008). Satisfaction with maternity care: how to measure and what to do. *Women's Health,* 4 (3): 211–214.

Walker, J.M., Hall, S. & Thomas, M. (1995). The experience of labour: a perspective from those receiving care in a midwife-led unit. *Midwifery,* 11: 120–129.

Walsh, D. & Crompton, A. (1997). A review of midwifery-led care – some challenges and constraints. *MIDIRS Midwifery Digest,* 7 (8): 113–117.

Walsh, D. (1999). An ethnographic study of women's experience of partnership caseload midwifery practice: the professional as friend. *Midwifery,* 15 (3): 165–176.

Walsh, D. & Downe, S.M. (2004). Outcomes of Free-Standing, Midwife-Led Birth Centers: A Structured Review. *BIRTH,* 31 (1): 222–229.

Walsh, D. (2006). Risk and Normality in Maternity Care: Revisioning Risk for Normal Childbirth. In: Symon, A. (Hrsg.). *Risk and Choice in Maternity Care. An international perspective* (89–99). Edinburgh [u.a.]: Churchill Livingstone Elsevier.

Walsh, D. (2007). *Evidence-based Care for Normal Labour and Birth. A guide for midwives.* London; New York: Routledge.

Ware, J., Snyder, M., Wright, W. & Davies, A. (1983). Defining and measuring patient satisfaction with medical care. *Evaluation and Program Planning,* 6: 247–263.

Wegscheider, K. (2005). Was sind faire Vergleiche zwischen Therapien? *Zeitschrift für ärztliche Fortbildung und Qualität im Gesundheitswesen,* 99: 275–278.

Wegscheider, K. (2009). Übertragung von Studienergebnissen auf den Versorgungsalltag: Beitrag unterschiedlicher qualitativer und quantitativer Forschungsansätze. *Zeitschrift für Evidenz, Fortbildung und Qualität im Gesundheitswesen,* 103: 381–387.

Welsch, H. & Wischnik, A. (2006). Müttersterblichkeit. In: Schneider, H., Husslein, P. & Schneider, K. (Hrsg.). *Die Geburtshilfe* (1050–1063). 3. Auflage. Heidelberg: Springer.

Werkmeister, G., Jokinen, M., Mahmood, T. & Newburn, M. (2008). Making normal labour and birth a reality – developing a multi disciplinary consensus. *Midiwfery,* 24: 256–259.

WHO (1985). Appropriate technology for birth. *The Lancet,* (August 24): 436–437.

Wiegers, T., Keirse, M., Berhs, G. & Zee, J.van der (1996). An Approach to Measuring Quality of Midwifery Care. *Journal Clinical Epidemiology,* 49 (3): 319–325.

Wiemer, A. & Krause, M. (2005). Alternativen zur Klinikgeburt. In: Gerhard, I. & Feige, A. (Hrsg.). *Geburtshilfe integrativ Konventionelle und komplementäre Therapie* (89–92). München: Elsevier GmbH, Urban & Fischer Verlag.

Wiemer, A. (2009). Stirbt die Hausgeburtshilfe aus? *Deutsche Hebammen Zeitschrift,* (12): 13–17.

Williams, R., Thom, M.H. & Studd, J. (1980). A Study of the Benefits and Acceptability of Ambulation in Spontaeous Labour. *British Journal of Obstetrics and Gynaecology,* 87: 122–126.

Williams, A., Herron-Marx, S. & Hicks, C. (2007a). The prevalence of enduring postnatal morbidity and its relationship to perineal trauma. *Midwifery,* 23: 392–403.

Williams, A., Herron-Marx, S. & Knibb, R. (2007b). The prevalence of enduring postnatal perineal morbidity and its relationship to type of birth and birth risk factors. *Journal of Clinical Nursing,* 16: 549–561.

Windeler, J., Antes, G., Behrens, J., Donner-Banzhoff, N. & Lelgemann, M. (2008). Randomisierte klinische Studien (RCT). *Zeitschrift für Evidenz, Fortbildung und Qualität im Gesundheitswesen,* 102: 321–325.

Wöckel, A., Sänger, S., Strecker, J. & Abou-Dakn, M. (2008). Eine Befragung von Schwangeren zu Erwartungen an die Geburtsklinik für klinikinterne Maßnahmen zur Qualitätsförderung. *Zeitschrift für Evidenz, Fortbildung und Qualität im Gesundheitswesen,* 102: 431 – 439.

Wöckel, A., Schäfer, E. & Abou-Dakn, M. (2009). Welche Geburtsvorbereitung braucht der Partner – Daten einer randomiserten Interventionsstudie in Berlin. In: Siedentopf, F., David, M., Siedentopf, J., Thomas, A. & Rauchfuß, M. (Hrsg.). *Zwischen Tradition und Moderne – Psychosomatische Frauenheilkunde im 21. Jahrhundert* (181 – 189). Frankfurt am Main: Mabuse-Verlag.

Wolber, E. (2009). Zur Schließung geburtshilflicher Abteilungen. *Hebammenforum,* (3): 221.

World Health Organization (1996). *Care in Normal Birth: a Practical Guide. Report of a Technical Working Group.* Geneva: WHO.

World Health Organization (2007). *Maternal Mortality in 2005: estimates developed by WHO, UNICEF, UNFRA and The World Bank.* Geneva.

World Health Organization (2009). *Infant and young child feeding. Model Chapter for textbooks for medical students and allied health professionals.* Geneva.

World Health Organization Global Survey on Maternal and Perinatal Health Research Group (2010). Method of delivery and pregnancy outcomes in Asia: the WHO global survey on maternal and perinatal health 2007 – 08. *The Lancet,* 375: 490 – 499.

Wright, M.E., McCrea, H., Stringer, M. & Murphy-Black, T. (2000). Personal control in pain relief during labour. *Journal of Advanced Nursing,* 32 (5): 1168 – 1177.

Wunsch, M. (2005). Die richtigen Schlüsse ziehen. *Hebammenforum,* (11): 824 – 830.

Yerby, M. (2003). Pharmakologische Methoden der Schmerzerleichterung. In: Yerby, M. (Hrsg.). *Schmerz und Schmerzmanagement in der Geburtshilfe* (149 – 171). Bern, Göttingen, Toronto, Seattle: Verlag Hans Huber.

Young, D., Lees, A. & Twaddle, S. (1997). The costs to the NHS of maternity care: midwife-managed vs shared. *British Journal of Midwifery,* 5 (8): 465 – 471.

Young, D. (2009). What is Normal Childbirth and Do We Need More Statements About It? *BIRTH,* 36 (1): 1 – 3.

Zahn, J. von, Schnell-Inderst, P., Gothe, H., Häussler, B., Menke, D., Brüggenjürgen, B., Willich, S. & Wasem, J. (2006). *Episiotomie bei der vaginalen Geburt.* Köln.

Zeitlin, J., Wildman, K. & Bréart, G. (2003). Perinatal health indicators for Europe: an introduction to the PERISTAT project. *European Journal of Obstetrics & Gynecology and Reproductive Biology,* 111: S1-S4.

Zelen, M. (1979). A new design for randomized controlled trials. *The New England Journal of Medicine,* 33: 1242 – 1245.

Zentrum für Qualität und Management im Gesundheitswesen; Einrichtung der Ärztekammer Niedersachsen (Hrsg.) (2004). *NPExtra 2001/2002, Niedersächsische Perinatal- und Neonatalerhebung.* Hannover.

Zentrum für Qualität und Management im Gesundheitswesen; Einrichtung der Ärztekammer Niedersachsen (Hrsg.) (2006). *NPExtra 2005, Version 1.1, Niedersächsische Perinatal- und Neonatalerhebung.* Hannover.

Zentrum für Qualität und Management im Gesundheitswesen; Einrichtung der Ärztekammer Niedersachsen (Hrsg.) (2008). *NPExtra 2007, Niedersächsische Perinatal- und Neonatalerhebung.* Hannover.

Zimmermann, D. (1998). *Geburtshäuser – Ganzheitliche Geburt als Alternative.* München: Verlag C. H. Beck.

Zimmermann, A. (2006). Versorgung des Neugeborenen. In: Schneider, H., Husslein, P. & Schneider, K. (Hrsg.). *Die Geburtshilfe* (920 – 970). 3. Auflage. Heidelberg: Springer.

Zoege, M. (2004). *Die Professionalisierung des Hebammenberufs. Anforderungen an die Ausbildung.* Bern, Göttingen, Toronto, Seattle: Verlag Hans Huber.

Zwelling, E. (2008). The Emergence of High-Tech Birthing. *Journal of Obstetric, Gynecologic and Neonatal Nursing,* 37 (1): 85 – 93.

# Frauengesundheit

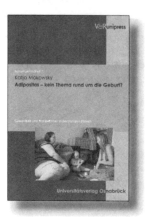

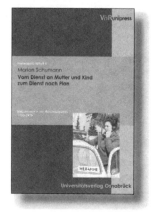

Katja Makowsky
**Adipositas – kein Thema rund um die Geburt?**
Gesundheit und Wohlbefinden in peripartalen Phasen
257 Seiten, kartoniert
ISBN 978-3-89971-539-2

Es gibt immer mehr adipöse Menschen – auch unter gebärfähigen Frauen. Wie erleben diese Frauen peripartale Phasen einschließlich der geburtshilflichen Versorgung? Welchen Einfluss hat ihrer Ansicht nach das Übergewicht auf Gesundheit und Wohlbefinden? Wie werden adipöse Frauen versorgt? Dieser Band richtet sich an GesundheitswissenschaftlerInnen und PraktikerInnen in der Geburtshilfe, die sich mit diesem aktuellen und bislang wenig beleuchteten Thema auseinandersetzen wollen.

Marion Schumann
**Vom Dienst an Mutter und Kind zum Dienst nach Plan**
Hebammen in der Bundesrepublik 1950–1975
326 Seiten, kartoniert
ISBN 978-3-89971-548-4

Durch die Verwissenschaftlichung der Geburtshilfe in der Klinik, den Einzug der Technik in den Kreißsaal und ein vorsorgeorientiertes geburtshilfliches Handeln veränderte sich der Hebammenberuf grundlegend. Gesundheitspolitische Entscheidungen reduzierten Hebammen auf ärztliche Assistentinnen im Kreißsaal. In den 1970er Jahren unterlag der Beruf jedoch bereits einem neuerlichen Wandel, hervorgerufen durch den Bedarf an außerklinischer Hebammenbetreuung.
Marion Schumann zeichnet hier die Geschichte des Hebammenberufs facettenreich und umfassend nach.

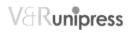

www.vr-unipress.de | Email: info@vr-unipress.de | Tel.: +49 (0)551/50 84-301 | Fax: +49 (0)551/50 84-333